中药专利发明实践

王忠民　陈光侠　著

中国科学技术出版社
·北京·

图书在版编目（CIP）数据

中药专利发明实践 / 王忠民 , 陈光侠著 . — 北京 ： 中国科学技术出版社，2024.3

ISBN 978-7-5046-9791-2

Ⅰ . ①中… Ⅱ . ①王… ②陈… Ⅲ . ①中草药 – 专利 Ⅳ . ① R28–18

中国版本图书馆 CIP 数据核字（2022）第 155196 号

策划编辑	于　雷　韩　翔
责任编辑	于　雷
文字编辑	靳　羽　卢兴苗
装帧设计	佳木水轩
责任印制	李晓霖

出　　版	中国科学技术出版社
发　　行	中国科学技术出版社有限公司发行部
地　　址	北京市海淀区中关村南大街 16 号
邮　　编	100081
发行电话	010-62173865
传　　真	010-62179148
网　　址	http://www.cspbooks.com.cn

开　　本	710mm×1000mm　1/16
字　　数	534 千字
印　　张	30.75
版　　次	2024 年 3 月第 1 版
印　　次	2024 年 3 月第 1 次印刷
印　　刷	北京盛通印刷股份有限公司
书　　号	ISBN 978-7-5046-9791-2/R·2954
定　　价	75.00 元

内容提要

　　中医药在维护人们身心健康与疾病预防方面，发挥着越来越重要的作用，在治疗诸多疑难疾病中发挥着神奇的效果，解决了诸多疾病治疗中的难题。著者结合四十余年的中医药临床实践与科研成果，深入浅出地阐述了中医药对人类健康的重要作用，并结合现实情况对如何挖掘中医药宝库、发展中医药事业、专利新药物的特征等问题进行了探讨。书中紧密结合实际，就专利新药物特别是药食两用专利的新药物进行了科学分析，以著者申报成功的三十余项国家药物发明专为例加以阐述，对同道申报中药发明专利具有一定参考价值。本书内容翔实，同时兼具科学性、趣味性与可读性。书中所述药物发明专利涉及妇科、儿科、不孕不育、增强体质延年益寿、疑难杂病、提高免疫力抗肿瘤、美容养颜等诸多方面，可供中医药从业者包括中西医结合专业研究人员、临床工作者、中医药爱好者借鉴参考。

前　言

我国是中医药的发源地，中医药（包括针灸）为中华民族乃至全人类带来了福音。两千多年来，在人类与疾病斗争的伟大实践中，中医药在中华大地上不断发展壮大，相继出现了一大批名医名家，为中医药学的发展奠定了坚实基础。

中医药学是一门极富哲理的科学，具有很强的实用性，对人体身心健康具有重要益处，为人类健康事业作出了伟大贡献，中国的发展史即可证明这一点。从中医药走出国门那一天起，到如今世界范围内的中医药热，足以证明中医药的治疗作用得到了大多数人的认可。

然而，中医药事业的发展并非一帆风顺。在相当长一段时间里，中医药事业一度处于低迷状态。

新中国成立后，国家政策支持与中医人不断奋斗，中医药事业快速发展。中医药的伟大成就，特别是创造发明的中医理论体系、天人合一的哲学思想、行之有效的经典处方等，至今仍是国人防病治病的瑰宝，备受现代科学社会里的医者及患者推崇。

中医药在国外，特别是日本、韩国等国家，得到较多重视并有长足发展。据有关资料显示，日本、韩国已成为中成药研发及出口的主力军。这是一个非常值得我们深思的问题。

作为一名从事40余年临床研究的中医药工作者，有责任、有义务分析这些问题，以改变中医药发展的被动局面。

提出中医药发展存在问题不是最终目的。提出问题，让我们深知问题的严重性与紧迫性；分析问题，让我们知晓形成问题的背景与基本原因；最后解决问题，找出改变被动局面的对策与解决方法，这正是笔者编写本书的目的。

笔者在中医药临床工作中几十年如一日，认真研究接触到的每一种常见病、疑难杂病的中医药治疗方法。由于每年门诊接待量均在万人次以上，诊治患者多、病种多，且大多是疑难病，加之辗转多家医院尚未治愈转诊于笔者门诊的患者，以及很多知名医院的职工前来就诊，变得笔者有了探索疑难疾病的良好机遇，别人的失败教训就是自己的经验，别人走过的曲折道路就是自己的警示路标，就是间接的经验教训。

多年的工作积累与临床试验，笔者研发出许多常用中成药疗效的处方，尽管有许多处方可以申报药物发明专利，但新药研发周期长、资金投入大、不可预测等因素多，具有较高的风险性。一般情况下，立项需要4~6个月，临床前研究需要18~36个月，国家食品药品监督管理局药品审评中心（CDE）待批临床需要12个月，临床试验需要36个月，CDE待批生产需要12个月以上，批文生产转移需要6个月，合计至少8年。姑且不说时间成本，所需的资金经费对一般企业都很难承受。可想而知，即便是获得了特效中药发明专利，也很少有厂家敢于冒险开发生产。

笔者不甘心让一些成熟经验泥牛入海，也不愿看到一些特效处方销声匿迹，所以只能在药食两用的药物中寻求发明创造。多年来，笔者一直痴心于从药食两用中药中进行挖掘。"世上无难事，只要肯登攀。"经过多年的临床试验，先后研发出39个中成药发明专利，涉及妇科、儿科、内科、生殖、美容、保健、免疫、肿瘤等诸多方面，一些专利已付诸生产，先后走向市场。

在世界中成药研究开发的火热形势下，我们的中成药研发更应按照现行的规定和相关标准去研究、开发。虽然开发出一种准字号的中成药难度很大，但还是不能停止研究的脚步。

笔者与中医药有着不解之缘。在中药研究开发方面，笔者之所以如此执着、如此坚持、如此努力，之所以从事中医、中西医结合临床研究工作四十多年来，始终没有动摇过，就是坚信中医药是一门科学，坚信挖掘中医药宝库一定会有作为。

本书在撰写过程中，得到徐州市第一人民医院党委书记、院长丁继存等领导的大力支持，特此致谢。

徐州市第一人民医院　徐州市不孕不育研究所　王忠民

目　录

第1章　中医药是一个伟大的宝库

一、中医药是伟大科学

中医药是中国的宝贵财富，是中华民族为世界做出的重大贡献。中医药不仅对中华民族的繁荣昌盛具有巨大成就，也对世界医药的兴起发挥了无可替代的巨大作用。

随着人类回归大自然愿望的不断增强，以及人们崇尚天然药物和传统疗法的日益兴起，中医药的发展受到越来越多人的极大关注，研究中医药、发展中医药、运用中医药的热潮方兴未艾、如火如荼。

目前，中医药已传播到120多个国家和地区，受到各地人民的欢迎与真情厚爱。作为传统医药的中医药，在治疗理念、辨证方法与整体观念等诸多方面，正逐渐被世界更多的国家和地区所接受。完全有理由相信，中医药在未来会发挥更重要的作用，为人类身心健康提供更多更有力地保证。

在这种中医药热潮兴起的当下，中医药的发展出现更大的机遇。作为中医学发源地的中国，作为炎黄子孙，我们没有理由在这个大潮中有任何懈怠，没有理由将中医药学束之高阁。深入研究中医药学，发掘这一伟大宝库并加以提高，更好地为人类健康服务，是每一位中医药工作者义不容辞的义务。

（一）中医药起源

中医药的起源，经历了一个漫长的过程。期间，诸多的名中医发挥了极其重要的推动作用。

中医药的起源，是中华民族与疾病做斗争的智慧结晶，是一部防病治病的经验总结，为之后中医药学起源形成了雏形。

在战国时期成书的《山海经》，记载了以往历代积累下来的部分医学知识，简要阐述了春秋时代的防病与医疗状况。

春秋战国时期名医扁鹊,医术高超,被誉为神医。扁鹊年少拜师长桑君,尽得医术禁方,擅长内、妇、儿、五官各科,成名天下。其精通多科,尤善于诊断。采用望、闻、问、切四诊法,配用针、石、熨等器械,手到病除,为我国古代医学起源做出了坚实的、巨大的贡献,后有"医学祖师"之尊称。

先秦至西汉时期,中国第一部医书《黄帝内经》出现,该书是中国医学现存最早、最完备、最为系统的一部经典文献,其内容包括阴阳学说、五行学说、经络学说、整体观念等,标志着当时中医学发展到较高水平,其若干原则性内容至今作为理论依据,具有重要的指导意义。

自西周起,许多药物知识被人们所认知,西周至战国时代的 800 年间,中医药的知识积累不断增加,后来第一部药物学专著《神农本草经》问世。该书记载中药 365 种,其中多数药物经现代科学研究与长期临床实践证明,所记载的药效大多正确。该书简要而详细地记述了中药学的基本理论,如药物的四气五味、有无毒性、配伍法度、服药方法等,同时涉及丸、散、膏、酒等多种剂型,为中药学的发展奠定了坚实的基础。

两汉、南北朝直至唐代,中医药学发展较快,其药物的种类多达数千种。唐代政权统一,版图辽阔,经济发达,同海外的经济、文化交流十分频繁,进而从海外输入的药材品种有所增加。公元 659 年,由国家颁布《新修本草》,又称《唐本草》,是世界最早的一部官方药典,比公元 1546 年问世的欧洲《纽伦堡药典》早 800 余年。

东汉末年,伟大的中医学家张仲景,细致地总结了先秦、西汉以来的临证医学经验,写成我国第一部由理论到实践的医学名著《伤寒杂病论》,为中医临床辨证论治奠定了基础,成为著名的临床医学专著。

东汉末年杰出医学家华佗是最早的外科专家。他发明了麻醉药"麻沸散",并成功地进行开腹手术,为中医学发展做出了伟大贡献。当时的华佗、董奉与张仲景,并称为"建安三神医"。

唐宋之际的《颅囟经》,是中国现存最早的儿科专著。两卷中的上卷主要论述小儿脉法、病证、治疗及小儿疾病的特殊诊断与鉴别方法等;而下卷主要论述火丹(丹毒)15 候和杂证 19 方。唐代昝殷著《经效产宝》,是中国第一部产科专著,该书对妊娠、难产、产后常见病的诊断和治疗及血晕的急救方法,均有简要论述。唐代蔺道人著《仙授理伤续断秘方》,系中国现存最早的、颇有学术价值的一部伤科专著，主要叙述了关于骨折的处理步骤与治法。

金元时期中医学发展相对缓慢。元代忽思慧著《饮膳正要》，是现存的中国第一部完整的食疗专著。元代危亦林著《世医得效方》，系中国第一部骨科专著。金元时期医学产生四大门派，即"金元四大家"，包括寒凉派刘完素、攻下派张从正、补土派李东垣与滋阴派朱震亨，对临床医学发展各有建树。

明代李时珍著《本草纲目》，载药 1892 种，分成十六部，分类方法眉目分明。该书出版后不久即传到国外，被翻译成多种语言，在世界科学史上具有一定的地位，其影响颇为深远。

清代对传染病的认识、治疗与预防有了新的发展，发展了中医温病学这一新的学科。清代著名的温病学家有著《温热论》的叶天士、著《湿热条辨》的薛生白、著《温病条辨》的吴鞠通、著《温热经纬》的王孟英等。

近代有学者主张中西医结合，出现了汇通学派。代表人物有张锡钝，著有《医学衷中参西录》等。

近年来，中医药事业有所发展。据有关数据显示，2015 年中国中医医疗机构 46 494 个、中医类医院 3966 个、中医类门诊部 1640 个、中医类诊所 40 888 个。截至 2015 年，全国中医执业医师和执业中药师 35 万余人，基本形成了完备的医教研体系。

（二）中医药发展

近代中医药的发展，并非一帆风顺。西医的迅速发展，对中医产生了很大的冲击。西医学对病的检查、诊断、治疗等更直观，有些病种治疗更加快捷，使人们产生"西医更科学"的认知，对比中医，有些诊断指标不够客观，用药往往不够统一，可重复性难以掌握，进一步加重了"中医不如西医科学"的错觉。

近代西方文化对中华民族文化产生巨大冲击，西方学术文化包括西医也不断传入中国，在主张医学现代化的同时，中医药学受到排挤与贬低。由于一段时间民主思想完全学习西方的民主制度，对待西医学持全面接受的态度，中医药为之陷入存与废的争论之中。

战争不仅带来了生灵涂炭，也摧残了几千年的中医药文明，让我国大量的古代医籍遗失甚至损毁。其中包括珍贵的元印《圣济总录》残卷、明代赵开美版《仲景全书》，还有一些极具学术价值的中医典籍流失海外。

在抗战期间，由于缺乏西药，中医药在挽救战士生命与治疗百姓疾病中发挥了不可替代的作用，中医药的实用性，在当时引起了人们的高度重视。

以前，广大民众疾病丛生、疫疠流行，缺医少药。据不完全统计，每年约有1亿人口患各种疾病，"根据乡村的一般调查，其中有80%的患者得不到合理的治疗"（《百年中医史》）。

新中国成立后，中医药应有的地位和作用得到确立，"团结中西医"成为三大卫生工作方针之一。在党和国家领导人的高度重视与倡导下，国家自上而下地成立了中医行政机构，原卫生部陆续发布《中医师暂行条例》《中医诊所管理暂行条例》，各地成立了中医药学会。在中医药学术方面，通过举办中医进修学校、进修班与开展中医师带徒等一系列卓有成效的工作，中医药事业得到健康、科学、稳步发展，这为中医药事业的壮大奠定了基础。

1949—1955年，我国的中医药教育机构蓬勃发展，全国先后创办20所中医进修学校和143个中医进修班。之后，中医学院在各省先后成立，原卫生部中医研究院宣布成立，继之一些省、市、区也相继成立了中医研究所。1960年，中医医院已发展到330所，病床增至14 199张。

在"中西医结合"方针指引下，卫生界兴起了中西医互学运动。1960年，全国西医在职学习中医有3.6万余人，一些西医专家开始研究中医药，着手进行了一些理论方面的探索，对促进中医药事业的发展和繁荣发挥了一定作用。

原卫生部中医研究院成立后，组织有关专家整理中医典籍，全国各地也组织大批中医工作者对古典医籍与老中医的经验进行整理、总结、研究工作，收集到大量秘方、验方、单方，中医药工作轰轰烈烈，深入基层，有力地推动了中医药事业的发展。

改革开放后，由于大型国际药企陆续进入中国，中医药受到前所未有的冲击，先进的化学药物和治疗理念，改变了医生的处方行为与用药习惯。加之西医诊断技术和诊疗仪器设备更新突飞猛进，西医很快在临床治疗中占据着主导地位，而为百姓医疗保健做出巨大贡献的中医药，开始被弱化、边缘化，出现前所未有的尴尬局面。近些年来，中医药事业发展出现新的转机。

有关中医药的大事记如下。

1986年1月，国务院常务会议决定成立国家中医管理局。7月，国务院下达

《国务院关于成立国家中医管理局的通知》，12月，国家中医管理局正式成立。

1986年10月，原卫生部召开全国县级中医医院工作会议，会议提出普及县级中医医院或者民族医院的目标。这是新中国成立以来第一次专门研究与部署县级中医医院建设发展的重要会议，对中医药的发展产生了重要的推动作用。

1990年6月，原人事部、原卫生部和国家中医药管理局联合做出《关于采取紧急措施做好老中医药专家学术经验继承工作的决定》。

1991年10月，国家中医药管理局和世界卫生组织联合在北京召开国际传统医药大会。

1992年10月，国务院颁布了由国务院法制局、国家中医药管理局和原卫生部共同起草的《中药品种保护条例》。

1997年1月，《中共中央　国务院关于卫生改革与发展的决定》明确将"中西医并重"作为我国新时期卫生工作方针之一。

2003年10月，《中华人民共和国中医药条例》施行。

2005年3月，中医药学名词审定委员会正式公布《中医药学名词》。

2006年2月，国务院颁布《国家中长期科学和技术发展规划纲要（2006—2020年）》。在11个重点领域的62个优先主题中，将中医药传承与创新发展列为人口与健康领域的优先主题。

2006年11月，世界卫生组织对针灸361个人体穴位的取穴定位制订国际统一标准，359个穴位的定位标准采纳中国专家方案。

2009年6月，国家中医药管理局等在北京召开国医大师表彰暨座谈会，表彰首届30位"国医大师"。

2010年11月，中医针灸被联合国教科文组织列入"人类非物质文化遗产代表作名录"。

2011年5月，联合国教科文组织世界记忆工程国际咨询委员会通过中国的申报，将《黄帝内经》《本草纲目》列入世界记忆名录。

2011年9月，国家中医药管理局公布《2009年中医基本现状调查报告》。

2011年9月，中国中医科学院研究员屠呦呦，获2011年度美国拉斯克临床医学研究奖。

2011年11月，国家中医药管理局召开全国中医药文化建设工作会议，印发《国家中医药关于加强中医药文化建设的指导意见》。

2014 年 2 月，国际标准化组织（ISO）颁布首个中医药标准——《一次性使用无菌针灸针》标准。

2015 年 5 月，中医药健康服务领域的专项发展规划《中医药健康服务发展规划（2015—2020 年）》发布。

2015 年 10 月，中国中医科学院研究员屠呦呦，因发现青蒿素治疗疟疾的新疗法，获 2015 年诺贝尔生理学或医学奖。

2015 年 12 月，中国中医科学院举办成立 60 周年纪念大会。国家领导人十分关心并致信祝贺："中医药学是中国古代科学的瑰宝，也是打开中华文明宝库的钥匙。"贺信系统阐述了关于中医药发展的根本性、长远性问题，为中医药发展指明了方向，并对广大中医药工作者提出希冀："增强民族自信，勇攀医学高峰，深入发掘中医药宝库中的精华，充分发挥中医药的独特优势。"

2016 年 2 月，国务院印发《中医药发展战略规划纲要（2016—2030 年）》，将中医药发展上升为国家战略。

2016 年 8 月，全国卫生与健康大会召开。大会重申坚持中西医并重，强调着力推动中医药振兴发展，并对中医药工作做出部署和要求。

2016 年 12 月 6 日，国务院发表《中国的中医药》白皮书，向世界宣告了中国坚定发展中医药的信心和决心。白皮书指出，中医药发展上升为国家战略，中医药事业进入新的历史发展时期，强调要着力推动中医药振兴发展，坚持中西医并重，推动中医药和西医药相互补充、协调发展，努力实现中医药健康养生文化的创造性转化、创新性发展。

2016 年 12 月 25 日，第十二届全国人民代表大会常务委员会第二十五次会议表决通过我国首部中医药专门法律《中华人民共和国中医药法》，发展中医药有法律保障。

2017 年 7 月 1 日，《中华人民共和国中医药法》正式实施。

2017 年 10 月 18 日，中国共产党第十九次全国代表大会召开，大会报告提出，"坚持中西医并重，传承发展中医药事业。"

2019 年 10 月 25 日，党中央对中医药工作作出重要指示指出，中医药学包含着中华民族几千年的健康养生理念及其实践经验，是中华文明的瑰宝，凝聚着中国人民和中华民族的博大智慧。新中国成立以来，我国中医药事业取得显著成就，为增进人民健康作出了重要贡献。同时强调，要遵循中医药发展规律，传承精华，守正创新，加快推进中医药现代化、产业化，坚持中西医并重，推动中医药和西医药相互补充、协调发展，推动中医药事业和产业高质量发展，推动中医药走向世界，充分发挥中医药防病治病的独特优势和作用，为建设健康中国、实现中华民族伟大复兴的中国梦贡献力量。

（三）中医药文化

中医药在自身的发展过程中，形成了中医药文化。中医药文化，是中华民族优秀文化中的瑰宝，是中国为人类作出重大贡献的一个重要部分。在中医药文化中，蕴含着丰富的人文科学与哲学思想，是中国人民与疾病斗争中形成的聪明智慧，是中医药理论形成与发展的高度总结，是具有科学性与实用性的灿烂文化。

中医药文化的形成，具有丰厚的基层底蕴，深深地扎根于群众之中。在普通民众中，对中医药的普及程度相对广泛。从文化实质上来看，中医药文化体现了中华优秀传统文化的核心价值理念以及原创思维方式，有机地融合了中国历代自然科学和人文科学的精华，凝集了古圣先贤诸多方面的智慧。

中医药文化博大精深，主要体现在精神文化、行为文化与形象文化以及思维方式、行为规范、传统习俗、生活方式与文学艺术等诸多方面。中医文化是一种社会现象，是人们经过几千年的长期创造而形成的产物。从这一角度来说，中医文化也是社会历史的积淀物，属于历史文化。

我们知道，中医学对人体的认知，是将天文、地理、人体作为一个整体看待，非对象性思维方式认为，人既是自然的人又是社会的人。人生活在自然界，同样又生存在人类社会之中，与社会群体息息相关。

中医学认为，影响人体健康与疾病的因素是多方面的，既有生物因素，又有社会与心理方面的因素。"天人相应"与"七情六欲"等观点，说明了人与自然、人与社会之间的相互关联。对于健康与疾病的分析，自然要从这些关系中去理解和认识。

中医分析致病因素，尤其重视自然环境和心理因素等方面的诸多影响，并将这些影响贯穿到病因考查、诊断治疗与保健预防的各个环节之中，故有"顺四时而适寒暑"的观点，形成了天人合一的文化基础。

不仅如此，中医将人体自身也看作是一个有机的整体，将人的五脏与五体、九窍、五声、五志、五液、五味等相互联系起来，进而构成整个人体与五大系统。在此基础上，再根据脏腑的表里关系，通过经络相互联系起来，构成一个完整的人的生命活动。

这种形神合一的分类方法，以神统形的整体观，均与中国的传统文化有着千丝万缕的内在联系。从这一意义上来说，中医文化与国家、民族文化息息相关，受到历史、经济、人文、习俗等诸多方面的影响。

中医药文化内容受上述诸多方面的影响，故内容极其丰富。需要特别强调的是，中医自古有"人命至重，有贵千金"之训，因而救死扶伤精神是中医药精神文化之一。医德，在中医文化中具有特殊的重要性。中医学家在千百年的行医实践中，形成了良好的医德医风，不为名利、全力救治、潜心医道、认真负责，并作为自己的医德规范。中医认为，医生的首要任务是维护和保障病人的健康与生命，把人的生命价值看作是医学的出发点和归宿，把挽救病人的生命看作是医生的最宝贵财富。

关于中医药文化的核心价值观念，学术界进行了多方面、深层次的探索。有学者通过以下 4 个数据库即中国生物医学文献数据库（CBM）、中国中医药期刊文献数据库、中国知网数据库、万方数据库检索，筛选出相关文献计 3768 篇，剔除重复性文献后计 2344 篇，经过对文献的详细阅读与总结，当前学术界对于中医药文化核心价值的观点，主要集中在 3 个方面，即天人合一、大医精诚、医乃仁术。

天人合一，在中医文化中占据重要位置，这是当前学术界对中医药文化核心价值内容最为集中的表述。这一观点，也有学者表述为"天人相应""天人和谐"。

天人合一是中国传统哲学的根本观念之一，认为人与自然之间，存在不可分割的内在联系，体现在医学方面，就是我们常说的整体观。中医的整体观念，就是在天人合一的整体观直接影响下而逐渐形成、发展与完善起来的。这一观点认为，人体是一个有机整体，人与环境存在着密不可分的"天然"联系。

天人合一的观点强调，人体自身和环境的统一与和谐，人与天地相应，认为人的生、老、病、死与外部环境密切相关，在诊治疾病时需要从整体进行分析，依据气候、地域等自然环境条件及人文环境，进行综合判断，认为疾病的发生、发展与诊治，均体现在天人合一诸多方面。

大医精诚、医乃仁术，也称之为"仁和精诚""仁心仁术""精诚专一"等。这些观点是从医疗职业道德方面对中医药文化核心价值的高度概括。

中医特别强调医德，讲究仁、和、精、诚，也就是医心要仁，医道讲和，医术须精，医德为诚。

仁，一方面中医称之为仁术，如"医乃仁术"，另一方面，是指医者之仁，如"医者仁心"，这是中医学与中医人的出发点，是对职业的一种内心信仰，强调治病救人、救死扶伤。此外，仁在某种意义上指医者与患者、患者与患者之间是等同的，要有仁爱之心，要一视同仁。

仁乃儒学的核心思想。"医乃仁术"源于"仁者爱人"，故有医儒相通、儒医不分之说，出现因儒而医的"儒医"群体，"无儒不通医，凡医皆能述儒"。流行语"不为良相，愿为良医"（范仲淹语），表现出儒家的仁爱思想。"儒医"群体自汉代逐渐形成，宋代则是蔚为大观，继而"儒医"之名盛行。两汉之际佛教传入我国之后，佛家的慈悲心、菩萨心渐渐与儒家仁爱心、恻隐心融合为一体，成为医家的发心。

和，在中医药学中举足轻重，可谓核心与灵魂。和，体现出中医药核心价值和思维方式，是中医药学的灵魂所在。当然，中医学的核心价值，是中华文化核心价值的具体体现，中华文化的核心价值同样是"和"，"和"在中医药学中得到最好的应用和发展。

和，主要是指相对的两类事物、两个方面即阴与阳的平衡，达到最佳平衡状态下的相互依存、相互为用，如"阴阳和"则表现为天人合一、人我合一、形神合一等。"阴阳和"将宇宙万物、人与自然、人与社会、人体本身，构成一个有机的生生不息的整体。

和，自身意义相当广泛，在自然观上是"天人相和"，在社会观上是"人我相和"，在身体观上是"形神相和"，在治疗观上是"阴阳相和"……中医学认为，"和"是宇宙万物生命生生不息的前提与基础，人体"和"则健康无恙，而当疾病发生时也要强调机体阴阳相和。

精，是掌握中医药技术的根本要求，这是对医者的要求，要求医生要有精湛的医术，古代认为医道乃"至精至微之事"，医者必须"博极医源，精勤不倦"，用精湛的医术为患者精心医治疾病。

诚，要求医者具备高尚品德修养，认为"医乃仁术，无德不立"，这是对中医药从业者伦理道德和行为规范的总体要求。医者须有"大慈恻隐之心""普救含灵之苦"之从医动机，"医者父母心""大医慈悲心"则成为行医的基本素养与首要条件。

（四）中医药的科学性

中医药的科学性问题，本来不是一个问题，但一些别有用心的、愚昧无知的、虚无主义的观点在近些年甚嚣尘上，使本来无争议的问题变得更加复杂、更加扑朔迷离。

暂且不谈几千年发展过来的中医药，先说一下上述观点的立场问题。"没有调查，就没有发言权。"深入调查才能正确评价一门学问，这是基本常识。

中医药是人类科技发展与文明进步史上的伟大创造。中医药植根于中华传统文化，是中华传统文化中的精华。中医药文化源远流长，博大精深，对中国乃至人类作出了巨大的贡献。中医药以中医系统思维为导向，经过数千年的发展与完善，形成了一套完整、系统与先进的医学科学体系。中医将"调节平衡""整体观念""扶正祛邪"等作为保持健康和防治疾病主要原则，而非"杀死""对抗""就病治病"为防治疾病的手段，在对付急性传染病、病毒性疾病、慢性炎症、内分泌失调、功能紊乱等疾病方面，显示出极大的优势。

中医将疾病的发生、气候的影响、环境的改变、情绪的波动、饮食起居的失调等因素联系起来，这种建立在宏观方法论基础上的病因学说，与现代医学建立在微观与病理解剖基础上的病因学说迥异。中医不以静态的解剖作为认识疾病的出发点，不依赖仪器检测，而是通过望、闻、问、切直接感受与考察人体动态的生命信息，从整体的角度分析疾病，根据多方面的信息进行辨证施治，这不仅可以大大降低患者的检查成本，也密切了与患者的交流，具有鲜明的人文关怀成分。

中医重视预防，强调"不治已病治未病"。这一观点，并非单纯的"未病先防"预防医学思想，更重要的是在患者出现证候或不适时，不必等候疾病已经形成、不必等候检测的阳性结果，即可用药防治。譬如在防控严重急性呼吸综合征（以下简称"SARS"）时，邓铁涛老中医运用的一系列防治方法，就充分体现了这一精神。

中医治病的主要手段是方药与针灸。中药主要是源自大自然的原生药物，大部分没有毒副作用，其优势明显优于西医的检查与化学药物；针灸是非药物疗法，治疗作用大、副作用小，已经在临床广泛得到证实。中医药已经保障中华民族几千年繁衍昌盛、历久不衰。新中国成立后，我国以世界 1% 的卫生费用解决了世界 22% 人口的医疗保健，人均寿命与发达国家不相上下，中医药创造了发展中国家防治疾病的奇迹。中医药治病的"简、便、廉、验"优势，已经得到世界大多数国家和地区的认可，为世界医学发展做出了重大贡献。

中医药作为一个"金钥匙"与"活化石"，不仅是对中国文化的最好诠释，也是揭示人类文明发展的重要途径。在现实疾病防治经验中可以看出，中医药代表着未来医学的发展方向，具有非常重要的安全性优势、生态学优势、经济学优势、预防学优势、防治重大疾病与传染病优势，这些优势，本身就很好地阐明其独特的科学性。

中医药发展了几千年，在西医尚未形成的年代，中医药对人们治病、防病、健康做出了无以替代的贡献。在这一发展的过程中，中国中医药工作者的智慧结晶，经受了多年的验证不断完善，形成了完整的科学体系，显然这是无法否认的。试问有哪一种非科学的东西能延续那么多年，有哪一种医术没有效果还会被人们广泛接受？

目前，有些人总是喜欢用国外的标准评价国内的事情，甚至用西药的标准评价中药，本身就是对科学的蔑视。另外，从中药的某一个成分来评价该中药自身的乃至在复方中的性能，用以否定该中药的基本功能，这种检验方法更如同盲人摸象，没有科学而言。

中医的理论成果，经过几千年的积累与总结，蕴藏了中国古代民众的智慧结晶，进而形成了一套完整的、强大的、能够符合人体生理病理的理论体系。这一套理论体系，包括阴阳五行学说、气血津液学说、经络学说等。

阴阳五行学说，是指中医对事物按照其性质进行划分与归类之后，在哲学意义上的一个描述，尚且不能在实物中找到与其相对应的事物。而经络学说，目前在解剖学中不能确切定位，其形成过程，是通过承认假设之后的过程中对应其存在进行治疗，在得到好的疗效而定义的。

医学是治病防病的，是以确保患者生命、健康为目标的。只要有疗效，即便在没有弄清病愈原因时，也不能否定其科学性。中医药学，是针对人体疾病防治的医学，事实上，人体本身就是实实在在的生物体。

中医在认知疾病方面，将生命看成脏腑经络相贯相连的整体，将人看成与天地相通相应的整体，具有明显的天人合一的哲学思想。在治疗疾病的过程中，可以通过日常生活中的饮食、起居、运动、情志等诸多方面的调节，养成健康的生活方式和行为习惯，从而达到强身健体不得病、少得病、晚得病和不得大病的目标。这一思路以及所达到的目标，均具有一定的科学性与实用性。

中医显著的治病效果，本身就是科学性的体现。在现实生活中，对一些肿瘤患者，人们常常发出这样的感慨："西医让患者明明白白地死去，中医让患者糊里糊涂地活着。"活着，其实就是医学的基本目的，难道弄清病因最后患者死了就是科学，而暂时没有完全清楚治愈机制但患者活着就不是科学？

从现代的一些方法研究中医药，均可显示出中医药科学性。中医学理论巨著《黄帝内经》，至今依然在中医教育中发挥着极其重要的作用。实践证明，《黄帝内经》等一大批中医经典名著的作者，可谓个个都是天才，均具有超凡的中医理论水平和对疾病研究的洞察力。

在中医学发展的过程中，之后的医家大多是在理解、阐释与运用他们的医学研究成果，这种成果，无疑是一种具有科学性的智慧。理解智慧需要悟性，并非所有的人都能领悟到。在研究的过程中，有些人理解不了或无法辨别真伪，这种情况属于正常现象，但不应因为自己尚未理解就全盘否定，就认为是错误的。

近些年来，通过西医学的研究方法，同样能够证明中医理论的科学性，但由于这一研究不够普及，有很多问题尚未从客观指标、量化评分等方法加以解释，但这些研究并不能成为否认其科学性的理由。

在临床实践中，依据中医理论辨证施治、根据八纲辨证进行处方、根据脏腑气血辨证等方法治疗患者，获取很好的疗效，足以说明其存在的科学性。任何一种医学，目的都是针对疾病采取的相应措施，不管哪种方式方法，通过哪个方面认知，只要能够缓解乃至治愈疾病，本身就存在一定的科学性。当然，这并非认为中医药完美无缺，不存在任何糟粕的问题。后者的任务，就是要去伪存真，取其精华，去其糟粕，而不是一股脑地反对与否定。

迄今为止，中医学的一些问题的确尚未完全弄明白。我们认为，目前的科学方法未能证实的东西，的确可以质疑，但科学方法未能证伪的东西，则不可轻易否认，对待中医，也应该秉承这样的态度。当然，一些别有用心的人，或者是站在敌人的立场上，所持的观点本身就失去了科学的公正性。

实践是检验真理的唯一标准，疗效是确定真伪医药的试金石。而具有可靠的疗效，符合客观规律，正是中医药的基本特征。中医药治疗疾病，符合客观规律，本身就是科学。

需要再次强调的是，中医基础就是自然科学，中医是一门极其实用而且经几千年实践验证的伟大科学。对于一些否定中医科学的妄言，有必要反驳一下，否则那些错误的言论，会影响人们的正确认知。

中医的科学性不会因某些人的非议而失去科学意义，也不会因无知者攻击而丧失魅力。人的正确思想不是从天上掉下来的，也不是头脑中固有的，而是从实践中产生的，人的正确思想是对客观世界的正确反映。人的正确认知，应该来自于实践，没有实践、没有调查就不会有正确的认知。

但一些人总有一种错觉，认为评价大问题就有大水平。一些人没有系统学习、调查、研究中医药，甚至对中医是一种无知的状态，却对中医药指手画脚、评头论足，自以为高明，自以为自己所言就是真理、就是科学，实际上这些人忘记一个认知科学的基本原理。"你要知道梨子的滋味，你就得变革梨子，亲口吃一吃"。外行评价中医学是否科学，与其没有吃过梨子而说梨子是苦的、涩的有何区别？

"没有调查，没有发言权。"中医学有些问题尚未明确，但并不影响其科学性，一些问题在不久的将来就会陆续弄清楚，这一点是毫无疑问的。

（五）中医药的实用性

说起中国古代火药、造纸术、活字印刷和指南针四大发明家喻户晓，但在中华民族这四项伟大发明之外，尚有一项更伟大发明就是中医学。从对人类重要程度而论，中医学对未来人类的贡献，要远远大于上述四大发明，其理由在于中医药将是人类告别纯物质文明，走向新文明模式的一座桥梁或里程碑，其贡献不仅仅局限于人类健康。越来越多的研究资料证明，中医药学的辨证思想与中医药学的思维方式，具有深厚的哲学底蕴。

中医药学目前被公认为是世界四大传统医学中最为系统、最为精辟的传统医学，其理论著作与诊断、治疗方法，都是极为精湛与科学的。这些结论，在临床实践中已经得到验证。

我国著名科学家钱学森对中医药实用性与发展具有很深刻的见解，指出："从人体科学的观点，中医有许多比西方医学高明的地方，但将来的医学一定是集中医、西医各民族医学于一炉的新医学。"他说："我的体会是，中医理论就是把几千年的临床经验用阴阳五行干支的框架来整理成唯象学理论。这个框架一方面有用，因为它把复杂的关系明朗化了；另一方面又有局限性，因为框架太僵硬了。你们搞中医唯象学就是一方面要发扬传统中医的优点，一方面补其不足。"
[1988 年 11 月 4 日致邹伟俊——《钱学森书信选（上卷）》]

中医药对众多疾病具有良好的防治效果，这一事实，不仅说明中医药理论具有一定的可实践性，同时也表明中医药理论必然具有内在的、深刻的医学含义。我们完全有理由相信，通过研究方式的不断提高，中医学理论中尚未被弄清的机制，将会被逐步揭示出来，到那时中医研究将来会有大的突破。

党的十九大明确提出"坚持中西医并重，传承发展中医药事业"，对中医药工作提出了深层次、全方位的要求，也使中医药事业的发展焕发了生机。中医药在疾病的防治中具有非常重要的作用，中医药不仅善于治未病，同样善于治已病，特别是一些目前难以治疗的疑难病症，均具有很大的挖掘潜力。

中医药对人类的保健作用，已经得到几千年的有效验证，这一点是毫无疑义的。目前，中医药服务已遍及全世界 180 多个国家和地区。中医药逐渐为全球的民众乐意接受，尤其是针灸、气功、太极等，受到越来越多人的喜爱。这从侧面说明，中医整体医学、整体健康的观念和方法是有效的，是尤其实用的，应用者是受益的。

正是中医独特的实用性，彰显了其科学价值以及存在的意义。不仅如此，中医药中还有很多的科学尚未完全弄清楚，还有很大的潜力需要发掘，还有很广泛的治病"绝招"未被全部揭示，还有类似青蒿素的特效药未被开发出来，也正是这些神秘之处，说明中医药更具有实用价值，更具有研究意义。

笔者通过几十年的临床研究，深深地认识到中医药的博大精深，非常庆幸自己走上从事中医学研究的光辉道路。在中医妇儿科门诊，所诊治的患者越来越多，所接触的疑难病越来越广泛，所接触的病种越来越复杂，特别是一些经过多家知名医院西医久治不愈的患者，用中医药调理得到康复，不仅仅给患者带来希望，也给笔者增强了自信心与研究动力。

近些年，由于人们的各种压力不断加大，出现亚健康状态的人群逐步扩大，一些人出现急躁、乏力、记忆力下降、睡眠障碍、身体素质下降等诸多病证。这些病证，恰恰是中医药治疗的长项，运用中医药治疗，可以迅速调节情志，增强体质，缓解症状，这正是许多患者乐意接受的治疗。

过去，一说起中医治病，往往都认为是预防为主，以治疗慢性病为长项，其实，这也是一种偏见。中医药的确在治未病、治慢性病方面独具特色，具有理想的应对方法，对一些急性病、疑难病，同样具有一些优势。近期的一些研究发现，对于具有"温病""湿毒疫"等特征的新型冠状病毒病（以下简称"COVID–19"），中医药已经取得可靠的治疗效果。在以往"SARS"的治疗中，中医药已经彰显出独特的优势，不仅治愈率高，而且中医药治愈的患者，整体状况好，没有后遗症。

笔者通过几十年的临床研究认为，中医药无论治疗未病还是已病、常见病还是疑难病、慢性病还是急性病，无论是细菌感染还是病毒感染、病因已知还是未知等，从整体观念加以辨证施治，都会取得一定的治疗效果。其实，这种现象并不难理解，中医认为"诸病于内，必形于外"，治疗任何疾病，都会从整体表现进行综合分析，并从脉证等诸多方面加以判断，这样治疗才会有疗效。从这一意义上来说，中医更具有实用性。

二、中医药是中国为人类贡献的医学

中医药的科学性是毋庸置疑的。在西医快速发展的今天，一些人把眼光主要放在西医上，认为一些西医指标客观，看得见摸得着，具有一定的说服力。而中医药与此相比，显得不够客观，即便是具有良好效果，也不够直观，有时让人难以捉摸，故一些人以此判定中医药不科学。

实践是检验真理的唯一标准。无论是中医还是西医，其最终目的是为人类防病治病服务，哪种医学最有防治效果、简便易行、成本低廉、毒副作用少或无毒副作用等，那么这种医学无疑就会受到推崇。

越来越多的证据证明，中医药对人类疾病防治与健康的保障作用，更加符合自然规律，更具有上述优势。以往人们对中医的认识不够全面，对于一些尚未清楚的问题就认定其不科学，但人类疾病防治的效果一再证明中医药不仅仅对治未病、治疗慢性病、调节人体诸多功能等方面具有显著的优势，对突发性疾病、急性疾病、传染性疾病等，同样具有一定的优势。不可否认的是，2020 年发生的COVID–19 增加了人们对中医的认知。

（一）中医药发展具有巨大潜力

1. 中医药治疗疾病具有巨大优势

中医药在治疗方面具有巨大优势，主要彰显在对人类的健康具有可靠而全面的保障作用。中医药诊治疾病自成体系，认为天人合一，认为人与自然、与社会是相互联系的，是不可分割的统一体，人的内部同样是一个有机的整体。这种特有的整体观念，与西医就病论病、微观细化的观念大相径庭。

中医更加重视自然和社会环境对健康、对疾病的影响，认为精神与形体是一个统一体，特别强调生理和心理的协同关系，特别重视人体生理与心理在健康、疾病中的相互影响，其医学模式为"生理 – 心理 – 社会 – 自然"，诊疗方面着眼于"病的人"而不仅是"人的病"。这一治疗方式，更有利于全身心的调节、疾病的康复，更容易被患者接受，更有利于全面提高人们的生活质量。特别是经过多年的研究、对比、分析，中医药得到越来越多的患者、研究机构、国家地区的认可。这一认可，将会给中医药生存与发展带来生机。

2. 中医药超低的毒副作用

中医药治疗疾病不仅效果显著，而且环保、价格低廉、操作方便、毒副作用小，在治疗疾病的时候不会给或很少给患者带来伤害。这一点，已经得到实践的证实，也得到越来越多人的认可。相对于一些西药，中医药这方面的优势极为明显。

中草药主要由植物药、动物药和矿物药组成，其中植物药占中药的大多数。中草药所含化学成分比较复杂，主要有糖类、氨基酸、蛋白质、油脂、蜡、酶、色素、维生素、有机酸、鞣质、无机盐、挥发油、生物碱、苷类等。在每一种中草药中，都可能含有多种成分。在药物所含的多种成分中，有一部分具有明显生物活性并发挥医疗作用，即有效成分，如生物碱、苷类、挥发油、氨基酸等。中草药之所以有医疗作用，主要因含有效成分。由于这些成分都是天然的，其毒副作用很低，或者没有毒副作用。这是中草药的天然优势。

3. 中医药对身心健康的有效调节

身心健康越来越受到人们的重视，为中医药发展拓宽了道路。人类解决了温饱之后，对健康、生活质量的要求就会越来越高。在这方面的作用，中医比西医具有很大优势。当亚健康状态的时候，心情烦躁不安……我们从西药中很难拿出有效的药物，而中草药中有很多调节情志的药物。

由于人类疾病的发生，来自于诸多方面，包括七情六欲失调，会导致情志方面的疾病。尽管用西医的手段无法查出该类疾病实质性的异常指标，但它的的确确影响着患者的身心健康，有时还相当严重。中医根据其病因、证候等，可以对症治疗，往往立竿见影。

4. 中医药对未知性疾病具有显著优势

在人类疾病中，有些疾病已经认识，并掌握了防治规律。但也有些疾病，并没有认知，甚至是一无所知。由于中医药治疗具有鲜明的整体观念，具有辨证施治的优势，任何一种疾病，包括未知类疾病，也可以进行治疗，并具有十分显著的作用。这种实实在在的防病治病作用，不仅在历史上得到广泛的验证，而且在近些年抗击疫情中同样有效。

比如 2003 年发生的"SARS"与 2020 年发生的 COVID-19，起初都是未知疾病。西医治疗仅仅是支持疗法，运用大量的抗生素、抗病毒药与肾上腺皮质激素，但它们都不是"特效药"，说明这种支持治疗效果并不理想，且毒副作用、后遗症相当明显。中医对上述两种特殊疾病，从整体进行辨证施治，发挥出特别显著的治疗作用，有些中医药治疗方案达到零感染、零死亡、零转院、零后遗症。特别令人欣慰的是，当新型冠状病毒变异之后，中医药依然具有特殊的疗效，能够发挥良好的治疗与预防作用。

5. 中医药在预防疾病方面卓有成效

中医药在"治未病"与疾病康复方面优势巨大。在温饱问题解决之后，人们的健康需求并非仅仅局限在治疗疾病方面，而是"未病先防、既病防变、瘥后防复"成为重点。中医药"治未病"核心思想，体现在"预防为主"方面，与西医治疗疾病不同，它是处于主动预防。中医学主张以养生为要务，认为可通过情志调摄、劳逸适度、膳食合理、起居有常等养生，这一预防疾病的思想，是西医所不具备的。

中医药对人类机体的正面影响是极其广泛的。大量的临床研究证实，中医药对人体免疫系统、内分泌系统、代谢系统、神经系统、心脑血管系统等，均具有可靠的调节作用。而且这种调节常常是双向的，是以保持机体功能平衡为前提的。换句话说，运用中医药调节时只要严格遵循辨证施治的基本原则，调节则不会出现太过之偏，不会因中药带来严重的副作用。这一安全保障，正是中医药的基本特点。

6. 中医药强调个体化治疗的优势

我们知道，人体发病并非完全一个模式，而是存在巨大的个体差异。在治疗疾病、临床诊断时，也会根据具体情况具体分析。西医认为同一种疾病可用一样的治疗方法，大多只是用药剂量上的不同，但中医施治与西医大相径庭，同样的病证讲究男女老少有别、体质强弱迥异、用药种类不同，这些都针对个体化差异采取的科学措施，真正做到了"具体情况具体分析"，既可大大提高治疗效果，同时也会调理患者的体质。可惜的是，一些不懂中医学奥秘者，常常将这一科学优势说成不科学。

辨证，是中医防病治病的主要特征之一，是区分个体差异的主要方式。中医辨证范围广，包括病因辨证、气血津液辨证、经络辨证、脏腑辨证、八纲辨证、六经辨证、卫气营血辨证、三焦辨证等。这些辨证看起来相当复杂，但都是中医师必须具备的本领。

对于同一个疾病，中医与西医认知具有很大的差异。中医首先辨明阴阳、表里、寒热、虚实，还要分清不同脏腑（病位）、气血……这种精细辨证的方法，帮助医生深刻地认知了疾病与机体，所以中医治疗一些疾病常常效如桴鼓。说到这里，有必要列举笔者接诊的一个病例。一位化脓性扁桃体炎患者，西医输液用抗生素、退热药，另加中成药蓝芩口服液、连花清瘟颗粒等，采取了"大包围"的用药方式，结果患者仍连续 5 天发热 39.5℃以上，经熟人介绍来诊。经过辨证，认为其主要属于寒湿困扰，应用荆防败毒散加减，患者服用 5 剂中药后热退病愈。实际上，该病例的治疗就是重视了个体差异，也就是我们常说的对症用药。

事实上，任何一个疾病均具有个体差异，这种差异，常常需要不同的治疗方案。我们经常会发现，一个疾病让几个中医开具处方，常常会出现用药不一的现象，但用药后常常是异曲同工，同样具有良好效果。这种情况不能否认中医学的科学性，反而说明中医学的灵活性，更说明中医的博大精深，中医治疗疾病有更多的选项，有更多的有效方法。

7. 中医治病简便有效易行

中医治疗疾病，在一定程度上来说，过程十分简便。中医诊疗强调因人、因时、因地制宜，用药极其灵活。对于疾病，常常通过四诊（望、闻、问、切）所采集的症状、体征等诸多信息，医者经细致分析、综合判断，辨清疾病的病因、性质、部位，明确邪正之间的关系，概括、判断为某种性质的证候。往往不需要做过多的检查，大大节省了时间，降低了费用，减少了对机体的伤害。这种情况在最近治疗COVID-19过程中表现得非常明显，当西医研究发病机制、研发"特效药"的时候，经中医治疗的一些患者已经症状消失或疾病治愈。

在临床上，这样的事例不胜枚举。前不久我遇到一位腹痛患者，他前后去过多家医院，做过无数次检查，凡是与腹痛相关的检查项目都做了，但腹痛依旧，时常发作。我经过辨证分析，诊断患者属于典型的肝郁气滞证，遂开药4剂，同时予以心理疏导，并嘱痊愈后不用复诊。结果患者用药后未再发作，连她自己也不相信中药如此神奇。这就是中医药的奥妙之处。当然，如果中医诊断不能明确其病因，相关检查也是要做的。

中医治病具有多样性，手段多多。治病除用药房的中药外，还有很多药食两用之品，甚至烹饪常用的佐料，也可以有效地治疗疾病。中医还可以通过针灸、按摩、推拿、拔罐、刮痧等非药物疗法来治疗。这些疗法不需要复杂的器具，诸如小夹板、刮痧板、火罐等器具往往可以就地取材，治疗疾病十分方便、快捷、有效，且易于推广，体现了中医治病的安全性、有效性和经济性。

（二）中医药学一定会在更多领域获得重大突破

中医药的作用是毋庸置疑的。大家都知道青蒿素治疗疟疾有特效，随着中医药研究的深入发展，其他的一些难治性疾病，特别是一些常规方法难以治疗的疾病，采用中医药治疗同样有新的突破。这离不开好的研究方法与措施。

目前，一些久治不愈的慢性疾病、致死率高的疾病、严重影响患者生活质量的疾病、重大传染性疾病、恶性肿瘤、心理与精神疾病、神经系统疾病、免疫系统疾病、代谢系统疾病等，只要进行深入的、精准的、系统的研究，就会有重大突破。当然，这些研究如果获得突破，必须有正确的研究方法与协同合作的措施。屠呦呦的研究之所以成功，与政策大力支持做保障，团队协同研究有关。

中医药科技要取得重大突破，一定不能背离自身发展规律，如果中医西化、特色弱化，中医无法获得重大成果。另外，对于研究开发新的中药、特效的中药，良好的研究环境和临床研究也非常重要。

研究开发药物，要靠群策群力，既要重视上层科研机构，也要重视基层临床医生，特别是后者，人员众多，使临床试验有一个极为广阔的"场所"，是一支不可低估的力量。有些真正的"家传秘方""特效方""经验方"等，往往具有特殊的疗效，如果去伪存真、去粗存精，往往会有新的发现或新的创造。

中医药发展迎来了一些机遇。由于中医药的突出疗效，世界上许多国家对中医药开始给予极大的关注。这种关注，不仅能够增强世界各国对中医药的全面认知，而且也是一个巨大的市场，倘若调整好策略，抓住发展机遇，就会大有作为。

中医药要主动走向世界，积极迎接国际化的挑战，要确保中医药的广阔市场，我们就要具有国际评审、行业标准制订的参与权及话语权，这一点对中医药走向世界至关重要。中医药完全可以靠实力、疗效、优势等，大步流星地走向世界。倘若中医药不能被允许参与国际评审，中医药人才对行业标准缺少参与权和话语权，中医药走向世界将无从谈起。好在，我们做到了！

（三）中医药正快步融入国际医药体系

2022年，由中国推动在国际标准化组织（ISO）成立的中医药技术委员会（ISO/TC249），已发布86个中医药国际标准，这将预示着中医药正快步融入国际医药体系，为人类防治疾病作出越来越大的贡献。

为了让中医药全面大踏步地走向世界，更好地为各国人民健康服务，中国不断总结和贡献发展中医药的实践经验，并为推动以中医药为代表的传统医学走向世界做出了不懈努力，无疑给中医药的快速发展带来了机遇。

中医药的历史发展与现代实践已经证明，中医药是一个伟大的宝库，只要认真继承与努力发掘，就一定会在世界更多的国家开花结果，一定会为人类健康事业作出更大的贡献。有中医药文化的底蕴，有政府机构的鼎力支持，中医药走向世界并在世界发挥更大的作用，将会成为一大亮点。

据报道，中医药已传播到183个国家和地区，我国政府已同40多个外国政府、国际组织、地区主管机构签署了专门的中医药合作协议。中药已在俄罗斯、古巴、越南、新加坡和阿联酋等国以药品形式注册。30多个国家和地区开办了数百所中医药院校和学堂，培养本土化中医药人才。

近年来，中医药在援外医疗中更是发挥着不可替代的作用。中国已先后向亚洲、非洲、拉丁美洲的69个国家派遣医疗队，基本上每个医疗队都有中医药人员参与。同时，中国不断加强在发展中国家特别是非洲国家开展艾滋病、疟疾等疾病防治，并取得了良好的效果。

援外医疗队采用中药、针灸、推拿以及中西医结合方法，在治疗疑难重症中成效显著，挽救了许多垂危患者的生命，得到受援国政府和人民的充分肯定。

三、屠呦呦获奖对中医药研究的启发

我国在科技方面取得一个又一个令世界瞩目的伟大成就，但在自然科学研究方面，与世界科技强国尚有一定的差距。屠呦呦作为第一位获得诺贝尔科学奖项的中国本土科学家，也是第一位获得诺贝尔生理学或医学奖的华人科学家，对中医药事业乃至整个科技界，都会带来深远而重大的正面影响。

（一）屠呦呦获奖的基础与其必然性

屠呦呦获奖，并非一个偶然的现象。了解她的工作轨迹，可以知晓她取得的成就的确是努力奋斗出来的。

1.具有刻苦钻研的精神

1969 年，刚刚工作几年的屠呦呦临危受命，承担起国家交给的中医抗疟疾药研究任务。工作中迎难而上，勇于攻关，发挥团队协作精神，在条件相对差的情况下，圆满地完成了上级部门交给的艰巨任务。

在科研中，屠呦呦研究员善于思考，善于捕捉灵感，在研读中医古籍过程中，领会其精神实质，并注重原文中的每一项细节与说明，为后来提取青蒿素的关键技术奠定了基础。青蒿素的发现，与屠呦呦研究员刻苦钻研精神是分不开的。

在研发青蒿素的过程中，经过无数次失败，但屠呦呦所在的团队没有放弃，继续进行无数次实验。科研往往就是如此，无数次的失败常常孕育着成功。作为课题组组长的屠呦呦，阅读大量历代中医典籍、查阅群众献方、请教名老中医专家……3 个月时间内收集了包括植物、动物、矿物药在内的 2000 多个方药。此后，以常山、胡椒、青蒿等为主要研究对象，她和同事对包括青蒿在内的 100 多种中药水煎煮提物与 200 多个乙醇提物样品进行了各种实验，但对疟原虫抑制率最高的只有 40% 左右，依然没有获得成功。

"失败乃成功之母。"屠呦呦研究员又开始用心阅读中医典籍，试图从中找出特效抗疟药物。当她在阅读东晋葛洪《肘后备急方》时，细细琢磨后"醍醐灌顶"。书中记载："青蒿一握，以水二升渍，绞取汁，尽服之。"意识到提取药物的温度，是提取抗疟中草药有效成分的关键因素。

屠呦呦研究员经过缜密思考，重新设计提取方案。经过反复实验，结果发现青蒿乙醚提取物去掉其酸性部分剩下的中性部分，具有最好的抗疟效果。实验最终证实，青蒿乙醚中性提取物对鼠疟原虫的抑制率达到了100%。

实验成功给人们提示，在研发药物过程中，不仅要选择出有效药物，更要注意每一个研究细节。青蒿素在不同的提取方法之下，所提取的有效成分差异大相径庭。因此，只要善于思索，善于在失败中找出其原因，就有可能到达成功的彼岸。

2. 光荣而神圣的政治任务

在1969年1月底，39岁的实习研究员屠呦呦接到一项秘密任务，即以课题组组长的身份研发抗疟疾的中草药。

疟疾系疟原虫侵入人体后引发的一种恶性疾病，并在全球肆虐数千年，患者高热不退、寒战，重症数日内病亡。19世纪，科学家在奎宁衍生物的基础上发现治疗疟疾的特效药氯喹，但到20世纪60年代，疟原虫对氯喹产生耐药性，治疗效果锐减。

我国从1964年起开始抗疟药研究。1967年5月23日至1968年，参研机构筛选了万余种化合物和中草药，均未取得理想结果。1969年1月21日，中医研究院受命加入该药的研究。

青蒿素治疗疟疾的研究，原是一项保密项目，后来以5月23日的开会日期为代号，简称为"523"任务。其任务十分明确，就是开发防治疟疾的药物，并要求开发的防治药物达到高效、速效、长效。

以屠呦呦研究员为主的团队工作热情十分高涨，研究动力非常强大。

3. 勇于奉献的大无畏精神

屠呦呦研究青蒿素的初期，科研条件差，设备不全，其试验难度可想而知。在需要做试验的时候常常需要以身试药。屠呦呦在需要试药的时候，都是第一个挺身而出："我是组长，我有责任第一个试药。"

在进行药物试验的过程中，获得有效样品只是第一步，要弄清药物是否具有临床价值，就必须进行相关的临床试验，提取青蒿素就需要大量的青蒿乙醚提取物。这种提取方法，在当时没有能够配合的药厂，只有"土法上马"，用7口老百姓用的水缸作为实验室的常规提取容器。这种"科研设备"极其陈旧，甚至算不上设备，科研受到严重制约。当时有不少人认为这个任务难以完成，但屠呦呦坚定地说："没有行不行，只有肯不肯坚持。"

青蒿需要浸泡在装满乙醚的水缸里面，以提取试验样品。乙醚具有毒性，味道刺鼻，在没有防护用品、没有排风设施的环境下工作，其艰辛程度可想而知。科研人员在这样的环境中日复一日工作，大多人出现头晕眼胀、鼻子流血、皮肤过敏等诸多症状，但没有一个人叫苦叫累，更没有一个人退缩，研究一直没有停顿。期间，一心扑在研究青蒿素的屠呦呦，在高强度的工作下患上了中毒性肝炎。

这种不畏艰辛、勇于奉献的精神，值得每一位科研人员学习。不仅如此，在临床前试验时，个别动物的病理切片中发现了疑似药品毒副作用的情况下，为了弄清是动物本身存在问题还是药物的毒副作用，屠呦呦研究员带头进行自愿试药。

功夫不负有心人。经原卫生部同意，科研论文以"青蒿素结构研究协作组"的名义，于1977年在《科学通报》上发表，首次向全世界报告了抗疟药物青蒿素这一重大原创成果。1986年10月，原卫生部给青蒿素颁发了《新药证书》。

（二）屠呦呦获奖对中医药的振奋作用

屠呦呦，作为中国第一位获诺贝尔生理学或医学奖的本土中国科学家，的确是十分振奋人心的大事。中国作为世界第一人口大国，在诺贝尔生理学或医学奖获得"0"的突破，其意义远远不止单纯的奖金与荣誉，最重要的是激发了中国人的科研兴趣，鼓舞了科技人员的斗志，树立了科研人员的信心这些方面的意义，是非常深远的。

1. 屠呦呦的科研精神鼓舞青年科技人员

屠呦呦的成功，并不是偶然的。她的成功原因是多方面的，其中最为重要的是老一代科技工作者具有大公无私、克己奉公的精神，具有特别敬业、特别能吃苦、特别能战斗的精神。正是由于有了这种精神，在困难面前不服输，在荣誉面前不抢先，这对研究成果的获取，毫无疑问是非常重要的因素。

屠呦呦的科研精神，也得到国际友人的高度评价。诺贝尔生理学或医学奖评委让·安德森这样评价屠呦呦："屠呦呦的研发对人类的生命健康贡献突出。她的研究跟所有其他科研成果都不同，为科研人员打开了一扇崭新的窗户。"诺贝尔生理学或医学奖评委会秘书长沃尔本·林达勒则如此评价说："屠呦呦不论是从学术上还是生活上都是一个很了不起的人。作为获奖人，她的经历是独一无二的。"

屠呦呦的获奖，同时也鼓舞青年科技人员对中医药成果要进行积极转化。成果不能停留在论文中，要及时转化为药品，能够直接走向市场服务于社会。青蒿素之所以迅速在世界得到广泛推广，是因为该药具备推广的基本特征，这是非常值得青年科技工作者借鉴的。青蒿素具有确切的疗效，抗疟作用达到100%，而且得到多中心对照、反复验证；青蒿素运用现代科技理念，无可置疑地阐明了药物有效性的作用机制和物质基础；青蒿素研发实现了标准化，具有科学的研究开发标准化方案，应用现代指标来验证治疗效果。

一种特效新药的问世，具有非常重要的、不可或缺的环节，任何一个环节出现问题，都将使科研成功功亏一篑。成果的转化，同时需要解决科研机构之间、科研机构与企业之间不对接等诸多问题。中医药科学研究，应力求"做实"，要特别注重研究成果真正地转化，并以产生实际的效益和实际的生产力作为主要目标，即实现实验室与药品生产的无缝对接，这才有可能获取成功。

2.青蒿素就是典型的中药

屠呦呦获奖后，居然引发了一场中西医乃至中西文化的争论。多数人认为这一研究成果是中医药学的成就，获奖再次证明中医药确实是一个伟大的宝库。但也有人认为，该奖项完全靠的是西方科学研究方法，与中医药学没有关系，青蒿素仅仅是青蒿的植物中提取出来的抗疟成分。

其实，两种观点系两种立场不同使然。一些认为中医药不科学、反对中医药的人自然持否定立场。

从研究者的分析与自述来看，青蒿素的研究成功，无疑是中医药的研究成果。屠呦呦用乙醚在低温条件下提取青蒿素有效成分，古代中医典籍中已有青蒿浸水后可治疗疟疾病的记载。青蒿是植物，但也是常用的中药，不可能与中医药无关。

还有一些人承认青蒿是中药，但认为与中医无关。从历史上来看，中医与中药历来一家，倘若没有中医，自然也就没有中药。青蒿素的提取，是利用现代手段分离出有效成分，如果提取后就与中医无关，这样的观点显然毫无科学依据或是对科学常识的无知。

屠呦呦因发现青蒿素而获得诺贝尔生理学或医学奖，本来是中医科技可喜可贺的大事，但却引发了人们对中医药科学性的激烈争论。对此，李广乾博士认为，青蒿素获奖将给中药带来的重大影响是正反两个方面的。正面的影响是给中医药文化在世界范围内的复兴带来一次难得的历史机遇，并有利于加快促进中药的国际化；负面的影响则是有人将屠呦呦的获奖看作是中药西药化的典型案例，并借此大力诋毁中医药的科学性。

李广乾指出，我们应该科学合理、全面系统地认识中药的现代属性。不能认为中药只能是煨、炖、煎、熬，而用现代科学技术提取有效成分进行研制的就是西药，不能把中药和现代科学技术完全对立起来，西医西药与中医中药均可以用现代科技手段将其内在特性进行开发，不能因采用了现代提取途径就否认中医药的属性。

3. 屠呦呦获奖引起国家对中医药的进一步重视

2015 年 10 月 5 日，屠呦呦获得诺贝尔生理学或医学奖，这可以说是从"0"到"1"的突破，"青蒿素是中医药献给世界的礼物"。这一奖项，是中国医学界迄今为止获得的最高奖项，也是中医药成果获得的最高奖项。

青蒿素不仅具有抗疟疾的特殊疗效，还具有抗血吸虫的作用，在整个服用青蒿素药物阶段，对幼虫期的血吸虫具有可靠的杀灭作用。同时，青蒿素的抗肿瘤作用临床得到证实。青蒿素对癌细胞的生长具有显著的抑制作用，能够使乳腺癌细胞、肝癌细胞、宫颈癌细胞等多种癌细胞凋亡。青蒿素及其衍生物的抗肿瘤作用，与诱导细胞的凋亡有关。青蒿素还有免疫调节作用。青蒿素及其衍生物能够较好地抑制 T 淋巴细胞丝裂原，从而诱导小鼠脾脏淋巴细胞的增殖。青蒿玻醋具有增强非特异性免疫的作用，能够使小鼠血清的总补体活性提高。

青蒿素获奖，引起了国家对中医药的高度重视，中医药发展有了新的机遇。党和国家领导人对屠呦呦获诺贝尔奖均予以高度评价，同时肯定中医药研究获得的重要成就。屠呦呦在获奖感言中首先强调了"青蒿素是中医药献给世界的一份礼物"。

近年来，我国中医药发展受到高度重视，在科技创新方面不断取得突破。据报道，2000—2019 年，中医药界共有 114 个项目获得国家科学技术奖，屠呦呦研究员获得最高科学技术奖，最具有中医药科学发展的代表性。中医药的科技进步，对中医药的发展具有强大的引领作用，同样，也是国家高度重视的结果。

（三）屠呦呦获奖对中医药后继人才的促进

任何学科的技术发展，都离不开人才，离不开领军人物。中医药的发展，同样如此。中医人才的培养，应遵循中医药特征，坚守中医药思维。

中医首先要注重中医药传承人才，特别是痴迷中医的人才，他们有研究中医的原始动力。中医的研究是乏味的，没有或缺乏热情、拼劲，就难以很好地传承，更谈不上创新与发展。屠呦呦团队就有一种拼劲，有一种不达目的不罢休精神。从获取重大成果的科学家来看，都有上述精神。在某种意义上来说，这种精神是成才的关键。

在临床实践中我们可以看到，同样一个学校毕业的，同样从事一种研究的，有的人就会大展宏图，科研上突飞猛进，有的则是无所事事，科研上没有成果。导致这种现象的主要因素，有专研中医学术的爱好以及研究的方法、技巧等，而且这几点是极其重要的。

同时，不可低估基层中医药人才。由于中医药的发展，并非一定需要大的设备、大的机构，历史上有很多名方、名药，是基层医生发明的。也就是说，重视中医人才应不拘一格，不应过分论资排辈，要以实际能力论事，以实际成果评价。

学校是培养人才的摇篮，有些院校对培养中医人才做了很多的尝试。近年来，北京中医药大学在该方面进行了大量有益探索，如八年制"卓越中医班"、八年制"时珍国药班"、九年制"岐黄国医班"等，为培养优秀中医药厚植土壤，对中医的人才培养、科技发展与快速崛起，都是十分有益的。

历史的经验值得注意。在中医药科研方面，有很大一批科研人员，是"西学中"出身。因此，中医药的高科技人才，应重视掌握中西医两套技术，进而促进中医学的创新与发展。屠呦呦本身就是"西学中"人员，而且对中医研究有非常浓厚的兴趣，有攻关取胜的毅力，这些因素对获得科研成功具有非常重要的意义。

中医人才还要重视"家传"人员的发现培养。对于有造就的、在患者中有极高威望的名老中医，他们的子孙常常对中医具有浓厚的兴趣，也有良好的氛围环境，相对于其他人员是一个优势，在人才培养方面、入学晋级方面等应适当予以照顾，这往往是一个人才培养的捷径。

开发新的特效药物，除了专职进行中药新药物研发外，还应紧密地联系临床。在临床中能够知晓患者需求、知晓哪些疾病尚无特效药物这些基本信息，也要了解在药物开发中的难点，对于新品种的开发，要做到有的放矢，从教学、科研、临床、生产等方面入手，有一个科研思路。我们现在缺少的并非课题与项目，而是缺少思路与技巧，只有具备正确的思路、可行的方法，才有可能在某个方面获得突破。从屠呦呦团队成功研发青蒿素来看，他们具备了这样的科研思路与科研技巧。

在研究开发新的中药品种过程中，临床实践是非常重要的一环。笔者在开发每一个专利品种时，首先考虑现用的药物是否具有良好的效果，凡是常见病、多发病、疑难病当中没有较好的治疗药物者，都应该是研究开发的对象，都有开发生产新中药的必要性。可以想象，研究人员不接触或很少接触临床实践，要想发明出临床疗效好的药品，那简直是不可能的。

培养科技人才，需要具备正确的学习思路与研究方法。弄清实践是认识的来源与基础，要学会深入实践，调查研究，从临床研究中来，到临床研究中去，掌握第一手材料。这种思路与方法，对中医科研具有非常重要的意义。要重视理论对实践的指导作用，中医理论来自实践，又反作用于实践，对实践具有重要的指导作用。开发研究新的具有良好临床效果的中药，也是如此。同时，还要借鉴先进的经验与方法，不断在自身的领域中发展创新。正如中国工程院院士、天津中医药大学校长张伯礼所说："中医药事业在传承的同时，要与时俱进，结合现代科技的进展，不断汲取最新的东西为我所用，才能让中医药学真正做到历久弥新。"

（四）屠呦呦获奖对中医药研究思路的启发

屠呦呦的研究方法具有一定的借鉴作用。屠呦呦在众多的中药中筛选抗疟中药，的确具有很大的难度，可谓大海捞针。对这一研究，一开始就确定了研究方向，这是非常重要的，方向一旦错误，就不可能最终获取成功。筛选抗疟中药，首先从历史上、古籍中去找有详细记载的药物，这等于确立了研究方向。在此基础上，逐步缩小范围，一旦证实有效，就可以在有效的基础上往更有效上去突破。青蒿素开始仅有 40% 的效果，但经过改进提取方法，最后获得接近 100% 的有效率，这本身是一个去粗存精、去伪存真的过程，这一过程正是获得成功的关键。

屠呦呦之所以在研究青蒿素方面获得成功，与其深厚的医学基础有关。她是我国西医学习中医的科技工作者，对西医、中医都有较为全面的了解，为研究新的药物奠定了理论基础。如果没有中西医结合的基本功底，要获得成功也是比较困难的。

青蒿素是抗疟特效药，但是不是唯一的抗疟药，还需要研究证明。或许中药中还会有类似功效的特效药，只不过是目前没有被发现，或者说没采取最佳提取方法获得有效成分。道理很简单，没有发现就不能说都不具有抗疟作用。有人指出，凡是没有提取到特效成分的中药，都不配做抗疟疾治疗的品种，这种说法显然是不科学的。一些药物没有发现抗疟作用，也许存在检测方法问题，也许中药的复方具有抗疟作用，只要能够缓解疟疾的病情，就可能存在抗疟的作用。再说，中医治疗疾病并非单纯针对病原体，如果是这样，就脱离了中医的基本原则。

我们知道，中医治疗疾病最重要的是具有整体观念，运用辨证施治的基本方法，调整机体的平衡，然后战胜疾病，如果因青蒿素抗疟的作用机制否定中医正疟、温疟、寒疟、瘴疟、劳疟的分型，否定中医常用的其他治疗疟疾有效的处方与有效的药物，就是对中医的曲解。

研究中医药，必须充分理解中药现代化的核心，深入分析与全面知晓中药的现代属性，也就是人们常说的中药现代性。中药现代性，即揭示中药现代特征诸多属性，该属性是多维度的，包括医药性、技术性、产业性、文化性、公共管理属性等层面。所开发的药物，必须对某些疾病具有特殊的治疗作用，如果缺乏特殊治疗效果，一切将无从谈起。青蒿素之所以获得成功，其主要亮点就是该药物对疟疾等疾病的治疗效果。

中药创新并非单一的，其路径较多。中医药的创新发展，不仅要研发类似于青蒿素类单一化学成分的药物，也要研发类似于复方丹参滴丸类化学成分复杂的组分中药，同时，还要研发非常传统的复方中药品种及其相应剂型。其实，中药创新发展主要有三条路径：其一是类似于西药的发展方向，具有发展创新特征；其二是以中医药理论为支撑的新型中药，同样具有创新发展特征；其三是适应新证候或具有新疗效的、属于继承创新的传统中药。

屠呦呦获得诺贝尔生理学或医学奖，实际上是传统中医药实践与现代医学研究方法结合的成果。中医药的抗疟实践，为研发新型抗疟药物奠定了基础、指明了方向，同时也为青蒿素的有效提取方法提供了关键性的启示。这说明人们对某一种药物的正确认识，来源于诸多方面，"兼听则明，偏信则暗"，全面考虑相关因素，是研究成功的重要途径。

青蒿素的成功开发，应借鉴所有可以借鉴的先进技术，这并不影响、也不能否定中医药的基本属性。青蒿素的成功提取，借鉴西方的现代科学方法与提取技术，为有效提取青蒿素、揭示其作用机制提供了快捷方法与客观依据，并最终开发出能够大规模生产、临床使用的特效新药。

（五）屠呦呦获奖对中医药市场开发的积极影响

中药的研究开发，对于中医事业的发展固然是十分重要的。但近年来，中药新药上市数量持续低迷。据原国家食品药品监督管理总局发布的《2017年度药品审评报告》，批准上市的394个药品中，中药2个，其中1个系新药，1个是中药仿制药。由于新药审评标准与中药特点严重不符，中药新药开发十分困难。

青蒿素的出现，给了人们一个重要的启发，中药可以依照西药程序、方法等进行研发。这种方法，固然有其积极的一面，但更多的中药是证候类的中成药，这些中成药无法依据这一标准进行开发。笔者在临床中获得的新药物国家发明专利，大多属于证候类中成药。尽管原国家食品药品监督管理局于2008年颁发了《关于印发中药注册管理补充规定的通知》，对一些经典名方与证候类复方制剂做出原则规定，但在实际操作中遇到诸多问题，譬如证候、病、症状与证的关系，中医证候的诊断、疗效评价等方面，难以用统一标准进行规范。

《证候类中药新药临床研究技术指导原则》为中药新药的开发带来机遇。针对中药研发的基本特点，国家对此进行了政策调整。因为证候类中药的开发，与青蒿素单一治疗疟疾不同，需要强调临床来源的重要性。中药的临床应用，主要是基于中医理论的指导，离不开中医师对证候的鉴别与诊断，因此新的规定强调了这一特点，对中药研发是一个利好的政策。

国家政策的支持，对中药的研发思路产生重大影响。《关于印发中药注册管理补充规定的通知》对"证候类中药复方制剂"与"病""症",进行了明确的定义。其中,第八条规定:"主治为证候的中药复方制剂,是指在中医药理论指导下,用于治疗中医证候的中药复方制剂,包括治疗中医学的病或症状的中药复方制剂";第九条规定:"主治为病证结合的中药复方制剂中的'病'是指现代医学的疾病,'证'是指中医的证候,其功能用中医专业术语表述、主治以现代医学疾病与中医证候相结合的方式表述"。

根据"病""证"的分类规定,《证候类中药新药临床研究技术指导原则》提出 3 种研究思路。其一,单纯中医证候研究,选择符合某个中医证候诊断标准的适应人群进行研究,观察中药对该中医证候所涉及的症状、体征及相关指标的改善情况;其二,中医病证研究,在符合某一中医疾病诊断标准的基础上,选取该病的某一证候进行研究,观察药物对该证候所涉及的症状、体征及相关指标的改善情况;其三,证病结合研究,在中医"异病同治""以证统病"诊治思维模式的指导下,基于不同疾病发生发展过程中的某个阶段,出现相同病机特点、相似证候要素者,可在同一证候下选择至少 3 个不同西医疾病进行临床研究,这一方法突出以证候为中心的设计理念,观察药物对中医证候疗效以及西医疾病的疗效。

上述"病""证"的分类规定对中药新药研发大大地拓宽了途径。研究指标中以临床效果为主要目的,不再以"疾病"为核心,而是丰富了证候疗效评价的指标,对中药的研发等于"松绑"。规定将证候疗效指标分为 5 大类,较完整地体现了中医临床治疗的特点,使中医药的临床研究摆脱了西药指标的束缚,同时也积极推广新技术手段的应用,使证候疗效指标更客观化与标准化,有利于中医药建立自己的临床标准,有利于国际化。

四、中医药发展的重要机遇

中医药的发展,最关键的、最重要的、最直接的是国家政策上的保护与支持。中医是几千年发展起来的伟大医学,其伟大作用是不言而喻的。我们回顾中医药的发展史,有快有慢,有生机亦有危机。

在新中国成立后,中医受西医以及一些崇洋媚外思想的不良影响,曾经走过非常艰难的路程,甚至存在被废除的危险,是新中国从组织上、政策上大力扶植中医，使中医药事业实现了腾飞，迎来了中医药的春天。

在中医药受到无端质疑，发展陷入困境，甚至出现生存危机时，国家大力支持中医药事业，使中医药发展有了极大的保证，中医药事业步入新的春天。

（一）中医药发展得到国家高度重视

中医药在预防、养生、保健、急症、疑难病等诸多方面具有独特优势，深受国内外越来越多的民众认可，也引起了党和政府对中医药发展的高度重视。为此，党和政府先后颁布了一系列政策措施，这对中医药的发展具有非常重要的推动作用。

2009年4月，国务院发布《国务院关于扶持和促进中医药事业发展的若干意见》（国发〔2009〕22号），提出积极促进中医药事业发展的诸多举措，其中包括积极促进非公立中医医疗机构发展，充分发挥中医预防保健特色优势，加快中医药科技进步与创新等意见。

2015年12月18日，中国中医科学院成立60周年。"60年来，中国中医科学院开拓进取、砥砺前行，在科学研究、医疗服务、人才培养、国际交流等方面取得了丰硕成果。以屠呦呦研究员为代表的一代代中医人才，辛勤耕耘，屡建功勋，为发展中医药事业、造福人类健康作出了重要贡献。中医药学是中国古代科学的瑰宝，也是打开中华文明宝库的钥匙。当前，中医药振兴发展迎来天时、地利、人和的大好时机，希望广大中医药工作者增强民族自信，勇攀医学高峰，深入发掘中医药宝库中的精华，充分发挥中医药的独特优势，推进中医药现代化，推动中医药走向世界，切实把中医药这一祖先留给我们的宝贵财富继承好、发展好、利用好，在建设健康中国、实现中国梦的伟大征程中谱写新的篇章。"

2016年2月，国务院印发《中医药发展战略规划纲要（2016—2030年）》，明确了未来15年我国中医药发展方向和工作重点，是新时期推进我国中医药事业发展的纲领性文件。文件明确坚持中西医并重，落实中医药与西医药的平等地位，拓展中医药服务领域，促进中西医结合，统筹推进中医药事业振兴发展；明确了今后一个时期中医药发展的七项重点任务；明确提出要健全中医药法律体系和标准体系、加大政策扶持力度、加强人才队伍建设与推进中医药信息化建设。

2016年10月，国务院印发《"健康中国2030"规划纲要》，这是新中国成立以来首次在国家层面提出的健康领域中长期战略规划，把人民健康放在优先发展的战略位置，突出了大健康的发展理念。

2018 年 4 月，国家药品监督管理局发布《省级中药饮片炮制规范修订的技术指导原则》，对继承与发扬祖国宝贵医药遗产，提高当地中药饮片质量，保障人民身体健康，促进饮片产业发展起到了积极的作用。

2018 年 6 月，国家药品监督管理局发布了《古代经典名方中药复方制剂简化注册审批管理规定》，规定中引入了物质基准的管理要求，将物质基准作为质量控制的基准，以及衡量制剂和中医临床所使用的药用物质是否一致的标准，并首次使用"经典名方物质基准"的表述方式。这说明来源于历代医家临床智慧结晶的经典名方制剂，走向市场的步伐将越来越快。

2018 年 8 月，国家中医药管理局、科技部印发《关于加强中医药健康服务科技创新的指导意见》。中医药健康服务标准是公众和业界关注的焦点之一，上述指导意见提出要健全中医药健康服务标准体系。

2018 年 9 月 28 日，国务院修改《中药品种保护条例》等行政法规部分条款，并明确由国务院药品监督管理部门负责全国中药品种保护的监督管理工作。

2018 年 10 月，国家卫生健康委员会印发《国家基本药物目录（2018 年版）》。基本药物品种数量由原来的 520 种增加至 685 种。中成药品种（含民族药）由 203 种增加至 268 种，调入 67 个中成药品种，调出明目蒺藜丸和小儿化毒散（胶囊）2 个中成药品种。

2018 年 11 月，国家药品监督管理局发布《证候类中药新药临床研究技术指导原则》的通告。该指导原则为证候类中药新药研发做出了新的更符合中医药特征的规定，对推动中医药传承与发展具有重要意义。

2019 年 10 月，《中共中央 国务院关于促进中医药传承创新发展的意见》发布，为中医药继承创新奠定了政策基础。上述意见指出："中医药学是中华民族的伟大创造，是中国古代科学的瑰宝，也是打开中华文明宝库的钥匙，为中华民族繁衍生息作出了巨大贡献，对世界文明进步产生了积极影响。党和政府高度重视中医药工作，特别是党的十八大以来，党中央把中医药工作摆在更加突出的位置，中医药改革发展取得显著成绩。同时也要看到，中西医并重方针仍需全面落实，遵循中医药规律的治理体系亟待健全，中医药发展基础和人才建设还比较薄弱，中药材质量良莠不齐，中医药传承不足、创新不够、作用发挥不充分，迫切需要深入实施中医药法，采取有效措施解决以上问题，切实把中医药这一祖先留给我们的宝贵财富继承好、发展好、利用好。"《中共中央　国务院关于促进中医药传承创新发展的意见》的重要意义具有以下四个方面的特点：其一，强调发挥独特优势，守护百姓全生命周期健康，充分发挥中医药"治未病、重大疾病治疗中协同作用、疾病康复中核心作用"；其二，挖掘"宝库"精髓，让"好方子"治愈更多患者，让中国人自己的经典名方转化为品质高、疗效好的中药；其三，培养中医"专才"，让"瑰宝"代代相传，强化中医思维培养，改革中医药院校教育，提高中医类专业经典课程比重，开展中医药经典能力等级考试，建立早跟师、早临床学习制度；其四，加强创新突破，让中医药更好地造福人类，如屠呦呦受中医典籍启发提取出青蒿素，充分彰显了中医药的科学价值，也给中医药科研带来启示，古老的中医药与现代科技结合，就能产出更多原创成果。

（二）中医药在两次疫情中影响力增强

在每一次重大的疾病防治的过程中，中医药均有上佳的表现。譬如在 2003 年"SARS"来临时，中医药治疗效果出乎很多人的意料，创造了零死亡、零重症、零转院、零后遗症的奇迹，可谓人们所说的"特效药"，发挥了西医所没有的临床疗效，引起了国家层面的高度重视。因此中医药的发展迎来了春天。

在 2020 年 COVID-19 暴发时，人们盼望抗病毒"特效药"的出现，而中医药发挥出比较明显的治疗作用。这些重大事件，改变了一些人的认知，对重新认识中医药发挥了重要作用。

其实，中国历史上暴发过数百次重大瘟疫事件，在没有西医的情况下，是中医药保护了中华民族，使我们的民族免受一个又一个的瘟疫灾难。与此同时，中医药也得到迅速发展，总结了一些治疗瘟疫的宝贵经验。我们在治疗"SARS"与 COVID-19 的巨大成功，与借鉴了前人的经验是分不开的。

不仅如此，青蒿素的研制成功，也同样是借鉴了古人的智慧与技术。

无论是"SARS"还是 COVID-19，均属于急性传染病，当然也属于重大疾病，中医药用实践证明并发挥了重大作用，在某种情况下可以说是主导的作用。这些作用，足以说明中医药不仅仅可以治未病、治疗慢性病，同样也可以治疗一些重大疾病。中医药用自身实力和临床效果做出了令人满意的回答。

中医药治疗 COVID-19，从一开始便得到了国家的高度重视。党和国家的领导人高度重视 COVID-19 疫情防控工作，亲自领导、亲自指挥、亲自部署这场斗争，多次强调要坚持中西医结合、中医药并用。

2020 年 2 月 11 日刊发的《疫情防控阻击战的中医力量》，详细地介绍了全国各地中医治疗 COVID-19 的成绩，指出"不止在武汉，利用中医抗击新冠肺炎的好消息在多地不断传来"。

2020 年 3 月 23 日，在国务院新闻办于湖北武汉举行第九场发布会指出，中医药的介入，成为这次武汉疫情防控的一大亮点，并发挥了重要作用。全国新型冠状病毒感染确诊病例中，有 74 187 人使用了中医药，占 91.5%，其中湖北省有 61 449 人使用了中医药，占 90.6%。临床疗效观察显示，中医药总有效率达到 90% 以上。专家表示，在新型冠状病毒感染早期没有特效药、没有疫苗的情况下，总结中医药治疗病毒性传染病规律和经验，筛选出的金花清感颗粒、连花清瘟胶囊、血必净注射液和清肺排毒汤、化湿败毒方、宣肺败毒方等，这些以"三药三方"为代表的药品有明显疗效。临床证实，中医药能够有效缓解症状，能够减少轻型、普通型向重型发展，能够提高治愈率、降低病亡率，能够促进恢复期人群机体康复。中国有关组织和机构已经向意大利、法国等国家和我国的港澳地区捐赠中成药、针灸针等药品和器械。

防止利益集团的干预。中医药是中国的医学，在中国文化中具有极其重要的位置，在我们提倡文化自信的年代，一定要大力弘扬中医药文化，不能由于中医药在治疗疾病中的成本廉价、不能带来更多的经济利益而被旁落。自从医疗推向市场后，一些人、一些单位把经济效益放在首位，这是不可取的。虽然中医药发展相对缓慢，但是，只要一心一意从人民健康出发，一心一意从防病治病方面考虑，中医药一定会有更出色的表现。如在"赤脚医生"红火的年代，中医药在防治疾病中具有非常突出的位置。

管控好假冒中医对中医药事业的负面影响。中医药的权威性、科学性之所以受到一些负面影响，在一定程度上与假冒中医中药有一定的关系。一些假冒中医、中药的现象，严重地影响了中医药的形象，给中医药的科学性带来不良影响，有关行政管理部门应高度重视这一问题，为中医药的发展保驾护航。

（三）中医药发展市场不断扩大

中医药市场巨大，且有不断扩大的好势头。中医药发展具有诸多的自身优势，只要科学、合理、重视发挥中医药的文化优势、中药资源优势、诊疗基础保障优势、海外发展优势等，中医药一定会有更广阔的发展前景。

文化优势是中医药最大的优势。中医药文化是历代药物经验的总结，而且这些经验已经得到长期的理论实践与临床验证，已经证实其科学性、实用性。中医学的整体观念、辨证施治、天然合一等精髓理论体系，具有特殊的、富有哲学思想的文化基础；中药学的药毒非毒、四气疗疾、五味分类、君臣佐使、用药如用兵等总结，具有深奥的科学基础、哲学思想与文化底蕴。作为中医学的发源地，我国具有任何国家不可取代的中医药文化，只要我们努力研究与大力弘扬，就一定会一直站在中医药文化的制高点，在世界范围内发挥最重要的作用。

中药资源优势得天独厚。我国幅员辽阔，中药产地、分类极为广泛，细分为关药、北药、怀药、浙药、江南药、川药、云贵药、广药、西药、藏药等十大道地药材产区，积累了数百年的中药材人工种植养殖经验，这是除中国以外任何国家所不能具备的技术优势与地缘优势。不仅如此，中药独特的炮制技术，实现了减毒增效，具有非常重要的确保疗效而降低毒副作用的效果。在中药炮制方面，有炮、炙、煨、炒、煅、炼、制、度、飞、伏、煿、熘、搬、镑、曝、露、煞（晒）等方法，均体现了中药文化的深厚底蕴，为我国独有，其他国家很难全盘继承与应用。中药资源，是我国人民长期与自然及疾病斗争的过程中利用当地的自然资源的经验总结，形成了一整套中药学理论，并经过千百年的临床验证，完全具备了科学性、实用性。据有关资料统计，我国目前拥有中药材资源多达 12 807 种，其中 600 多种常用药材，有近 300 种已开展人工种植或养殖。目前，全国药材种植总面积约 5000 万亩，其中通过 GAP 认证的种植基地有 123 个，涉及 65 个品种。

中医药具有诊疗基础保障优势。作为中国传统医学的中医药，具有广大的群众基础，备受众多的患者信任，中医药市场需求巨大。据报道，截至 2017 年 9 月，国有中医类医院 3966 所，中西医结合医院 446 所，中医类诊所已达 4.58 万个，全国 67% 的乡镇卫生院和社区卫生服务中心设有中医科，总数超过 3 万个；各类中医执业医师 45.2 万人。我国中医类医院诊疗量为 4.38 亿人次，占全国医院总诊疗量的 17.5%；中医类医院出院人数为 2037.7 万人次，占全国医院总出院人数的 15.0%。这些数据说明，中医药在我国具有很大的市场，并具有继续稳步扩大的势头。

中医药海外发展同样具有很大优势。据有关部门统计，截至 2016 年，中医药已传播到 183 个国家和地区，我国与他国政府、地区和国际组织已签订 86 项中医药合作协议。据报道，中医药先后在澳大利亚、加拿大、奥地利、新加坡、越南、泰国、阿联酋和南非以国家或地方政府立法形式得到认可。据有关部门称，世界中医药服务市场估值每年约为 500 亿美元。据统计，仅在 2015 年中药类产品出口额为 37.7 亿美元，同比增长 4.95%。

中医药的未来发展前景辉煌。近年来，国家对中医药极为重视，为中医药快速发展注入了新的活力。政府相关部门加大投入，对中医药全产业链监管政策法规的日趋完善，中药材的质量得到保证与提升，生产工艺的不断优化、物流条件逐步改善，中成药和中药饮片的质量得到提高，其疗效更加显著，将逐步改变中国老百姓到国外去抢购中药的现状，使中成药在世界的占有量逐步扩大，让最好的中药理所当然地出自中国，中医药的发展一定会真正迎来黄金时代。科技水平的高速发展，推动对中药的研究和探索更加深入和微观层面，中药的作用机制、中药材的有关物质基础将不断被发现，新的、高效的中药也必然逐渐增多。随着人们生活水平的提高，人们的保健意识、防病意识不断增强，对于提高生活质量、对于治未病、对于保健养生更加重视。目前，人口老龄化带来的老年病、慢性病、健康养老等问题日益突出；日常生活中的诸多压力过大、精神抑郁、情绪过激、过度劳累、运动量过少、饮食不科学、熬夜晚睡等多种不良因素，致使多种疾病患病率上升且出现年轻化趋势。中医药"治未病""治已病"均有非常重要的优势，无疑会发挥越来越大的作用，一些具有高效、无毒副作用的中药（包括食字号的中药产品），一定会有更多、更大的市场。

五、中医药发展存在的主要问题

中医药发展影响因素较多，也很复杂，涉及诸多方面。我们分析问题需要寻找根源，从根源上加以解决，只有这样才能真正、快速、高效地解决问题，使中医药事业得以更快、更好地发展。

目前，中医药存在的问题包括传统中医文化传承、中药材质量良莠不齐、中医人才短缺、青黄不接等。那么这些问题的关键是什么？需要哪些部门解决？只有弄清这些问题，诸多问题才有可能迎刃而解。

（一）中医药发展需要健全的管理体制

中医药管理组织非常薄弱。中医药的行政管理部门国家中医药管理局，隶属于国家卫生健康委员会，且中医药学的管理权不够集中、权限较小，涉及中医、中药、人才、教育等问题时，国家中医药管理局缺乏集中精力办大事、集中权利管中医的优势。

中央层面中医药管理组织经历了 4 次大的变化。先后经历了中医科、中医司、国家中医管理局、国家中医药管理局的变化，但目前中医药管理从上而下的组织并不十分衔接、十分健全，主要体现在省级以下中医药管理组织不衔接与不健全。

据有关部门统计，2018 年全国 31 个省、直辖市、自治区中，只有 19 个省（区、市）设置副厅级的中医药管理机构，而地级市设立中医药管理局的仅有 54 个，大部分地区仅以卫计委内设立中医处的形式存在。在市县一级，中医药管理机构设置被精简甚至忽略。中医人才是中医发展重要的基础，人才是中医药事业最宝贵的资源，但目前中医药人才培养模式存在教育资源配置不均衡、院校与附属医院协同度低、毕业后教育与继续教育政策不健全、师承教育制度性保障低等，这些问题直接或间接导致中医药专业技术人才与管理人才匮乏。

中医药与现代医学是两种完全不同的医疗体系，如果将中医混同于现代医学，用现代医学模式进行立法、管理，可能直接导致中医药发展停滞、倒退甚至消亡。中医药管理行政机构对中医药发展将是至关重要的，如此，能够适应于自身需要，且有真正实权，管理者若是热爱中医药事业、精通中医药的内行，中医药发展将会突飞猛进。

（二）中医药发展存在的主要问题

千百年来，中医药以其独特的防病治病理论体系，在我国乃至整个人类的预防保健事业都具有辉煌的历史。但随着西方医学的快速发展，中医被忽略或未得到足够重视，出现中医人才"后继乏术"、重视西医而轻视中医及中医药临床应用率下降的情况，甚至可能出现中医药事业萎靡不振乃至出现严重的生存危机。其关键问题，是中医看病技术存在薄弱环节。

在教育方面，中医院校培养出来的部分大学生对中医理论掌握不深刻或毕业后不愿意从事中医药工作，数年后丧失了运用中医看病基本能力。毕业后能够灵活运用中医药治疗疾病、在患者中具有一定威望的毕业生少之又少。这种后继乏人乏术的现象，正如上海中医药大学匡调元教授所说："所谓后继乏术，不乏抄书之术，是乏凭四诊八纲辨证施治而能治病救人之术"。这样下去，直接影响中医药的治疗效果，长期解决不了患者的问题，中医阵地就必然萎缩，中医医师就会名存实亡。

在现实生活中，患者慕名看病的不是看中医师的职称，也不是看该医师多少头衔，很简单，看的就是口碑、就是疗效。事实上，如果熟练掌握中医理论、熟练掌握中药属性，根据患者整体情况，能够灵活辨证施治，任何患者包括尚未确诊的患者，也能使病情得到暂时缓解、稳定与向愈。近几十年来，笔者通过在临床治疗大量患者感受到，任何复杂的疾病，只要认真辨证施治都会有效，凡是应有高效而疗效较差的患者，并非中药存在问题，而一定是存在辨证不准确、用药不合理的情况。笔者认为，中医确实博大精深，有很多很多的独特之处。笔者对中医药的酷爱，可以说已经到了痴迷的状态，以至于让我的孙辈将来也要学习中医，从事中西医结合研究。

有人说中医药的阵地越来越小，服务领域越来越窄，这当然是令人担忧的问题。但是，这一困境的形成，有一个需要中医师自身思考的问题，即是否达到了治疗效果。中医具有一个非常重要的、与西医不同的特征，那就是患者不轻易找一位不知情、不了解的中医看病，而西医则不然，好多患者对医院有挑剔，但看西医并非一定找哪位医师。中医的患者基本是靠口碑相传而来，这就要求中医师一定要用疗效打基础。从这一意义上来说，中医要切实提高治疗效果，突出中医药特色，而不是改行西医，使本来的中医阵地越来越小。事实上，凡是中医优势突出的医院，往往有很好的前景。

中医医院西化、中医人员西医化，并非发展中医药的上策。有些中医院、中医师，对中医药本来就缺乏自信，总是学着西医的办院方法，按照西医化的标准进行设置，总认为西医治疗见效快捷，这对于有些初步建立的中医院有些作用，但不是长久之计，甚至可能是自绝发展后路。中医院要有自己的特色，单纯凭走西医道路解决生计是不可取的，因与西医各类设备悬殊，很难赶上西医综合医院的综合实力，当然，假如中医掌握了与西医同等的现代医学技术，又精通中医药技术，这种情况是很有发展前景的。

中医院校培养的学生，本来可以承担起发展中医药的重任，但从众多毕业的中医药大学生来看，能够担负起此重任的人并不多。有人经常说中医创新不够，不创新就面临着没有前途，这一说法有一定的道理，但并不全面，因为中医药发展的基础是全面继承，继承尤其重要，中医依据传统的辨证施治方法，只要真正对症用药，一定会有很好的疗效，甚至会有西医不具有的显著疗效。如果做到了，就一定会有更多的患者，就一定会拓宽中医发展的道路。

中医一些经典、经方大多失去传承。或许是由于中医理论功夫不扎实，临床经验不丰富，对一些疾病把握不准确，在临床上使用纯经方者不多。一些经方药味少、针对性强、作用专一，只要辨证准确，用之效如桴鼓。一些医师并未重视对《黄帝内经》《伤寒论》《金匮要略》和《神农本草经》等经典的学习与传承，在临床用药时常常没有把握，只好打包围战，动辄几十味中药，费用增加但效果没有提高，还给患者服药带来诸多不便。

笔者在山东省单县中心医院工作时，中医内科卜静斋、外科郭志尧等名老中医，每天看病的患者众多，常年如此，成为院内一道风景线。他们看病处方小，药味少，常常使用经方、协定方，使用率最高的处方是柴胡桂枝汤。因他们技术好，经验丰富，很多外地的患者半夜赶来挂号。产生这种社会效益，显然是治疗效果显著在发挥作用。显而易见，技术好、能治愈更多的疑难疾病，是这些老中医受人尊崇、名气远扬的根本原因。

事实上，中医得以发展的关键，是能很好地救治患者的疾苦。治愈的患者越多，医生的威望就会越高，门诊量是检验一个医师技术最重要的方面。可以想象，如果一家中医院有很多的知名医师，有长期稳定的高门诊量，那还担心生计问题吗？

而目前一些中医院知名中医过少，整体上缺乏优势、缺乏竞争力，这种现象是很多中医院发展迟缓的重要因素。由于名医少，医院的影响就小，社会效益与经济效益都差，不仅如此，医院也难以培养继承人，难以吸引患者，使中医药发展举步维艰。由于患者少，医院效益自然就差，真正有特殊技能的人才难以引进，更谈不上培养，形成恶性循环。

另外，还有一个不可忽视的问题，那就是医院内部制剂的水平有待提高。尽管最近几年院内制剂的管理政策有所放松，但一些医院仍然很少有独特的高效药品，不能突出自身的特色，失去了应该具备的竞争力。

（三）中医药出口发展中存在的问题

中医药承载着我国厚重的传统文化，是我国重要的软实力。中医药出口不仅是创外汇的问题，更重要的是通过中医药的显著疗效与低副作用等优势，服务全人类，增加中医药在世界各国的认可度、中医药产品的竞争力以及国际市场份额占有率。

抗疟高效药物"青蒿素"，挽救了全球数百万人的生命，震撼了世界；蜜炼川贝枇杷膏的确切疗效，在美国市场悄然走红；"中医针灸"的特殊治病作用，已被列入联合国教科文组织人类非遗名录；《黄帝内经》《本草纲目》已入选世界记忆名录。这一系列事件均证明中医药国际化进程步伐在不断加快，全球的认可度与日俱增，同时世界各国人民都能享受到中医药带来的福利。不仅如此，中医学作为人类自然科学和社会科学的结晶，承载了中华民族几千年的文化和历史，中医药学已经成为中国一张非常亮丽的名片，中医药已成为中国与各国开展人文交流、促进东西方文明互鉴的重要载体，成为中国与各国共同增进健康经验交流、建设人类健康平台的重要载体。

据报道，近年来我国中医药产业发展迅速，中药的资产规模也有了明显的增长。2017 年海关数据显示，我国中医药出口市场主要分布在亚洲、欧洲与美国，所占比例分别为 55%、16% 和 15%，出口中医药结构优化以植物提取物为主，之外为中成药与保健品。随着中医药出口量增加，我国中医药产品认证体系逐步完善，大大提高了我国中医药企业进入国际市场的竞争力。

但是，中医药出口贸易并非一帆风顺，主要体现在中医药在世界市场上的认可度不高、贸易壁垒阻碍中医药出口、知识产权的保护不足与列入 WHO 目录的药物少、中医药技术含量低而缺乏竞争优势、中药材的培植与加工工艺方面存在不足等。由于中医药在世界各国受了解程度远低于西医药，中医治病需要讲究整体观念与辨证施治，且复杂、不易掌握，导致常常出现一种"说不清、讲不明、听不懂"的情形，这显然对中医药产品在国际市场上推广使用产生严重阻碍。另外，中国中药质量给国际的笼统认识是质量差，主要成分含量差异大、重金属污染与化学残留问题，而且这些问题难以得到完美解决，加上全球草药市场继续加强"绿色贸易壁垒"，使中药进入国际市场变得更加艰难，中药产品向世界流通的通道被严重阻碍。

在过去，我国对中医药知识产权保护的法律意识不足，绝大多数中医药知识产权未得到有效保护，往往被一些发达国家的制药企业直接使用。非常遗憾的是，日本使用我国传统中药处方研究开发的 210 种汉方制剂，居然在全球市场占有率高达 80%，韩国开发的制剂在全球医药市场占有率达 10%。本来是中国的中医药宝库，却被国外注册专利的多达 900 余种，非常不可思议的是，我国在国际中药销售额中仅占 3%。导致这一现象的原因是多方面的，除了我国过度限制本土开发生产外，另一个原因就是我国对传统中医药知识缺乏强有力的保密措施。不仅一般的中药如此，屠呦呦团队研发的青蒿素因发表的论文披露了青蒿素的核心提取技术，被国外药厂抢先注册了青蒿素衍生物的专利权。

在世界中医药出口中，日、韩、中是最主要的出口国，日本是饮片颗粒为主，韩国以高丽参保健品为主，而我国则是以植物提取物为主。我国的提取方式简单，技术含量低，出口额占中药出口总额的 50%，高附加值产品仅占出口的 10%，竞争力明显不足。由此看出，我国缺乏智能制造标准化的生产技术，无法确保药品质量与安全稳定，这些都是必须尽快解决的重大问题。

此外，我国的中药材培植与加工工艺需要改进。我国的中药材培植以人工操作为主，仍处于田间操作的传统经验阶段，劳动强度大，生产效率低，或为了追求产量滥用农药，导致中药的药效下降，甚至出现不确定性。譬如常用药党参、黄芪、当归、麦冬等药物，一些药农为了增加产量，滥用壮根灵，导致药材的根与根茎生长过于粗大，缩短了自然生长周期，有可能导致药物的效果、安全性出现问题。

针对我国中医药出口存在的问题，则应采取积极有效的措施。中医药应加强其自身文化的传播，用以医带药的方式，让更多的国家知晓中医药的优势，了解中医药内涵，促进中医药发展。作为中医药发源地的我国，应进一步完善中医药质量管理对应贸易壁垒，逐步达到国际规范标准，以增强中医药在国际的竞争力，同时，需要进一步加强中医药知识产权的保护力度，进一步加快中医药产品创新，优化中医药药材的传统种植与加工工艺，使各个薄弱环节得以加强，最终使我国的中医药事业红遍全球。

参考文献

[1] 邓勇. 我国中医药管理体制改革探析 [J]. 中医药管理杂志, 2015, 23（17）: 1–3.

[2] 商宇，文庠．现行中医药管理体制存在的问题与对策 [J]．医学与社会，2018,31（6）：14-17.

[3] 商宇，文庠．新中国成立后中央中医管理组织变迁研究 [J]．医学与社会，2016,29(6)：28-30,38.

[4] 付文娇，沈绍武，肖勇，等．我国省级中医药管理部门统计工作现状分析 [J]．湖北中医药大学学报，2015,17（6）：110-112.

[5] 商宇，文庠，王玉芬，等．中医人才培养的体制制约与对策思考 [J]．中华医学教育杂志，2015,35（6）：812-815.

[6] 朱莉萍．论中医药的商业秘密保护 [J]．医学与社会，2018,31（9）：45-48.

[7] 周蕾，王艳翚．中药专利保护与商业秘密保护的思考 [J]．医学与社会，2015,28（5）：89-91.

[8] 王艳翚，宋晓亭．信息披露与中药商业秘密保护 [J]．科技与法律，2016（5）：990-1004.

[9] 景军．解开秘方之秘 [J]．清华大学学报（哲学社会科学版），2016,31（3）：172-181,195.

[10] 王诺，马帅，杨光．我国中药资源进出口贸易及其潜力分析 [J]．国际贸易，2017(5)：20-25,30.

[11] 张中朋，汪建芬．我国中药贸易现状及思考 [J]．中国现代中药，2017,19（2）：278-282.

[12] 杨帆，李士燃．我国中医药出口的发展问题及对策研究 [J]．产业与科技论坛，2018,17（6），17-18.

[13] 梁瑜．浅析我国中药出口现状及对策研究 [J]．中国管理信息化，2016,19（13）：124-125.

[14] 臧天春．浅谈目前中医药事业发展中存在的问题及对策 [J]．继续医学教育，2007(34)：28-31.

[15] 王军工，郭雪南，蔡霞山．我国中药的现状与出口面临的形势与对策 [J]．商场现代化，2017（2）：24-25.

六、中医药发展的法规作用

中医药，是中国对世界作出重大贡献的医学，也是中国对人类健康事业作出的最为深远的贡献。我国伟大的科学家钱学森先生说过："21 世纪，医学的主宰者是中医中药"，他的预言是有根据的，实践已经证实 21 世纪健康是人类的第一需要，而中医药无可替代的引起世界的重视。

谈及中国的文明史，尤其是我国古代的造纸术、印刷术、指南针、火药这"四大发明"，人们会引以为豪，但这些发明在今天都已被现代科学取代。而中医药学，却随着时代的更替而历久弥新，越来越引起人们的高度重视，世界上越来越多的疑难杂症寄希望于中医药，越来越多的健康防病寄希望于中医药，中医药的深远影响，远远高于"四大发明"。

中医药发展，离不开一个良好的环境。中医药除了自身具有强大实力这一内因，还有一个良好的外因，只有两者结合起来，中医药才能快速发展。我们所说的外因，就是国家的重视、政策的支持、法律的保护等，这些都是中医药发展的重要因素。

近年来，特别是党的十八大以来，中医药事业得到党和国家的高度重视。中国中医药学是一个伟大的宝库，是民族文化的精髓与瑰宝，这一观点，已经得到最广大人民群众的普遍认可。如何使中医药快速发展，避免中医药阵地萎缩，更好地发挥中医药在临床的重要作用，是一个非常庞大的工程，需要多方面的努力。

（一）中医药法规的重要意义

对中医药事业的发展，国家采取了重大的保护措施。中共中央、国务院印发专门文件，大力支持中医药事业。

2009 年 5 月 7 日，国务院印发《国务院关于扶持和促进中医药事业发展的若干意见》（国发〔2009〕22 号），针对中医药事业面临的问题，从十个方面提出具体意见，分别是：①充分认识扶持和促进中医药事业发展的重要性和紧迫性；②发展中医药事业的指导思想和基本原则；③发展中医医疗和预防保健服务；④推进中医药继承与创新；⑤加强中医药人才队伍建设；⑥提升中药产业发展水平；⑦加快民族医药发展；⑧繁荣发展中医药文化；⑨推动中医药走向世界；⑩完善中医药事业发展保障措施。

2009 年 5 月 11 日，国家中医药管理局印发《国务院关于扶持和促进中医药事业发展的若干意见》解读，从 34 个方面对《国务院关于扶持和促进中医药事业发展的若干意见》进行了详细解读。

《中华人民共和国中医药法》(以下简称《中医药法》)于 2017 年 7 月 1 日正式施行，这对于我国中医药事业的发展来说具有重要意义。中医药立法，是对整个中医药行业在法律上的肯定与保护，在促进中医药事业的发展、促进中医药国际传播和应用、提升中华文化软实力等方面，具有重要的作用。

《中医药法》明确了中医药事业的重要地位和发展方针。《中医药法》规定中医药事业是我国医药卫生事业的重要组成部分，国家大力发展中医药事业，实行中西医并重的方针。法律规定，发展中医药事业应当遵循中医药发展规律，坚持继承和创新相结合，保持和发挥中医药特色和优势。国家鼓励中医西医相互学习，相互补充，协调发展，发挥各自优势，促进中西医结合。

《中医药法》有利于建立符合中医药特点的管理制度。根据中医药的基本特点，建立符合中医药特点的管理制度，才能有利于中医事业的发展。《中医药法》在中医诊所、中医医师准入与中药管理等多个方面进行了改革创新：将中医诊所由以往的许可管理改为备案管理；以师承方式学习中医和经多年实践医术确有专长者，经实践技能与效果考核合格，即可取得中医医师资格；允许医疗机构根据临床需要，凭处方炮制市场上没有供应的中药饮片，或者对中药饮片进行再加工；对医疗机构，仅应用传统工艺配制的中药制剂品种和委托配制中药制剂，由以往的许可管理改为备案管理，并对古代经典名方的中药复方制剂在申请药品批准文号时，可以仅提供非临床安全性研究资料等。

《中医药法》加大对中医药事业的扶持力度。法律规定县级以上政府应当将中医药事业纳入国民经济和社会发展规划，将中医药事业发展经费纳入财政预算，从资金投入统筹推进中医药事业发展；将中医医疗机构建设纳入医疗机构设置规划，创办规模适宜的中医医疗机构，扶持有中医药特色和优势的医疗机构发展；对中医医疗服务收费项目进行规范，符合条件的中医医疗机构、中医药项目纳入医疗定点机构范围与医保支付范围；进一步发展中医药教育，加强中医药科学研究，促进中医药传承与文化传播；国家采取措施，加大对少数民族医药传承创新、应用发展和人才培养的扶持力度。

《中医药法》坚持扶持与规范并重，加强对中医药的监管。法律明确开展中医药服务应当符合中医药服务基本要求；明确国家制定中药材种植养殖、采集、贮存和初加工的技术规范与标准，保障中药材质量安全；加强中药材质量监测，建立中药材流通追溯体系和进货查验记录制度，对中药的质量提供了法律保障。

《中医药法》加大对中医药违法行为的处罚力度。针对中医诊所和中医医师非法执业、医疗机构违法炮制中药饮片、违法配制中药制剂、违法发布中医医疗广告等违法行为，规定了明确的法律责任，对在中药材种植过程中使用剧毒、高毒农药的违法行为给予严厉处罚，以确保人民群众用药安全。

2019年10月20日，《中共中央　国务院关于促进中医药传承创新发展的意见》（以下简称《意见》）发布。《意见》认为"传承创新发展中医药是新时代中国特色社会主义事业的重要内容，是中华民族伟大复兴的大事，对于坚持中西医并重、打造中医药和西医药相互补充协调发展的中国特色卫生健康发展模式，发挥中医药原创优势、推动我国生命科学实现创新突破，弘扬中华优秀传统文化、增强民族自信和文化自信，促进文明互鉴和民心相通、推动构建人类命运共同体具有重要意义。"《意见》从六个方面提出具体要求：①健全中医药服务体系；②发挥中医药在维护和促进人民健康中的独特作用；③大力推动中药质量提升和产业高质量发展；④加强中医药人才队伍建设；⑤促进中医药传承与开放创新发展；⑥改革完善中医药管理体制机制。

中医药方面的法律、法规、政策不断完善，对中医药事业的发展无疑起到一定的重要作用。法律、法规、政策是否能够很好的促进中医药事业的发展，除需要认真贯彻落实外，还要经受实践的检验，为中医药事业发展坚持好的，为中医药事业发展改正错的，中医药事业一定会快速发展、兴旺发达起来。

（二）中医药法规的不足之处

在1999年我国颁发了《中华人民共和国执业医师法》，文件对中医行医主体资格中的特殊人员即"师承人员""确有专长人员"做了一些规定，但其中有些规定对中医药人才的发现与培养，存在诸多不利因素。正如朱海天学者认为，对"确有专长人员"的规定，表面上看为普通中医爱好者打开了行医大门，但实则相反，有些规定严格地限制了普通中医爱好者、家传中医继承人、私自拜师者等获得合法行医的资格。他认为以前的医师法对中医行医主体资格过于苛刻，严重地脱离了国情，更违背了数千年来中医传承的基本方式，从某种意义上来说，不仅没有起到保护中医的作用，反而限制了中医的生存与发展。

针对《医师法》存在的一些问题，之后国家颁布的《中医药法》对中医行医主体资格做出重大的、有利于中医药事业发展的调整，明确"师承人员""确有专长人员"可直接取得执业医师资格，不再必须经过助理执业医师阶段。

国家制定《中医药法》的初衷，是保护中医药发展、规范中医药发展。其所有条款，应遵循这一基本原则。任何法律都不是完美的，社会实践是检验《中医药法》的唯一标准，我们也不难发现，《中医药法》也同样存在这样或那样的不足。

在中医发展史上，中医医师包括一些非常著名的中医师，其从医途径主要为师承与自学。因此，如何让师承人员脱颖而出，怎样让中医爱好者、刻苦钻研者、确有中医特长者尽早成为服务于大众的医生，如何推动中医药事业的发展，应该是制定《中医药法》保护中医的根本目的。如果过多的加以限制，就难以发挥保护、发展中医药事业的作用。

2006年12月21日，卫健委发布的《传统医学师承和确有专长人员医师资格考核考试办法》（卫健委第52号令，以下简称《考核办法》）对"师承人员"或"确有专长人员"任何获得医师资格的年限做出具体规定，而这一规定，如果从一位普通的中医爱好者成为执业医师，"师承人员"最快需要9年，"确有专长人员"最快需要11年。从实际效果来看，这一规定显然不利于中医人才的发现、培养与使用，不利于中医药事业的发展。《中医药法》则对《考核办法》的上述规定作了更改，"师承人员"最快3年即可从一位中医爱好者成为执业医师。

需要强调的是，《医师法》《考核办法》《中医药法》对中医人员的限定，只有"正规院校毕业生""师承人员"与"确有专长人员"三类人员，并不包括自学人员，也就是说自学成绩再优秀也不能成为中医师。但在历史上，自学成才为中医药大家者比比皆是。古代名家数不胜数，近代恽铁樵、萧龙友、岳美中、李可等著名中医，均是自学成才。这些名医可谓有志于中医成才的标杆，也说明自学同样可以成为一代名医，同时也为国家节省教育资源。但现在的法律规定，自学成才之门是关闭的，主要还是为了避免医药事故的发生。

新中国成立后，我国的赤脚医生为农民防病治病作出了重大贡献。那时一部分人通过公社卫生院等医疗机构培训，或经过自学途径，后来成为有处方权的医师，执业门槛很低，有一些赤脚医生后来成为著名专家。目前"确有专长人员"成为执业医师的可能性几乎为零。因"确有专长人员"前提是"依法从事传统医学临床实践5年以上"，但没有行医资格不可能依法临床实践，这一规定有些自相矛盾。

中医药在几千年的发展过程中，有着自己特殊的接诊方式。中医接诊除固定的诊所或药房内（坐堂）接待前来求治的患者之外，还会主动走出诊所、走乡串村到病患家中行医。这两种方式都是为了方便患者，体现了以患者为本的"医者仁术"，进而从很大程度上拉近了医患关系的距离。新中国成立后，赤脚医生体现了这一中医接诊模式，那时极少听到有医患紧张或医患纠纷的事件发生。这种接诊模式，具有很多的优势。新出台的《中医药法》对中医的这种接诊方式没有明确。

2001 年 12 月 5 日，卫健委与国家中医药管理局等部门联合下发了《关于严禁在药品零售企业中非法开展医疗活动的通知》（以下简称《通知》），明确严禁在药品零售企业内以"坐堂医""医疗咨询""义诊"等名义非法开展医疗活动。如果在中医药立法时能够明确中医接诊的方式，可能会更有利于中医事业的发展，符合中医药发展、壮大的规律，更能很好地为患者服务，更好地解决患者的困苦。同时，中医"坐堂"有利于普及中医药知识，弘扬中医药文化。

"走乡串村"的出诊模式是中医的一个特色。但这一很好的诊疗方式受到限制。2005 年卫健委发布《医师外出会诊管理暂行规定》，对医生外出会诊做出了严格限制，医生只有"经所在医疗机构批准"后才可以外出会诊，且只能"为其他医疗机构特定的患者"开展诊疗活动。这一规定令很多医生在外出时看病胆战心惊。笔者作为一名最高技术职称的中医师，回山东老家时有很多患者想看病，心里不免非常纠结，不看不忍心拒绝父老乡亲，但有关部门一旦追查，非法行医确定无疑。《中医药法》对中医的这一特殊性，并没有作出相关的规定。

对于中药材的管理，《中医药法》也存在立法不足。中医学也叫作中医药学，也就是说中药材在中医学中具有重要地位。中医药不能单一地体现中医，还应包含中药。新出台的《中医药法》对于中药材的保护与发展予以充分重视，但对于中药材没有肯定"药食同源"的特殊性，未对当今社会业已存在的错误认识进行纠正。目前，西医不断通过化学方法研制新药物，而中医药学却不断用化学方法去否定中药材，以至于某种药物存在毒性而被否定甚至禁用，在这样的情况下，中药材很难发现、发展。

更为严格的是，《中华人民共和国药品管理法》（以下简称《药品管理法》），将中药依据西药标准进行规范，在新药品投入生产前需要临床试验结果，并同时出具药品组成部分药理报告。这种要求，对于未知疗效、未曾临床使用的新西药来说是必须的，但对于几千年来一直在使用、具有临床效果的中药如此要求，显然不符合临床实际，限制了中医药的发展。1953—2015 年，尽管我国先后 10 次修订《中华人民共和国药典》，但对中药材的相关规定还有很大的突破空间。对于一些具有"毒性"的中药材，规定使用剂量非常小，大大低于古代用药的剂量标准，使一些处方因剂量问题达不到应有的疗效。不仅如此，一些有毒性的中药，哪怕是具有小毒的中药，现在少有医者敢用，以毒攻毒之法，也被很多的医者因担心出问题而放弃，这对中医的发展与创新，显然是不利的。

《本草纲目》是明朝伟大的医药家李时珍所著，被誉为"东方药物巨典"，对人类近代科学以及医学方面影响甚大，是中国医药宝库中的珍贵遗产。但《中医药法》只是对植物药材的种植进行了规范，而未涉及占中药材近乎一半种类的动物药、矿物药等。从这一方面来看《中医药法》存在立法不足。

中医在诊治疾病过程中，除了药材煎煮饮用，还常用自制药物如药丸、药膏、散剂等治疗疾病。但是，法律并未给真正高水平的医家自行研发新药物的空间与机会。1984 年颁布施行，2015 年修改的《药品管理法》和 2002 年国务院发布的《中华人民共和国药品管理法实施条例》，都是从西药角度来规范药品生产、管理与销售的，并没有针对药膏、药丸、散剂等中成药的制作予以规范，即便是后来出台的《中医药法》，也没有解决这一重大问题。

在临床现实中，国家允许中医师给患者开具汤剂治病，但不允许制成药膏、药丸、散剂等剂型，否则为假药，这在逻辑上是矛盾的。一些中医师的"家传秘方""家传膏药"等被片面禁止，显然不利于整个中医药文化的继承和弘扬。《中医药法》对中药复方制剂管理做出了巨大改革，但对新药开发方面仍然有诸多不利因素，一些学者认为，将中药复方制剂开发按照西药标准作为规定，就等于从本质上否定中医药。

中医对疾病的诊断标准与疗效评定仍处于构建阶段，既不完善也不全面，在医事活动中往往用西医评价体系，这样对从事中医诊务的医生、医院都不利。倘若在医疗活动中出现医疗纠纷，即便在辨证施治方面没有问题，但由于缺乏具体可量化的标准，中医师往往处于被动局面。

（三）中医药发展需要法规支持

中国医药学是一个伟大的宝库。中医药是中华民族的宝贵资源，需要通过法律的形式加以保护。"建立健全传统知识保护制度"(《国家知识产权战略纲要》)是非常重要手段。"研究制订中医药传统知识保护名录,建立中医药传统知识专门保护制度"(国务院《关于扶持和促进中医药事业发展的若干意见》),国家已经将保护中医药上升到战略规划。

近年来,我国针对中医药的保护出台了一系列的政策、法规,对国内、国外保护中医药发挥了重大作用。《中医药发展战略规划纲要(2016—2030 年)》指出"建立中医药传统知识保护数据库、保护名录和保护制度";并要求"建立中医药传统知识保护制度,制定传统知识保护名录"(《"健康中国 2030"规划纲要》);《中医药法》强调"国家建立中医药传统知识保护数据库、保护名录和保护制度"。

如何保护与传承中医药传统知识,对中医药的保护是极为重要的。然而,正如国家中医药管理局局长于文明所说,国家"还缺少一部专门的法律法规来保护和传承中医药传统知识。将保护和传承中医药传统知识纳入专门法律的框架下,是传承发展中医药事业的迫切需要"。

于文明指出"近年来,有关部门已经认识到中医药传统知识专门保护的重要性,围绕中医药传统知识的专门保护进行了积极探索和研究,并从客体范围、保护主体、保护机制及惠益分享机制等方面进行相关研究,已经具备了一定的基础。但是,就中医药传统知识保护的核心问题还需要进一步厘清和明确,比如,中医药传统知识的'公权'与'私权'的关系不明确,是属于国家、民族、企业、群体、个体?'保护什么'与'怎么保护'不确定,保护的范围应尽快界定,实施保护的主体是政府、企业还是个体?与现代知识产权保护制度的关系不清晰,现行制度只能对基于传统知识利用而产生的新成果的下游部分进行保护,而传统知识作为创新的源头,无法得到有效保护,如何衔接?惠益分享机制和形式还需加快研究,如何从根本上阻断对中医药传统知识形形色色的'不当占有'?随着国际社会不断扩大的对中医药的需求,中医药传统知识的安全性受到威胁,如何处理好"国内保护"和'国外保护'的关系?都需要进一步探索和研究"。

于文明建议,加快制定出台《中医药传统知识保护条例》,"加强中医药传统知识的制度设计和战略研究,明确中医药传统知识保护条例的体例框架、指导思想、基本原则、重点任务及保障措施。特别是,准确界定中医药传统知识的内涵及外延,明确保护什么,怎么保护",同时"确定中医药传统知识主管部门与相关机构的工作职责与分工,完善制度设计、明确保护程序,防止中医药传统知识因缺乏制度保护而被人借机滥用、冒用"。

于局长指出"体现中医药产业化、现代化、国际化齐驱发展的需求，在条例制定中遵循市场规律并加入创新要素，顺应中医药传统知识现代化发展趋势，注重自我保护和防止他人滥用，鼓励做大做强中医药产业，形成国际竞争力，争取国际规则制定中的话语权与参与权"。"做好与其他相关法律法规的衔接，要与现行的各知识产权单行法及《非物质文化遗产法》相衔接，并在整合现行的《中药品种保护条例》《野生药材资源保护管理条例》等法规基础上，形成与现行知识产权制度及其他保护措施互为补充、协调配合的综合法律保护体系，建立中医药传统知识保护专门制度"。

参考文献

[1] 吴颖雄. 论《中医药法》构建的基本问题 [J]. 时珍国医国药, 2015, 26（3）: 681–683.

[2] 陈冰, 张子龙, 赵敏, 等. 我国中医药立法制约因素浅析 [J]. 医学与社会, 2011, 24（7）: 73–74.

[3] 赵敏, 张剑雪. 近代以来我国中医药立法的历史变迁及启示 [J]. 医学与法学, 2016, 8（4）: 12–19.

[4] 朱海天.《中医药法》立法不足之思考 [J]. 行政与法, 2017（9）: 76–88.

[5] 李时珍. 本草纲目 [M]. 哈尔滨: 黑龙江美术出版社, 2009: 123–124.

[6] 魏子一. 民间中医师资格准入与执业规制研究 [J]. 中国卫生法制, 2019, 27（4）: 83–87.

[7] 聂文环, 汤冬梅. 对一起未予备案的中医诊所擅自执业案的分析 [J]. 中国卫生法制, 2019, 27（3）: 89–91.

[8] 习近平. 习近平致中国中医科学院成立 60 周年贺信 [N]. 人民日报, 2015–12–23.

[9] 于文明. 发展中医药事业迫切需要法律护航 [J]. 中国政协, 2019（6）: 45.

七、中医药发展的关键因素

中医药发展与否，其因素很多，但影响中医药发展的关键因素并不复杂。当影响因素多的时候，应该明确主要的决定因素，也就是矛盾的主要方面，一旦主要问题得到顺利解决，所有的次要矛盾就会迎刃而解。

从中医药发展的实际情况来看，中医药发展需要国家重视，通过一些保护政策、法律法规、组织机构等，为中医药发展提供保障，中医药一定会得到快速发展。也就是说，中医药有国家政策上的保护，有支持中医药发展的法律保证，有一个强大的、具有实际管理权限的、符合中医发展实际的、以西医同等地位的国家中医药管理行政机构，不利于中医药发展的问题都会得到圆满解决。

（一）中医药发展需要良好的环境

中医药的发展，需要有一个良好的环境。我们所说的环境，最重要的是政策环境。现在好多业内人士对中医药的发展感到十分忧心，甚至认为中医药已经到了"最危险的时候"，如果任其无序发展，中医药的存亡问题将不是危言耸听。

中医药的发展历史，远远早于西医，所总结出来的经验也远比西医丰富。因此，发展中医，需要实事求是，需要遵循自身的发展规律。医学的最终目的是临床疗效，是防病治病，是为了人类的身心健康，所有的医学干预，不管运用什么手段，最终都应该围绕治病效果保健作用这一结局"论英雄"。

中医在治疗疾病方面，不仅具有简、便、验、廉等基本特点与优势，而且对于一些慢性疑难病症以及危重急症，也同样具有很好的疗效。但在一些人的心中，中医药治疗这些疾病不是长项。

中医药对抗疫情具有丰富的经验，而且已经证实具有可靠的疗效，以西医的思路、理论、标准看待中医，要求中药去做动物实验，这好像并不是实事求是的科学态度。中医药已经有数千年的临床验证，而且现在临床正在使用，但部分人对这一基本事实并不放在心上，而是要求与效果未知的西药一样做动物实验。

2020年2月21日，据报道，中医参与救治的新型冠状病毒感染超过6万例，中西医结合治疗效果获得明显效果。后来被人们认为，中药就是治疗新型冠状病毒感染的"特效药"，但依然有人说"中医不科学"，其理由是"中药不做随机双盲实验"。

其实，这一论调新中国成立前有，一直延续至今。"世上没有无缘无故的爱，也没有无缘无故的恨"，任何一种错误的观点，大多不外乎两大类。一类人是无知无畏，人云亦云，根本不了解中医药的科学奥秘与自身规律，没有认识到其根本性的内涵；另一类人恶意抹黑。

我们知道，中医药学是经验医学，讲究的是整体观念，而非微观指标；手段是辨证施治，而非就病治病。医学的最终目标，就是要祛除疾病，确保人体健康。我们从新型冠状病毒感染治疗的过程也可发现中医学的基本特征。西医研发一种药物，需要随机、双盲与大样本对照试验，这是西药研发的金标准。随机，是指从患有同种疾病的人群中，随便挑选观察病例；双盲，则指医生与患者均不清楚所用"药物"的成分是真药还是安慰剂；大样本则是观察病例足够多。这对于西药来说，特别是尚未了解、尚未知晓有无作用的品种来说，当然是可行的。但是，中药并非尚未了解、尚未知晓有无作用的品种，而是经过几千年临床反复验证、得到确切疗效的药物，对每一味的性味、归经、功效、副作用等信息已经了如指掌，再用开发西药的方法验证中药，也许并不是十分合适与必要的。这与食物有共同之处，我们进食若干年的食物，还要去验证它的作用与副作用吗？

说到此处，人们就会不约而同地想到话语权的问题。话语权，在一定程度上，比科学更为重要，因为在这个世界上，谁掌握了话语权与标准权，谁就可以制定正确与错误的基本标准。在西方文化掌握绝对话语权的情况下，中药是不是科学、制定什么样的标准，中医说了都是不算数的，即便是有效甚至有非常显著的疗效，没有任何毒性与副作用，也要按照西方科学的既定标准去执行，否则就是不科学、不合格。笔者认为，这一判定标准不适用于中医药发展的实际情况，也不利于中医药自身发展。

由此看来，中医药的发展，必须依据中医药自身的规律，而不应该用与中医学不同医学体系、不同辨证思维、不同诊治手段的西医来衡量。反过来，如果用中医的辨证思维、诊治手段来衡量西医，显然也是不可取的。

用一个简单的道理，可以阐明复杂的话题。医学的最终目的，是有益于人们的身心健康，检验医学是不是科学，首要的检验标准应该是临床效果，看其给人们所带来的健康益处。中医药不仅仅在历史上对防治疾病、确保人类健康等方面作出伟大的、不可否认的贡献，而且在现代也正在发挥着非常重要的作用，这些重要作用的发挥，不仅仅体现在慢性疾病方面，同样体现在治疗急症、重症方面。譬如中医药在众所周知的"SARS"与COVID-19的治疗方面，发挥出非常大的优势。

中医药在防治疾病、保护人们健康方面的作用是有目共睹的，充分证明其具有不可替代的实用性，基于此，医药界就应该有中医药的"一席之地"。当然，中医药并非完美无缺的，但这丝毫不影响笔者对中医药的高度重视与厚爱。

中医学是实践医学，与西医具有很大差异。显然不可用西医的临床研究思路来规范中医，更不能用西医的标准对中医进行限制。医学研究的目的，是对人类防治疾病方面发挥具有实际效果的具体作用，从这一点上来说，只要能够对有效预防疾病、治疗疾病发挥作用并保障安全性，就不必在细节上过分约束中医药。

比如中医药在 2003 年治疗"SARS"、2020 年治疗 COVID-19 中，临床结果已经表现出对患者具有良好作用，相关的临床药理研究规定可适当放宽。西药特别是化学合成的西药，本身是未知的，当然需要进行临床试验。而中医中药经过多年临床应用，已经证实其临床作用，再进行临床研究，没有一定的必要性。在 2003 年治疗 SARS 时，邓铁涛运用中药治疗达到了"四个零"（零死亡、零重症、零转院、零后遗症）的标准，如果再做临床试验，不仅时间上不允许，而且疗效已经说明了一切，再做试验就显得多余。

从中医大量的临床观察来看，中医一些应用多年的古代处方、一些现代行之有效的临床处方、一些多味药作用均已明了且没有明显毒副反应（如药食两用药物）的处方，没有必要再进行临床试验。

临床试验的意义，简而言之就是证明有没有临床治疗作用、有没有毒副作用，通过试验结果确定药物是否可以进入临床。而常用中药的性味、功效、毒性等已经明确，如果要与未知的西药进行同样的临床试验，显然没有实际意义。

中西医结合不能成为淡化中医药的理由。现在有很多的医院、机构，一说中西医结合就是要简单的中西药合用，比如一些中医院，真正运用中医治病的基本模式也发生翻天覆地的改变，甚至已经严重的西医化，各种设置指标，都是依据西医的标准建设。事实上，这种模式的中西医结合，是不利于中医药发展的。

中医药的发展创新关键在人才，不能脱离中医的基本特征与思路。实际上，中医药的发展关键是中医药人才，如果人才缺乏，则会出现严重的问题。国医大师邓铁涛曾警示说："中医最大的危机是后继无人。也许不出 50 年，中医不需要被别人取消，就会自动退出历史舞台。"中医泰斗吕炳奎在他生命的最后时刻，还为保卫中医而呼吁，无不担忧地再次强调："中医学是中国文化的脊梁，脊梁断了，中华民族也就失去了独立性、民族性，这个后果是极其严重的、不堪设想的。抢救中医，是现时对中华民族最为重要的大事，是不能再拖延的了。"

（二）中医药发展值得思考的重要问题

中医药发展过程中，有许多问题值得注意，如果不及时解决，将严重制约中医药的发展，给中医药带来诸多的负面影响。

中医行医资格规定不符合中医人才培养。《中华人民共和国执业医师法》（1999年）规定，必须有4年以上医学院校的学历者，方能参加资格考试，但在现实中，中医药界有大量的医师均没有这种学历，基本上是学徒出身，但又确实具有运用中医技术给患者看病的一技之长，法律规定造成大量的中医师失去了行医资格，显然不符合中医药发展的实际情况。

这一规定取消中药店内坐堂医师的传统，不利于中医药的发展。这不太符合中国百姓的治病习惯和方便就医的实际，既伤害了一些患者的感情，又给他们治病带来诸多不便，进而使大量的中药店倒闭，大批中药从业人员流失。当时中医师就算具备了开设门诊部的资格，因全国已停止批准新设置个人门诊部，一段时间内也无法申办。即便是准许设置，其硬件及注册资本也会导致一些从事中医药工作的人员被排除在外，不利于基层中医事业的发展。

中医师临床用的自制药，是每位中医师都必须掌握的基本技能，也是中医药在基层创新发展的重要方式，而对中医师自配药的法律限制，强有力地约束了中医师治病的手脚，导致一些自配中药的医生需要承担销售假药的罪名，所以后来有了院内制剂的管理办法。

中药是特殊的商品，必须有严格的管理制度。但我国将中药定性为农产品，将其种植权放开，由农民自行决定。这种不顾中药产地、不遵循中药种植科学的规定，对中药的药性带来了破坏性的严重后果，直接造成中医治病的疗效下降，给患者带来不良后果，同时致使大量假药充斥中药市场。

中医教育存在诸多问题。目前中医药学教育西医化，中医药学理论基本被否定，中医药大学里培养出来的学生，基本不会用中医的望、闻、问、切等方法诊断疾病。这些中医药大学毕业的大多学生，在毕业后大多不从事中医药，也不相信中医药。因此，一些中医药大学的教授认为这样的大学生是中医药学的掘墓人。非常令人担忧的是，目前掌握有纯中医技能的中医师，年龄大多在50岁，如果这些医生没有继承人，这些懂纯中医技术的人就会绝迹。

中药出口以及对中药的鉴定标准，不按中药自身的标准进行鉴定，从根本上动摇了中药的地位，在客观上否定了中药的药性，使中医药的发展雪上加霜。

中医药学是中国文化的根基，假如不去纠正在中医药学存在的诸多问题，不断然将中西医在行政管理上真正分开，延续现今的管理模式，中医药学就很有可能在我们这一代人手中失落。

（三）中医药发展需要遵循自身规律

我们知道，中医与西医是完全不同的两种医学模式与医疗保健体系，其发展必须遵循中医的自身规律，如果违背中医发展的自身规律，中医发展必然不顺。

中医发展规律具有显著的特征，归纳起来，有如下几点。

1. 中医药发展要重视中医文化的基本特征

中医学是中国的伟大发明，而且是高于四大发明的伟大发明。之所以如此说，是因为中医学对人类的益处，均高于四大发明中的任何一种。中医药学没有被认可为中国的重大发明，其重要的原因之一，就是中医药具有非常丰富的文化底蕴，需要深入研究，无法直接利用。

中医药学源于中国传统文化，又是中华传统文化的精华。中医学的发展以中国哲学为基础，对疾病的认识并非单纯的疾病，而认为人与天地自然是一个整体，讲究天人合一、天人相应。实质上，中医的核心思想是阴阳五行，倘若没有中华文化底蕴，根本不可能理解阴阳五行的内涵，也就无法学好中医。因此，发展中医药学，不可丢弃这一文化底蕴，不可违背这一研究思路。

中医理论是古代形成的，是古代传承下来的，并非是落后的、不科学的表现，恰恰相反，说明其更有文化底蕴与内涵。我们知道，西医源于西方，是近百年发展起来的现代科学，采用的是逻辑分析思维；而中医源于中国，具有几千年的历史，所用的是形象演绎思维。二者具有完全不同的思维体系，可以说二者没有共同语言，衡量是否科学的标准亦大相径庭。

因此，发展中医药学不能运用西医的模式去衡量、去制定科学的标准。如果不顾中医学的特征强行评价，则与用尺子去权衡重量一样可笑。中医学发展，不是让西医认可，而是要在自身的基础上深入发展，在研究防治人类疾病中发挥更大的作用，获得更显著的效果。中医如果离开阴阳五行、离开中华文化，不仅解释不了中医，发展不了中医，更学不好中医。

在古代，几乎所有的名医都有深厚的文化底蕴。古代有十个秀才九个医之说，也就是说，掌握了中国文化，就了解了中医的基本机制，读通了四书五经等，就容易成为中医学家。此种情况，历史上不乏其例。大医学家张仲景，曾是汉代长沙太守，后改行医，有深厚的中国文化基础，有深奥的中医学术理论；又如唐代文学家刘禹锡，宋代文学家苏轼、科学家沈括，明代文学家高濂等，他们都有极为丰富的中国古代文化基础，而且在医学上也有所成就。

由此可见，如果不了解中医文化，不研究中医精髓，要发展中医事业谈何容易。可惜的是，现在的一些医学生，哪怕是硕士生、博士生，精通文言文、吟诗作赋者少之又少。扔掉了中医的文化，抛弃了中医的精髓，缺少中华文化底蕴之根基，要全面发展中医药事业是不可能的。目前的中医学教育，受西方文化教育、现代科技及逻辑思维的影响，所学知识太多太杂，中医药文化反而弱化，这对中华文化、中医文化的发展，是极其不利的。

事实证明，要培养真正的中医学家，最好的方法是从初中甚至从小学毕业就开始对学生进行早期培养。首先要进行中华文化教育，背诵中医经典，弄清中医药理论，在此基础上跟师临床，通过言传身教 3～5 年即可培养出一个能够临床的好中医。但从现在的实际情况看，一些在高中毕业后考入中医药院校的本科生，再到硕士研究生、博士研究生，以为有了知识就成为高级中医了，这是不对的。他们进行科研有可能是一把好手，但如果临床未必能够为患者解除病痛，未必在中医临床上游刃有余。因此，中医培养人才同样离不开中医药文化，离不开中医的基本理论，也离不开临床。如果背离了中医药自身发展的规律，只能路子越走越窄。

2. 中医药发展要认清中医是临床医学

我们知道，中医药理论与实践的形成，都是以临床为基础的，而不是在实验室、在课堂中研究出来的，这就说明中医是一门具有实用意义的临床医学。其确切的疗效机制，有些是可以通过现代医学加以证实，但有些效果未必就能弄清。需要特别强调的是，就算没有弄清有效机制，也绝不可否定有效治疗的事实，更不能依此推断不科学。现在有一些人正是抓住这一点不放，比如中医药治疗 "SARS"、COVID-19 等具有很好的效果，他们也会因为药物没有临床深入研究、对照试验、药理作用等指标加以否定。

中医的理论来自于临床总结与升华，中医药的发展也应该遵循这一规律。比如医圣张仲景的医学理论与方药的总结，是他在治疗伤寒的临床实践中的结晶。在明末清初瘟疫大流行的背景下，吴鞠通、叶天士通过救治病人的临床实践，在仲景临床研究的基础上，发展了温病临床研究，后由其弟子们总结出《温病条辨》，并详尽地提出卫气营血辨证等。这些方面的理论形成，无不是在临床中总结、提高。从而可以看出，中医学的形成，均具有这样的特点，临床→总结→理论→再临床→理论。这种模式，不仅表现在中医临床方面，也体现在中医药作用认知与理论形成、经络穴位与理论形成等诸多方面。

如果中医药发展不遵循临床实践求发展的思路，中医药事业是很难发展的。比如在治疗COVID-19的过程中，中医药治疗获得了很好的临床疗效，就应该立即介入救治，可以省略临床研究、对比观察、动物实验、药理研究等步骤，特殊情况特殊对待，因为疾病不等人，疾病不容许耽误。笔者认为只要能够救人、能够治愈就是科学的，就是值得推广的。如果这时还按部就班地去开发、研究、试验，就会贻误战机，使一些患者失去了有效治疗的机会。一个简单的道理即可以说明，有效本身就是科学。在治疗COVID-19时，一些重症患者出现痰多、呼吸极其困难的症状，中药通过除湿化痰、补益心肺等方法，肺部痰液迅速减少，憋喘等症状随之缓解，尽管当时没有依据西医的标准揭示出有效机制，但依然是科学的治疗方案。后来通过死者遗体解剖发现，危重患者肺内积聚大量的分泌物，阻止了氧气吸入，而此时大量的氧气吸入不仅无益，反而使痰液在肺内更加壅阻，使病情进一步恶化。

在科研方面，中医依然要有自己的特色，否则也会误入歧途。从中医发展史上可以知晓，中医所有的理论，没有一个是实验室里研究出来的。而且，中药材的成分也是无法安全提取出来的，如果按照西药去研究，去模仿人类疾病的病证，搞动物模型，提出假说，然后进行实验，非要找到相关的有效成分予以分离提取，这样的研究投入是巨大的，对临床的指导意义也不大。这种与中医药发展客观规律不符的研究方法，不太符合中医的发展规律，可能还会导致中医西医化而最后彻底消亡。

将中药制剂投入临床进行深入细致的研究，更有利于在研究中医药方面取得卓越的成绩，虽然绝大部分对中医药实质性的发展没有任何意义，也不会对中医药学的发展起任何推动作用。

3. 中医药发展要特别重视师徒传承

中医药发展需要重视师徒传承。我们在临床上经常发现，一些通过正规学校毕业的中医学本科生、研究生，理论上的确具有一定的基础，会背诵好多的汤头处方、经典名句，但在临床上常常一头雾水，对一些疾病的认识、辨证、用药往往难以决断，有一种无从下手的感觉。而跟师学习几年的中医徒弟，看起病来往往非常娴熟，辨证灵活准确，用药恰如其分。

之所以有如此大的差异，是因为中医学属于意会知识范畴，与书本知识具有一定的差异。在书本上，一些疾病的介绍，往往是纲领性、系统性的，但在临床上并非像书本上说的一样典型，甚至好多病证具有多脏腑、多病因、多系统之间的网状联系，单纯用书本上的知识去"套"，很难完全符合其中的标准，所以刚毕业的学生常常在诊断用药方面犹豫不决。而跟师学徒则可直接掌握临床辨证要点，掌握用药处方技巧。

中国科技信息研究所张超中博士后在《中医药知识创新战略研究》一文中指出："按照波兰尼关于知识的理论，中医药知识在性质上属于意会知识，这种知识比一般作为客观知识的科学知识更具有实在性且居于主导地位，克服了后者源于方法论的知识缺陷，因而具有开拓个性化科学境界的理论功能和实践方法，是促进人类全面发展的建设性因素。"同时又认为"世界卫生组织未能在全球范围内有效推进传统医学发展，其根本原因来自于对传统医学的怀疑，缺乏对意会知识创新发展规律的认识。就我国来说，实现中医药理论的当代创新必须打破客观知识的束缚，建立以意会知识为导向的创新机制"。

中医的传承，意会知识的获取对中医继承者学习具有不可替代性。通过指导老师的言传身教，在接诊过程中可随时向老师咨询难点、用药意图、辨证技巧等。这种言传身教的方式，可以让学生随时了解自身不足，发现自己弱点，在临床上带着问题学，激发兴趣与好奇。这种学习方式的记忆尤其深刻，效果远远大于泛泛地看书，远远优于在课堂听讲。同时，意会知识通过这种特殊的"言传式"教学达到最佳的领悟效果，将不连贯的学术、技术与理论"片段"综合成一个整体，非常有利于全面领会、掌握与传承导师的医疗技术，乃至医德医风与为人处世。

4. 中医药发展中中医与中药不能分离

中医与中药，历史上都是紧密地联系在一起的。中医中药的关系，不同于西医西药。在古代，好多的药物性味、作用、功效，是医生发现的，所以中医药不分家。中医医生不仅懂得中医理论，更了解药性，其中一些药物通过临床验证，更加准确地确定了药物的具体作用，丰富了药物的基本性能。

从几千年来的中医传承发展模式来看，中医常常是通过学习中药的采集、加工炮制、调剂、制剂等中药理论和实践技术，进而从实践中扩大知识面，经过中医理论和中药实践的反复探索，逐渐掌握熟练的中医诊治技术，之后成为精通药物、医术的医生，但现在的教育方式和药物的资源有限，导致一些医生对中药的认知淡化。

目前，中医科与中药房均成为各自独立的科室。医生不了解药物的炮制方法，药工不研究临床治疗效果，二者之间除基本的药物供应保障交流之外，很少有更多的业务深入交流切磋。即便是中药房员工，也不像古代人那样亲自采药、加工、炮制、调剂，而仅仅是按照医生的处方拿药，医生成为典型的处方者，而中药师成为具体的抓药工，二者实质上已经分离。

中医药分离的结果，导致医药人员不再具有以往的"默契"，致使药房人员了解处方药物诊治疾病的含义和用药精髓的技巧不足，也无法完全掌握药物性味、功能、配伍、剂量等临床应用。

在古代，中医药是一体的，没有分家一说。正是由于这一因素，中成药的形成，都是医生临床研究的结晶。中医不仅要精通中医药理论，还要精通药性，所有的中医在接诊治病的同时，还会认药、采药、炮制、自制丸散膏丹等。一些处方、药物，绝大多数出自于医生之手，所研发的成药都会经过临床反复研究，相当于现在的临床试验，直至疗效确切之后方可确定下来。因此，以往的中成药均是具有显著的疗效的。

现在，有人提出废医存药，其理由是认为中医不科学，只要将中药提取出有效成分，就可以进入世界主流医药市场。其实，中药与西药最大的不同，是中药必须依据中医理论辨证使用，而非药物直接对应某一个症状。中药离开了中医，就不可能对症，就有可能丧失基本的疗效，甚至会使本来具有良好效果的中药，因药证不符带来诸多的毒副作用。

不仅如此，如果医药分开，按照西药开发的思路去研究，中医药的复方就很难存在下去。而在中医的临床研究中，发挥重要作用的不是单味中药，更不是单味中药中的某一个成分。中医药最大的优势是复方，复方具有很多行之有效的巨大优势，其中人们最为熟知的是药物相加作用大增，也就是人们常说的"1+1＞2"。有好多的中药，单味药可能存在疗效方面的不足，但经过复方配伍，作用稳步提高；相互制约副作用或毒性，有些中药可能存在一定的毒性或副作用，但经过复方配伍，其副作用、毒性得到抑制，使复方中药效更加稳定、更加确切；复方作用全面，临床运用广泛，由于一些疾病的病因病机复杂，主要症状与次要症状同时存在，复方中的诸多药物可"各负其责"，各自发挥治疗不同病证的作用，效果进一步提高，疗效确切。中药复方的优势源于中医中药为一体，倘若中医中药分离，则难以实现完美的中医学体系。

5. 中医临床方式更适宜于诊所模式

现在的西医综合性医院，都是讲究规模越大、设备越齐全、员工越多越好。这种模式最大的特点是能够吸引大量的患者，因此，楼房越来越高、设备越来越先进，形成一个个的庞大集团。

之所以如此，不仅是可以吸引更多的患者，更重要的是可以提高经济效益。在有关部门下达药品零差价率的情况下，一些高精尖的设备、检验项目成为最佳的创收途径，由于纯收入畸高，成为医院创收的主打项目。

而这对于中医来说并非优势，中医治疗疾病常常不需要这些检查，中医看病特征是个性化治疗。其诊断，主要通过望闻问切，在没有其他仪器设备检查的时候，也能进行准确诊断与有效治疗。在历史上，中医看病诊所没有专用病床，都是家庭病床，医生到患者家中诊治，大大地降低了成本、方便了患者。

中医分科主要为内、外、妇、儿等，基本上都是全科医生，一个中医就可以成为一所医院，这对医生自身的发展，对方便患者，都是十分有益的。在新中国成立初期，全国约80万中医分布在农村，一个好的中医大夫、中医诊所，往往惠及方圆几十里的民众。中医诊所的模式，有效避免了过度投资，大大降低了患者的交通成本，对改变农村缺医少药的情况发挥极大的作用，更加有利于人民医疗卫生事业的发展。

由此看来，中医药发展与普及适宜设立门诊或诊所，不一定非要建成大型的、综合性的中医医院。中医能够在农村和城镇社区广泛设立诊所，解决老百姓"看病难看病贵"的问题，大大方便居民看病，是一件利国利民的好事。

纵观目前的中医医院，依然按照《医院管理条例》，需要根据床位、设备、建筑面积、人员配置等指标，确定医院等级，并在院内设立各种科室，这种建院模式与西医医院没有差别。这种做法，无疑抛弃了自身发展规律，放弃中医的优势，未必有好的效果，甚至存在中医优势丢失的可能。

参考文献

[1] 邓勇. 我国中医药管理体制改革探析 [J]. 中医药管理杂志, 2015, 23（17）: 1-3.

[2] 商宇，文庠. 现行中医药管理体制存在的问题与对策 [J]. 医学与社会, 2018, 31（6）:

14-17.

[3] 吴颖雄.论《中医药法》构建的基本问题 [J].时珍国医国药,2015,26(3):681-683.

[4] 商宇,文庠.新中国成立后中央中医管理组织变迁研究 [J].医学与社会,2016,29(6):
28-30.

[5] 付文娇,沈绍武,肖勇,等.我国省级中医药管理部门统计工作现状分析 [J].湖北中
医药大学学报,2015,17(6):110-112.

[6] 商宇,文庠,王玉芬,等.中医人才培养的体制制约与对策思考 [J].中华医学教育杂
志,2015,35(6):812-815.

八、中药发明专利的现实意义

中药配方具有非常重要的科学性,一些药物的疗效是通过配伍药味、剂量等因素决定的,这一成果需要进行保护,需要申报药物发明专利。只有申报并获得专利者,才可以对产品、方法或其改进所提出的新技术方案享有专有权利。

对于中药品种的保护,国际上获得普遍认可的、法律效力最高的是专利保护。中国是中药的发源地,中药是我国长久以来的特色产业,也是世界医学宝库中不可或缺的组成部分。对中药知识产权的保护,我国目前有专利保护、商标保护、行政保护、商业秘密保护和新药保护等。

由于专利保护是药品发明最有效的保护方式,因此,世界各国大多采用专利制度对药品发明进行保护。非常遗憾的是,中国作为中药发源地,理应是中药专利申请的大国和受理大国,但事实并非如此。在我国,中药的专利保护基本上与专利法的实施与修改同步,对中药的保护无独到之处,故中药专利申请在实践中尚面临诸多问题。

国外中药专利申请情况。据有关部门统计,我国在国外申请中药保护专利很少,常常依赖国内行政保护,但行政保护力度不强,而且无法与国际相关规定接轨,对我国中药的国际化发展是非常不利的。我国已于 1994 年正式成为国际专利合作条约(PCT)的成员国,依照相关规定,所申请的专利仅需在一国申请成功即可在每个成员国获得保护,但国内中药界却很少采用这一途径占领国际市场,而且我们在国外申报中药专利者也少之又少。

与国内情况相反,国外企业抢注中药专利现象严重。在国外,一些企业十分

重视对研发成果的专利保护。国外许多企业，利用其先进的技术和雄厚的研发资金，从我国挖掘出许多有价值的中药进行系统研究，抢先申报了许多中药专利，反过来占领我国的中药市场，对我国中药产业的健康发展带来极其严重的冲击。

其实，中国的中药在欧美也可申请专利，但许多企业并不知晓，以至于在国外申报极少。近几年世界上的中药专利获取呈上升趋势，但这些中药专利申请中国所占的比例少得惊人，所申报的中药专利美国最多，其次为中国台湾省、日本和韩国。国外医药项目在中国申请专利越来越多，而且多是医药的高新技术领域。由于国内不熟悉、不知晓申报国际专利的方式与重要性，导致中国的中药被国外占领市场。例如，江苏道地中药材薄荷，目前已被美国申请 8 项专利。

反观国内，中药专利申请的创造性、积极性均较低。我国随着知识产权意识的不断增强以及行业管理水平的不断提高，自 1993 年之后国内中药专利申请的数量不断提高，但相比于国外仍然存在较大差距。目前，国内中药知识产权保护意识依然淡薄，部分中成药企业热衷于相互无偿仿制，同一品种重复生产现象极为严重，具有特殊治疗效果、并具有知识产权保护的专利产品较少。更为尴尬的是，一些获得发明专利的中药，常常很难获得准字号，因为需要依照西药的申报标准进行临床试验，其申报时间长、申报费用高，且有申报失败的可能。

中药专利保护面临非常严峻的问题。由于我国对中医药的保护缺乏有效措施，我国祖先留下的中医药知识，诸如古籍、经典处方、临床经验方、现代中医药研究成果等，都面临被国外人用申报专利的方式占领。

非常可怕的是，一些西方制药企业竞相投资中草药领域，将我国大量的优质中药材与低价的中药提取物输出国外，将其加工制成洋中药后再返销中国。这不仅加重了中国中药材资源日益紧缺的压力，还让我国的中医药资源被他国利用，严重影响我国中医药事业健康有序地发展。

国外的一些跨国公司以强大的资本做后盾，通过兼并收购策略挤压我国民族制药企业的生存空间，使我国的中医药资源被国外占有，使中国自己的中医药生产企业无法形成独立的品牌与研发能力，最终导致部分中药企业收益下降乃至倒闭。

不仅如此，我国对传统中医药缺乏有效的保护体系与手段，而跨国公司在我国本地化研发大量开展，我们祖先千百年形成的中医药经验、知识、诀窍等，很有可能被纳入他人的知识产权保护之下。这种现象意味着中国的医药宝库，被他人顺理成章地利用，最终将使我们的中药企业成为跨国公司的附庸，使我们祖先的成果拱手让与他人，转变为跨国公司的经济利益提供服务。

更可怕的是，对于这种危及我国医药产业安全与医药知识保护的现状，我们还没有有效的防护对策。中国人的用药保障，特别是中国人的中医药用药保障，没有牢牢地掌握在自己手里。

从上述事例上来看，我们努力申报专利，也是一种无奈之举，是一种被动地保护我国中医药的方式。即便如此，我国现行的《中华人民共和国专利法》还是没有充分考虑到中药的特殊性，因此，中药专利保护存在重大缺陷，对中药无法起到应有的保护作用。

例如，对中药复方专利保护就存在诸多不足。《中华人民共和国专利法》规定，申请专利必须具有新颖性、创造性和实用性。因中药复方的结构与西药迥异，难以通过物理或化学公式进行表述，要符合上述"三性"要求并非易事，或者说很难取得专利。可喜的是，目前已经尝试利用中药指纹图谱来制定新的专利技术表达标准，这对申报中药专利是一个利好的事情。

在中药专利申请中，必须具有三性，即新颖性、创造性与实用性。只有具备上述标准，其专利申报才有可能获得成功。

（一）具有新颖性特征

新颖性是指在申请日之前无相同发明在国内外出版物上公开发表过，在国内尚未公开使用或不为公众所知晓，也没有他人向国家专利局申报相同的发明专利申请，并且记载在申请日以后公布的专利申请文件中。

（二）具有创造性特征

创造性是申报专利的要件。创造性是指同申请日与以前已有的技术相比，该发明具有突出的实质性特点和显著的技术进步。

（三）具有实用性特征

实用性即该发明能够制造或者使用，并且能够产生积极的效果。在我国，发明专利权的申请应向国家专利局提交请求书、说明书及其摘要和权利要求书等文件。

第 2 章　药食两用发明专利中成药的特征

药食两用，顾名思义是既当药物服用，又能做食品食用。笔者所获得的发明专利，均由中药组成，只是所用中药均为药食两用品种而已。

药食两用品种的规定，由国家卫健委发布，首次在 2002 年，有 87 种中药入选；之后分别在 2014 年发布一次，有 15 种中药入选；2018 年发布一次，有 9 种中药入选。

一、药食两用专利中成药的市场优势

药食两用中药，其基本特征就是由国家卫生行政部门人为的规定中药药物种类，进行其药物应用范围的划分。这种划分，使中药的安全性有一个法定的界限，标明在界限内的中药具有药物的基本特性，又可以作为食品来生产、销售、服用。

需要特别说明的是，这种划分药物本身的成分、作用、药理等的中药，其属性没有任何改变。换句话说，药食两用中药还是中药，只是可以作为食品服用，对其相对的安全范围加上了标识。同时，也可以理解为，该类药物具有更高的安全性，但又不失去其原有的治疗作用。

因此，药食两用中药产品既具有中药原有治疗疾病的属性，又有作为食品服用的安全特征。从这一意义上来说，药食两用中药组成的任何处方，在具有中药同等疗效的基础上都会更安全，适用人群更广泛。

显然，药食两用药物应该有更广大的市场，会有更广的适应范围。但政策同时规定，药食两用中药产品不得标明疗效，否则就是误导消费者。这一规定，有保障消费者安全的一面，也有对药食两用产品不利的一面。药食两用的药物必须靠口碑、靠疗效逐步扩大市场，这一规定，就决定了药食两用产品需要一个漫长的发展过程。

（一）药食两用专利药物成分的主要范围

药食同源药物，从出现至今，近四十载，历经近十次变更，发展至今已有百余种。

1. 2002 年原卫生部卫法监〔2002〕51 号文件公布的既是食品又是药品的药食同源品种（87 种）

丁香、八角茴香、刀豆、小茴香、小蓟、山药、山楂、马齿苋、乌梢蛇、乌梅、木瓜、火麻仁、代代花、玉竹、甘草、白芷、白果、白扁豆、白扁豆花、龙眼肉（桂圆）、决明子、百合、肉豆蔻、肉桂、余甘子、佛手、杏仁（甜、苦）、沙棘、牡蛎、芡实、花椒、赤小豆、阿胶、鸡内金、麦芽、昆布、枣（大枣、黑枣、酸枣）、罗汉果、郁李仁、金银花、青果、鱼腥草、姜（生姜、干姜）、枳椇子、枸杞子、栀子、砂仁、胖大海、茯苓、香橼、香薷、桃仁、桑叶、桑椹、橘红、桔梗、益智仁、荷叶、莱菔子、莲子、高良姜、淡竹叶、淡豆豉、菊花、菊苣、黄芥子、黄精、紫苏、紫苏子、葛根、黑芝麻、黑胡椒、槐米、槐花、蒲公英、蜂蜜、榧子、酸枣仁、鲜白茅根、鲜芦根、蝮蛇、橘皮、薄荷、薏苡仁、薤白、覆盆子、藿香。

2. 2019 年卫健委发布〔2019〕第 8 号文件公布新增补 6 种药食同源品种

当归、山柰、西红花、草果、姜黄、荜茇、油松，在限定使用范围和剂量内作为药食两用物质。

3. 2019 年卫健委国卫食品函〔2019〕311 号文件公布 9 种药食同源品种

党参、肉苁蓉、铁皮石斛、西洋参、黄芪、灵芝、天麻、山茱萸、杜仲叶 9 种物质按照药食两用物质开展生产经营试点工作。

（二）药食两用专利药物的应用于多科疾病

在第一次规定的中药中，由于中药品种八十余种，根据中医药辨证施治的基本原则，结合药物的基本功能，即可组成许多行之有效的中药处方。

从药物的品种、性能来看，主要具有如下几类（因中药具有多种作用，一些药物分类会有重叠）。

温中散寒类：丁香、茴香、小茴香、白芷、肉豆蔻、肉桂、花椒、姜（生姜、干姜）、高良姜、黑胡椒等。

健脾和胃类：山药、刀豆、山楂、白扁豆、白扁豆花、芡实、鸡内金、麦芽、大枣、砂仁、茯苓、香橼、莱菔子、黄精、橘皮、代代花等。

祛湿化痰类：木瓜、白果、青果、鱼腥草、砂仁、香橼、香薷、沙棘、橘红、桔梗、赤小豆、莱菔子、黄芥子、橘皮、薏苡仁、枳椇子、榧子、藿香。

养血安神类：龙眼肉、百合、茯苓、酸枣仁（炒）、莲子等。

清热解毒类：马齿苋、甘草、赤小豆、金银花、青果、鱼腥草、栀子、葛根、蒲公英、白茅根、鲜芦根、胖大海、菊花、菊苣、淡竹叶、槐花等。

润肠通便类：火麻仁、郁李仁、桃仁、杏仁、紫苏子、蜂蜜等。

通络止痛类：乌梢蛇、木瓜、高良姜、桃仁、蝮蛇、薏苡仁、薤白、忍冬藤等。

补气养血类：山药、甘草、白扁豆、白扁豆花、龙眼肉、阿胶、茯苓、枸杞子、黄精、黑芝麻、人参、当归、党参、西洋参、黄芪、灵芝、玉竹等。

滋补肝肾类：牡蛎、芡实、阿胶、枸杞子、桑椹、益智仁、黄精、覆盆子、当归、肉苁蓉、山茱萸、杜仲叶等。

（三）药食两用专利药物的安全性特征

中药具有悠久的历史，经过多年临床应用，其副作用基本明确。因此，只要依据中药组方原则，规范用药方法，掌握安全剂量，进行合理配伍，符合临床脉证，且不属于特殊体质，就不至于出现毒副反应。

药食两用中药，其安全性更高。之所以可作为食品食用，安全性具有确切的保证。一些药食两用品种，本身就是人们常用的食材，诸如作为佐料的丁香、茴香、白芷、肉桂、花椒、砂仁、肉蔻等，适量服用可以说是安全的。

也有一些中药，尽管人们没有经常食用，但相对也是安全的。诸如一些健脾和胃的中药，如山药、茯苓、苍术、白扁豆、山楂、麦芽、神曲、鸡内金等，适量服用或稍微加大剂量服用，对一般人来说也是绝对安全的。

需要说明的是，药食两用品种毕竟是中药，是药就有适应证，就有用药剂量问题。有些药食两用品种，并非绝对安全，与其他中药一样，也需要科学用药、把握剂量、掌握适应证。比如具有止咳平喘等作用的杏仁，剂量过大则会发生中毒；具有健脾化湿等作用的薏苡仁，则有滑胎的可能，因而孕妇不宜服用；具有活血化瘀等作用的桃仁、西红花、山楂、姜黄等，孕妇则不宜服用；具有大补元气等作用的人参等，非虚证则不宜服用，久用则易上火……

药食两用药物组成的复方，均具有君臣佐使等特征，经过科学配伍，药物作用取其利，作用功效避其弊，只要掌握适应证，在正常剂量范围内，其副作用不会彰显出来，也是非常安全的。

总之，药食两用药物的特点就是更安全，药食两用药物组成的处方相对于其他中药配伍更安全。

药食两用药物本身就是临床极为常用的中药，并不能因为其确定为药食两用就否定其治疗疾病的药物基本属性，否定其重要的治疗疾病作用。可以非常肯定地说，药食两用中药只要掌握适应证，同样具有很好的疗效，可以治疗多种疾病。

药食两用中药，既具有服用安全的特点，又有治疗疾病的确切作用，从这一意义上来说，应该有良好的销售渠道与广阔的前景。但需要说明的是，药食两用药物的处方不可说明疗效，而且专利的名称也不许可标注，虽然它有确切的功效，国家规定也是必须遵守的，从这一点上来说，销售有一定的困难，特别是在产品上市之初。

但值得庆幸的是，笔者发明的专利药物，均经过临床验证，具有超出市场同类药物的治疗效果，服用后见效迅速、安全性高的诸多优势。所以新药开发只要做好前期工作，就一定会得到患者的认可，在患者中口碑相传，进而打开市场。在2005年11月，纯中药制剂促精宝胶囊、女性宝胶囊开始上市，当时两种产品属于食字号，由于治疗男性不育与女性不孕效果显著，很快打开了局面，市场尤其畅销。通过这两种产品的成功销售来看，疗效是最重要的。只要有疗效，就会逐步得到患者的认可，即便第一步艰难，但前景一定是光明的、销路是广阔的。

二、药食两用专利中成药的组方原则

发明专利药物处方，与普通处方没有严格意义上的区别，所不同的是治疗疾病的针对性更强，药物选择均来自于药食两用品种。由于药物可选择面相对小，药味相对较少，用药剂量则相对较大。同时，不仅根据中医药常用的组方原则，而且参照了中药的最新药理研究，增加了辨证与辨病相结合的成分。

（一）具有中药组方的全部特征

药食两用发明专利中药处方，其组方原则均具备一般处方的组合要求，具有君、臣、佐、使的基本特征，同时还有中西医结合、参考药理实验与针对某种疾病的精准性的基本特征。

所谓君药，主要是针对主证或者主要症状所发挥主要治疗作用的药物。这一类药物，体现出处方的主治方向与主要功效，常常不可替代，其药力在处方中具有决定性作用。君药是组方中不可缺少的药物，而它的这一特性，在发明专利药组方中更为突出。

臣药又称为是辅助君药的次要药物，旨在加强治疗主证或主要症状，同时又能针对兼证或兼病发挥一定的治疗作用。这类药物，在某种意义上来说，也是非常重要的。

佐药，一是治疗兼证或次要症状的药物；二是佐制药，消除或减缓君、臣药的毒性、烈性、副作用等；三是反佐药，用于因病势拒药而加以治疗。反佐用药的特点，是配伍少量与君药性味或作用完全相反，而又能在治疗中具有相成作用之品，该药特点是用量较轻。比如在即病重邪甚或拒药不受时，常用此法。

使药主要有两种作用，一是作为引经药，根据病位上下不同，用具有能上或能下的药物作为引导药物；二是具有调和药性的作用，较为常用的甘草、大枣等具有调和药性的作用。

（二）具有治疗疾病的精准性

笔者研发的发明专利中药，均是针对某种疾病开发的，主要针对市场上尚缺乏较好疗效的病种，所治疗的疾病具有精准性。

比如治疗痤疮的药物在临床上比较缺乏，有些药物疗效尚不满意。因此，笔者通过对一些相关药物进行筛选，从中西医结合的角度开发处方，所使用的每一味药物，都具有针对痤疮病因、病症的治疗作用，同时符合中医药组方原则，因而效果尤其明显，有些患者服用几剂中药后痤疮明显消退，显示出其疗效的精准性。

这种精准性，主要体现在中药的精准研究与精准配方方面，这一特征在每一个发明专利药物中皆彰显出来。比如在治疗慢性萎缩性胃炎的处方中，针对该类疾病大多感染幽门螺杆菌的特点，在选择药物时，大多选用既符合辨证施治原则，又具有杀灭幽门螺杆菌的药物，使疗效得到明显的提高。

由于在组方时考虑到所针对的疾病，在处方中没有一样药物是多余的，配方在君、臣、佐、使的基础上，还针对疾病选择了一些具有特殊疗效的品种，大大提高了处方的治疗效果与直达病灶的精准性。当然，精准的治疗，需要精准的诊断，需要用药对症。

专利中药的精准性，还体现在治未病方面。比如免疫功能异常会增加罹患恶性肿瘤的风险，特别是对于高危人群，发生的概率就会增加。因此，笔者在研发专利处方时，在符合中医药辨证施治与整体观念的前提下，精准选择具有增强免疫力同时具备预防恶性肿瘤的药物品种，以此组合处方，使药物充分发挥出治未病的基本特征。

用药的精准性不可或缺的是处方组方后的基本功效，发挥其集中治疗某一个类型的疾病，功效更加专一，效果更加明显。比如笔者在研发小儿遗尿的专利药物时，突出补肾、填精、固涩等作用，这对肾虚型小儿遗尿尤为对症，具有很好的治疗效果；正是由于其处方的基本特征，治疗同样病因的成人早泄，同样具有良好的作用。

（三）具有辨证与辨病相结合等特征

笔者在发明专利药物时，遵循辨证与辨病相结合的基本原则。所谓辨证，是对一个证候的分析，是指通过望、闻、问、切四诊收集到的信息，结合地域、气候、季节以及患者的体质、性别、职业等诸多因素，运用中医学理论，对证候进行综合分析，进而辨清病因、病位、性质、整体状况等，在此基础上找出疾病的本质，得出诊断结论，为施治打下坚实的基础。而辨证与辨病有相像之处，但又有所不同。辨病是指依靠医生的所有感官，对疾病有一个完整的认知，其基本手段往往以疾病的辨别为主，认知疾病的病因、性质、症状等，并以此做出明确诊断或疑似诊断，然后确定用药治疗方法。

有些人有一种误解，认为辨病是用西医的手段辨别疾病。其实，大部分病名并非西医所称呼，而是从有文字记载以来最早可追溯到奴隶社会的商代，那时就有20多种疾病名称，诸如疾首、疾目、疥、疟、龋、蛊等，是人类史上最早的病名。当然，现代诊断疾病的方法更加多样化、细致化、客观化，使一些疾病有了金标准。

辨证的过程，是进一步认识疾病的过程，通过辨证达到认清疾病、诊治疾病的目的。不仅如此，通过辨证获得更多与疾病相关的信息，有利于全面、精准地掌握疾病全程性的本质与属性，进而加深认知疾病，为精准诊断与治疗打下基础。而对于辨病，则可通过了解疾病的全过程，进行综合性诊断，并对其发生、发展与转化有一个系统性的认识。

笔者在研发专利处方的时候，考虑到疾病与证的关系，即可有效治疗疾病，又能有效缓解与消除证候。在用药的时候，实现辨证与辨病的互补。其中一些疾病，症状较为明显，如一些癌症患者在手术、化疗或放疗后，尽管一些客观指标无异常，肿瘤似乎无影无踪，但患者出现食欲不振、四肢乏力、精神抑郁、头发脱落等诸多症状。从辨证的角度分析，这是机体异常、正气亏虚的临床表现，对机体康复产生巨大的负面影响。

如能有效缓解这些症状，对机体的免疫系统、代谢系统、造血系统等的恢复，都是十分有益的。因此，如果在组方时考虑到这些术后相关问题，不仅对治疗疾病，还对缓解与消除证候具有非常重要的意义。这一基本思路，也更加符合整体观念，对患者的整体调节、加快身心康复都具有显著效果。

辨证与辨病相结合，还体现在药物"特殊"组方方面。比如在研发治疗更年期综合征的处方时，需充分考虑药物的基本药理作用。由于更年期综合征的发生，往往与雌激素下降有关，笔者在组方时既考虑辨证以分清证型，又重视药理研究的作用，着重选择具有补肾填精、补充植物性雌激素的药物，即便有些药物不完全符合辨证要求，但由于其作用显著，也可在其他药物相佐的作用下，考虑加入专利药物处方。如升麻，具有升散等作用，但因其含有丰富的植物性雌激素，在治疗时与其他药物配伍，反而具有良好的止汗与消除更年期综合征相关症状的作用，其机制可能与提高雌激素水平有关。

三、药食两用专利中成药的用药优势

笔者发明药食两用中药处方，主要考虑两个方面的优势，其一是根据临床用药需要，研发出市场上较少或缺乏的具有突出疗效的药物；其二是药物安全系数高，所选择的中药均为药食两用范围内的品种，可适用于不同年龄段、不同人群长期服用。

四、药食两用专利中成药的药物特性

笔者所研发药食两用中成药，其制作方法、生产流程、药物包装等，均与准字号药物没有区别，唯一的区别是批号不同。

尽管该类药物安全、适用于人群广泛，但依然需要对症用药。道理很简单，该类产品是纯中药，是药就有适应证，就要有用药指征。因此，用药时需要根据医生的意见进行服用，不可在不对症的情况下服用。

笔者研发的诸多具有保健作用的中成药同样具有药物属性。现在，人们往往有一个大的误区，认为只要是保健品，则是多多益善，至少可有病治病没病预防。我们知道，如果系疾病导致的身体不健康，祛除疾病自然可以康复。但获得健康的前提是需要对症服用药物或保健品，从而通过消除疾病实现健康的目的。由于疾病不同、个体差异较大，所采取的治疗方法也会大相径庭。当体质虚弱的时候，虚则补之，可用滋补的方法，达到机体正气存内，即可有效防止或减少疾病的发生；当体质正常时，则不需要滋补，过度滋补反而会打破机体的平衡，因机体失衡出现一系列的不适甚至引起疾病，不利于身心健康。

五、药食两用专利中成药的用药时长

因治疗疾病需要，服用笔者发明的专利中成药，可根据病情需要确定具体服用药物的时间与剂量。

不同的疾病需要不同的药物，不同的治疗方法，不同的用药时间。有些慢性疾病，如免疫功能低下者，治疗的时间往往较长，可根据实际情况延长服药时间。当疾病得到有效控制后，可停止服用。

凡属于笔者所研发的药食两用中成药，在服用药物期间，不会出现明显的副作用，相对一般药物，其安全性明显。如果没有必要，无须延长服用时间。而病情尚未完全缓解者，容易复发或再次发病者，如痤疮、便秘、遗尿、皮肤干燥、失眠、免疫功能低下、内分泌失调等病证患者，可根据具体情况延长或再次服用。

六、药食两用专利中成药的适用性广泛

中医治疗疾病，素有"一方治多病、一病用多方"的方法，笔者研发的药食两用中成药，一些药物同样具备这样的特点。

比如具有补肾填精、益气养血作用的促排卵专利药物，对治疗以肾虚为主要病机的排卵功能障碍有效，同时对诸多以肾虚为主要病机的其他疾病也会有效，只要具有肾精不足的主要特点，就会具有良好的治疗作用。

又如具有活血化瘀、温经止痛作用治疗痛经的药物，对治疗具有气滞血瘀、寒凝包块的卵巢囊肿、盆腔炎性包块等疾病，甚至具有气滞血瘀指征的阑尾炎，均有一定的治疗作用。这说明，只要病机相同，即便不是一类疾病，也可以进行有效治疗。

再如治疗免疫功能低下所致的一种小儿易感症的专利药物，具有益气、健脾、止咳等作用，对咳嗽伴有免疫功能低下者效果显著，笔者后来将其用于治疗老年人肺气不足引发的流感等病毒性感染，同样具有很好的疗效。

上述事例说明，只要病机相同，疾病不同一样可以一方治多病。如果同是恶性肿瘤患者，当免疫功能处于低下，伴有脾虚、肺虚、肝郁等不同病机时，也可以用多种药物分别予以治疗，同样会有良好的效果。

第3章 妇科类发明专利中成药

在防治妇科疾病方面，中医药具有较大优势。中医的辨证思想、整体观念、治未病、治病必求于本的原则等，充分彰显出防病治病方面的优势。

由于现代女性的工作与生活压力不断增大，来自经济的、工作的、家庭的、社会的等诸多方面的心理压力，往往不亚于男性。

而在身体健康方面，一些家庭不富裕的老百姓，特别是失业的女性，往往没有心情、没有精力、没有财力过多关注自己，一些患者直到发生严重疾病时，才到医院找医生治疗，而对疾病的预防，普遍重视不够。

在临床，诸多的妇科疾病的发病率，近年来居高不下。月经不调、子宫肌瘤、乳腺增生、生殖感染、不孕不育等疾病尤为常见，给患者的身心健康带来严重的不良影响。

作为一名从事中西医结合工作40余年的主任中医师，有责任、有义务研发出有益于健康、降低医疗成本、疗效高出一般药品的中成药。笔者在天津市北辰医院工作多年，使我在中医妇儿科方面的治疗在天津乃至全国声名鹊起，接诊的疑难病患者逐年大幅度增多。

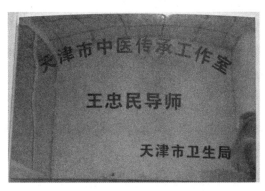

图3-1　天津市中医传承工作室王忠民导师

笔者每年门诊人次均超过万人，其中接诊外地患者、疑难病患者相对较多，并被评选为天津市北辰医院"最美医生"。疑难病患者的出现，也更加激发了本人治病救人的责任感，总感觉有一种无形压力。

为此，我没有浪费过一分钟的时间，在繁忙的诊病之余，阅读了大量的古代经典医著，查遍了近代医学研究资料，分析了现代药理研究，对每一种疾病、每一味中药、每一张处方都会认真探索，都会刻苦研究。

在临床妇科疾病治疗中，凡是尚未有良好药物的治疗者，我都会考虑挖掘中医药宝库，想方设法开发新的、疗效高于市场的药物，以使一些疑难病患者有一种较好的治疗药物。正是基于这一想法，笔者在临床治疗上加快加深研究，以期研发出更多高效的中成药造福于患者。

笔者将近年来，获得研究成果并申报发明专利成功的多种中成药，分别介绍如下。

一、一种快速缓解严重痛经的药物

（一）研究开发思路

痛经，在妇科疾病中尤其常见，分为原发性痛经与继发性痛经，临床最为多见的是原发性痛经。

笔者早在20世纪80年代，就将治疗痛经的处方作为医院协定处方使用，获得了很好的治疗效果与临床研究数据，之后根据临床研究实际情况，不断更新成为胶囊制剂，后来将其命名为"痛经灵胶囊"。该药服用方便、见效较快，而且对调经具有良好作用，受到患者的欢迎。但由于当时笔者未将其申请为国家准字号药物，其一直未能正式上市。

之后，笔者对痛经灵胶囊的药物组成进行了进一步的调整，其原因是准备将其以健字号的身份进行申报批号，药物的所有药味均限定于可做保健品的药物范围之内。该药依然作为医院内部制剂生产与临床使用。但后来发现，申报保健品也需要相当长的时间和相当多的费用，在这种情况下，笔者对痛经灵处方在不影响临床疗效的情况下再次调整。经过临床验证，现在的痛经灵处方不仅保持了以往具有的基本效果，而且大大地增强了安全性与实用性。

同时，由于处方保留了桃仁、红花、当归等具有活血化瘀效果的药物，对慢性盆腔囊实性包块等，同样具有良好的临床效果。

我们知道，痛经常常影响患者的工作与学习，严重的痛经还会给患者的身心健康带来不良影响。有些患者，由于痛经严重，每到月经来潮如临大敌，精神十分紧张。在门诊，笔者经常见到严重痛经的患者，她们极其希望在月经来潮后能够平稳度过经期。有不少人为了控制痛经，常常在经期前准备好止痛药，尽管痛经有所缓解，但病情依旧，每个月依然发生严重痛经。也有不少的患者，服用止痛药无济于事，严重时需要使用杜冷丁（哌替啶）止痛。每每见到这样的情况，笔者总有一种研发快速缓解痛经药物的想法，让痛经患者摆脱折磨。

中医药治疗痛经，具有很大的优势。其基本特点是中医治疗痛经并非仅仅止痛，还具有治本的效果。痛经的形成，往往是多种病因造成，中药对痛经的治疗是针对病因进行的，故在中药治疗之后，常常对下一次月经产生非常有益的影响。临床上，凡是寒凝气滞、气血亏虚、血瘀阻滞等病因引发的痛经，经过对症治疗后会使机体阳气振奋、气机通畅、气血充足、血瘀祛除。导致痛经的病因一经祛除，则下次月经安然无恙，这种治疗充分发挥了中医药治本的效果。

临床研究证实，止痛药只能缓解一时，而中药治疗痛经，则是从病因上加以调理，故可充分发挥治本的作用。经中医药对症治疗后，患者整体功能得到调理，身心状况趋于健康，从这一意义上来说，中药治疗痛经效果更好。

近年来，一些女性特别是年轻女性的学习压力、工作压力、生活压力、经济压力等明显增大，精神压抑、情志不悦、生气郁闷时有发生，饮食不节、生冷无忌、不避风寒成为常态，非常容易发生肝郁不舒、气滞血瘀、寒凝胞宫、经行不畅等，最终导致包括痛经在内的月经疾病，甚至影响正常的生殖功能。

通过大量的临床资料分析，原发性痛经最为常见的类型是肝郁气滞伴有寒凝血瘀型。中医认为，"通则不痛，痛则不通"，肝之疏泄正常、气机调和通畅、血液流动冲和、阳气振奋御外，焉有发生痛经之理？

基于这一考虑，笔者临床组方从疏肝理气、调和气血、温中散寒等方面入手，从药食两用的中药中选取具有调肝、活血、祛寒功能的药物，组成治疗痛经的中成药，经临床试验证实，对经来腹痛、胸闷烦躁、小腹发凉、得温痛减、经行不畅、颜色紫暗、月经有块、经期长、腹部作胀等症者，无论是原发性痛经还是继发性痛经，均有快速消除病证、快速止痛的作用，且不良反应甚微。

（二）专利药物名称

一种快速缓解严重痛经的药物

（三）审批专利号码

CN201911189125.2

（四）专利药物摘要

本发明公开了一种快速缓解严重痛经的药物，它是以桃仁、红花、高良姜、当归、肉桂、小茴香、干姜、黄芪、香橼、佛手、紫苏、橘皮为原料，按一定重量配比，运用制药方法提取制备而成。它可以制成任何一种常用口服剂型，药物具有理气活血、疏肝解郁、温经散寒、通经止痛的功效，对治疗气血不和、经行不畅、小腹发凉、月经量少、腹部作胀、精神抑郁等伴发的严重痛经、子宫内膜异位症、子宫腺肌病等疾病，作用显著，见效尤其迅速，无毒副作用。

（五）专利药物配方

一种快速缓解严重痛经的药物，配方特征在于它是以下述质量份的药食两用中药为原料制成。

桃　仁 10～90 份	红　花 10～90 份	高良姜 10～60 份
当　归 10～60 份	肉　桂 10～90 份	小茴香 10～90 份
干　姜 10～60 份	黄　芪 10～45 份	香　橼 10～90 份
佛　手 10～50 份	紫　苏 10～90 份	橘　皮 10～90 份

（六）药物技术领域

本发明涉及一种快速缓解严重痛经的药物，特别是涉及一种以植物中药且全部为药食两用的中药为原料制成的，治疗多种因素包括气血不和、经行不畅、小腹发凉、月经量少、腹部作胀、精神抑郁等引发痛经的药物。

（七）研发背景技术

痛经是女性极为常见的疾病。发病后给患者的生活、学习与心理带来一定的不良影响。随着人们生活节奏的加快，一些人因精神过度紧张、生活缺乏规律、经期保护不够、饮食不拘冷热、情志喜怒无常、熬夜或睡眠不足、劳累过度等，出现内分泌功能紊乱、脏腑功能失调、气血瘀滞不畅、阳气亏虚、身体不健等状态，女性痛经、子宫内膜异位、子宫腺肌病等疾病的发病率有逐年升高且有年轻化的趋势。

痛经的形成，常常是一种或多种因素所致。痛经以青年女性较为常见，经期或月经前后出现周期性小腹疼痛，或痛引腰骶，甚至剧痛昏厥，严重影响患者的生活、工作与学习，对患者的生活质量构成不良影响。

痛经的发病率之高，对患者影响之大，彰显了有效治疗的重要性与紧迫性。目前从市场上来看，尽管存在治疗痛经的药物，但疗效显著、副作用小、服用方便的药物并不多见。针对发病率较高的痛经，研究开发一种安全有效的治疗药物，对众多的患者无疑是一个福音。根据这一情况，笔者通过多年临床疗效观察，对痛经病证进行了广泛的、较长时间的临床研究，并获得了成功。

发明了一种疗效可靠且没有毒副作用、综合治疗痛经效果显著的药物，特别是运用药食两用中药研制出该类药物，具有非常重要的现实意义，也是发明人的出发点与最终目的。但治疗阳气不足、气血亏虚、寒凝胞宫、肝郁气滞等为一体导致的痛经且以药食两用药为基础的中成药，纵观当今药物市场，尚属空白。

（八）发明专利内容

痛经的原因较多，但以气滞血瘀、寒凝胞宫、气血亏虚最为常见。痛经常常是多种因素共同形成，而单一的气滞血瘀、寒凝胞宫、气血亏虚证型并不多见。从临床实际来看，研发一种能够综合治疗气滞血瘀、寒凝胞宫、气血亏虚的痛经的药物，非常重要又具有现实意义，也是临床医生所期盼。本药发明人经多年临床观察与试验，不断改进中药配方与用药比例，发明一种快速缓解严重痛经的药物，对气滞血瘀、寒凝胞宫、气血亏虚证型均有显著效果。

《诸病源候论》指出："妇人月水来腹痛者，由劳伤血气，以致体虚，受风冷之气客于胞络，损伤冲任之脉。"明代《景岳全书》又说："经行腹痛，证有虚实。实者，或因寒滞，或因血滞，或因气滞，或因热滞；虚者，有因血虚，有因气虚。"平素多情志抑郁，或心理压力过大，或精神不佳，均可影响肝藏血与疏泄功能，导致气滞血瘀，经血不畅，从而引发痛经；平素过多进食生冷，或不避风寒，或阳气不足，寒邪客于胞宫，从而气血不通；女子以血为本，身体虚弱，长期处于劳累、超负荷状态，或久病不健，均会导致气血亏虚，胞宫失于荣养，形成气虚血滞、血虚失荣之变。上述因素，常综合发病，形成虚实夹杂、正虚邪实之痛经。

临床研究证实，复合型痛经最为常见。一些顽固性痛经患者当中，具有气血不和、经行不畅、小腹发凉、月经量少、腹部作胀、精神抑郁等诸多临床表现者众多，故仅从气滞血瘀、寒凝胞宫、气血亏虚等方面单一治疗，难以对症，也不可能取得显著效果。

一种快速缓解严重痛经的药物，以传统的辨证施治为基本准则，主要从活血化瘀、温经散寒、养血补气等方面入手，对同时伴有气滞血瘀、寒凝胞宫、气血亏虚等证型的痛经，效果尤其显著。本发明的药物处方君臣佐使用药分明，配方恰如其分，辨证与辨病结合，中医与西医合参，所用药物均经现代医学有关药理实验证明，其调理脏腑气血、温经散寒、增强血液循环、解除与缓解痛经的显效性与可靠性，和其改善脏腑功能、增强气血流通、促进身心健康的显效性与可靠性，而且每味药物均没有毒副作用，是一种综合治疗痛经的优良药物。

本发明是以如下技术方案实现的。一种快速缓解严重痛经的药物，其特征在于它是以下述质量份的原料用常规制备方法制成：桃仁 10～90 份，红花 10～90份，高良姜 10～60 份，当归 10～60 份，肉桂 10～90 份，小茴香 10～90 份，干姜 10～60 份，黄芪 10～45 份，香橼 10～90 份，佛手 10～50 份，紫苏 10～90 份，橘皮 10～90 份。

上述原料药及用量配方，是发明人经多年与多家医疗机构联合进行临床试验才得出的，在上述用量范围内均具有显著的疗效。

本发明的药物选择桃仁、红花、高良姜、当归、肉桂、小茴香、干姜、黄芪、香橼、佛手、紫苏、橘皮进行配伍，各味药物功效之间产生协同作用，从而达到疏肝解郁、补益气血、活血化瘀、温经散寒、通经止痛的疗效。

本发明的药物处方中桃仁可活血化瘀、通经止痛，对气滞血瘀型痛经效果显著；红花为调经之要药，可活血化瘀、调经止痛，对血瘀型痛经具有良好效果；高良姜散寒止痛，温中止咳，本用于脘腹冷痛，但本人在临床发现对治疗严重痛经引起的干呕等症状，具有良好的效果，配伍肉桂、干姜，对缓解宫寒诸症具有显著疗效；当归养血补虚、活血调经，对气血不足型月经不调、痛经具有很好效果；肉桂温中散寒、善补阳气，药理研究证明肉桂具有良好的止痛作用，对宫寒型痛经具有良好效果；小茴香温经散寒、补益阳气，可祛除中下腹部寒气，对寒邪重而阳气不足之痛经具有良好的效果；干姜散寒温中、补益阳气，对宫寒型痛经、不孕、月经量少等具有一定作用；黄芪为补气常用药物，可补气健脾、养血调经，对气血不足之痛经效果明显；香橼善于理气健脾、疏肝解郁、温中化痰，对脾虚痰湿体质兼见痛经者具有良好效果；佛手疏肝解郁、燥湿化痰、理气止痛，对肝郁气滞等引发的痛经具有缓解作用；紫苏散寒和中、理气止痛，对脾气壅塞、中焦痞满、经行腹胀等症具有缓解效果；橘皮健脾化痰、理气止痛、暖胃燥湿，对脾胃消化不良、食欲不振等后天不足者，具有一定的调理作用。

该方组合，具有调理脏腑气血功能，达到通经止痛、活血调经、疏解肝郁、强壮体质、温中散寒等功能，有效治疗多种疾病引发的痛经，见效尤其迅速，效果显著，无毒副作用。诸药配合相得益彰，完全符合中医辨证施治的基本原则，也符合辨病与辨证相结合的基本特色。

不仅如此，上述药物的药理作用，均有相关药理研究或动物实验结论。

本发明药物可采用中药制剂的常规方法制成内服剂型，可以将原料药研成粉混合均匀成散剂、冲剂、颗粒剂、口服液，还可以将各原料药水煎后浓缩成煎液，获得有效成分，再制备成各种口服剂。

本发明药物也可采用半仿生提取（semi-bionic extraction method，SBE）、超临界流体萃取（supercritical fluid extraction，SFE）、微波提取（microwave-assisted extraction，MAE）、酶提取（enzyme treated extraction，ETE）、超声波提取（ultrasound-assisted extraction，UAE）、压榨提取（press extraction，PE）、连续逆流提取（continuous countercurrent extraction，CCE）、组织破碎提取（smashing tissue extraction，STE）、免加热提取（heating-free extraction，HFE）、常温超高压提取（ultra-high pressure extraction，UHPE）、空气爆破提取（air explosion extraction，AEE）等方法提取有效成分。

本发明优选的采用如下胶囊剂型和片剂。

所述药物的制备方法，按如下步骤进行。

(1) 按比例称取原料，备用。

(2) 将所述重量比的桃仁、红花、高良姜、当归、肉桂、小茴香、干姜、黄芪、香橼、佛手、紫苏、橘皮 12 味药验收合格后，交付专业中药制药厂提取。

(3) 由药厂依照中药提取常规方法与程序进行提取。

(4) 将提取的药粉分装成瓶装胶囊剂，每瓶 60 粒，每粒含中药提取药粉 0.45g。

(5) 由药厂将成品交付临床试验。

本发明药物经临床使用结果表明，有下述优点。

(1) 本发明选用天然食用植物药为原料，各组份符合药品法规定和中医处方原则，突出中医辨证与西医辨病相结合、病因治疗与对症治疗相结合的基本特色。

(2) 本发明药物提取后无须煎煮，口感良好，服用方便，各味药物组方前后均无毒无害，正常剂量服用没有发现任何副作用。

(3) 本发明药物对脏腑功能异常、气血瘀滞、痛经等不仅有良好的治疗效果，也有良好的预防保健作用，适用范围广泛。

(4) 本发明药物均精选于中华人民共和国国家卫生健康委员会（以下简称卫健委）规定可药食两用的品种，安全性更高，治疗中痛经患者可长期服用。

(5) 本发明药物具有良好的兼顾性，对患者容易出现的胸闷不舒、气血亏虚、四肢乏力、形寒肢冷等症状，具有一定的兼顾治疗作用。

(6) 本发明药物标本兼治，对缓解各种不适症状及治疗痛经见效迅速。

(7) 本发明药物经临床验证无毒副作用，适应人群广泛。

（九）具体实施方式

以下结合实施例及临床应用统计进一步说明本发明药物的效果。

实施例 1：胶囊剂制备

将桃仁 20kg，红花 18kg，高良姜 15kg，当归 15kg，肉桂 12kg，小茴香 18kg，干姜 12kg，黄芪 24kg，香橼 10kg，佛手 12kg，紫苏 15kg，橘皮 12kg，由专业中药制药厂提取加工，制成胶囊剂，每粒 0.45g。

实施例 2：片剂制备

将桃仁 20kg，红花 18kg，高良姜 15kg，当归 15kg，肉桂 12kg，小茴香 18kg，干姜 12kg，黄芪 24kg，香橼 10kg，佛手 12kg，紫苏 15kg，橘皮 12kg，由专业中药制药厂提取加工，制成片剂，每片 0.5g。

本发明药物治疗原发性痛经临床观察

◆ 一般资料

临床资料：为观察本发明药物的临床疗效，于 2018 年 5 月—2019 年 4 月，

在三甲医院中医妇科门诊系统中治疗女性原发性痛经患者 182 例，年龄 16—29
岁，按数字随机表法，分为观察组与对照组。观察组 90 例；年龄 16—27 岁，平
均年龄（22.7±5.5）岁；病程 0.5～4.5 年，平均病程（1.5±0.71）年。对照组
92 例；年龄 16—29 岁，平均年龄（22.9±5.2）岁；病程 0.5～5 年，平均病程
（1.5±0.65）年。两组年龄、病程等一般资料，经统计学处理无显著性差异，具
有可比性（$P > 0.05$）。

诊断标准：①西医诊断标准参照全国高等学校教材《妇产科学》（第 6 版）
拟定的原发性痛经诊断标准，所有病例均经妇科检查排除生殖器官具有明显的器
质性病变；②中医诊断标准参照原卫生部发布的《中药新药临床研究指导原则》
的相关内容，主症为经前期或经期下腹部冷痛拒按，得热痛减，月经色暗有血
块，月经量少或经行不畅，手足欠温，畏寒，面色青白，恶心呕吐，舌质紫暗或
有瘀点，脉弦或沉紧。

纳入标准：符合女性原发性痛经临床诊断，年龄 16—29 岁，经妇科检查排
除生殖器官器质性病变，积极配合治疗并完成规定疗程，治疗前未曾使用相关药
物治疗，自愿签署临床观察同意书，并经医院伦理委员会批准。

◆ 实验方法

对照用药：观察组服用一种快速缓解严重痛经的药物，使用胶囊剂（江苏颐
海药业有限责任公司加工生产），每粒 0.45g，每日 3 次，每次 4 粒，从月经来潮
前 3 天开始服用，连续服用 5 天；对照组口服布洛芬缓释胶囊（中美天津史克制
药有限公司生产）300mg，每日 2 次，疼痛开始时服用，疼痛消失停止。两组均
连续治疗 3 个月经周期，治疗期间避免受凉、禁食生冷刺激食物，避免生气，注
意适当休息。

◆ 评价标准

痛经评分：痛经症状评分与疼痛视觉模拟评分（VAS）参照《中药新药临床
研究指导原则》中相关标准制定。①痛经症状评分。经期及经期前后小腹疼痛，
5 分为基础分；腹痛难忍为 1 分；腹痛明显为 0.5 分；坐卧不宁为 1 分；休克为
2 分；冷汗淋漓为 1 分；四肢厥冷为 1 分；需要休息为 1 分；影响工作或学习为
1 分；面色青白为 0.5 分；用一般止痛措施无缓解为 1 分；用一般止痛措施可缓
解为 0.5 分；伴有腰部酸痛为 0.5 分；伴有恶心呕吐为 0.5 分；伴有肛门坠胀为 0.5
分；疼痛在 1 天内为 0.5 分；疼痛期间每增加 1 天为加 0.5 分。重度痛经积分为

13~15分；中度痛经积分为 8~12 分；轻度痛经积分为 5~7 分。② VAS 评分。0 分表示无疼痛，10 分表示难以忍受的最剧烈的疼痛；0~2 分为优，3~5 分为良，6~8 分为可，＞ 8 分为差。

疗效标准：参照原卫生部《中药新药临床研究指导原则》结合痛经症状评分制定。痊愈为治疗后积分恢复至 0 分，腹痛及其他相关症状消失，停药后 3 个月经周期无复发；显效为治疗后积分降低至治疗前积分的 1/2 以下，腹痛明显减轻，其余症状缓解，不服用止痛药可坚持工作或学习；有效为治疗后积分降低至治疗前积分的 1/2~3/4，腹痛缓解，其余症状好转，服止痛药可坚持工作；无效为腹痛及其他症状无改变。总有效率 =（痊愈 + 显效 + 有效）例数 / 总例数 ×100%。

◆ 统计方法

采用 SPSS10.0 统计软件进行统计学分析，计量资料以（$\bar{x} \pm s$）表示，采用 t 检验；计数资料以率（%）表示，采用 χ^2 检验。$P < 0.05$ 为差异有统计意义。

◆ 结果

两组临床疗效比较：观察组 90 例中痊愈 47 例（52.22%），显效 26 例（28.89%），有效 13 例（14.44%），无效 4 例（4.44%），总有效率为 95.56%；对照组 92 例中痊愈 27 例（29.35%），显效 24 例（26.09%），有效 19 例（20.65%），无效 22 例（23.91%），总有效率为 76.09%。观察组总有效率 95.5% 高于对照组总有效率 76.09%（$P < 0.05$）。

两组患者治疗前后痛经症状评分与 VAS 评分比较：观察组于治疗前痛经症状评分（9.91±2.19）分，治疗后为（1.28±1.72）分；对照组于治疗前痛经症状评分（9.79±1.98）分，治疗后为（4.56±1.87）分；观察组于治疗前 VAS 评分（6.19±2.39）分，治疗后为（0.9±0.87）分；对照组于治疗前 VAS 评分（6.13±2.35）分，治疗后为（2.90±1.75）分。治疗后，两组痛经症状评分、VAS 评分均较治疗前降低（$P < 0.05$），观察组痛经症状评分、VAS 评分均低于对照组（$P < 0.05$）。

经临床观察结果证明，一种快速缓解严重痛经的药物治疗痛经的临床效果与 VAS 评分，观察组均明显优于对照组，具有一定的实用与推广价值。

参考文献

[1] 王忠民 . 一种快速缓解严重痛经的药物：CN201911189125.2[P].2021-05-25.

[2] 王忠民，王明闯，张菲菲 . 子宫内膜异位症合并盆腔淤血综合征中医辨治体会 [J]. 中医杂志，2015，56（3）：256-258.

[3] 王明闯，张菲菲，王忠民 . 王忠民论治慢性盆腔炎合并子宫内膜异位症经验 [J]. 世界中西医结合杂志，2015，10（1）：13-15，21.

二、快速治疗痛经与腹部肿块的药物

（一）研究开发思路

痛经是临床上妇科较为常见的疾病。笔者对治疗痛经的研究时间较长，这一处方的形成是痛经灵的演变。我国对中药种类有一个严格的"三类"区分，一类药物属于药食两用种类，另一类属于可做中药保健品的种类，其余属于"纯药物"类（既不是药食两用品类，也不是中药保健品类）。该处方正是根据国家这一规定，从中药保健品类、药食两用类中选择相关有效治疗痛经的品种。

但在后来发现，申报保健品的门槛不断升高，审批时间较长，所以笔者进一步将处方作了调整，并格外注意保留处方的效果。在中药中，相类似功效的药物较多，比如有多种中药均具有温经散寒作用，一些作用相近的品种是可以相互替代的；同样，一些活血化瘀、疏肝理气的中药，也是可以相互替代的，并不影响疗效。

气滞血瘀是导致气血凝聚，日久形成包块的原因。有些盆腔包块，无论是囊性的还是实质性的，均具有不同程度的血瘀证候。气滞血瘀的病机，在痛经的分类中相当多见。中医学认为，痛经主要存在不通、不荣等病机，因为"通则不痛，痛则不通""荣则不痛"，根据这一机制，运用活血化瘀之法治疗因气滞血瘀导致的痛经、肿块，就会有很好的效果。这一研究结果，符合中医病因病机的基本理论，具有一定的依据。

痛经伴有腹部包块时常有之。我们知道，子宫腺肌病既有痛经症状，又有子宫体增大的体征，符合痛经伴有包块的特点。笔者在临床观察发现，用活血化瘀之法治疗痛经的过程中，子宫腺肌病患者子宫体常常会随着痛经的缓解缩小，同时该病的客观检验指标如糖类抗原 125（CA125），也会不同程度地下降。这一研究发现给予笔者很大的启发，才有了后来治疗子宫肌腺症获得的研究成果。

在临床治疗获得良好效果的情况下，笔者将临床资料予以整理归纳，之后申报了"快速治疗痛经与腹部肿块的药物"这一发明专利，并获得成功。

（二）专利药物名称

快速治疗痛经与腹部肿块的药物

（三）审批专利号码

CN201210215667.4

（四）专利药物摘要

本发明公开了一种快速治疗痛经与腹部肿块的药物，它是以桃仁、红花、白芍、当归、丹参、肉桂、花椒、高良姜、甘草、香附为原料，按一定重量配比，运用中药药剂学的常规工艺可制备成任何一种口服剂型。本发明临床观察与实验室证明对子宫内膜异位等引起的各类痛经以及卵巢囊肿、子宫肌瘤等腹部肿块具有显著的治疗作用，临床观察证明药物服用安全，见效迅速，无毒副作用。

（五）专利药物配方

一种快速治疗痛经与腹部肿块的药物，其特征在于它是由下述质量份的原料药物制备而成。

桃　仁6～60份　　红　花6～60份　　白　芍6～45份　　当　归6～60份
丹　参3～60份　　肉　桂6～60份　　花　椒3～45份　　高良姜6～60份
甘　草3～45份　　香　附6～60份

（六）药物技术领域

本发明涉及一种快速治疗痛经与腹部肿块的药物，特别是涉及一种以植物中药且全部为中药保健品或药食两用的中药为原料制成的，具有标本兼治功能的治疗痛经与腹部肿块的药物。

（七）研发背景技术

近年来，成年女性痛经的发病率明显上升。由于生活压力、工作压力、精神压力不断加大，女性经期保护、生殖健康被忽略，发生子宫内膜异位症、子宫腺肌病、卵巢囊肿、子宫肌瘤、炎性包块等疾病发生的概率增加，直接影响到女性的生殖能力与身心健康。

子宫内膜异位症是临床常见的疾病，系具有活性的子宫内膜移位于子宫以外的部位导致发病。据有关报道显示，该病的发病率较以往增多。由于该病症状明显，痛经难以忍受，对患者的身心健康有较大的不利影响。

一般情况下，子宫内膜异位症发病时常常用止痛的西药对症治疗，但这仅仅是权宜之计，对疾病本身没有改善，难以发挥治本的作用。

在子宫内膜异位症的治疗方面，临床常用的西药为孕三烯酮胶囊（内美通）、达那唑等，品种比较单一，且这些药物具有一定的副作用，特别是对肝功能的损害，致使部分患者无法使用此类药物。而在中药方面，专用于治疗子宫内膜异位症的中成药目前尚未发现。

基于子宫内膜异位症临床治疗需要，我们经过多年研究观察，发现通过温经通络、理气化滞、活血化瘀等途径，可以对子宫内膜异位症达到治本止痛的作用，符合合理用药中安全、有效的基本原则。由于所选药物的化瘀作用明显，对于妇科腹部的病理性包块具有气滞血瘀证者，同样具备缩小肿块乃至消除肿块的可靠疗效。

在活血化瘀药物的使用过程中，往往具有一定的副作用，患者服用安全有效的药物，是非常重要的。选用由药食两用与保健作用的中药组成方剂，其安全性得到保证，适应范围更加广泛。不仅如此，在有效控制痛经的基础上，开发出针对气滞血瘀证之肿块具有治疗作用的中药，是妇科临床亟待解决的问题。

运用中医温经通络、理气化滞、活血化瘀等理论组方，同时治疗痛经以及妇科肿块的药物，纵观中西药市场，该类药物尚属空白。

（八）发明专利内容

本发明的目的在于，提供一种快速治疗痛经与腹部肿块的药物。该药物具有振奋阳气、温经通络、理气消滞、活血化瘀、消肿除癥瘕的作用，可治疗子宫内膜异位症引发的痛经，并可针对妇科腹部肿块如卵巢囊肿、子宫肌瘤、炎性包块等疾病进行治疗，疗效可靠、见效迅速、标本兼治，为临床提供一种新型、安全、高效的治疗药物。

本发明以传统的辨证施治为基本准则，通过该药振奋阳气、温经通络、理气活血、去除疼痛、化瘀行滞、消散肿块，用药主次分明，配方巧妙恰当，辨证与辨病结合，中医与西医合参，所用药物均经现代医学有关药理实验证明其促进组织血液循环、促进组织吸收的显效性与可靠性，证明其化瘀、通络、止痛、消肿的显效性与可靠性，而且每味药物均经中药药理学研究文献提示没有明显的毒副作用。

本发明是通过如下技术方案实现的。一种快速治疗痛经与腹部肿块的药物，其特征在于它是由下述质量份的原料药制成：桃仁6～60份，红花6～60份，白芍6～45份，当归6～60份，丹参3～60份，肉桂6～60份，花椒3～45份，高良姜6～60份，甘草3～45份，香附6～60份。

一种快速治疗痛经与治疗腹部肿块的药物各原料的优选分量比为：桃仁10～45份，红花10～45份，白芍10～40份，当归10～50份，丹参10～45份，肉桂10～45份，花椒10～36份，高良姜10～45份，甘草10～36份，香附10～45份。

上述原料药及用量配方，是发明人在30多年临床经验的基础上得出的，在上述用量范围内均具有显著的疗效。

本发明的药物选择桃仁、红花、白芍、当归、丹参、肉桂、花椒、高良姜、甘草、香附10味药进行配伍，各味药物功效产生协同作用，全方能够实现振奋阳气、温通经络、化瘀止痛、消散肿块的功效。

方中桃仁、红花活血化瘀，增强局部组织血液循环；当归、白芍活血养血，调养周身血气；四者配伍，理血、化瘀、除滞等功效相得益彰。肉桂补火助阳，散寒止痛，活血通经；花椒味辛性温，镇痛抗栓，防止血小板凝聚；丹参行气散瘀，消肿除滞；诸药配合，温阳、散寒，止痛、活血、散瘀效果更佳。高良姜温中散寒，行气止痛；香附温经散寒，理气止痛；甘草缓急止痛，辅助正气；三药合用，理气止痛，缓解症状更为快捷。该方组合，温阳行滞、理气扶正、活血化瘀、消肿除块，诸药配合完全符合中医组方的基本原则。

不仅如此，上述药物的药理作用，均有相关单味药物药理研究与动物实验结论证实。

本发明药物可采用中药制剂的常规方法制成任何一种内服剂型。

本发明药物采用中药药剂学常规工艺制成胶囊剂。

本发明药物采用中药药剂学常规工艺制成片剂。

本发明药物采用中药药剂学常规工艺制成散剂或颗粒剂。

本发明药物采用中药药剂学常规工艺制成水丸剂、蜜丸剂、水蜜丸剂、浓缩丸剂或滴丸剂。

本发明药物采用中药药剂学常规工艺制成口服液。

本发明药物采用中药药剂学常规工艺制成茶剂。

本发明药物也可采用半仿生提取（SBE）、超临界流体萃取（SFE）、微波提取（MAE）、酶提取（ETE）、超声波提取（UAE）、大孔吸附树脂法（macroporous adsorbent resin，MAR）等方法提取有效成分，而且这些提取方式均在本发明的保护范围。

本发明药物经临床使用结果表明，有下述优点。

(1) 本发明选用天然食用植物药为原料，各组份符合药品法规定和中医处方原则，突出中医辨证与西医辨病相结合、病因治疗与对症治疗相结合的基本特色。

(2) 本发明药物提取后，口感较好，服用方便，各味药物组方前后均无毒无害，正常剂量服用没有发现毒副作用。

(3) 本发明药物对痛经、子宫内膜异位症、卵巢囊肿、子宫肌瘤、组织粘连、妇科炎性包块等疾病具有良好的治疗作用。

(4) 本发明药物均精选于卫健委规定可药食两用的品种，安全性更高，一些妇科慢性疾病患者可较长时间服用。

(5) 本发明药物标本兼治，见效迅速，治愈率高。

（九）具体实施方式

本发明药物经过临床疗效观察与安全性试验，表明内服安全可靠，治疗效果显著，具有一定的市场推广价值。

1. 本发明药物治疗子宫内膜异位症痛经临床观察

◆ 一般资料

临床资料：观察子宫内膜异位症痛经患者共 122 例，随机分成观察组与对照组。两组患者均来自门诊，病程 3～57 个月。观察组年龄 61 例，年龄 19—39 岁；对照组 61 例，年龄为 19—38 岁。观察组痛经轻度者 6 例，中度 20 例，重度 35

例；对照组痛经轻度者 5 例，中度 22 例，重度 34 例。经统计学处理两者之间无显著性差异。

子宫内膜异位症诊断标准：参照原卫生部发布的《中药新药临床研究指导原则》子宫内膜异位症及痛经诊断标准，①渐进性痛经；②经期少腹、腰骶不适，进行性加剧；③周期性直肠刺激症状，进行性加剧；④后穹窿子宫骶韧带或子宫峡部触到痛性结节；⑤附件粘连包块伴包膜结节感，输卵管通畅；⑥月经前后附件包块小有明显变化。凡有以上①～③项中 1 项和④～⑥项中 1 项，血清子宫内膜抗体阳性，CA125 异常（正常值 ≤ 40U/ml，可作参考），即可诊断子宫内膜异位症。

痛经轻重程度的标准：经期或其前后小腹疼痛明显，伴腰部酸痛，但能坚持工作，无全身症状，有时需要服止痛药为轻度；经期或经期前后小腹疼痛难忍，伴腰部酸痛，恶心呕吐，四肢不温，用止痛措施疼痛暂缓为中度；经期或经期前后小腹疼痛难忍，坐卧不宁，严重影响工作学习和日常生活，必须卧床休息，伴腰部酸痛，面色苍白，冷汗淋漓，四肢厥冷，呕吐腹泻，或肛门坠胀，采用止痛措施无明显缓解为重度。

◆ 实验方法

观察组服用本发明药物胶囊，每日 3 次，每次 4 粒（每粒含提取药粉 0.45g，下同），经前 1 天开始服用，之后一直连续服用，3 个月为 1 个疗程。

对照组服用达那唑胶囊 200mg × 30 粒（上海华联制药公司，批号为 20020130），口服，每日 2 次，每次 200mg，月经第 5 天开始服药，当出现闭经后，剂量减少至每天 200mg，为维持量，连续治疗 3 个月为 1 个疗程。

两组均在 1 疗程结束后进行 3 个月经周期随访记录，以此来统计疗效。

◆ 评价标准

疗效标准：根据国家中医药管理局颁发的《中医病证诊断疗效标准》拟定。治愈为疼痛消失，连续 3 个月经周期未复发；好转为疼痛减轻或消失，但不能维持 3 个月经周期；无效为疼痛未见改善。

◆ 统计方法

应用 SPSS13.0 统计学软件，计量资料以（$\bar{x} \pm s$）表示，组间比较用随机资料 t 检验，计数资料以率(%)表示，采用 χ^2 检验。$P < 0.05$ 为差异有统计学意义。

◆ 结果

观察组 61 例中治愈 37 例，好转 21 例，无效 3 例，总有效率为 95.08%；对照组 61 例中治愈 19 例，好转 26 例，无效 16 例，总有效率为 73.77%。

治疗后，观察组总有效率 95.08% 高于对照组的 73.77%，差异有统计学意义
（$P < 0.05$）。

不仅如此，观察组痛经之外的其他症状（如月经不调、不孕、盆腔包块、性
交痛等）的改善，亦明显高于对照组。

2. 本发明药物治疗卵巢囊肿临床观察

◆ 一般资料

观察卵巢囊肿（功能性卵巢囊肿、出血性卵巢囊肿、子宫内膜样囊肿以及卵
巢恶性肿瘤、畸胎瘤不在此观察范围之内）患者 77 例，其中卵巢巧克力囊肿 56
例，浆液性及黏液性上皮卵巢囊肿 21 例。上述病例均经彩超确定卵巢囊肿的大
小。患者年龄为 23—42 岁，病程为 1～22 个月。曾经药物治疗者 33 例，未曾治
疗者 44 例。

◆ 实验方法

所有患者服用本发明药物胶囊，每日 3 次，每次 4 粒。服用 3 个月为 1 个疗
程，满 1 个疗程再次进行 B 超复查。

◆ 评价标准

疗效标准：用药后卵巢囊肿消失，1 个月后随访无复发为临床治愈；卵巢囊
肿体积缩小 50% 以上为显效；卵巢囊肿体积缩小 10%～50% 为有效；卵巢囊肿
缩小 10% 以下或增大者为无效。

◆ 结果

本发明药物治疗 1 个疗程后，本组例中治愈 28 例，显效 29 例，有效 16 例，
无效 4 例，总有效率为 94.81%。

3. 本发明药物治疗子宫肌瘤临床观察

◆ 一般资料

观察选择肌壁间肌瘤病例 96 例，其中多发性子宫肌瘤 29 例。所有病例于治
疗前后均经彩超确定子宫肌瘤的大小。患者年龄为 26—41 岁，病程为 1～32 个
月。曾经药物治疗者 39 例，未曾治疗者 57 例。

◆ 实验方法

所有患者服用本发明药物胶囊，每日 3 次，每次 4 粒。服用 3 个月为 1 个疗
程，满 1 个疗程再次进行 B 超复查。

◆ 评价标准

疗效标准：用药后子宫肌瘤消失，在停药 1 个月后随访无复发为临床治愈；治疗后子宫肌瘤体积缩小 50% 以上为显效；治疗后子宫肌瘤体积缩小 10%～50% 者为有效；子宫肌瘤体积缩小 10% 以下或在治疗后子宫肌瘤有增大者为无效。对于多发性子宫肌瘤，以每个子宫肌瘤体积之和进行统计。

◆ 结果分析

治疗 1 个疗程后，本组病例中治愈 29 例，显效 39 例，有效 18 例，无效 10 例，总有效率为 89.58%。

4. 安全性试验

◆ 实验方法

试验人群：为了观察该药物对正常人体有无毒性，我们选择 40 例健康志愿者（妊娠或哺乳期妇女除外），平均年龄（32±6.2）岁采用自身前后对照形式。

服用方法：每日 3 次，每次 4～6 粒，每粒 0.45g，饭后服用，连续 3 周。药物胶囊由江苏颐海制药有限责任公司提供。

观察指标：安全性观察指标主要包括总蛋白（TP）、白蛋白（ALB）、心肝肾功能［谷草转氨酶（AST）、谷丙转氨酶（ALT）、尿素氮（BUN）、肌酐（CRE）］，血糖（GLU），血脂［总胆固醇（TC）、甘油三酯（TG）、高密度脂蛋白胆固醇（HDL-C）］、血红蛋白（HGB）、红细胞（RBC）、白细胞（WBC）、尿十项。

◆ 结果

受试志愿者试验前后的总蛋白（TP）、白蛋白（ALB）、心肝肾功能［谷草转氨酶（AST）、谷丙转氨酶（ALT）、尿素氮（BUN）、肌酐（CRE）］，血糖 GLU，血脂［总胆固醇（TC）、甘油三酯（TG）、高密度脂蛋白胆固醇（HDL-C）］、血红蛋白（HGB）、红细胞（RBC）、白细胞（WBC）、尿十项，经统计学处理无显著性差异（$P > 0.05$），说明该发明药物具有良好的安全性。

参考文献

[1] 王忠民. 快速治疗痛经与腹部肿块的药物：CN201210215667.4[P].2012–10–17.

[2] 王明闯，张菲菲，王忠民. 痛经灵胶囊治疗青春期原发性痛经的临床观察 [J]. 世界中西医结合杂志, 2015, 10（3）：375–377.

[3]　王忠民，王明闯，张菲菲.子宫内膜异位症合并盆腔淤血综合征中医辨治体会 [J].中医杂志，2015, 56（3）: 256–258.

[4]　王明闯，张菲菲，王忠民.王忠民辨证治疗子宫肌腺病剧痛经验 [J].中国中医急症，2014, 23（12）: 2220–2222.

[5]　王明闯，雷智峰，王忠民.王忠民辨治子宫腺肌病合并子宫肌瘤经验 [J].中医药临床杂志，2015, 27（5）: 632–635.

三、一种化瘀温经疏通输卵管的药物

（一）研究开发思路

输卵管梗阻，是导致女性不孕的常见原因之一。该症的形成，常常与自身免疫力低下形成慢性感染有关，最为常见的因素是解脲支原体感染、反复流产等。慢性感染的结局，是局部组织水肿、增生、粘连，进而致使输卵管通畅、蠕动功能受限，直接影响精卵结合与受精卵到达宫腔着床，最终发生女性不孕。

中医学认为，该病之病因病机，多与正气不足、外邪入侵有关，由于病情日久，导致血瘀气滞等结局，最终形成输卵管阻塞性不孕症。瘀血内阻，冲任不畅，两精不能在输卵管的壶腹部结合，或结合后不能进入子宫着床，则难以正常怀孕。

笔者通过几十年的临床观察认为，活血化瘀是治疗输卵管梗阻最为重要的方法之一。临床可见，凡是已经发生输卵管梗阻者，并非一定存在感染，故在治疗上单纯使用抗生素无效。笔者对于有输卵管梗阻合并盆腔积液者，均会从宫颈口取标本做解脲支原体、沙眼衣原体与人型支原体检查，凡属于阳性者，随即进行药敏试验，然后进行中西医结合治疗，效果非常明显。

对于感染者在运用敏感西药治疗的同时，再配合中药特别是具有活血化瘀的中药品种，效果尤其显著。输卵管组织粘连、水肿等，单纯用抗生素效果不明显，而配合中药后效果非常理想。中药可以促使粘连的组织松解，促使梗阻的输卵管畅通，促使水肿、瘀血的组织得到缓解乃至康复，通过活血化瘀等方法治疗是非常重要的环节。

在多年的临床实践中，笔者发现具有活血化瘀、温经活络、健脾利水、益气除滞的中药，可以有效促进病变组织的血液循环，促进纤毛组织的修复，进而实现输卵管疏通、瘀血组织消除的良好效果。中医药治疗输卵管阻塞性不孕，的确有较好的疗效，特别是一些输卵管积液者，治疗效果可能与输卵管组织粘连较重有关，故治疗时需要持续一定的时间。

输卵管梗阻的形成，均属于慢性感染的结果。而慢性感染，并没有热毒指征，反而有寒湿凝结、阳气不足表现，笔者在使用活血化瘀药物的同时，增加温经散寒、除滞通络、标本兼治的药物，大大地提高了疏通输卵管的效果。

根据中医学的理论，一些慢性感染包括感染后导致的瘀血现象，一些慢性炎症特别是经久不愈的慢性炎症，常常具有阴证、寒证的特征。用药时，笔者常常用温通的方法治疗妇科慢性疾病，并获得了重要的启示。临床实践表明，输卵管炎症变化为组织粘连、管腔积水、局部梗阻等状况，符合中医阴证、寒证的特点，因此，用具有振奋阳气、温通经络、化瘀行滞的药物巧妙处方，无论从理论上还是实践中，都是可行的。

临床凡属于慢性感染导致的输卵管梗阻，临床上不拘泥于清热解毒，通过温经散寒、疏通瘀滞，患者更容易康复。笔者在临床观察中发现，一种化瘀温经疏通输卵管的药物对化瘀通管具有十分可靠的疗效，凡属于慢性输卵管梗阻、输卵管积水、输卵管炎等输卵管病变，皆可以用该药进行治疗，效果十分明显。

（二）专利药物名称

一种化瘀温经疏通输卵管的药物

（三）审批专利号码

CN201010133134.2

（四）专利药物摘要

本发明公开了一种化瘀温经疏通输卵管的药物，是以桃仁、红花、肉桂、香橼、佛手、陈皮、高良姜、甘草、白芷、茯苓、鱼腥草为原料，按一定重量配比煎煮提取制备而成。它可以制成任何一种常用口服剂型，药物具有活血化瘀、温经止痛、疏通梗阻、软坚散结等功能，对输卵管梗阻、输卵管积水、输卵管通而不畅、血瘀痛经、卵巢囊肿等具有很好的疗效，且见效迅速，不良反应甚微。

（五）专利药物配方

一种化瘀温经疏通输卵管的药物，其特征在于它是由下述质量份的药食两用原料药制成。

桃　仁 10～30 份　　红　花 10～30 份　　肉　桂 10～30 份

香　橼 12～30 份　　佛　手 10～25 份　　陈　皮 10～25 份

高良姜 10～25 份　　甘　草 10～20 份　　白　芷 10～25 份

茯　苓 10～30 份　　鱼腥草 10～30 份

（六）药物技术领域

本发明涉及一种化瘀温经疏通输卵管的药物，特别是涉及一种以植物中药且全部为药食两用的中药为原料制成的、具有标本兼治功能的治疗输卵管梗阻、输卵管积水、输卵管通而不畅、血瘀痛经、卵巢囊肿的药物。

（七）研发背景技术

女性输卵管梗阻为最常见的不孕病因之一，据文献报道占女性不孕症的 1/3 以上。该症常与慢性感染、反复流产等因素有关，局部组织水肿、增生，致使输卵管通畅、蠕动功能受限，直接影响精卵结合与受精卵返回宫腔，最终发生女性不孕。这种病理改变，往往与中医学中的血瘀气滞有关。

在一般情况下，现代医学对输卵管梗阻、积水往往运用抗生素等治疗。但对于已经出现慢性感染的输卵管等器官，并非一定有病原微生物检出，而输卵管组织粘连、水肿等是其突出的特征。这种情况用抗生素治疗难以使粘连的组织松解，难以使梗阻的输卵管畅通，也难以使水肿、有瘀血的组织得到缓解乃至康复。

即使在外力（如输卵管通水）作用下使粘连的组织松解，这种外力也是有限度的，无法长期运用。使用具有活血化瘀、温经活络、健脾利水、益气除滞的中药，则可以有效促进病变组织的血液循环，促进纤毛组织的修复，进而实现输卵管疏通、组织瘀血消除的效果。

在目前使用的一些活血化瘀中成药中，缺乏温经散寒、除滞通络、标本兼治的药物。根据中医学的理论，一些慢性感染包括感染后导致的瘀血现象，并非符合"炎症必须清热解毒"一般规律，相反，一些慢性炎症特别是经久不愈的慢性炎症，常常是以阴证、寒证为主要特征。

临床实践表明，输卵管炎症变化为组织粘连、管腔积水、局部梗阻等状况，符合中医阴证、寒证的特点，因此，用具有振奋阳气、温通经络、化瘀行滞的药物巧妙处方，是笔者发明的一个思路。

令人遗憾的是，目前针对慢性炎症阴寒特征的中药处方鲜见，特别是针对妇科感染疾病形成的组织瘀血、组织粘连、组织水肿等引发的包块的中成药，文献资料检索尚未发现。为此，根据这一特征发明一种温通经络、化瘀行滞、消除慢性炎症的中成药，非常有利于临床，也是临床开发新品种药物的基本原则。

如何快速疏通输卵管，目前是医学上的一个棘手的课题。令人不安的是，近年来输卵管疾患发病率已呈大幅上升趋势。利用安全、有效的中成药治疗输卵管梗阻、输卵管积水、卵巢囊肿等，对减少患者创伤、减少经济负担都是十分有益的，也是发明者多年中医药研究的目标。

运用中医阴寒理论组方，治疗妇科慢性炎症引发的瘀血疾病，纵观中西药市场，该类药物尚属空白。

（八）发明专利内容

本发明的目的在于，提供一种振奋阳气、温通经络、化瘀行滞的中成药，治疗妇科慢性感染性疾病，尤其是针对输卵管梗阻或积水、卵巢囊肿、血瘀型痛经等疾病，疗效可靠，见效迅速，标本兼治，为临床提供一种新型、安全、高效的治疗药物。

本发明以传统的辨证施治为准则，振奋阳气消除炎症、温通经络松解粘连、化瘀行滞疏通梗阻，用药主次分明，配方恰如其分，辨证与辨病结合，中医与西医合参，所用药物均经现代医学有关药理实验证明其促进组织血瘀循环、增强吞噬细胞吞噬的显效性与可靠性，证明其化瘀、通络、消肿、消炎的显效性与可靠性，而且每味药物均没有毒副作用。

本发明是以如下技术方案实现的。一种化瘀温经疏通输卵管的药物，其特征在于它是由下述质量份的原料药用常规制备方法制成：桃仁10～30份，红花10～30份，肉桂10～30份，香橼12～30份，佛手10～25份，陈皮10～25份，

高良姜 10～25 份，甘草 10～20 份，白芷 10～25 份，茯苓 10～30 份，鱼腥草
10～30 份。

上述原料药及用量配方，是发明人在 40 多年临床经验的基础上得出的，在
上述用量范围内均具有显著的疗效。

本发明的药物选择桃仁、红花、肉桂、香橼、佛手、陈皮、高良姜、甘草、
白芷、茯苓、鱼腥草 11 味药进行配伍，各种药物功效产生协同作用，实现振奋
阳气，温通经络，化瘀行滞，消除炎症的功效。

方中桃仁活血化瘀，增强局部组织血液循环；红花化瘀解毒，促进慢性炎
症吸收；二者性甘平，配伍后功效相得益彰。肉桂补火助阳，散寒止痛，活血通
经，具有良好的抗菌功效，治疗慢性感染之阴寒证效果尤佳。香橼健脾理气，宽
中除滞；佛手疏肝理气，温中止痛；陈皮理气健脾，燥湿化痰；三者合之，温经
散寒，疏肝健脾，理气除滞功效加强。甘草调和诸药，缓解症状，止痛缓急。白
芷通窍止痛，消肿通管，治疗慢性炎症见长；茯苓健脾益气，利水渗湿，以增强
抗炎功效为佳；鱼腥草消痈除滞，利水解毒，以增强免疫抗菌显效；三者结合，
化瘀、除滞、消肿、利水，解毒而不偏于寒凉、除滞而不至于破气，为消肿、利
水奠定良好的基础。该方组合，温阳行滞，健脾益气，活血化瘀，消肿利水，诸
药配合后疗效相得益彰，完全符合中医辨证施治的基本原则。

不仅如此，上述药物的药理作用，均有相关单味药物药理研究与动物实验结
论证实。

本发明药物可采用中药制剂的常规方法制成内服剂型。本发明药物可以将原
料药研成粉混合均匀成散剂、丸剂、片剂、颗粒剂、口服液，还可以将各原料药
水煎后浓缩成煎液，获得有效成分，再制备成各种口服剂，但这些并不限制本发
明的保护范围。

本发明药物也可采用半仿生提取（SBE）、超临界流体萃取（SFE）、微波提
取（MAE）、酶提取（ETE）、超声波提取（UAE）等方法提取有效成分，但这些
提取方式均不限制本发明的保护范围。

本发明优选的采用如下胶囊剂型和颗粒剂。

所述药物的制备方法，按如下步骤进行。

(1) 按比例称取原料，备用。

(2) 将所述重量比的桃仁、红花、肉桂、香橼、佛手、陈皮、高良姜、甘草、

白芷、茯苓和鱼腥草 11 味药加水煎煮 5 次，然后合并 5 次煎液，得过滤液。

(3) 将步骤（2）所得过滤液浓缩成浸膏。

(4) 将浸膏烘干得干浸膏。

(5) 粉碎干浸膏成粉状得药粉。

(6) 在烘干箱内 110℃下保持 10 分钟之后降至 105℃保持 5 分钟，然后再降温至 100℃，保持 5 分钟，冷却至室温。

(7) 装入胶囊。

所述步骤（2）的每次加水量以没过药面为宜，每次煎煮 30 分钟。

将所述的步骤（5）所得药粉与颗粒剂常用辅料混合，制成颗粒剂。

将所述的步骤（2）过滤液适当浓缩，经过防腐消毒处理，直接制成有效成分的口服液，或将口服液有效成分与常用辅料混合制成口服液。

将步骤（5）所得药粉与片剂常用辅料混合，压成片剂。

本发明药物经临床使用结果表明，有下述优点。

(1) 本发明选用天然食用植物药为原料，各组份符合药品法规定和中医处方原则，突出中医辨证与西医辨病相结合、病因治疗与对症治疗相结合的基本特色。

(2) 本发明药物无须煎煮，口感良好，服用方便，各味药物组方前后均无毒无害，正常剂量服用没有发现任何副作用。

(3) 本发明药物对输卵管梗阻、输卵管积水等疾病不仅有良好的治疗效果，对流产后康复也有良好的防病保健作用，适用范围广泛。

(4) 本发明药物均精选于卫健委规定可药食两用的品种，安全性更高，治疗输卵管梗阻、输卵管积水、慢性附件炎、卵巢囊肿等疾病的患者可以较长时间服用。

(5) 本发明药物具有良好的兼顾性，对具有妇科慢性感染性疾病、组织水肿、组织粘连、瘀血包块等特征的疾病具有一定的兼顾治疗作用。

(6) 本发明药物具有良好的抗菌、抗病毒作用，尽管一些药物属于温性甚至温热，但药理实验与临床观察均同样显示其具有抗菌、抗病毒作用，而且对于治疗阴寒证更有效果。

(7) 本发明药物标本兼治，见效迅速，治愈率高。

（九）具体实施方式

以下结合实施例及临床应用统计进一步说明本发明药物的效果。

实施例 1：胶囊剂制备

桃仁 20kg，红花 18kg，肉桂 22kg，香橼 18kg，佛手 15kg，陈皮 18kg，高良姜 15kg，甘草 12kg，白芷 15kg，茯苓 30kg，鱼腥草 22kg，加水共同煎煮 5 次，每次加水以没过药粉为宜，每次煎煮 30 分钟，合并 5 次煎液；将煎液通过常规酒精提取，浓缩成浸膏；将浸膏放入烘干箱烘干后粉碎为细粉，并进行常规高温消毒；将细粉装入胶囊，每粒药粉 0.45g。

实施例 2：颗粒剂制备

桃仁 20kg，红花 18kg，肉桂 22kg，香橼 18kg，佛手 15kg，陈皮 18kg，高良姜 15kg，甘草 12kg，白芷 15kg，茯苓 30kg，鱼腥草 22kg，用实施例 1 所述方法，制成药粉，再辅以颗粒剂常用辅料制成冲剂，冲剂每袋 2g。

本发明药物治疗输卵管梗阻临床观察

◆ 一般资料

临床资料：为证实本发明药物的临床疗效，于 2007 年 3 月—2008 年 9 月，治疗组选择输卵管梗阻 77 例，其中两侧输卵管梗阻 12 例，一侧梗阻 28 例，输卵管积水 13 例，通而不畅 24 例；病程为 1.1～3.4 年，平均 1.7 年。对照组输卵管梗阻 75 例，其中两侧输卵管梗阻 11 例，一侧梗阻 29 例，输卵管积水 12 例，通而不畅 23 例；病程为 1～3.5 年，平均 1.6 年。两组经统计学处理具有可比性，差异均无统计学意义（$P > 0.05$）。

◆ 实验方法

治疗组全部服用实施例 1 药物胶囊，每次 5 粒，每日 3 次。对照组口服桂枝茯苓胶囊（江苏康缘药业股份有限公司生产，每粒 0.31g），每次 5 粒，每日 3 次。两组给药时间均为 1 个疗程（60 天）。

◆ 评价标准

病例诊断均通过输卵管子宫造影（造影剂为碘油或泛影葡胺）确诊。

疗效标准：1 个疗程后下 1 个月经周期月经结束后 3～7 天复查。输卵管完全通畅、积水消失或已受孕为痊愈；输卵管完全梗阻转为部分梗阻、积水消除 2/3 以上为有效；治疗后输卵管无明显改善为无效。

◆ 结果

治疗组治愈 44 例，有效 23 例，无效 10 例，总有效率为 87.01%；对照组治愈 14 例，有效 29 例，无效 32 例，总有效率为 57.33%。治疗组总有效率 87.01% 明显高于对照组的 57.33%，差异有统计学意义（$P < 0.05$）。

为观察药物治疗对全血的影响，两组（各检查 15 例）患者分别于治疗前和治疗后的月经期抽取静脉血测定全血黏度（高切）和纤维蛋白原两项参数，治疗前后卵泡期测定双侧卵巢动脉搏动指数和阻力指数。结果发现，治疗组疗效显著高于对照组（$P < 0.05$）。

这一结果推断，此种疗法是通过改善患者血液流变学指标，并能改善患者卵巢动脉的搏动指数和阻力指数，从而改善炎性输卵管周围的血液循环，而实现消除炎症促进输卵管再通。

参考文献

[1] 王忠民 . 一种化瘀温经疏通输卵管的药物：CN201010133134.2[P].2011-09-28.

[2] 张菲菲，王明闯，王忠民 . 化瘀通管胶囊治疗输卵管梗阻性不孕临床观察 [J]. 中医药临床杂志，2014, 26（10）: 1021–1023.

[3] 王明闯，张菲菲，王忠民 . 王忠民论治慢性盆腔炎合并子宫内膜异位症经验 [J]. 世界中西医结合杂志，2015, 10（1）: 13–15, 21.

四、一种快速缓解肝肾阴虚型更年期综合征的药物

（一）研究开发思路

围绝经期综合征（menopausal syndrome，MPS），又称为更年期综合征。妇女在绝经前后，由于性激素波动或大量减少，引发一系列以自主神经系统功能紊乱为主，并伴有神经心理症状的一组症候群。MPS 发生于 45—55 岁，约 90% 的妇女在更年期出现不同程度的症状，有人在绝经过渡期症状开始出现。其主要症状持续时间一般在绝经后 2~3 年，少数人可持续到绝经后 5~10 年才会逐步消失。

绝经有两种，即自然绝经与人工绝经。前者指卵巢内卵泡用尽，或剩余卵泡对促性腺激素丧失了反应，卵泡停止发育，雌激素水平快速下降，无力刺激子宫

内膜生长，进而引发绝经。后者是指手术切除双侧卵巢，或用其他手段停止卵巢功能（如放化疗）等，手术后 2 周即可出现 MPS，术后 2 个月达高峰，持续 2 年之久。

MPS 对患者身心健康具有不良影响，有时相当严重。其典型症状为颜面潮热、潮红、出汗、失眠健忘、烦躁易怒。同时出现月经紊乱、月经周期延长、经量减少后绝经；或月经周期不规则、经期延长、经量增多，甚至大出血或出血淋漓不止（中医学称之为崩漏），继而经量逐渐减少后闭经；极少数人月经突然停止。

部分 MPS 患者症状尤其明显，直接或间接影响其工作、生活，还会带来诸多并发症。严重的月经过多，会导致贫血；雌激素水平波动严重，易发生子宫内膜癌；潮热、出汗严重，影响其正常生活与工作，特别是发病时间长者，还会并发骨质疏松、性功能减退、高血压、冠心病、肿瘤等诸多疾病。

不仅如此，MPS 还会引发自主神经系统功能紊乱伴有神经心理症状的症候群。其神经精神症状主要表现为兴奋与抑郁，兴奋表现为烦躁不安、情绪激动、失眠健忘、头痛头晕、注意力不集中、多言多语、大声哭闹等神经质样症状；抑郁表现为焦虑不宁、内心不安、惊慌恐惧、记忆力下降、缺乏自信、行动迟缓，重则丧失情绪反应、对外界冷淡，发生抑郁性神经官能症。MPS 神经精神症状发生率为 58%，其中抑郁 78%、激动 72%、淡漠 65%、失眠 52%，约有 1/3 患者伴有头痛、头部紧箍感、枕部和颈部疼痛向背部放射。部分患者感觉异常，走路漂浮、登高眩晕、皮肤划痕、瘙痒及蚁走感，咽喉部异物梗阻等症状。

而且，MPS 还会引发泌尿生殖道症状。随着雌激素水平下降，会发生外阴及阴道萎缩，皮下脂肪减少，外阴皮肤逐渐变薄，阴阜阴毛变得稀少，阴道内 pH 升高（6.0～8.0），阴道弹性减低、长度缩短、皱褶变平、分泌物减少，出现阴道干涩、外阴瘙痒、性交疼痛、老年性阴道炎等。由于雌激素缺乏，有些患者发生萎缩性膀胱炎、尿道炎、尿道口外翻、肉阜及张力性尿失禁等。膀胱容量随增龄而减少，仅相当于育龄期 1/2，为 250ml 左右，稍微超过容量即有尿意，发生尿频、尿急、夜尿增多现象。有小部分患者，还会发生子宫脱垂及阴道壁膨出，曾有过多次分娩史及会阴严重撕裂者较为常见。

另外，MPS 还会引发心血管症状。约有 28.9% 的患者出现假性心绞痛，伴心悸、胸闷等，常与精神因素有关，症状多、体征少，心功能尚好；5.2% 的患者出现轻度高血压，表现为收缩压升高而舒张压正常，且阵发性发作，血压升高时出现头昏、头痛、胸闷、心慌等症状。

中医学认为，MPS 源于肾气衰而天癸将竭，此时冲任二脉渐渐亏损，精血不足则最终形成阴阳俱虚证。尽管本证有心阴不足等其他脏腑相关的病机，但从临床发病率总体上来看，远远不如肝肾阴虚、脾肾阳虚等多见，故笔者在研发中成药时主要针对上述两种类型。

MPS 患者年龄相对较大，身体健康状况大多较差，肾气衰退、精血亏虚、阴阳失调系最基本的症状。需要特别强调的是，更年期所出现的诸多症状，不仅是更年期的外在证候表现，这些症状更是机体发生平衡失调的表现，"诸病于内，必形于外"，其临床表现无不与脏腑等功能衰退有关。如果不进行积极有效的治疗，MPS 对整个机体都会产生不同程度的不良影响。故此，治疗 MPS 也是对机体整体调节的重要一环。

若平素阴液亏虚，久病耗伤阴精；或肝郁日久，化火耗阴；或房事不节，耗伤肾阴；或罹患温热之疾日久，阴津被劫；或平素血虚，阳气独抗，俱可致使肝肾阴虚，阴不制阳，适值更年期如期而至，虚热内扰阴精耗伤加重，形成肝肾阴虚类病机。这一证型，在 MPS 较为常见。

在 MPS 初期，雌激素水平大多快速下降，但有少部分患者由于卵巢功能的代偿作用，在卵泡生成素升高之后，雌激素水平短暂上升，孕激素被制约后出现雌激素水平相对升高，出现子宫内膜增厚、月经量反而增多，甚至出现淋漓不断的现象，也就是中医学所说的崩漏。

中医学认为，肝肾阴液，相互资生，肝之阴血充足，方可正常下藏于肾，肾阴肾精旺盛，方能正常上滋肝木，肝肾具有同源生理。在发生疾病时，肝阴不足则暗耗肾阴，致使肾阴匮乏，肾阴虚不能上滋于肝，又会导致肝阴不足。故肝肾两脏，阴液之盈亏常常在生理病理上同步，盛则同盛、衰则同衰是肝肾发病的共同病理特点。

在辨证治疗更年期综合征的过程中，但见腰膝酸软，胁痛不适，眼干目糊，耳鸣健忘，五心烦热，颧红盗汗，口干咽燥，失眠多梦，经少或崩漏，舌红苔少，脉细数，即可根据其具体病情，可从滋补肝肾着手治疗。

有学者通过临床观察发现，阴虚肝火旺患者，常常血清促黄体生成素（LH）与促卵泡激素（FSH）含量均明显升高，另外，尿 17- 羟 - 皮质类固醇（17-OH-

CS）增高。这些项目升高者，经过滋补肝肾治疗，在相关症状改善的同时，上述指标也往往有不同程度地下降。在研究处方时，笔者充分考虑到这一点，特别是在选择药物的时候，既要考虑到消除更年期诸症，又要平衡体内的客观指标，如设法让雌激素等处于相对平衡状态，使机体实现平稳地过渡。

（二）专利药物名称

一种快速缓解肝肾阴虚型更年期综合征的药物

（三）审批专利号码

CN201911188162.1

（四）专利药物摘要

本发明公开了一种快速缓解肝肾阴虚型更年期综合征的药物，是以玉竹、乌梅、山楂、桑椹子、枸杞子、紫苏子、阿胶、益智仁、浮小麦、黄芪、百合、山茱萸、当归、肉苁蓉、西洋参、天麻、酸枣仁、淡豆豉、莲子为原料，按一定重量配比制备而成。它可以制成任何一种常用口服剂型，药物具有滋补肝肾、益肾填精、养阴敛汗、清退虚热、宁心安神、调节内分泌等功效，对消除女性更年期发生的四肢乏力、头晕目眩、失眠健忘、精神紧张、胸闷烦躁、抑郁焦虑、恐惧多疑、心悸气短、自汗盗汗、手足心热、性欲减退、阴道干涩、颜面烘热、自信心降低、注意力不集中等症状均有明显缓解作用，见效尤其迅速，无毒副作用。

（五）专利药物配方

一种快速缓解肝肾阴虚型更年期综合征的药物，配方特征在于它是由药食两用中药组方并按下述质量份的原料药制成。

玉　竹 10～90 份	乌　梅 10～50 份	山　楂 10～90 份
桑椹子 10～60 份	枸杞子 10～60 份	紫苏子 10～90 份
阿　胶 10～60 份	益智仁 10～90 份	浮小麦 10～45 份
黄　芪 10～90 份	百　合 10～60 份	山茱萸 10～90 份
当　归 10～90 份	肉苁蓉 10～60 份	西洋参 10～90 份

天　麻 10～90 份　　　酸枣仁 10～90 份　　　淡豆豉 10～90 份
莲　子 10～90 份

（六）药物技术领域

本发明涉及一种快速缓解肝肾阴虚型更年期综合征的药物，特别是涉及一种以植物中药且全部为药食两用的中药为原料按一定重量比制成的治疗肝肾阴虚型更年期综合征诸多症状的药物。

（七）研发背景技术

由于老龄化的到来，生活压力不断增大，更年期综合征成为人们越来越关注的常见疾病。尽管男女都具有更年期综合征的表现，但女性症状尤为突出，常常直接或间接影响其正常生活与工作。女性身体随着下丘脑－垂体－卵巢内分泌轴的功能失调，雌激素水平下降，发生阵发性潮热、汗出、心悸等自主神经功能紊乱，并伴有恐惧、抑郁、焦虑等心理反应的一系列症候群。

更年期女性生理与心理的双重变化，给患者带来的不良影响是非常明显的。随着人们生活水平的提高以及寿命的延长，预防与治疗更年期带来的一系列症状，显得尤其重要。目前对这一疾病的研究已经成为热点。

更年期综合征的防治重点在早期发现、早期治疗，防止更年期综合征引起并发症。这对预防发生严重的骨质疏松、动脉硬化等老年性疾病，具有非常重要的现实意义。目前主要是对症治疗，西药较为常用的是性激素、镇静药、抗抑郁药等。中药治疗方面，主要是一些古老的经典处方（如坤宝丸、坤泰胶囊、六味地黄丸等）以及部分中药自拟方。

西药性激素治疗常被认为是最为有效的方法，可提高更年期综合征患者生活质量，缓解或消除相关症状。但其不良反应较多，具有一定的局限性，特别是一些西药可能增加罹患乳腺癌、子宫内膜癌、生殖道异常出血、肝损害、活动性血栓等风险，一些患者与医生常常担心发生意外。在中药、中成药的治疗中，由于完全符合更年期综合征症状的中成药较少，且很多年没有新药出现，极大地限制了临床选择使用。

由于更年期综合征病程较长，治疗时间相对久，这就涉及用药安全问题。从临床研究的角度来看，既要确保疗效可靠，又要确保用药绝对安全，很少或没有副作用是最为理想的选项。根据更年期综合征的发病特点与病机，本药发明人进行了多年深入细致的临床研究。从疾病的主要症状进行分析，中医学认为更年期综合征与肾、脾、肝、心等关系最为密切，同时发现患者雌激素水平低下，而在辨证施治方面，主要分阴阳两个方面，为此，本药发明人在临床上进行多年中药缓解与消除更年期综合征症状的深入研究。

通过多年临床观察，采用首先解决主要矛盾的方法，将更年期综合征分为阴阳两大类，阴虚者从滋补肝肾阴精入手，而阳虚者则从补益脾肾阳气为主，至于其他相应证候，则在药物中通过不同偏重进行调理。多年的临床研究结果表明，该方案治疗效果可靠，无毒副作用，明显优于常用药物的治疗。

发明一种治疗女性更年期综合征且具有疗效可靠而无任何毒副作用、快速治疗缓解或消除相关症状的新药物品种，特别是运用药食两用中药研制出该类疗效显著的药物，更具有安全有效的基本特征和非常重要的实用意义，这也是笔者研究该发明专利药物的出发点与研究目的。一种快速缓解肝肾阴虚型更年期综合征的中成药研制成功，填补了药食两用中成药快速治疗更年期综合征的空白。

（八）发明专利内容

一种快速缓解肝肾阴虚型更年期综合征的药物，主要是针对四肢乏力、头晕目眩、失眠健忘、精神紧张、胸闷烦躁、抑郁焦虑、恐惧多疑、心悸气短、自汗盗汗、手足心热、性欲减退、阴道干涩、颜面烘热、自信心降低、注意力不集中等症状，通过滋补肝肾、益肾填精、养阴敛汗、清退虚热、宁心安神、调节内分泌等治疗，快速缓解或解除上述症状。

中医学认为，更年期综合征属于"绝经前后诸证""郁证""虚劳""脏躁""汗证""心悸"等证，根据其临床主要脉证，对病机主要为肝肾阴虚者，重点解决主要矛盾，如此治疗比面面俱到更为简便、更为有效、更为快捷。

根据本药发明人多年临床研究，发现一些中药具有符合中医辨证施治的基本特点，又符合药理研究的用药原则。更年期综合征的症状表现，主要为雌激素水平低下所致，在临床符合中医辨证施治的基础上，选择既有滋补肝肾又有补充植物性雌激素的中药，临床证实具有事半功倍之效。

在中药中，有诸多的品种含有植物性雌激素。植物性雌激素是指某些能结合并能激活哺乳类动物及人类的雌激素受体，从而具有一定的雌激素样和（或）抗雌激素活性的植物成分。药理研究证实，这些化学分子包括黄酮、异黄酮、二氢黄酮、黄酮醇、香豆素与木脂素等。

由于植物性雌激素的结构与甾体类激素相似，在人体内可结合于两种雌激素受体 ERα 和 ERβ，一些中药中所含的植物性雌激素，可能是中药用于防治疾病的物质基础之一。发明人通过临床研究发现，一些含有植物性雌激素的中药，可提高患者机体内的雌激素水平，对缓解更年期综合征病症效果尤其明显。

根据肝肾阴虚型更年期综合征的脉证，选择既符合辨证要求又符合补充植物性雌激素的原则，用药食两用中滋养肝肾、健脾、补阴、益血等药物，采取辨证与辨病相结合的思路进行组方，大大地提高了治疗效果，有效地缩短了病程。

本发明药物是以如下技术方案实现的。一种快速缓解肝肾阴虚型更年期综合征的药食两用药物，其基本特征在于它是以下述质量份的原料用中药制剂学常规工艺制成：玉竹 10～90 份，乌梅 10～50 份，山楂 10～90 份，桑椹子 10～60 份，枸杞子 10～60 份，紫苏子 10～90 份，阿胶 10～60 份，益智仁 10～90 份，浮小麦 10～45 份，黄芪 10～90 份，百合 10～60 份，山茱萸 10～90 份，当归 10～90 份，肉苁蓉 10～60 份，西洋参 10～90 份，天麻 10～90 份，酸枣仁 10～90 份，淡豆豉 10～90 份，莲子 10～90 份。

上述原料药及用量配方，是发明人经临床试验得出的，在上述用量范围之内均具有显著的治疗效果。

一种快速缓解肝肾阴虚型更年期综合征的药物组成，选择玉竹、乌梅、山楂、桑椹子、枸杞子、紫苏子、阿胶、益智仁、浮小麦、黄芪、百合、山茱萸、当归、肉苁蓉、西洋参、天麻、酸枣仁、淡豆豉、莲子进行配伍，各味药物功效之间产生相互协同作用，对消除更年期发生的四肢乏力、头晕目眩、失眠健忘、精神紧张、胸闷烦躁、抑郁焦虑、恐惧多疑、心悸气短、自汗盗汗、手足心热、性欲减退、阴道干涩、颜面烘热、自信心降低、注意力不集中等症状均有明显缓解作用，见效尤其迅速，无毒副作用。

一种快速缓解肝肾阴虚型更年期综合征的药物中，玉竹养阴润燥、生津止渴、补益五脏，含有丰富的人体需要的多种氨基酸，具有增强免疫等作用，对缓解阴虚火旺症状的效果明显；乌梅敛肺生津，其敛阴作用明显，对出汗较重者具有良好的止汗作用；山楂气血并走、化瘀而不伤新血、行滞而不伤正气，对更年期综合征多瘀之症具有治疗作用；桑椹子补益肝肾、养血生津、润肠通便，对更年期所出现的肾虚诸症，具有很好的治疗作用；枸杞子滋补肝肾、益精明目、润肺止咳、延年益寿，含有一定的植物性雌激素，对缓解更年期综合征导致的雌激素水平过低具有治疗效果；紫苏子降气化痰、行气和血、润肠通便，对治疗气机壅堵、肝气不舒等症状具有辅助作用；阿胶补血养血、润燥宁心，对更年期综合征引发的眩晕心悸、心烦不眠等症状具有缓解效果；益智仁温补脾肾、固精缩尿，可制约寒凉药物之过，缓解更年期患者夜尿增多等症状具有良好效果；浮小麦益气除热、补虚止汗，对自汗具有一定的作用；黄芪补气升阳、固表止汗，对年老体弱、中气不足者尤为适宜；百合养阴润燥、安心养神、补脾健胃，对更年期综合征引发的神经衰弱等症状具有良好的缓解作用；山茱萸滋补肝肾、涩精止汗，可缓解更年期综合征引发的头目眩晕、腰膝酸软、尿频自汗等症状具有良好效果；当归补血活血，含有植物性雌激素，对缓解雌激素水平低下引发的诸症具有治疗作用；肉苁蓉补肾壮阳、润肠通便、延缓衰老，并含有植物性雌激素，对缓解更年期综合征症状的效果明显；西洋参滋阴补气、养胃生津、延缓衰老，对气阴亏虚之内分泌失调、免疫功能低下等具有显著效果；天麻息风止痉、平肝潜阳、祛风通络，对缓解更年期综合征引生的眩晕、头痛、健忘等具有一定效果；酸枣仁养心安神、益阴敛汗，对缓解更年期综合征常见的失眠健忘、自汗盗汗等症状具有良好效果；淡豆豉清心除烦、宣郁解毒，对缓解烦热不宁、精神郁闷等症状有效；莲子清心安神、益肾固精，对缓解更年期综合征引发的失眠、健忘等症状具有治疗作用。

全方中玉竹、乌梅、浮小麦、百合滋阴敛汗，解除更年期综合征异常出汗之症；枸杞子、桑椹子、山茱萸、肉苁蓉、益智仁补肾填精，养血补阴，可有效提高雌激素水平，缓解更年期综合征症状；山楂、阿胶、当归活血化瘀，补血养血，缓解更年期综合征血瘀、血虚、血脂增高等症状；黄芪、西洋参补气养血，缓解更年期综合征气虚乏力之症；紫苏子、天麻降气化痰，息风止痉，缓解头晕头痛、血压升高等症状；酸枣仁、淡豆豉、莲子清心除烦，宁心安神，解除患者心烦不安、失眠多梦、健忘、抑郁等症状。诸药配合，偏重于滋补肝肾，益肾填精，养阴敛汗，清退虚热，宁心安神，对肝肾阴虚型更年期综合征的症状均有显著、快速的缓解作用。

一种快速缓解肝肾阴虚型更年期综合征的药物所用之品，均有不同程度的快速缓解更年期综合征诸多症状的作用。不仅如此，所用药物并非单味中药的作用叠加，而是在中医辨证施治的基础上科学组方，实现了1+1＞2的组方效应。所用中药，其功能主要体现在滋补肝肾、益肾填精、养阴敛汗、清退虚热、宁心安神、调节内分泌等功效，对消除肝肾阴虚型更年期综合征发生的四肢乏力、头晕目眩、失眠健忘、精神紧张、胸闷烦躁、抑郁焦虑、恐惧多疑、心悸气短、自汗盗汗、手足心热、性欲减退、阴道干涩、颜面烘热、自信心降低、注意力不集中等症状均有明显缓解作用，见效尤其迅速，无毒副作用。

不仅如此，上述药物的药理作用，均有相关药理研究或动物实验结论的证实。

本发明药物可采用中药制剂的常规方法制成内服剂型。本发明药物可以将原料药研成粉混合均匀成散剂、冲剂、颗粒剂、口服液、饮料，还可将各原料药水煎后浓缩成膏，再烘干获得有效成分，根据需要制备成各种口服剂。

本发明药物也可采用半仿生提取（SBE）、超临界流体萃取（SFE）、微波提取（MAE）、酶提取（ETE）、超声波提取（UAE）、压榨提取（PE）、连续逆流提取（CCE）、组织破碎提取（STE）、免加热提取（HFE）、常温超高压提取（UHPE）、空气爆破提取（AEE）等方法提取有效成分。

本发明优选的采用如下胶囊剂型。

所述药物的制备方法，按如下步骤进行。

(1) 按比例称取原料，备用。

(2) 将所述重量比的玉竹、乌梅、山楂、桑椹子、枸杞子、紫苏子、阿胶、益智仁、浮小麦、黄芪、百合、山茱萸、当归、肉苁蓉、西洋参、天麻、酸枣仁、淡豆豉、莲子19味中药，验收合格后交付专业中药制药厂提取。

(3) 由药厂依照中药提取常规方法与程序进行提取。

(4) 将提取的药粉分装成瓶装胶囊剂，每瓶60粒，每粒含中药提取药粉0.45g。

(5) 或将提取的药物制成颗粒剂，每袋含中药提取药粉6g。

(6) 由药厂将成品交付临床试验。

本发明药物经临床使用结果表明，有下述优点。

(1) 本发明选用天然食用植物药为原料，各组份符合药品法规定和中医处方原则，突出中医辨证与西医辨病相结合、病因治疗与对症治疗相结合的基本特色。

(2) 本发明药物提取后无须煎煮，口感良好，服用方便，各味药物组方前后均无毒无害，正常剂量服用没有发现任何副作用。

(3) 本发明药物对女性雌激素水平低下及其导致的诸多症状不仅有良好的治疗效果，也有良好的预防保健作用，适用范围广泛。

(4) 本发明药物均精选于卫健委规定可药食两用的品种，安全性更高，免疫力低下患者可长期服用。

(5) 本发明药物具有良好的兼顾性，对女性或男性肝肾阴虚型更年期综合征患者容易出现的诸多症状及亚健康等，具有一定的兼顾治疗作用。

(6) 本发明药物标本兼治，见效迅速。

（九）具体实施方式

以下结合实施例及临床应用统计进一步说明本发明药物的效果。

实施例 1：胶囊剂制备

玉竹 15kg，乌梅 20kg，山楂 20kg，桑椹子 20kg，枸杞子 15kg，紫苏子 15kg，阿胶 20kg，益智仁 20kg，浮小麦 20kg，炙黄芪 20kg，百合 20kg，山茱萸 15kg，当归 18kg，肉苁蓉 20kg，西洋参 10kg，天麻 15kg，酸枣仁 12kg，淡豆豉 15kg，莲子 10kg，由专业中药制药厂提取加工，制成胶囊剂，每粒 0.45g，每次 4 粒，每日 3 次。

实施例 2：颗粒制备

玉竹 15kg，乌梅 20kg，山楂 20kg，桑椹子 20kg，枸杞子 15kg，紫苏子 15kg，阿胶 20kg，益智仁 20kg，浮小麦 20kg，炙黄芪 20kg，百合 20kg，山茱萸 15kg，当归 18kg，肉苁蓉 20kg，西洋参 10kg，天麻 15kg，酸枣仁 12kg，淡豆豉 15kg，莲子 10kg，由专业中药制药厂提取加工，制成颗粒，每袋 6g，每次 1 袋，每日 3 次，冲服。

本发明药物治疗肝肾阴虚型女性更年期综合征临床观察

◆ 一般资料

临床资料：为证实本发明药物的临床疗效，于 2018 年 7 月—2019 年 6 月，选取三甲医院中医妇科门诊治疗肝肾阴虚型女性更年期综合征患者 158 例，年龄 45—55 岁；按数字随机表法，分为观察组与对照组，观察组与对照组，各 79 例。观察组 79 例，年龄 45—55 岁，平均年龄（49.17 ± 3.63）岁；对照组 79 例，年龄45—55岁，平均年龄（49.19±3.71）岁。两组患者的年龄等一般临床资料，经统计学处理无显著性差异，具有可比性（$P > 0.05$）。

诊断标准：参照《中国新药临床研究指导原则》第3辑中药新药治疗女性更年期综合征临床研究指导原则确定。年龄45—55岁，具有皮肤感觉异常，月经紊乱或闭经，头晕疲乏，烘热汗出，腰腿酸痛，面红潮热，情志异常等。

纳入标准：年龄45—55岁，性别女，辨证符合中医肝肾阴虚更年期综合征患者，符合观察标准，积极参与本临床试验，经医院伦理委员会同意并自愿签署知情同意书。

排除标准：患有精神系统疾病者，患有严重的肝肾功能疾病者，患有严重的心脏疾病者，合并其他系统内分泌疾病者，服用治疗更年期综合征相关药物者，未签署知情同意书、不能积极配合临床观察治疗者。

◆ 实验方法

对照用药：两组均用药2个月。观察组用本发明药物颗粒剂，每袋6g，每日3次，每次1袋，冲服；对照组口服坤宝丸（北京同仁堂股份有限公司同仁堂制药厂生产，国药准字Z11020185），每日2次，每次50丸。两组治疗期间均忌食辛辣、燥热、刺激性食物，注意调畅情志，注意避免熬夜、生气。

◆ 评价标准

症状积分：每一症状分为轻、中、重3级分别记1、2、3分。潮热面红无，0分；发热持续数秒钟，发作频率 < 3次/天，1分；发热持续数分钟，发作频率 > 3次/天但 < 10次/天，2分；发热持续10分钟以上，发作频率 > 10次/天，3分。自汗盗汗无，0分；仅见头部微汗出，发作频率 < 3次/天，1分；胸背潮湿，发作频率 < 10次/天，2分；周身潮湿如水洗，发作频率 > 10次/天，3分。心烦不宁无，0分；偶尔发生，1分；经常发生，但能克制，2分；经常发生，不能克制，3分。失眠多梦无，0分；偶尔发生，1分；经常发生，服用安眠药有效，2分；经常发生，服用安眠药无效，3分。头晕耳鸣无，0分；偶尔发生，1分；经常发生，不影响生活，2分；经常发生，影响生活，3分。腰膝酸软无，0分；偶尔发生，1分；经常发生，不影响生活，2分；经常发生，影响生活，3分。手足心热无，0分；手足心发热，1分；手足心热，欲露衣被外，2分；手足心发热，握冷物则舒，3分。舌象正常，0分；舌质偏红，舌苔黄，1

分；舌红少苔，2 分；舌质红瘦，干裂无苔，3 分。脉象正常，0 分；细数，1 分；沉细数，2 分；沉细兼数，无力，3 分。

疗效标准：根据《中药新药临床研究指导原则》及改良 Kupperman（女性绝经期自测表）评分标准进行疗效评估。临床痊愈为相关症状消失，评分减少＞ 90%；显效为临床症状明显好转，评分减少≥ 70% 但＜ 90%；有效为临床症状有所改善，评分减少≥ 30% 但＜ 70%；无效为临床症状、体征均无明显好转，评分减少＜ 30%。

观察指标：①观察两组治疗效果；②观察两组治疗前后中医证候分值变化情况；③观察服用药物后的不良反应情况。

◆ 统计方法

采用 SPSS10.0 统计软件进行统计学分析，计量资料以（$\bar{x} \pm s$）表示，采用 t 检验，计数资料以率（%）表示，采用 χ^2 检验。$P <$ 0.05 为差异有统计学意义。

◆ 结果

两组有效率比较：治疗 2 个月后，观察组 79 例中临床痊愈 29 例（36.71%），显著疗效 32 例（40.51%），有效 13 例（16.46%），无效 5 例（6.33%），总有效率为 93.67%；对照组 79 例中临床痊愈 9 例（11.39%），显著疗效 25 例（31.65%），有效 28 例（35.44%），无效 17 例（21.52%），总有效率为 78.48%。观察组总有效率 93.67% 明显高于对照组的 78.48%，差异有统计学意义，$P <$ 0.05。

两组治疗前后中医证候分值变化情况（平均分值）：观察组于治疗前（16.25 ± 4.79）分，治疗后（3.21 ± 2.77）分；对照组于治疗前（16.33 ± 4.53）分，治疗后（7.92 ± 3.79）分。观察组中医证候分值低于对照组差异有统计学意义，$P <$ 0.05。

用药安全性分析：两组治疗期间均未发现临床异常症状，有可疑异常者 11 人，分别为观察组 6 人，对照组 5 人，经做一般体格检查、血尿常规、心电图、肝肾功能等检查，均未发现异常病证。

临床观察研究证明，本发明药物对肝肾阴虚型更年期综合征具有良好的效果，具有一定的临床推广价值。

参考文献

[1] 王忠民 . 一种快速缓解肝肾阴虚型更年期综合征的药物：CN201911188162.1[P].2021—

06–11.

[2] 王忠民，王明闯，张菲菲 . 中西医结合治疗卵巢早衰的临床观察 [J]. 世界中西医结合杂志 , 2013, 8（8）：818–821.

[3] 陈玲 . 辨证治疗妇科疑难病症经验拾零 [J]. 贵阳中医学院学报 , 1997, 19（3）：40–41.

五、一种快速缓解脾肾阳虚型更年期综合征的药物

（一）研究开发思路

更年期综合征的症状是多方面的，因此分型上有诸多不同。同样的疾病，由于个体差异导致病机不一，故治疗方案应因人而异。本发明药物研发思路，基于一种快速缓解肝肾阴虚型更年期综合征的药物不能涵盖脾肾阳虚类型，故在研发治疗更年期综合征时，按照不同症型进行治疗。从临床上来看，更年期综合征中肝肾阴虚型与脾肾阳虚型最为常见。

临床可见，若素体肾阳不足、脾气不健，或早年感受寒邪较重且日久不愈，或久病耗伤脾肾阳气，或因寒凉久泻脾阳脾气勘伤，适值更年期到来，多为脾肾阳虚类型。在出现更年期综合征症状之时伴有面色发白、畏寒肢冷、大便稀薄，或五更泄泻、面浮肢肿、小便不利、夜尿增多、腰膝酸软、腹中冷痛等症状。

对于上述症状的治疗，中医药具有明显的优势。中医药不仅对缓解更年期综合征症状具有较好的效果，而且对调整由更年期综合征引发的脏腑、天癸、冲任二脉失调，具有显著的缓解作用。中医药的治疗，重视辨证施治与整体观念，并根据个体不同的病情做出相应治疗，具有良好的治本效果，从这一点上来说，对治疗更年期综合征是一个优势。

我们知道，更年期综合征的发病机制与卵巢功能衰退有关，现代医学主要是以激素治疗为主，但这些治疗方法均具有一定的副作用，在临床治疗上受到不少限制。目前，西药最为常用的是雌激素。卵巢功能衰退的最早征象，正如笔者所著的《雌激素奥秘》中所说，卵泡对促卵泡激素（FSH）敏感性开始降低，FSH上升，即便是月经正常时已经发生升高改变。在绝经期的早期，雌激素水平波动很大，这种升高是短暂的，是由于FSH升高对卵泡过度刺激引起的雌二醇（E_2）过多分泌造成的。正因为如此，部分患者常由于绝经过渡期雌激素持续在较高水平状态，常出现子宫内膜增生、月经异常增多等症状。当卵泡生长发育停止后，

雌激素水平才完全下降。

本人在所著的《卵巢早衰》中指出，判断卵巢功能衰退的重要指标较多，其中抑制素 B、抗缪勒管激素都可以及时反映卵巢功能，当上述激素浓度明显下降时，就可以确定卵巢功能是否衰竭，这些指标的显示，比雌二醇下降早且明显、准确，一般认为是反映卵巢功能衰退的更敏感标志。其中抑制素 B 具有反馈抑制垂体合成分泌 FSH 的作用，并可抑制促性腺激素释放激素（GnRH）对自身受体的升调节。因此，抑制素 B 浓度与 FSH 水平呈负相关，也就是说，绝经后卵泡抑制素会极低而 FSH 升高显著。

女性在绝经后，卵巢分泌雌激素极少，其体内的雌激素水平很低，而且这些低水平的雌激素主要来源于肾上腺皮质、卵巢的雄烯二酮，后者经过周围组织中芳香化酶转化为雌酮，并非雌二醇。转化雌酮的部位，主要是肌肉与脂肪，肝、肾、脑等组织也可促进转化。绝经期妇女与育龄期妇女相反，雌酮高而雌二醇极低。更年期综合征所出现的症状，主要与雌二醇减少有关。因此，笔者在研究该项发明专利时，就考虑到如何利用中医药补肾之法提高雌激素水平，临床研究证实，一些植物、动物中药中含有植物性雌激素或类雌激素的物质，用该类中药，具有内源性雌激素的作用，但没有内源性雌激素的副作用，对绝经期的诸多症状具有一定的缓解作用。

临床研究证实，绝经期的孕酮与雄性激素也会发生显著变化。在绝经过渡期，卵巢仍有低水平的排卵功能，故有孕酮分泌，但由于卵泡发育时间过长，且黄体功能不足、孕酮量大大减少。一旦绝经，卵巢就不再分泌孕酮。卵巢产生的雄激素，分别为睾酮和雄烯二酮。绝经前，卵巢分泌 50% 的雄烯二酮与 25% 的睾酮，绝经后雄烯二酮产生量衰减 50%。由于绝经后雌激素的显著降低，导致循环中雄激素与雌激素比例显著上升，故绝经后有些女性出现轻度多毛现象。笔者在使用本发明专利药物治疗该类患者时发现，随着患者体内雌激素水平达到新的平衡，患者多毛现象也会得到改善。

更年期综合征发病过程中，初期仍有排卵的妇女促卵泡激素（FSH）在多数月经周期中升高，促黄体生成素（LH）处于正常范围，绝经后 FSH、LH 均明显升高，FSH 升高更为显著。在自然绝经 1 年内，FSH 上升往往是 LH 上升的 4 倍以上，绝经 2～3 年内 FSH、LH 均达最高水平，之后随年龄增长逐渐下降。在研究开发治疗更年期的药物过程中，笔者也观察到用药对 FSH、LH 的改善作用。

（二）专利药物名称

一种快速缓解脾肾阳虚型更年期综合征的药物

（三）审批专利号码

CN201911188163.6

（四）专利药物摘要

本发明公开了一种快速缓解脾肾阳虚型更年期综合征的药物，是以肉桂、龙眼肉、山楂、桑椹子、枸杞子、紫苏、砂仁、益智仁、葛根、黄芪、干姜、山茱萸、当归、肉苁蓉、人参、酸枣仁、茯苓、香橼、橘皮为原料，按一定重量配比制备而成。它可以制成任何一种常用口服剂型，药物具有健脾和胃、滋肾填精、温补脾肾、益气敛汗、宁心安神、调节内分泌等功效，对消除更年期发生的四肢乏力、头晕目眩、失眠健忘、精神抑郁、胸闷烦躁、抑郁焦虑、恐惧多疑、心悸气短、动辄汗出、形寒肢冷、性欲减退、阴道干涩、夜尿增多、自信心降低、注意力不集中等症状均有明显缓解作用，见效尤其迅速，无毒副作用。

（五）专利药物配方

一种快速缓解脾肾阳虚型更年期综合征的药物，配方特征在于它是由药食两用中药组方并按下述质量份的原料药制成。

肉　桂 10～90 份	龙眼肉 10～50 份	山　楂 10～90 份
桑椹子 10～60 份	枸杞子 10～60 份	紫　苏 10～90 份
砂　仁 10～60 份	益智仁 10～90 份	葛　根 10～45 份
黄　芪 10～90 份	干　姜 10～60 份	山茱萸 10～90 份
当　归 10～90 份	肉苁蓉 10～60 份	人　参 10～90 份
酸枣仁 10～90 份	茯　苓 10～90 份	香　橼 10～90 份
橘　皮 10～90 份		

（六）药物技术领域

本发明涉及一种快速缓解脾肾阳虚型更年期综合征的药物，特别是涉及一种以植物中药且全部为药食两用的中药为原料，按一定重量比制成的治疗脾肾阳虚型更年期综合征诸多症状的药物。

（七）研发背景技术

由于老龄化的快速到来，加上生活压力不断增大，更年期综合征成为人们越来越关注的常见疾病。尽管男女都具有更年期综合征的表现，但女性症状表现尤为突出，常直接或间接影响其正常生活与工作。女性身体随着下丘脑－垂体－卵巢内分泌轴的功能失调，雌激素水平下降，发生阵发性潮热、出汗、心悸等自主神经功能紊乱，并伴有恐惧、抑郁、焦虑等心理反应的一系列症候群。

正是更年期综合征女性生理与心理的双重变化，给患者带来的不良影响是非常明显的。随着人们生活水平的提高以及寿命的延长，预防与治疗更年期带来的一系列症状，显得尤其重要。目前对这一疾病的研究已经成为医学界研究与患者关注的热点。

更年期综合征的防治重点在早期发现、早期治疗，防止更年期综合征引起并发症。这对预防发生严重的骨质疏松、动脉硬化等老年性疾病，具有非常重要的现实意义。目前治疗更年期综合征主要是对症治疗，西药较为常用的是性激素、镇静药、抗抑郁药等。中药治疗方面，主要是一些古老经典处方（如坤宝丸、坤泰胶囊、金匮肾气丸等）以及中药自拟方。

西药性激素治疗常被认为是最为有效的方法，可提高更年期综合征患者生活质量，缓解或消除相关症状。但其禁忌证与不良反应较多，具有一定的局限性，特别是一些西药可能增加罹患乳腺癌、子宫内膜癌、生殖道异常出血、引发肝损害、活动性血栓形成等风险，一些患者与医生常常担心发生意外。在中药、中成药的治疗中，由于完全符合更年期综合征症状的中成药较少，且很多年没有新药出现，极大地限制了临床选择使用。

由于更年期综合征病程长，治疗时间相对久，这就涉及用药安全问题。从临床研究的角度来看，既要确保疗效可靠，又要确保用药安全，很少或没有副作用是最为理想的选项。根据更年期综合征的发病特点与病机，本药发明人进行了多年深入细致的临床研究。从疾病的主要症状进行分析，中医学认为更年期综合征与肾、脾、肝、心等关系最为密切，同时发现患者的雌激素水平低下，而在辨证施治方面，主要分阴阳两个方面，为此，本药发明人进行了多年中药缓解与消除更年期综合征症状的研究。

通过多年临床观察，采用抓主要矛盾的方法，将更年期综合征分为阴阳两大类，阴虚者从滋补肝肾阴精入手，而阳虚者则从补益脾肾阳气为主，至于其他相应证候，则在药物中通过不同偏重进行调理。临床研究结果表明，该方案治疗效果可靠，无毒副作用，优于常用药物的治疗。

发明一种治疗更年期综合征且具有疗效可靠而无毒副作用、快速治疗缓解或消除相关症状的新药物品种，特别是运用药食两用中药研制出该类疗效显著的药物，更具有安全有效特征，更具有非常重要的实用意义，这也是笔者研发该发明专利药物的出发点与研究目的。一种快速缓解脾肾阳虚型更年期综合征的中成药研制成功，填补了药食两用中成药快速治疗更年期综合征的空白，为广大患者安全用药提供了保障。

（八）发明专利内容

一种快速缓解脾肾阳虚型更年期综合征的药物，主要是针对四肢乏力、头晕目眩、失眠健忘、精神抑郁、胸闷烦躁、焦虑、恐惧多疑、心悸气短、动辄汗出、形寒肢冷、性欲减退、阴道干涩、夜尿增多、自信心降低、注意力不集中等症状，通过健脾和胃、滋肾填精、温补脾肾、益气敛汗、宁心安神、调节内分泌等治疗，快速缓解或解除上述症状。

中医学认为，更年期综合征属于"绝经前后诸证""郁证""虚劳""脏躁""汗证""心悸"等证，根据其临床主要脉证，对病机主要为脾肾阳虚者，重点解决主要矛盾，如此治疗比面面俱到更为有效、更为快捷。

根据发明人多年临床研究，发现一些中药具有符合中医辨证施治的基本特点，又符合药理研究的用药原则。根据更年期综合征的病因病机为雌激素水平低下的特征，在符合中医辨证施治的基础上，选择既有滋补肝肾、缓解相关症状又有补充植物性雌激素、缓解雌激素缺乏引起的病症的中药，临床证实具有事半功倍之效。

在中药中，有诸多的品种含有植物性雌激素。植物性雌激素是指某些能结合并能激活哺乳类动物及人类的雌激素受体，从而具有一定的雌激素样和（或）抗雌激素活性的植物成分。药理研究证实，这些化学分子包括黄酮、异黄酮、二氢黄酮、黄酮醇、香豆素与木脂素等。

由于植物性雌激素的结构与甾体类激素相似，在人体内可结合于两种雌激素受体 ERα 和 ERβ，一些中药中所含的植物性雌激素，可能是中药用于防治疾病的物质基础之一。发明人通过临床研究发现，一些含有植物性雌激素的中药，可有效提高患者机体内的雌激素水平，对缓解更年期综合征病症效果尤其明显。

根据脾肾阳虚型女性更年期综合征的脉证，选择既符合辨证要求又符合补充植物性雌激素的原则，用药食两用中的补肾、健脾、补阳、养血等类药物，采取辨证与辨病相结合的思路进行组方，大大地提高了治疗效果，有效地缩短了病程。

本发明药物是以如下技术方案实现的。一种快速缓解脾肾阳虚型更年期综合征的药食两用药物，其特征在于它是以下述质量份的原料用中药制剂学常规工艺制成：肉桂 10～90 份，龙眼肉 10～50 份，山楂 10～90 份，桑椹子 10～60 份，枸杞子 10～60 份，紫苏 10～90 份，砂仁 10～60 份，益智仁 10～90 份，葛根 10～45 份，黄芪 10～90 份，干姜 10～60 份，山茱萸 10～90 份，当归 10～90 份，肉苁蓉 10～60 份，人参 10～90 份，酸枣仁 10～90 份，茯苓 10～90 份，香橼 10～90 份，橘皮 10～90 份。

上述原料药及用量配方，是发明人经临床试验得出的，在上述用量范围之内，均具有显著的疗效。

一种快速缓解脾肾阳虚型更年期综合征的药物组成，选择肉桂、龙眼肉、山楂、桑椹子、枸杞子、紫苏、砂仁、益智仁、葛根、黄芪、干姜、山茱萸、当归、肉苁蓉、人参、酸枣仁、茯苓、香橼、橘皮进行配伍，各味药物功效之间产生相互协同作用，对更年期综合征诸多脾肾阳虚症状进行有效控制，见效尤其迅速，无毒副作用。

一种快速缓解脾肾阳虚型更年期综合征的药物中肉桂温补肾阳、散寒止痛、温经活血、引火归元，为治疗肾阳不足之主药；龙眼肉补益心脾、养血安神，可有效缓解更年期综合征引发的神经衰弱、心悸怔忡、健忘失眠等；山楂气血并走、化瘀而不伤新血、行滞而不伤正气，对更年期综合征多瘀之症具有治疗作用；桑椹子补益肝肾、养血生津、润肠通便，对更年期所出现的肾虚诸症，具有很好的治疗作用；枸杞子滋补肝肾、益精明目、润肺止咳、延年益寿，含有一定的植物性雌激素，对缓解更年期综合征雌激素水平过低具有治疗效果；紫苏理气散寒、行气和胃、调理气机、温阳化湿，善治肝气郁滞、痰气交阻等；砂仁化湿行气、辛散温中、健脾理气，性温而不燥烈，行气而不破气，尤其适宜脾胃气滞及脾胃虚寒之症；益智仁温补脾肾、固精缩尿，可制约寒凉药物之过，缓解更年期患者夜尿增多等症具有良好效果；葛根解肌退热、生津止渴、升阳止泻，其葛根素具有植物性雌激素作用，动物实验证明对雌激素缺乏引发的疾病具有保护作用；黄芪补气升阳、固表止汗，年老体弱、中气不足者尤为适宜，药理研究证实黄芪富含植物雄性激素、黄芪对更年期综合征女性患者具有缓解雌激素水平降低作用；干姜温经散寒、回阳通脉、温肺化饮，具有良好的补阳散寒作用；山茱萸滋补肝肾、涩精止汗，可缓解更年期综合征引发的头目眩晕、腰膝酸软、尿频自汗等症具有良好效果；当归补血活血，含有植物性雌激素，对缓解雌激素水平低下引发的诸症具有治疗作用；肉苁蓉补肾壮阳、润肠通便、延缓衰老，并含有植物性雌激素，对缓解更年期综合征的症状效果明显；人参大补元气、补益脾肺、生津止渴，人参皂苷可促进记忆、抗神经细胞凋亡，具有良好的抗衰老、抗氧化、抗疲劳、提高免疫力、调节神经系统、兴奋造血系统功能、改善老年人微循环、提高记忆力、提高学习能力；酸枣仁养心安神、益阴敛汗，对更年期综合征常见的失眠健忘、自汗盗汗等症状具有良好治疗效果；茯苓健脾益气、宁心安神、利水渗湿，对治疗体质虚弱、脾气不足、水湿停聚等证型具有良好效果；香橼利膈止呕、和中化痰、疏肝理气，可治肝郁脾虚、水湿不化、痰浊中阻等证；橘皮理气健胃，燥湿化痰，具有良好的健脾和胃、促进消化等作用。

全方中肉桂、干姜温补阳气，缓解更年期综合征形寒肢冷；枸杞子、桑椹子、山茱萸、肉苁蓉、益智仁、葛根、当归补肾填精，益阴养血，以充先天之本；山楂、紫苏、砂仁、香橼、橘皮疏肝理气，健脾和胃，以补后天之本；黄芪、人参大补元气，驱除疲劳，以助全身免疫能力；龙眼肉、酸枣仁、茯苓安神宁心，养心除烦，以消健忘抑郁烦恼。诸药配合，对更年期综合征的症状均有显著、快速的缓解作用。

一种快速缓解脾肾阳虚型更年期综合征的药物所用之品，均有不同程度的健脾和胃、滋肾填精、温补脾肾、益气敛汗、宁心安神、调节内分泌等功效。不仅如此，所用药物并非单味中药的作用叠加，而是在中医辨证施治的基础上科学组方，实现了 1+1 > 2 的组方效应。所用中药，其功能主要体现在对消除各种疾病引发的脾肾阳虚型更年期综合征出现的四肢乏力、头晕目眩、失眠健忘、精神抑郁、胸闷烦躁、焦虑、恐惧多疑、心悸气短、动辄汗出、形寒肢冷、性欲减退、阴道干涩、夜尿增多、自信心降低、注意力不集中等症状的疗效显著。

不仅如此，上述药物的药理作用，均有相关药理研究或动物实验结论的证实。

本发明药物可采用中药制剂的常规方法制成内服剂型。本发明药物可以将原料药研成粉混合均匀成散剂、冲剂、颗粒剂、口服液、饮料，还可将各原料药水煎后浓缩成膏再烘干获得有效成分，根据需要制备成各种口服剂。

本发明药物也可采用半仿生提取（SBE）、超临界流体萃取（SFE）、微波提取（MAE）、酶提取（ETE）、超声波提取（UAE）、压榨提取（PE）、连续逆流提取（CCE）、组织破碎提取（STE）、免加热提取（HFE）、常温超高压提取（UHPE）、空气爆破提取（AEE）等方法提取有效成分。

本发明优选的采用如下胶囊剂型。

所述药物的制备方法，按如下步骤进行。

(1) 按比例称取原料，备用。

(2) 将所述重量比的肉桂、龙眼肉、山楂、桑椹子、枸杞子、紫苏、砂仁、益智仁、葛根、黄芪、干姜、山茱萸、当归、肉苁蓉、人参、酸枣仁、茯苓、香橼、橘皮 19 味中药，验收合格后交付专业中药制药厂提取。

(3) 由药厂依照中药提取常规方法与程序进行提取。

(4) 将提取的药粉分装成瓶装胶囊剂，每瓶 60 粒，每粒含中药提取药粉 0.45g。

(5) 或将提取的药物制成颗粒剂，每袋含中药提取药粉 6g。

(6) 由药厂将成品交付临床试验。

本发明药物经临床使用结果表明，有下述优点。

(1) 本发明选用天然食用植物药为原料，各组份符合药品法规定和中医处方原则，突出中医辨证与西医辨病相结合、病因治疗与对症治疗相结合的基本特色。

(2) 本发明药物提取后无须煎煮，口感良好，服用方便，各味药物组方前后均无毒无害，正常剂量服用没有发现任何副作用。

(3) 本发明药物对女性雌激素水平低下及其导致的诸多症状不仅有良好的治疗效果，也有良好的预防保健作用，适用范围广泛。

(4) 本发明药物均精选于卫健委规定可药食两用的品种，安全性更高，治疗

中免疫力低下患者可长期服用。

(5) 本发明药物具有良好的兼顾性,对女性或男性脾肾阳虚型更年期综合征患者容易出现的诸多症状及亚健康等,具有一定的兼顾治疗作用。

(6) 本发明药物标本兼治,见效迅速。

(九)具体实施方式

以下结合实施例及临床应用统计进一步说明本发明药物的效果。

实施例 1:胶囊剂制备

肉桂 15kg,龙眼肉 20kg,山楂 20kg,桑椹子 20kg,枸杞子 15kg,紫苏 15kg,砂仁 20kg,益智仁 20kg,葛根 15kg,黄芪 20kg,干姜 20kg,山茱萸 15kg,当归 18kg,肉苁蓉 20kg,人参 18kg,酸枣仁 15kg,茯苓 25kg,香橼 20kg,橘皮 20kg,由专业中药制药厂提取加工,制成胶囊剂,每粒 0.45g,每次 4 粒,每日 3 次。

实施例 2:颗粒制备

肉桂 15kg,龙眼肉 20kg,山楂 20kg,桑椹子 20kg,枸杞子 15kg,紫苏 15kg,砂仁 20kg,益智仁 20kg,葛根 15kg,黄芪 20kg,干姜 20kg,山茱萸 15kg,当归 18kg,肉苁蓉 20kg,人参 18kg,酸枣仁 15kg,茯苓 25kg,香橼 20kg,橘皮 20kg,由专业中药制药厂提取加工,制成颗粒,每袋 6g,每次 1 袋,每日 3 次,冲服。

本发明药物治疗脾肾阳虚型更年期综合征临床观察

◆ 一般资料

临床资料:为证实本发明药物的临床疗效,于 2018 年 7 月—2019 年 6 月,选取三甲医院中医妇科门诊治疗脾肾阳虚型女性更年期综合征患者 134 例,年龄 45—55 岁;按数字随机表法分观察组与对照组,观察组与对照组各 67 例。观察组 67 例,年龄 45—55 岁,平均年龄(49.22 ± 3.61)岁;对照组 67 例,年龄 45—55 岁,平均年龄(49.27 ± 3.55)岁。两组年龄等一般临床资料,经统计学处理无显著性差异,具有可比性($P > 0.05$)。

诊断标准:参照《中国新药临床研究指导原则》第 3 辑中药新药治疗女性更年期综合征临床研究指导原则确定。年龄 45—55 岁,具有四肢乏力、头晕目眩、失眠健忘、精神抑郁、胸闷烦躁、抑郁焦虑、恐惧多疑、心悸气短、动辄汗出、形寒肢冷、性欲减退、阴道干涩、夜尿增多、自信心降低、注意力不集中等症状。

纳入标准：年龄 45—55 岁，性别女，辨证为中医脾肾阳虚型女性更年期综合征患者，符合观察标准，积极参与本临床试验，自愿签署知情同意书。

排除标准：患有精神系统疾病者，患有严重的肝肾功能疾病者，患有严重的心脏疾病，合并有其他系统内分泌疾病者，服用治疗更年期综合征相关药物者，未签署知情同意书、不能积极配合临床观察治疗者。

◆ 实验方法

对照用药：两组均用药 2 个月。观察组用本发明药物颗粒剂，每袋 6g，每日 3 次，每次 1 袋，冲服；对照组口服右归丸［河南省宛西制药股份有限公司（现仲景宛西制药股份有限公司）生产，国药准字：Z41022170］，每日 3 次，每次 50 丸。两组治疗期间均忌食生冷刺激性食物，注意调畅情志，注意避免熬夜、生气。

◆ 评价标准

症状积分：每一症状分为轻、中、重 3 级分别记 1、2、3 分。四肢乏力无，0 分；自觉无力，一般体力劳动时可以承受，1 分；乏力较明显，有不胜体力劳动感觉，2 分；明显乏力，劳作后休息仍感乏力，3 分。动辄自汗无，0 分；偶尔头部微汗出，汗后轻度身凉，1 分；汗出较多，汗后身凉并伴喜热饮，2 分；动辄汗出，汗后身冷并伴喜热饮，3 分。夜尿增多无，0 分；起夜次数 2 次，1 分；起夜次数 3～4 次，2 分；起夜次数 ≥ 5 次，3 分。失眠多梦无，0 分；偶尔失眠多梦，1 分；经常失眠多梦，服用安眠药有效，2 分；经常失眠多梦，服用安眠药无效，3 分。头晕耳鸣无，0 分；偶尔头晕耳鸣，1 分；经常头晕耳鸣，不影响生活，2 分；经常头晕耳鸣，影响生活，3 分。腰膝酸软无，0 分；偶尔腰膝酸软，1 分；经常腰膝酸软，不影响生活，2 分；经常腰膝酸软，影响生活，3 分。性欲减退无，0 分；偶尔性欲减退，1 分；一般情况下无性欲，2 分；一直没有性要求或厌恶性生活，3 分。形寒肢冷无，0 分；感觉身体轻微凉，1 分；感觉身体比较冷，需少许增加衣被，2 分；明显感觉冷，需要明显增加衣被，3 分。舌象正常，0 分；舌质偏红，舌苔黄，1 分；舌红少苔，2 分；舌质红瘦，干裂无苔，3 分。脉象正常，0 分；细数，1 分；沉细数，2 分；沉细兼数，无力，3 分。

疗效标准：根据《中药新药临床研究指导原则》及改良 Kupperman 评分标准进行疗效评估。临床痊愈为相关症状消失，评分减少 ＞ 90%；显效为临床症状明显好转，评分减少≥70%但<90%；有效为临床症状有所改善，评分减少≥30%但<70%；无效为临床症状、体征均无明显好转，评分减少<30%。

观察指标：①观察两组治疗效果；②观察两组治疗前后中医证候分值变化情况；③观察服用药物后的不良反应情况。

◆ 统计方法

采用SPSS10.0统计软件进行统计学分析，计量资料以（$\bar{x} \pm s$）表示，采用t检验，计数资料以率（%）表示，采用χ^2检验。$P < 0.05$为有统计学差异。

◆ 结果

两组有效率比较：治疗2个月后，观察组67例中临床痊愈25例（37.31%），显著疗效27例（40.30%），有效11例（16.42%），无效4例（5.97%），总有效率为94.03%；对照组67例中临床痊愈8例（11.94%），显著疗效21例（31.34%），有效24例（35.82%），无效14例（20.90%），总有效率为79.10%。观察组总有效率94.03%明显高于对照组的79.10%，差异有统计学意义，$P < 0.05$。

两组治疗前后中医证候分值变化情况（平均分值）：观察组治疗前（19.36±4.79）分，治疗后（4.19±2.25）分；对照组治疗前（19.31±4.59）分，治疗后（7.87±3.17）分。两组有效率比较有统计学差异，$P < 0.05$。

用药安全情况：两组治疗期间均未发现临床异常症状，有可疑异常者13人，分别为观察组6人，对照组7人，经做一般体格检查、血尿常规、心电图、肝肾功能等检查，均为正常。

通过临床观察结果证实，本发明药物对脾肾阳虚型更年期综合征具有良好的治疗效果，具有一定的临床推广价值。

参考文献

[1] 王忠民. 一种快速缓解脾肾阳虚型更年期综合征的药物：CN201911188163.6[P].2021-05-25.

[2] Wang Zhongmin. Clinical observation on the effects of combined traditional Chinese and Western medicine therapy for excessive suppressive syndrome. [J].Journal of Traditional Chinese Medicine, 1994（4）：247–253.

[3] 王忠民. 化瘀补肾治疗无排卵型功血临床观察 [J]. 山东中医杂志, 2001, 20（3）：150–151.

六、一种快速治疗乳腺增生病的药物

（一）研究开发思路

乳腺增生病是女性最为常见的疾病之一。其发病率占育龄妇女的 40%，该病系乳腺组织的良性增生性疾病，约占全部乳腺疾病的 75%，中医学称之为"乳癖"。该病发病年龄多为 25—45 岁，但在临床中 17—24 岁患者时常有之。

随着生活节奏加快，生活压力、工作压力、经济压力、精神压力加大，以及社会不公、自然环境恶化的变化，加上饮食结构不够科学，乳腺增生病的发病率逐年上升，而且在年轻女性中发病的比例在增大。临床资料证实，社会地位相对高、受教育程度高、月经初潮早、大龄初孕和绝经迟的妇女，属于高发人群。

本病主要表现为乳房胀痛和乳房结块，并多随月经周期或情志改变而轻重不同。一部分女性在月经来潮之前症状尤为明显，在月经后症状缓解；一部分患者在月经前后均有明显的症状，对于这一种类型患者，一般要进行系统检查，大多需要治疗。

需要说明的是，超声检查、钼靶检查可以发现乳腺增生病的性质，可为下一步采取措施提供依据。笔者在所著《专家谈塑性与健康·如何远离乳腺疾病》对乳腺增生病的主要种类、防治方法以及与乳腺癌的区别等，进行了系统的分析。

乳腺增生病与情志内伤有关。人的喜、怒、忧、思、悲、恐、惊等情绪变化，超过人体自然调节的能力，或长期承受不良的精神刺激，或突受剧烈的精神压力，超越个体生理自然调节之范围，常常发生疾病。乳腺增生病，是较为典型的情志疾病。因此，笔者在组方时着重考虑情志的疏导与肝郁的化解，着重使用一些具有调节情志的药物。因情志内伤多先伤气，导致将军之官肝木发病，肝体阴而用阳，稍有情志不遂则肝气郁结，疏泄失常轻则双乳胀痛，重则无形之气滞化为有形之结，发为乳腺增生病，故调理该病之要，重在调肝。

除调肝，还要考虑因劳倦、饮食内伤而导致乳腺增生病。工作操劳过度，体力长期透支，加之来自自我的、外部的诸多压力，进而导致心理、生理诸多异常，最终造成劳力过度，元气耗伤，损伤先天与后天之脏，脾胃虚弱则无以填充肾精，冲任失养、失调则易发本病；饮食内伤是导致乳腺增生病高发的另一个因素。由于饮食不节，暴饮暴食，摄入过量肥甘厚味之品，导致营养素、生长素、雌激素等过多。或贪凉饮冷，损伤脾胃则致脾虚胃弱，无力运化水谷精微物质与水湿，气血运行不畅，水湿停滞，则阻碍气机，产生气滞、血瘀、痰凝等诸多病理产物，停滞于乳房局部组织则易发生乳腺增生病。

由此可见，先天不足或后天损伤脾胃，均可导致脾之清阳不升，胃之浊阴不降，留于中焦则生湿聚痰；情志不悦，肝气失于条达，气滞则津液停留于身，肝郁化火炼液成痰，痰气结于乳房而成乳癖；气滞则影响气血运行，又会影响冲任二脉的通畅，肝郁气滞则津液布散于周身的功能失司，同样会形成乳癖。

因此，在治疗乳腺增生病时除用疏肝解郁之法，还要考虑到调理脾胃。根据这一思路，笔者在组方时增加了一些健脾和胃之品，这一思路符合中医辨证施治与整体观念的基本原则。从临床观察来看，凡是有胸闷烦躁、乳房肿胀、乳腺增生、情志不悦、纳谷欠佳、月经不调、经色紫暗或见血块等症状者，均可服用本发明专利药物。

（二）专利药物名称

一种快速治疗乳腺增生病的药物

（三）审批专利号码

CN201911172734.7

（四）专利药物摘要

本发明公开了一种快速治疗乳腺增生病的药物，是以山楂、白芷、佛手、麦芽、昆布、茯苓、香橼、桃仁、红花、紫苏、葛根、橘皮、玫瑰花、夏枯草、当归、姜黄、人参、甘草为原料，按一定重量配比制备而成。它可以制成任何一种常用口服剂型，药物具有活血通络、疏肝解郁、理气消肿、健脾调经等功能，对治疗乳腺增生病、乳房局部肿痛、烦躁抑郁、月经不调、情志不悦、四肢乏力等症状具有良好效果，见效尤其迅速，无毒副作用。

（五）专利药物配方

一种快速治疗乳腺增生病的药物，配方特征在于它是由药食两用中药组方并按下述质量份的原料药制成。

山　楂 10～90 份	白　芷 10～50 份	佛手 10～90 份
麦　芽 10～60 份	昆　布 10～60 份	茯苓 10～90 份
香　橼 10～60 份	桃　仁 10～90 份	红花 10～45 份
紫　苏 10～90 份	葛　根 10～60 份	橘皮 10～90 份
玫瑰花 10～90 份	夏枯草 10～60 份	当归 10～90 份
姜　黄 10～90 份	人　参 10～90 份	甘草 10～90 份

（六）药物技术领域

本发明涉及一种快速治疗乳腺增生病的药物，特别是涉及一种以植物中药且全部为药食两用的中药为原料按一定重量比制成的，对乳腺增生病、乳房局部肿痛、烦躁抑郁、月经不调、情志不悦、四肢乏力等症状具有明显的治疗作用。

（七）研发背景技术

乳腺增生病（hyperplastic disease of breast，HDB）是女性常见病，其发病特点是以乳房纤维结缔组织、上皮细胞的异常增生及乳腺导管与乳小叶在结构上的退行性改变为基本病理变化的一类疾病的总称，又称为乳腺结构不良或乳腺增生症。

目前乳腺增生病是女性最为常见的非炎症性、非肿瘤性疾病。多发于 25—45 岁女性，其发病率约占育龄期女性的 40%，占所有乳房疾病的 75%。有报道显示，在 30 岁以上的女性中，发病率高达 90% 以上。由于我国人口基数大，其发病人数相当庞大。

乳腺增生病病程长，易于复发，且有局部肿块与明显的疼痛不适症状，属于乳腺结构不良病变，主要包括单纯性乳腺增生症与乳腺囊性增生症两种。由于该病的部分患者除疼痛不适症状外，尚存在恶变的风险，严重地危害了众多患者的身心健康。

从临床来看，西药尚无理想的治疗方法，有些西药存在较大的副作用，限制在临床上的广泛使用。比如选择性雌激素受体调节剂他莫昔芬，可有效降低组织中的雌激素水平，对治疗乳腺增生病具有一定效果，但在进行治疗的同时，对患者的内分泌系统也是一种破坏，引起较为严重的并发症，如月经不调、头晕、颜面痤疮等症状。

中医药治疗乳腺增生病方面虽有多种中成药，但一些药物疗效尚不理想，特别是有些药物需要长期服用，可能存在安全隐患。目前，开发一种无毒副作用、治疗效果显著的中成药，是临床研究的当务之急。

在临床治疗方面，一些学者进行了深层次的探索，在作用机制的研究方面，进行了多方面的临床试验与观察，进而发现一些可行性的用药方案，为中医药有效治疗奠定了研究依据，同时也使治疗效果得到显著提高。

已经有大量的临床研究证实，雌激素水平绝对或相对升高、孕激素水平相对低下，致使乳腺组织失去孕激素的保护作用，进而导致雌激素过度刺激乳腺而发病。从这一角度出发，为中医药治疗途径拓宽了用药思路，通过调节内分泌系统，促进雌孕激素相对平衡，则可有效减轻乃至消除乳腺增生疾病。

一些临床研究证实，通过调节雌激素与孕激素受体，也可有效治疗乳腺增生病。一般认为，雌激素受体是激素对靶器官发挥生物效应的媒介，有学者认为雌二醇异常升高时经雌激素受体的介导，通过完整的雌激素受体系统，使雌激素受体与孕激素受体的合成进一步增加，同时增加雌二醇的依赖性与敏感性，进而引起乳腺上皮细胞的增生与细胞功能活跃。有研究证实，有些中药可抑制大鼠乳腺上皮增生，并可降低乳腺组织雌激素受体与孕激素受体含量，促使乳腺对雌激素的敏感性下降，发挥有效的治疗作用。

但纵观现在药物市场，缺乏具有针对性的、调节内分泌与调节整体身心状况的药物。由于乳腺增生病病因复杂，单一治疗乳腺增生病而不考虑该病产生的病因以及对整体的影响，是欠科学、欠全面的，也是不理想的药物。针对这一问题，笔者进行了多方面、多层次、多学科的探讨，认为选择药食两用中的部分中药，可达到有效治疗的目的。

基于这一思路，笔者在临床上精选药物，根据辨证施治与整体观念的基本原则，结合中药药理研究，运用辨证与辨病相结合的手段，获得了成功，发明了以药食两用中药为组方基础治疗乳腺增生病的高效处方。这一新药物的产生，填补了药食两用中药治疗乳腺增生病的空白，实现了安全性与有效性的完美结合，为临证用药扩宽了渠道。

（八）发明专利内容

一种快速治疗乳腺增生病的药物，具有活血通络、疏肝解郁、理气消肿、健脾调经等功能，快速缓解乳腺增生病导致的乳房局部肿痛、烦躁抑郁、月经不调、情志不悦、四肢乏力等症状，通过临床观察，对乳腺增生病的治疗效果良好，见效尤其迅速，无毒副作用。

乳腺增生病属于中医"乳癖"范畴，主要病因与肝郁气滞、脾运不健、痰聚血瘀等有关。罹患乳腺增生病最为重要的脏腑为肝脾，肝藏血，主疏泄，对气血具有十分重要的影响。乳房生长、发育与分泌乳汁等生理功能，皆与脏腑、气血、经络等存在极其密切的联系。乳房禀赋于先天之精气，生理上、病理上并非独立存在，均受五脏六腑、气血津液及十二经滋养与影响，其中关系最为密切的为肝和脾胃，其次为冲任二脉。

肝郁气滞，疏泄失职，则气血失调，直接或间接影响乳房功能，气血不畅、瘀滞，乳腺则疾病丛生。当代女性学习、工作、经济等方面的压力不亚于男性，极易精神抑郁，致使肝气郁结、疏泄异常，引发乳腺疾病。月经前气血出现生理变化，在胞宫满溢而泻过程中，乳房部位气血一旦瘀滞，则发生不通证候，出现疼痛肿胀等病状。

《丹溪心法》云："气血冲和，万病不生，一有怫郁，诸病生焉。"由于育龄期女性在经期出现生理性的气血变化，内分泌激素平衡被打破，情志易于忧郁，导致肝的疏泄功能异常，进而引发气血、月经量与色、精神等方面的异常，出现乳房肿胀、疼痛、乳腺增生加重等病情。临床可知，该类疾病通过疏肝理气、活血化瘀等法，气血畅达，疼痛自止，肿块可消。

脾主运化，气血化生之源。肝与脾之间关系极为密切，互以为用。脾需要肝之疏泄，肝需要脾化生的气血滋养。当脾胃升降、运化、吸收功能出现异常，应注重健脾和胃，促进气血化生，以使气血充足，肝藏血如常、疏泄有序。临床中患者所出现的四肢乏力、食欲不振、面色不华、月经量少等症状，均与脾气虚弱相关。

由此可见，治疗乳腺增生病的组方，既要考虑疏肝理气，又要注重健脾和胃，使脏腑功能和谐，乳腺增生病才能得到有效缓解。在中药治疗方面，患者需要根据病情进行辨证论治，乳腺增生病的发病特点，主要体现在肝郁、气滞、血瘀、痰湿等方面，这些均与肝脾失调等因素有关。笔者经过近 50 年的临床研究认为，该病的主要病机与肝、脾最为密切，其组方要点应体现在疏肝理气、健脾和胃、活血化瘀、通络止痛等方面。临床研究证实，这一组方思路是科学的，较单一、直接止痛效果更为有效。

本发明药物是以如下技术方案实现的。一种快速治疗乳腺增生病的药食两用药物，其特征在于是以下述质量份的原料用中药制剂学常规工艺制成：山楂 10～90 份，白芷 10～50 份，佛手 10～90 份，麦芽 10～60 份，昆布 10～60 份，茯苓 10～90 份，香橼 10～60 份，桃仁 10～90 份，红花 10～45 份，紫苏 10～90 份，葛根 10～60 份，橘皮 10～90 份，玫瑰花 10～90 份，夏枯草 10～60 份，当归 10～90 份，姜黄 10～90 份，人参 10～90 份，甘草 10～90 份。

上述原料药及用量配方，是发明人经多年临床试验才得出的，药物在上述用量范围内均具有显著的治疗效果。

一种快速治疗乳腺增生病的药物组成，选择山楂、白芷、佛手、麦芽、昆布、茯苓、香橼、桃仁、红花、紫苏、葛根、橘皮、玫瑰花、夏枯草、当归、姜黄、人参、甘草为原料进行配伍，各味药物功效之间产生相互协同作用，药物具有活血通络、疏肝解郁、理气消肿、健脾调经等功能，对缓解乳腺增生病、乳房局部肿痛、烦躁抑郁、月经不调、情志不悦、四肢乏力等症状具有良好作用，见效尤其迅速，无毒副作用。

一种快速治疗乳腺增生病的药物处方中，山楂健脾和胃、活血化瘀、降低血脂，具有抗氧化、抗衰老等多种作用，山楂注射液对小鼠体液免疫及细胞免疫均有促进作用，具有良好的抗肿瘤、抑制畸变等作用，临床研究证实山楂通过抑制肿瘤细胞 DNA 的生物合成，从而阻止肿瘤细胞的分裂繁殖；白芷散风祛湿、通窍止痛、消肿排脓、活血化瘀，具有免疫调节、抗炎、抗菌、抗病毒、抗微生物、抗氧化、抗突变、抗肿瘤、镇痛、降压等功效，白芷多糖可抑制肿瘤细胞增殖的活性成分，对乳腺增生病可能发生恶变具有防范作用；佛手疏肝理气、和胃止痛、燥湿化痰，具有免疫调节、抗炎、抗菌、抗突变、抗肿瘤、抗氧化、抗衰老、抗抑郁、降血脂、降血糖、止咳化痰等功效，由于疏肝解郁与止痛作用显著，对乳腺增生病具有良好的治疗效果；麦芽理气消食、疏肝解郁、健脾开胃、退乳消肿、软坚除满，生麦芽可以疏肝解郁，药理学证实还可抑制催乳素释放，从而达到消除乳房肿块与胀痛效果；昆布化痰软坚、利水消肿，具有增强免疫力、抗菌、抗病毒、抗氧化、抗疲劳、抗突变、抗肿瘤、抗凝血、抗放射、降血压、降血脂、降血糖等功效，昆布中的碘可以刺激垂体前叶，促进黄体生成素分泌、卵巢滤泡黄体化，从而使雌激素水平降低，纠正内分泌失调，消除乳腺增生；茯苓利水渗湿、健脾补中、养心宁神，具有增强免疫力、抗炎、抗菌、抗病毒、抗氧化、抗突变、抗肿瘤、抗疲劳、抗衰老、抗凝血、降血糖、降血脂等功效，茯苓健脾化痰作用强劲，对于脾虚痰湿体质伴发的乳腺增生病具有良好疗效；香橼疏肝理气、宽中化痰、消胀止痛，具有抗炎、抗病毒等功效，对缓解乳腺增生病局部肿胀、疼痛具有较好的缓解作用；桃仁活血化瘀、润肠通便、通经活络、止咳平喘，具有增强免疫力、抗炎、镇痛、抗氧化、抗肿瘤、抗血栓、抗凝血、预防心肌梗死、预防肝纤维化等功效，可利用桃仁活血化瘀、通络止痛等作用，有益于消除乳腺增生的肿块与疼痛；红花活血化瘀、调经止痛，具有改善心肌能量代谢、缓解心肌缺氧性损伤、改善心功能、扩张冠状动脉、缓解心肌缺血、舒张血管平滑肌、抑制血管平滑肌细胞增殖、抑制血小板凝集与释放、抗凝血、抗血栓形成、抗自由基、抗氧化、抗衰老、抗肿瘤、增强免疫力，其化瘀止痛的作用明显，对缓解乳腺增生病发生的胀痛具有良好效果；紫苏宽中止痛、理气安胎、化痰止呕，具有抗炎、抗菌、抗微生物、抗病毒、抗过敏、降血脂、降血压、抗氧化、抗自由基、抗肿瘤、止血与抗凝、镇静镇痛、镇咳化痰、增强免疫力、增强记忆力等功效，对乳腺增生引起的胀痛，具有良好的缓解作用；葛根发表解肌、升阳透疹、生津止渴、清热止泻，具有化瘀通脉、降血压、降血脂、降血糖、预防心肌缺血与心肌梗死、抗心律失常、抗动脉硬化、抗突变、抗氧化、抗肿瘤、对潜在的老年性疾病进行保护等作用，葛根中的葛根素具有植物性雌激素成分，可发挥内源性雌激素的作用但没有内源性雌激素的副作用，有利于体内雌孕激素平衡，对防治乳腺增生病有益；橘皮理气健脾、燥湿化痰、止咳平喘，具有免疫调节、抗菌、抗炎、强心、抗休克、抗氧化、抗衰老、抗肿瘤、抗过敏、对肠平滑肌双向调节、升高血压等作用，另可调节雌激素水平，对于因雌激素水平不平衡引起的乳腺增生疼痛、炎症与肿胀有良好治疗效果；玫瑰花行气解郁、和血散瘀、消肿止痛、美容养颜，具有抗炎、抗病毒、抗氧化、抗肿瘤、扩张冠状动脉、降血糖、解毒利胆等功效，对反胃、呕吐、酒后不适、便秘、偏头疼有效，对乳腺增生有止痛散结、消肿化瘀的作用，对经前乳房胀痛治疗效果尤其明显；夏枯草清肝明目、消肿散结，具有增强免疫力、抗炎、抗菌、抗病毒、抗艾滋病病毒、抗过敏、降血压、降血糖、抗氧化、抗自由基、抗突变、抗多种肿瘤、保肝、镇咳祛痰等功效，临床用该药治疗乳腺增生、肿块疼痛等，具有良好作用；当归补血活血、调经止痛、润肠通便，具有增强免疫功能、促进造血功能、增强心脏血液供应、扩张血管降低血管阻力、抗动脉粥样硬化、抗心律失常、降低血小板凝集、抗血栓、抗氧化、抗自由基、抗肿瘤、抗炎、抗辐射、镇痛、减轻缺氧时神经元变性、缓解记忆缺失等功效，凡乳腺增生伴有血虚血瘀指征者，用之较佳；姜黄破血行气、痛经止痛，具有提高免疫功能、抗炎、抗真菌、抗微生物、抗氧化、抗血小板凝集、抗动脉粥样硬化、降血脂、抗自由基、抑制星状细胞增殖、抗肿瘤、抗纤维化、抗肝损伤、利胆、预防前列腺增生、抗艾滋病病毒、保护肾功能、抗溃疡、保护皮肤等功效，对缓解乳腺增生所导致的肿痛有一定作用；人参扶正祛邪、大补元气，具有提高免疫力、调节内分泌功能、延长细胞寿命、消除自由基、抗氧化、抗突变、抗肿瘤、改善心血管等功效，对于体质虚弱型乳腺增生病，能够提高患者抗病能力；甘草润肺止咳、补气益肾、缓急止痛、调和解毒，具有增强免疫力、抗炎、抗菌、抗病毒、抗心律失常、抗溃疡、抗氧化、抗衰老、抗肿瘤等功效，对乳腺增生引发的局部肿块疼痛具有良好的缓解效果。

在中医药治疗乳腺增生病的研究中，发明人认为中药治疗作用是多方面的，并非仅考虑体内雌激素与孕激素平衡问题。由于该病发病原因复杂，乳腺增生病还与自由基增多、抗氧化系统异常等因素有关，除注意保持雌孕激素相对平衡，还要注意防范抗氧自由基损伤与抗脂质过氧化损伤，故在组方中体现了这些方面的选药思路。

临床研究证实，本发明药物效果较好，对乳腺形态学改变方面，部分病例提示腺泡腔缩小，小叶和腺泡数目减少，体积缩小；在纠正激素失调方面，也具有一定效果，一些患者激素比例失调现象得到明显好转，相关症状得到改善；部分免疫功能低下的患者，通过系统治疗后明显提高单核巨噬细胞系统的吞噬功能，促进 T 细胞介导的迟发性皮肤超敏反应；也有一些患者在治疗后血流变学指标得到改善，部分患者全血黏度、血浆黏度、血沉、压积等指标明显改善。上述指标的改善说明，本发明药物的疗效体现在诸多方面。

一种快速治疗乳腺增生病的药物所用之品，均有不同程度的活血通络、疏肝解郁、理气消肿、健脾调经等多种作用。不仅如此，所用药物并非单味中药的作用叠加，而是在中医辨证施治的基础上科学组方，实现了 1+1＞2 的组方效应。

所用中药的主治功能主要体现在缓解乳腺增生病、乳房局部肿痛、烦躁抑郁、月经不调、情志不悦、四肢乏力等症状等方面，对缓解乳腺增生病所表现的一系列症状，治疗效果尤其显著。

不仅如此，上述药物的药理作用，均有相关药理研究或动物实验结论。

本发明药物可采用中药制剂的常规方法制成内服剂型。本发明药物可以将原料药研成粉混合均匀成散剂、冲剂、颗粒剂、口服液、饮料，还可将各原料药水煎后浓缩成膏再烘干获得有效成分，根据需要再制备成各种口服剂。

本发明药物也可采用半仿生提取（SBE）、超临界流体萃取（SFE）、微波提取（MAE）、酶提取（ETE）、超声波提取（UAE）、压榨提取（PE）、连续逆流提取（CCE）、组织破碎提取（STE）、免加热提取（HFE）、常温超高压提取（UHPE）、空气爆破提取（AEE）等方法提取有效成分。

本发明优选的采用如下胶囊剂型。

所述药物的制备方法，按如下步骤进行。

(1) 按比例称取原料，备用。

(2) 将所述重量比的山楂、白芷、佛手、麦芽、昆布、茯苓、香橼、桃仁、红花、紫苏、葛根、橘皮、玫瑰花、夏枯草、当归、姜黄、人参、甘草 18 味中药，验收合格后交付专业中药制药厂提取。

(3) 由药厂依照中药提取常规方法与程序进行提取。

(4) 将提取的药粉分装成瓶装胶囊剂，每瓶 60 粒，每粒含中药提取药粉 0.45g。

(5) 或将提取的药物制成颗粒剂，每袋含中药提取药粉 6g。

(6) 由药厂将成品交付临床试验。

本发明药物经临床使用结果表明，有下述优点。

(1) 本发明选用天然食用植物药为原料，各组份符合药品法规定和中医处方原则，突出中医辨证与西医辨病相结合、病因治疗与对症治疗相结合的基本特色。

(2) 本发明药物提取后无须煎煮，口感良好，服用方便，各味药物在组方前后均无毒无害，正常剂量服用没有发现任何副作用。

(3) 本发明药物对患者免疫功能低下及其导致的诸多症状不仅有良好的治疗效果，也有良好的预防保健作用，适用范围广泛。

(4) 本发明药物均精选于卫健委规定可药食两用的品种，安全性更高，治疗中免疫力低下患者可长期服用。

(5) 本发明药物具有良好的兼顾性，对患者容易出现的乳腺增生病、局部肿痛、烦躁抑郁、月经不调、情志不悦、四肢乏力等症状，具有一定的治疗作用。

(6) 本发明药物标本兼治，见效迅速。

（九）具体实施方式

以下结合实施例及临床应用统计进一步说明本发明药物的效果。

实施例 1：胶囊剂制备

山楂 15kg，白芷 20kg，佛手 20kg，麦芽 20kg，昆布 15kg，茯苓 15kg，香橼 20kg，桃仁 20kg，红花 15kg，紫苏 20kg，葛根 20kg，橘皮 15kg，玫瑰花 18kg，夏枯草 20kg，当归 18kg，姜黄 20kg，人参 20kg，甘草 20kg，由专业中药制药厂提取加工，制成胶囊剂，每粒 0.45g，每次 4 粒，每日 3 次。

实施例 2：颗粒制备

山楂 15kg，白芷 20kg，佛手 20kg，麦芽 20kg，昆布 15kg，茯苓 15kg，香橼 20kg，桃仁 20kg，红花 15kg，紫苏 20kg，葛根 20kg，橘皮 15kg，玫瑰花 18kg，夏枯草 20kg，当归 18kg，姜黄 20kg，人参 20kg，甘草 20kg，由专业中药制药厂提取加工，制成颗粒，每袋 6g，每次 1 袋，每日 3 次，冲服。

本发明药物治疗乳腺增生病临床观察

◆ 一般资料

临床资料：为证实本发明药物的临床疗效，于 2018 年 7 月—2019 年 6 月，选取中医妇科门诊治疗乳腺增生病患者 112 例，年龄 17—55 岁；按数字随机表法分为观察组与对照组，观察组与对照组各 56 例。观察组年龄 17—55 岁，平均年龄（35.61 ± 11.32）岁，病程（16.26 ± 3.97）个月。对照组年龄 17—54 岁，平均年龄（35.97 ± 10.79）岁，病程（17.01 ± 4.06）个月。两组年龄、病程等一般临床资料，经统计学处理无显著性差异，具有可比性（$P > 0.05$）。

诊断标准：参照中华全国中医外科学会乳腺病专题组制定的诊断标准，经临床体检和 B 超检查等确诊。主要临床表现为乳房肿胀和肿块，部分患者具有周期性，月经来潮前疼痛加重，经后缓解或消失，部分患者整个月经期乳腺疼痛；体检发现一侧或双侧乳腺有弥漫性增厚，可局限于乳腺一部分，也可分散于整个乳腺，肿块呈颗粒状、结节状或片状，体积大小不一，质韧不硬，常为多发性，肿块与周围组织分界不清；超声检查发现乳腺体结构紊乱，回声不均。

纳入标准：年龄 17—55 岁，符合上述乳腺增生病诊断标准。通过医院伦理委员会审评同意，无重大消耗性疾病，依从性好，自愿签署知情同意书。

排除标准：乳腺癌患者；合并严重心、脑、肺、肝、肾、造血系统、免疫系统疾病患者；6 个月内接受过激素治疗或服用避孕药患者；妊娠或哺乳期妇女；不能正常参与本临床观察者；未签署知情同意书者。

◆ 实验方法

对照用药：两组均连续用药 3 个月。观察组用本发明药物颗粒剂，每袋 6g，每次 1 袋，每日 3 次，冲服；对照组口服乳癖消片（由鹿角、蒲公英、昆布、天花粉、鸡血藤、三七、赤芍、海藻、漏芦、木香、玄参、牡丹皮、夏枯草、连翘、红花组成，沈阳红药集团股份有限公司生产，国药准字：Z21020747），每次 3 粒，每日 3 次。

观察指标：①两组治疗效果；②治疗前后观察乳腺肿块大小、乳房疼痛程度、月经情况、胸闷太息等症状；③治疗后相关不良反应。

◆ 评价标准

疗效标准：参照《中药新药临床研究指导原则》与中华全国医学会外科学会乳腺病专题组有关意见制定。临床痊愈为肿块消失，乳痛解除，钼靶片显示乳腺密度均匀，增生物消失，停药后 3 个月无复发；显效为肿块最大直径缩小 1/2 以上，乳痛消失，钼靶片显示增生物明显缩小；有效为肿块最大直径缩小不足 1/2，乳痛减轻，或肿块最大直径缩小 1/2 以上，乳痛不减轻，钼靶片显示增生物减小；无效为肿块不缩小，或反而增大变硬者，或乳痛虽缓解但肿块未缩小，钼靶摄影检查结果与治疗前无明显改善者。

观察症状：观察两组治疗前后临床主要症状变化情况，参照国家中医药管理局《中医病证诊断疗效标准》（南京大学出版社出版），依据症状表现拟定量化评分标准，进行量化积分比较。乳房肿块直径＜1cm，1 分；肿块直径 1~2cm，2 分；肿块直径＞2cm，3 分；乳房疼痛为隐痛而无触痛，1 分；隐痛伴触痛，2 分；疼痛与触痛均明显，3 分；疼痛严重，不能触碰或影响活动，4 分。月经情况为量少色淡，0.5 分；量少色暗，1 分。胸闷太息为轻度胸闷无太息，0.5 分；胸闷伴太息，1 分；胸闷明显伴太息胁胀，1.5 分。

◆ 统计方法

采用 SPSS10.0 统计软件进行统计学分析，计量资料以（$\bar{x} \pm s$）表示，采用 t 检验，计数资料以率（%）表示，采用 χ^2 检验。$P < 0.05$ 为差异有统计学意义。

◆ 结果

两组临床疗效比较：观察组 56 例临床痊愈 20 例（35.71%），显效 18 例（32.14%），有效 13 例（23.21%），无效 5 例（8.93%），总有效率 91.07%；对照组 56 例临床痊愈 10 例（17.86%），显效 12 例（21.43%），有效 15 例（26.79%），无效 19 例（33.93%），总有效率 66.07%。观察组总有效率 91.07% 优于对照组的 66.07%，$P < 0.05$。

两组治疗前后临床症状平均积分比较：观察组乳房肿块直径治疗前（2.15 ± 0.53）分，治疗后（0.7 ± 0.33）分；乳房疼痛治疗前（2.66 ± 0.77）分，治疗后（1.01 ± 0.21）分；月经情况治疗前（0.89 ± 0.07）分，治疗后（0.15 ± 0.06）分；胸闷太息治疗前（1.15 ± 0.14）分，治疗后（0.31 ± 0.16）分。对照组乳房肿块直径治疗前（2.17 ± 0.51）分，治疗后（0.97 ± 0.35）分；乳房疼痛治疗前（2.63 ± 0.79）分，治疗后（1.13 ± 0.37）分；月经情况治疗前（0.87 ± 0.06）分，治疗后（0.91 ± 0.03）分；胸闷太息治疗前（1.16 ± 0.13）分，治疗后（1.11 ± 0.19）分。

用药安全情况：两组治疗后均未见相关不良反应。

临床研究结果表明，本发明药物在治疗乳腺增生病疗效方面具有明显的优势，具有一定的临床推广价值。

参考文献

[1] 王忠民 . 一种快速治疗乳腺增生病的药物：CN201911172734.7[P].2021–05–25.

[2] 刘茜，王忠民 . 少见经前诸证论治举隅 [J]. 广西中医药，1987, 10（3）：21–23.

[3] 王忠民，刘茜 . 专家谈塑形与健康：如何远离乳腺疾病 [M]. 北京：人民卫生出版社，2019: 139–162.

附：上市相关专利产品

（一）一种防治女性更年期综合征的中药组合物坤泰胶囊的市场效应

一种防治女性更年期综合征的中药组合物坤泰胶囊，作为专利产品，进入市场后受到广大医务人员的广泛关注，得到患者的广泛认可，同时获得良好的社会效益与经济效益。

近年来，一些学者从临床观察、试验研究、动物实验、药理分析等多方面进行了研究，效果显著，可谓专利药物转化市场的典范。

临床通过大鼠研究试验表明，坤泰胶囊对去氧乙烯基环乙烯所致卵巢功能不全模型大鼠的疗效试验证实，可有效缓解模型大鼠卵巢功能衰减的速度。有动物实验证明，坤泰胶囊可能通过上调卵巢 Bcl-2 蛋白表达及下调 Bax 蛋白表达，抑制卵泡的凋亡，从而改善卵巢功能。动物实验还证明，坤泰胶囊可能通过调控卵巢组织 Smad2/3/7 表达，促进及维持卵泡发育，从而改善卵巢储备功能下降大鼠的卵巢功能。

有报道认为，坤泰胶囊联合雌孕激素对白血病患者的卵巢早衰、对服用雷公藤导致的卵巢早衰具有缓解作用。对子宫切除后卵巢功能、围绝经期症状等，具有一定的改善作用。通过对更年期雌鼠的治疗观察发现，坤泰胶囊可有效调节更年期雌鼠的激素水平，改善围绝经期症状。

据临床观察，坤泰胶囊能显著改善女性围绝经期症状，长期应用可降低体内炎症反应，可能有益于减少心血管不良事件的发生。临床观察证实，坤泰胶囊对女性更年期失眠伴有焦虑与抑郁者，具有较好的缓解作用。

坤泰胶囊治疗后可增加排卵周期子宫内膜厚度，有利于改善子宫内膜血流状态，对提高子宫内膜容受性具有一定作用，从而有助于胚胎着床。

本发明提供了一种防治女性更年期综合征的中药组合物及其制备方法，一种防治女性更年期综合征的中药组合物，制备该中药组合物所用药效成分的原材料组成按质量份为：熟地黄 2～8 份，黄连 1～2 份，白芍 3～9 份，阿胶 7～11 份，黄芩 11～18 份，茯苓 2～6 份，三七 1～3 份。该中药组合物具有速释颗粒与缓释颗粒，经临床试验证实该中药组合物对女性更年期综合征具有显著的临床效果，服药方便，每日 1 次。

一种防治女性更年期综合征的中药组合物及其制备方法

1. 技术领域

本发明涉及中药制剂，具体涉及一种以防治女性更年期综合征的中药配方及制作方法。

2. 背景技术

更年期综合征的发生，因卵巢功能逐渐衰退或丧失，以致雌激素水平下降所引起的以自主神经功能紊乱代谢障碍为主的一系列症候群。绝经表现为卵巢功能衰退，出现不同程度的潮热多汗、焦虑抑郁、心烦易怒等症状。更年期妇女所表现的症状轻重不等，时间久暂不一，轻者安然无恙，重则影响工作和生活，甚至会发展成为更年期疾病。更年期妇女患冠心病的发病率为非更年期妇女的5～6倍，高血压的发病率是青壮年的6倍。尤其在更年期后期，高血压、冠状动脉粥样硬化及心肌梗死的发病率急速上升。糖尿病女性患者中70%是在更年期前后发生。女性乳腺癌患者中75%是在更年期前后发生，更年期前后女性患乳腺癌的发病率比正常人高68%。治疗分为西医治疗和中医治疗，其中西医治疗选用雌激素替代疗法，雌激素是治疗更年期综合征有效的药物。它可以减轻停经前期、后期的心血管症状，对潮热、潮红、焦虑、抑郁等症状有明显的疗效，可减轻精神、神经症状，消除老年性阴道炎和尿道炎，且有减慢老年性骨质疏松和动脉粥样硬化进展的作用。但雌激素替代疗法有其适应证和禁忌证，也有一定的副作用。在更年期后服用雌激素的女性很容易出现胆囊疾病，也会增加血块积聚。这些血液凝块会增加中风、心脏病发作和其他疾病危险。此外，雌激素药物还可能导致乳腺癌，增加子宫内膜癌变的风险。

3. 发明内容

本发明所要解决的技术问题是提供一种中药制剂，这种制剂具有更好的效果，并且每天仅需服用1次，效果持久。

一种防治女性更年期综合征的中药组合物，其特征在于制备该药物所用药效成分的原材料组成按质量份为：熟地黄2～8份，黄连1～2份，白芍3～9份，阿胶7～11份，黄芩11～18份，茯苓2～6份，三七1～3份。在此基础上作为一种优化选择，制备该药物所用药效成分的原材料组成按质量份优选为：熟地黄3～6份，黄连1份，白芍3～8份，阿胶10～11份，黄芩11～18份，茯苓2～6份，三七1份。作为一种最优化选择，制备该药物所用药效成分的原材料组成按质量份为：熟地黄5份，黄连1份，白芍5份，阿胶10份，黄芩11份，茯苓6份，三七1份。本发明还提供了一种制备上述制剂的方法：将黄芩、茯苓、白芍、熟地黄、黄连、阿胶、三七粉碎成粗粉，用乙醇溶液提取，将提取液过滤、浓缩，在 40～60℃时制得相对密度为 1.15～1.5 的浸膏；取 1/3 浸膏，加入淀粉，制成速释颗粒，取 2/3 浸膏，加入羟丙甲纤维素，制成缓释颗粒；将上述两种颗粒混合均匀，制成胶囊制剂。提取上述中药材所用乙醇的浓度优选为 70%～95%，作为更加优化的选择，所提取用乙醇溶液的浓度优选为 95%，这样提取有效成分最佳。而乙醇溶液的提取次数优选为 1～5 次。作为最优化的选择乙醇溶液的提取次数优选为 2 次，这样既可以保证有效成分的提取，又能合理的使用溶剂，避免浪费时间和溶剂。乙醇溶液的每次提取时间优化为 3～5 小时，作为最优选择，乙醇溶液的每次提取时间优选为 3 小时。

本发明的有益效果如下。

(1) 本发明在处方中增加了三七，由于三七具有活血的作用，与其他药物协同作用，增加了其他药物的疗效，收到了意想不到的效果。

(2) 本发明采用了多项给药体系，速释颗粒与缓释颗粒在同一胶囊中，既发挥了速释制剂起效快的作用，又发挥了缓释颗粒作用时间长的特点，延长了药物的作用时间，减少了患者的服用次数，方便患者的长期给药。

参考文献

[1] 杨蔚 . 坤泰胶囊治疗妇科疾病的临床应用研究进展 [J]. 药物评价研究 , 2015, 38（4）：453–458.

[2] 周蓓蓓，陈文俊，谈勇 . 坤泰胶囊对 VCD 所致 POI 模型大鼠的疗效探究 [J]. 中成药 , 2017, 39（4）：695–700.

[3] 耿利华，谈勇 . 坤泰胶囊对卵巢储备功能下降大鼠卵巢凋亡调控蛋白 Bcl-2，Bax 表达的影响 [J]. 中国实验方剂学杂志 , 2017, 23（8）：138–143.

[4] 龚立，刘昆，张云，等 . 坤泰胶囊对大鼠胚胎和胎仔的发育毒性研究 [J]. 药物评价研究 , 2012, 35（5）：337–342.

[5] 王玮，张云，刘昆，等 . 坤泰胶囊对 SD 大鼠生育力和早期胚胎毒性的研究 [J]. 中成药 , 2012, 34（10）：1869–1873.

[6] 南燕，薛清杰，尹宝靓 . 坤泰胶囊联合雌孕激素对白血病患者卵巢早衰的治疗探索 [J]. 中外健康文摘 , 2013, 37: 128–129.

[7] 王瑛，刘元，李娜，等 . 坤泰胶囊治疗雷公藤引起类风湿关节炎卵巢早衰的临床观察 [J]. 陕西中医 , 2015, 36（7）：773–774.

[8] 梁策，高慧，刘玉兰，等 . 坤泰胶囊改善卵巢早衰的毒理及临床研究进展 [J]. 药物评

价研究 , 2016, 39（4）: 673–676.

[9] 吕清媛，郑培兰 . 坤泰胶囊对绝经前子宫切除患者卵巢功能的影响 [J]. 医药导报 , 2010, 29（6）: 716–718.

[10] 李木子 . 坤泰胶囊对女性子宫切除术后围绝经期症状的影响 [J]. 中草药 , 2014, 45（17）: 2522–2524.

[11] 夏天 . 坤泰胶囊治疗绝经综合征 45 例临床观察 [J]. 中国现代药物应用 , 2014, 8(21): 133–134.

[12] 袁一君，张杰，黄晓昱 . 坤泰胶囊与激素治疗围绝经期综合征的循证药物经济学研究 [J]. 上海中医药杂志 , 2016, 50（4）: 15–17.

[13] 连方，姜晓媛 . 坤泰胶囊对体外受精卵巢低反应患者获卵数、卵细胞及胚胎质量的影响 [J]. 中国中西医结合杂志 , 2014, 34（8）: 917–921.

[14] 栾素娴，崔青，张玉花，等 . 坤泰胶囊在卵巢储备功能降低的不孕症患者中的应用 [J]. 中成药 , 2017, 39（6）: 1318–1320.

[15] 李巍巍，王婧彦，安丽红，等 . 芬吗通联合坤泰胶囊对卵巢储备功能低下性不孕的预处理及促排治疗 [J]. 当代医学 , 2014, 20（33）: 119–120.

[16] 陈建玲 . 坤泰胶囊联合雌孕激素周期疗法治疗卵巢功能低下 71 例疗效观察 [J]. 中国实用医药 , 2015, 10（8）: 156–157.

[17] 苏爱芳，南燕 . 坤泰胶囊治疗特发性卵巢早衰疗效观察 [J]. 上海中医药杂志 , 2014, 48（5）: 79–80.

[18] 张凯，苏禹，郭华娟 . 坤泰胶囊治疗卵巢早衰的临床观察 [J]. 中国优生优育 , 2013, 19（4）: 298–299.

[19] 巫珏艳，吴忠新，路永新 . 坤泰胶囊联合激素替代法治疗卵巢早衰的效果观察 [J]. 中国妇幼保健 , 2016, 31（21）: 4425–4427.

[20] 吴海燕 . 坤泰胶囊对卵巢早衰患者血清 FSH、LH、E_2 及血脂水平的影响 [J]. 中国妇幼保健 , 2016, 31（8）: 1599–1600.

[21] 李少娟，梁美浓，刘杰强，等 . 坤泰胶囊对围绝经期女性心血管病危险因素的影响 [J]. 海南医学 , 2014, 25（10）: 1447–1450.

[22] 周玲玲，许良智，刘宏伟，等 . 性激素与中成药治疗对绝经早期妇女生存质量的影响及其成本效用分析 [J]. 南方医科大学学报 , 2009, 29（11）: 2182–2185.

[23] 史党民，孙国珍 . 坤泰胶囊治疗女性更年期失眠伴有焦虑及抑郁的临床观察 [J]. 中草药 , 2013, 44（24）: 3531–3533.

[24] 段燕康，李芳，李进东，等 . 坤泰胶囊对更年期雌鼠激素水平及围绝经期综合征的影响 [J]. 中国医院药学杂志 , 2014, 34（6）: 432–435.

[25]　林楠, 钟莞杞. 坤泰胶囊联合生物反馈电刺激治疗人工流产后月经减少临床观察 [J]. 上海中医药杂志, 2013, 47（7）: 75-76.

[26]　南燕, 段予新, 李玉洁. 坤泰胶囊对不孕症患者子宫内膜容受性的影响 [J]. 新乡医学院学报, 2012, 29（5）: 384-385.

[27]　贵阳新天药业股份有限公司. 一种防治女性更年期综合征的中药组合物: CN201310390063.8[P].2014-02-12.

（二）坤泰胶囊技术延伸：一种改善子宫内膜容受性的纳米缓释胶囊及其应用

本发明公开了一种改善子宫内膜容受性的纳米缓释胶囊，取熟地黄、黄连、白芍、黄芩、阿胶、茯苓 6 味，混合粉碎成细粉，置入超临界萃取罐中，萃取出棕色的膏状，加入膏状物 10～15 倍体积的乙醇和 2～4 倍重量的环糊精，超声振动均匀混合之后滤膜抽滤，滤液再用微孔滤膜过滤，滤液经冷冻干燥后得到中药提取物，将中药提取物填于肠溶胶囊中，构成改善子宫内膜容受性的纳米缓释胶囊。本发明的纳米缓释胶囊能够有效提高中药活性成分的含量，有助于改善子宫内膜容受性，对于治疗不孕症有一定的疗效。

1. 一种改善子宫内膜容受性的纳米缓释胶囊，其特征在于，取熟地黄、黄连、白芍、黄芩、阿胶、茯苓 6 味，混合粉碎成细粉，置入超临界萃取罐中，以压力 20～24MPa，温度为 32～38℃，流量为每小时 21～25L 的条件萃取 3～4 小时，以压力为 5～7MPa，温度为 42～48℃进行解析，萃取出棕色的膏状，加入膏状物 10～15 倍体积的乙醇和 2～4 倍重量的环糊精，超声振动均匀混合之后滤膜抽滤，滤液再用孔径为 0.22μm 微孔滤膜过滤，滤液经冷冻干燥后得到中药提取物，将中药提取物填于肠溶胶囊中，构成改善子宫内膜容受性的纳米缓释胶囊。

2. 根据权利要求 1 所述的纳米缓释胶囊，每粒肠溶胶囊中所含有的中药提取物的含量为 0.7～0.8g。

3. 根据权利要求 1 或 2 所述的纳米缓释胶囊，所述的中药提取物为下述质量份：熟地黄 500～700 份，黄连 200～400 份，白芍 200～400 份，黄芩 200～400 份，阿胶 80～120 份，茯苓 80～120 份；优选的，所述的中药原料配方为熟地黄 600 质量份，黄连 300 质量份，白芍 300 质量份，黄芩 300 质量份，阿胶 100 质量份，茯苓 100 质量份。

4. 根据权利要求 1 所述的纳米缓释胶囊，所述的环糊精为 α- 环糊精和（或)β-环糊精。

5. 根据权利要求 1～4 任意一项所述的纳米缓释胶囊，所述的中药提取物的平均粒径为 300nm，优选的，80% 以上的粒子分布在 200～400nm。

6. 根据权利要求 5 所述的纳米缓释胶囊，所述的肠溶胶囊中还包括其他改善子宫内膜容受性的西药组分。

7. 权利要求 1～6 任意一项所述的纳米缓释胶囊的制药用途。

8. 根据权利要求 7 所述的用途，所述的改善子宫内膜容受性的纳米缓释胶囊用于改善改善子宫内膜厚度。

9. 根据权利要求 7 所述的用途，所述的改善子宫内膜容受性的纳米缓释胶囊用于治疗不孕症。

参考文献

贵阳新天药业股份有限公司 . 一种改善子宫内膜容受性的纳米缓释胶囊及其应用：CN201310388434.9[P].2013–12–11.

（三）坤泰胶囊技术延伸：一种缓释胶囊及其制备方法

本发明公开了一种坤泰缓释胶囊及其制备方法，以辅料小丸外包中药提取物构成丸芯，在药物层外由中药提取物和水不溶性聚合物构成控制药物释放的控释层制成坤泰缓释小丸，所述小丸充填于胶囊中，所述的中药提取物经超临界萃取和冷冻干燥获得。本发明的缓释胶囊中药物活性成分含量高，可以在人工胃液和人工肠液中 24 小时内平稳释放。

1. 一种坤泰缓释胶囊，其特征在于，以辅料小丸外包中药提取物构成丸芯，在丸芯外层包覆由中药提取物和肠溶性聚物构成的控释层，制成坤泰缓释小丸，所述小丸充填于胶囊中，构成坤泰缓释胶囊，按制成缓释胶囊 1000 粒计算，每千粒重 500～800g，将小丸装入空胶囊中，制得坤泰缓释胶囊，胶囊内各种组份占总充填物的重量百分组成如下。丸芯中各组份占总充填物的重量百分比为：中药提取物 42.0%～62.0%，蔗糖或微晶纤维素 10.0%～15%，淀粉 5.0%～6.0%，微粉硅胶 1.0%～1.5%，黏合剂 2.0%～3.0%。控释层中各组份占总充填物的重量百分比为：中药提取物42.0%～62.0%，水不溶性聚合3.0%～8.0%，聚乙二醇6000 0.3%～0.8%，抗粘连剂0.5%～2.0%，硬脂酸镁余量。所述的中药提取物为下述质量份的熟地黄500～700份，黄连200～400份，白芍200～400份，黄芩200～400份，阿胶80～120份，茯苓80～120份的中药原料，经超临界萃取并经冷冻干燥所得。

2. 根据权利要求1所述的坤泰缓释胶囊，其特征在于：所述的抗粘连剂为滑石粉。

3. 根据权利要求1所述的坤泰缓释胶囊，其特征在于：所述的中药原料配方为熟地黄600质量份，黄连300质量份，白芍300质量份，黄芩300质量份，阿胶100质量份，茯苓100质量份。

4. 根据权利要求1所述的坤泰缓释胶囊，其特征在于：所述的胶囊采用蔗糖小丸或微晶纤维素小丸为制备丸芯的辅料小丸，辅料小丸直径为0.5～0.7mm，制备丸芯选择的黏合剂是聚维酮或羟丙甲纤维素，黏合剂配制成水溶液或有机溶液使用。

5. 根据权利要求1所述的坤泰缓释胶囊，其特征在于：在坤泰小丸外包覆的控释层水不溶性聚合物，选择季胺基甲基丙烯酸酯或乙基纤维素，采用聚合物溶于有机溶剂的溶液，或聚合物的水分散体。

6. 根据权利要求1所述的坤泰缓释胶囊，其特征在于：所述丸芯采用惰性丸芯外包药物法或挤压搓圆法制取。

参考文献

贵阳新天药业股份有限公司 . 一种缓释胶囊及其制备方法：CN201310388746.X[P]. 2014-01-01.

（四）坤泰胶囊技术延伸：一种坤泰胶囊的干法制粒方法

本发明公开了一种坤泰胶囊的干法制粒方法，包括如下步骤：调节干法制粒机的工艺参数：液压系统压力5～7MPa，主机调速＜24Hz，送料Ⅰ调速16～20Hz，送料Ⅱ调速9～12Hz，筛片目数为10目筛片；将坤泰混合粉用干法制粒机进行制粒，将所得颗粒于（100±5）℃的温度中干燥0.5～2小时出料即得。坤泰混合粉的制备方法为：打开干法制粒机气封和真空阀门，真空吸料，设定搅拌转速为 6～12Hz、绞碎转速 10～14Hz，按下搅拌和绞碎按钮，混合 5～15 分钟得坤泰混合粉，出料。本发明制得的颗粒粒度较均匀，流动性好，粒硬重，制粒偏差小，药品中有效成分的含量较高，工时缩短，人能耗减少，成本降低。

1. 一种坤泰胶囊的干法制粒方法，包括如下步骤。

(1) 调节干法制粒机的工艺参数：液压系统压力 5～7MPa，主机调速＜24Hz，送料Ⅰ调速 16～20Hz，送料Ⅱ调速 9～12Hz，筛片目数为 10 目筛片。

(2) 将坤泰混合粉用经干法制粒机进行制粒，将所得颗粒于（100±5）℃的温度中干燥 0.5～2 小时出料即得。

2. 如权利要求 1 所述的坤泰胶囊的干法制粒方法，坤泰混合粉的制备方法为：打开干法制粒机气封和真空阀门，真空吸料，设定搅拌转速为 6～12Hz、绞碎转速为 10～14Hz，按下搅拌和绞碎按钮，混合 5～15 分钟得坤泰混合粉，出料。

3. 如权利要求 1 或 2 所述的坤泰胶囊的干法制粒方法，其中材料为坤泰干膏粉和生药细粉。

4. 如权利要求 3 所述的坤泰胶囊的干法制粒方法，其中坤泰干膏粉采用微波干燥。

参考文献

贵阳新天药业股份有限公司 . 一种坤泰胶囊的干法制粒方法：CN201110283773.1[P]. 2012-01-11.

（五）坤泰胶囊技术延伸：用于治疗妇女更年期阴道出血的药物组合物及其制备方法

本发明提供一种治疗妇女更年期阴道出血的药物组合物，包括第一活性成分：坤泰胶囊的组分；第二活性成分：米非司酮。所述坤泰胶囊由熟地黄、黄连、白芍、黄芩、阿胶、茯苓组成。通过本发明组合物坤泰胶囊和米非司酮的联合应用，治疗妇女更年期阴道出血的作用明显优于相同剂量的单方，表明两药合用有协同作用，同时又无明显的毒性和副作用，治疗效果更为显著。

1. 一种治疗妇女更年期阴道出血的药物组合物，其特征在于，所述的组合物包括：第一活性成分坤泰胶囊；第二活性成分米非司酮。

2. 如权利要求 1 所述的药物组合物，其特征在于，所述坤泰胶囊由熟地黄、黄连、白芍、黄芩、阿胶、茯苓制成。

3. 如权利要求 1 所述的药物组合物，其特征在于，所述坤泰胶囊中各组份占总充填物的重量百分比为：熟地黄 42.0%～62.0%，黄连 10.0%～15.0%，白芍 5.0%～6.0%，黄芩 1.0%～1.5%，阿胶和茯苓 2.0%～3.0%。

将所述各组分称取，粉碎成细粉，加入淀粉和硬脂酸镁进行混合，然后倒入下料斗中，开造粒包衣机，倒入空白丸芯进行造粒，造粒速度 1～10rpm，转盘转速 100～500rpm，喷洒 7%PVP 溶液后，烘干出料制成所述坤泰胶囊。

4. 如权利要求 1 或 2 所述的药物组合物，其特征在于，所述坤泰胶囊与米非司酮的重量比是 20～500∶1。

5. 如权利要求 3 所述的药物组合物，其特征在于，所述坤泰胶囊与米非司酮的重量比是 20～250∶1。

6. 一种制备如权利要求 1～4 任一所述的药物组合物的方法，其特征在于，所述的制备方法包括至少一个步骤：将第一活性成分和第二活性成分混合。

7. 如权利要求 6 所述的方法制备药物组合物的制剂，其特征在于，所述药物组合物的制剂为口服制剂、外用制剂、吸入制剂、经鼻制剂、经直肠制剂、经皮制剂或注射制剂。

8. 一种预防和（或）治疗更年期阴道出血的用途，其特征在于，所述方法还包括对人施用预防和（或）治疗更年期阴道出血有效量的药物组合物。

9. 如权利要求 8 所述的用途，其特征在于，所述有效量包括对人每天施用约 0.1～10 000mg/kg 的药物。

10. 如权利要求 9 所述的用途，其特征在于，所述药物还包括与药学上所接受的稀释剂或载体混合的杨梅素及其衍生物的药物组合物，在所述的药物组合物中，坤泰胶囊与米非司酮所占比例，以重量计，占整个制剂总重量的 10%～80%。

11. 如权利要求 9 所述的用途，其特征在于，所述的用途还包括将第一活性成分和第二活性成分同时、连续和分别施用。

参考文献

贵阳新天药业股份有限公司. 用于治疗妇女更年期阴道出血的药物组合物及其制备方

法：CN201310749947.8[P].2014-08-06.

(六)坤泰胶囊技术延伸：用于治疗妇女卵巢功能异常引起功血的控释制剂及其制备方法

本发明提供一种用于治疗妇女卵巢功能异常引起功血的控释制剂，其活性成分为坤泰胶囊的组分。本发明还涉及该控释制剂的制备方法以及在制备用于治疗妇女卵巢功能异常引起功血的用途。本发明的控释制剂具有半衰期间长，维持治疗时间长的优点，解决了患者对药物的依赖性。其治疗妇女卵巢功能异常引起功血的作用明显优于相同剂量的坤泰胶囊，同时又无明显的毒性和副作用。

1. 一种用于治疗妇女卵巢功能异常引起功血的控释制剂，其特征在于，所述控释制剂包括核芯和包裹核芯的控释层。

2. 如权利要求 1 所述控释制剂，其特征在于，所述核芯含有的活性成分之一为坤泰胶囊的组分。

3. 如权利要求 2 所述的控释制剂，所述坤泰胶囊的组分为熟地黄、黄连、白芍、黄芩、阿胶和茯苓。

4. 如权利要求 3 所述的控释制剂，所述坤泰胶囊中各组份占总充填物的重量百分比为：熟地黄 42.0%～62.0%，黄连 10.0%～15.0%，白芍 5.0%～6.0%，黄芩 1.0%～1.5%，阿胶和茯苓 2.0%～3.0%。

5. 如权利要求 1 所述控释制剂，其特征在于，所述控释层含有甲基丙烯酸和醋酸乙酯共聚物、甲基丙烯酸和甲基丙烯酸甲酯共聚物、乙基纤维素、柠檬酸三乙酯。

6. 如权利要求 1 所述的控释制剂，其特征在于，按照重量比，所述核芯和包裹核芯的控释层的比例为 1∶0.01～100。

7. 如权利要求 1 所述控释制剂，其特征在于，所述制剂为片状、丸剂、胶囊、膏状、颗粒或分散剂。

8. 一种如权利要求 1～7 所述控释制剂的制备方法，其特征在于，所述制备方法包括如下至少一步骤：制备核芯步骤和制备至少一层包衣的缓释层步骤。

9. 如权利要求 8 所述控释制剂在制备用于治疗妇女卵巢功能异常引起功血的控释制剂的用途，所述用途包括对受试者施用预防和（或）治疗卵巢功能异常引起功血有效量的控释制剂，所述有效量包括对受试者每天施用约 0.1mg/kg 至约

10 000mg/kg 体重的控释制剂。

10. 一种包含如权利要求 1～7 所述的控释制剂的药物组合物，其特征在于，其由所述控释制剂和药学上可接受的辅料所制成。

参考文献

贵阳新天药业股份有限公司.用于治疗妇女卵巢功能异常引起的功血的控释制剂及其制备方法：CN201310749818.9[P].2014-04-02.

（七）苦参总碱凝胶制剂及该凝胶制剂的制备方法

本发明提供了苦参总碱的凝胶制剂。该凝胶制剂中含 3%～5% 的苦参总碱和 0.5%～1.5% 的卡波姆。本发明还提供了所述凝胶制剂的制备方法，包括用 110 型离子交换树脂提取苦参总碱；用卡波姆为辅剂形成凝胶，以及将所述的苦参总碱溶于乙醇和丙二醇中形成溶液再加于所述凝胶中，最终形成苦参总碱凝胶制剂的步骤。本发明的凝胶制剂具有黏膜粘附力强的优点，因而可延长苦参总碱在阴道中的滞留时间从而提高其疗效。

一种用于治疗妇科疾病的苦参总碱制剂，其特征在于：其为凝胶制剂，所述的凝胶制剂含有 3%～5%（重量）苦参总碱和余量，含 0.5%～1.5%（重量）卡波姆，pH 为 6～8 的凝胶。其中所述苦参总碱通过如下方法提取。

取去除土块、砂石及其他杂质的苦参原药粉碎待用，将上述的苦参粉经浓度为 0.2% 的盐酸渗滤，得渗滤液；将所得的渗滤液 pH 值调至中性，使杂质以沉淀形式析出；过滤该中性的渗滤液，然后使滤液通过阳离子交换树脂；用氨水将所述阳离子交换树脂上的吸附物洗脱，收集洗脱液；自所得洗脱液中回收氨，再将此洗脱液浓缩至干，得苦参总碱。

如权利要求 1 所述苦参总碱制剂的制备方法，其步骤为如下。

(1) 苦参总碱的提取：取去除土块、砂石及其他杂质的苦参原药粉碎待用，将上述的苦参粉经浓度为 0.2% 的盐酸渗滤，得渗滤液，将所得的渗滤液 pH 调至中性，使杂质以沉淀形式析出。过滤该中性的渗滤液，然后使滤液通过阳离子交换树脂；用氨水将所述阳离子交换树脂上的吸附物洗脱，收集洗脱液；自所得洗脱液中回收氨，再将此洗脱液浓缩至干，得苦参总碱。

(2) 凝胶制剂的制备：取量为所述凝胶制剂总重量 0.5%～1.5%（重量）的卡

波姆溶于纯化水中，自然溶胀 24 小时，搅匀待用。将量为所述凝胶制剂总重量 3%～5%（重量）的所得的苦参总碱溶于乙醇中，再往该溶液中加丙二醇得苦参总碱溶液；将所得苦参总碱溶液加入上述待用的卡波姆溶液中，经充分搅拌形成凝胶状；将该凝胶的 pH 调至 6～8；最后补加纯化水至凝胶制剂全量得到透明度好、稠度适宜的凝胶制剂。

1. 技术领域

本发明涉及苦参总碱的凝胶制剂，并涉及所述凝胶制剂的制备方法。

2. 背景技术

苦参总碱用于治疗妇女霉菌性阴道炎、细菌性阴道炎、滴虫性阴道炎、宫颈糜烂，其已知剂型为栓剂。然而栓剂的缺点是易溶化而流出，有油腻感，而且对黏膜的粘附作用差，生物利用度低。因此现有技术期待开发出能够克服以上缺点的苦参总碱制剂的新剂型。

另外，为优化苦参总碱的提取工艺，寻找适宜的辅料制备新剂型的苦参总碱制剂，需要提供该新剂型的制备工艺。

3. 发明内容

本发明的目的在于提供新剂型的苦参总碱制剂即苦参总碱凝胶制剂。本发明的另一目的在于提供上述凝胶制剂的制备方法。

本发明的苦参总碱制剂的剂型是凝胶制剂。

本发明的苦参总碱凝胶制剂含有 3%～5%（重量）的苦参总碱。

本发明的苦参总碱凝胶制剂含有 3%～5%（重量）的苦参总碱和余量，含 0.5%～1.5% 卡波姆，pH 为 6～8 的凝胶。

所述的苦参总碱是自苦参提取出来的生物碱，以干燥品计，它所含有的生物碱以氧化苦参碱计，不少于 70%（重量）。

所述的卡波姆是一种高分子量的丙烯酸（酯）类交联聚合物，是一种弱酸性阴离子型辅料。它在水中溶胀后成为 pH 3 的胶体溶液，用碱性物质将其中和后可形成溶胶。将卡波姆中和使其羧基离子化后，由于负电荷的相互排斥所用，使分子链弥散伸展，呈极大的膨胀状态，而且还具有黏性大、无毒、无刺激性的优点。由于卡波姆能与黏膜糖蛋白相互作用，形成物理缠结，与糖蛋白寡糖链上的糖残基形成氢键，产生较强的黏液凝胶网状结构，所以具有良好的生物黏附性，因而能使黏膜黏附系统保持较长的黏附时间。

参考文献

上海海天医药科技开发有限公司.苦参总碱凝胶制剂及该凝胶制剂的制备方法：CN200303115198.1[P].2004-08-18.

（八）苦参中提取的生物碱在治疗支原体、衣原体和真菌引起的疾病中的药物用途

本发明公开了苦参中提取的生物碱在治疗支原体、衣原体和真菌引起的疾病中的药物用途。所述在苦参中提取的生物碱是指苦参碱、氧化苦参碱、槐果碱、氧化槐果碱、槐定碱或苦参总碱，其中的苦参总碱中总生物碱含量为70.0wt%～99.0wt%，苦参碱和氧化苦参碱的含量为45.0wt%～90.0wt%。苦参中提取的生物碱作为活性成分制备的药物对支原体、衣原体和真菌均有良好的抑制作用，可用于治疗由支原体、衣原体和真菌感染引起的各类疾病。

(1) 从苦参中提取的生物碱作为活性成分在制备治疗肺炎支原体、解脲支原体、人型支原体、微小脲原体引起的疾病的药物中应用；所述生物碱是指苦参碱、氧化苦参碱、槐果碱、氧化槐果碱、槐定碱或苦参总碱。

(2) 如权利要求1所述的应用，其特征在于，其中总生物碱含量为70.0wt%～99.0wt%，苦参碱和氧化苦参碱的总含量为45.0wt%～90.0wt%。

1. 技术领域

本发明涉及苦参中提取的生物碱的药物用途，特别是苦参中提取的生物碱作为活性成分在治疗支原体、衣原体和真菌引起的疾病中的药物用途。

2. 背景技术

支原体是一种不同于细菌和真菌的另一类微小病原体，支原体属有80余种，与人类有关的支原体有肺炎支原体、人型支原体、解脲支原体和生殖支原体，前者引起肺炎，后三者引起泌尿生殖道感染。衣原体是一类能通过细胞滤器，有独特发育周期、严格细胞内寄生的原核细胞型微生物。已知的与人类疾病有关的衣原体有三种，分别是鹦鹉热衣原体、沙眼衣原体和肺炎衣原体。沙眼衣原体主要是通过性接触传播，进入生殖道后，喜欢进入黏膜细胞内生长繁殖，在女性引起子宫内膜炎、输卵管炎、盆腔炎、尿道炎等。在男性可引起尿道炎、附睾炎、直肠炎等炎症。女性感染沙眼衣原体，会引起不孕、异位妊娠、流产、死胎、胎膜

早破、早产等。

支原体、衣原体感染人体后，首先侵入柱状上皮细胞并在细胞内生长繁殖，然后进入单核巨噬细胞系统的细胞内增殖。由于支原体、衣原体在细胞内繁殖，导致感染细胞死亡，同时尚能逃避宿主免疫防御功能，得到间歇性保护。支原体、衣原体的致病机制是抑制被感染细胞代谢，溶解破坏细胞并导致溶解酶释放，代谢产物的细胞毒作用，引起变态反应和自身免疫。

非淋菌性尿道炎约有 30%～50% 的病例由沙眼衣原体引起，10%～30% 的病例由解脲支原体引起。支原体、衣原体感染引起的非淋菌性尿道炎、宫颈炎，目前多以干扰蛋白合成类抗生素如四环素、大环内酯类药物治疗，虽有一定疗效，但存在耐药菌株增加、复发率高、药物副作用大、用药依从性差等问题。

真菌病因致病真菌不同，可分为角质癣菌症、皮肤癣菌病、皮肤和皮下组织真菌病、系统性真菌病和条件致病性真菌病五种。其中以皮肤癣菌病的发病率最高，而白色念球菌引起的霉菌性阴道炎，是常见的妇科病，孕妇最为常见。有人统计有 30%～50% 的妇女曾患过霉菌性阴道炎，至少 75% 的女性在妊娠期患过此病。苦参中含有的生物碱，主要为苦参碱、氧化苦参碱，其次为槐果碱、氧化槐果碱、槐定碱、N-甲基金雀花碱、安那吉碱、赝靛叶碱等。苦参碱和氧化苦参碱在药材中的含量之和在 1.2% 以上，是苦参抗菌、抗病毒、抗病原虫、抗肿瘤等作用的主要有效成分，槐果碱、氧化槐果碱、槐定碱等生物碱在药材中含量也较为丰富，也是苦参的有效成分。

一种复方苦参洁阴冲洗液，以苦参为主药，适应证包括老年性阴道炎，滴虫性阴道炎，真菌、淋菌、细菌及支原体和衣原体性宫颈炎，阴道溃疡，绝经期阴道干枯等妇女生殖系统疾病。

该中药组合物是由黄芩、黄柏、苦参、金银花、白头翁和白花蛇舌草的活性成分提取物与药用辅料组成的口服制剂。适用于制备治疗由支原体、衣原体感染所引起的生殖、泌尿系统疾病的药物。

3. 发明内容

本发明所要解决的技术问题是提供从苦参中提取的生物碱作为活性成分在治疗支原体、衣原体和真菌引起的疾病中的药物用途。

本发明从苦参中提取的生物碱，是指苦参碱、氧化苦参碱、槐果碱、氧化槐果碱、槐定碱或苦参总碱的一种或组合。其中苦参总碱中总生物碱含量为

70.0wt%～99.0wt%，苦参碱和氧化苦参碱的含量为 45.0wt%～90.0wt%。

上述苦参中提取的生物碱的药物用途是以所述的苦参中提取的生物碱，或是苦参中提取的生物碱制成的药学上可接受的盐，加入药学上可接受的辅料，制成的任何一种剂型的药物，包括凝胶剂、栓剂、软膏剂、洗剂、胶囊剂、片剂、注射剂等，治疗由支原体和（或）衣原体感染引起的肺炎、非淋菌性宫颈炎、子宫内膜炎、输卵管炎、盆腔炎、非淋菌性尿道炎、男性不育、附睾炎、直肠炎等，以及真菌感染引起的念珠菌病、角质癣菌症和皮肤癣菌病等。

本发明中从中药苦参中提取的生物碱与化学药物相比，具有安全、毒副作用小等特点。在本发明的研究过程中，体外药效实验表明：对肺炎支原体、解脲支原体、人型支原体、微小脲原体、沙眼衣原体、肺炎衣原体、须癣毛癣菌、紫色毛癣菌和白色念珠菌，苦参碱、氧化苦参碱、槐果碱、氧化槐果碱、槐定碱及苦参总碱均有良好的抑制作用。

参考文献

上海海天医药科技开发有限公司.苦参中提取的生物碱在治疗支原体、衣原体和真菌引起的疾病中的药物用途：CN200810033620.X[P].2009-01-07.

（九）苦参提取物在治疗 HPV 中的应用

本发明公开了苦参提取物在治人乳头瘤病毒（HPV）中的应用，通过乙醇回流法提取苦参总碱，采用纤维素酶和亚硫酸钠处理提取液得到苦参提取物。本发明中的苦参提取物通过临床研究，治疗宫颈 HPV 感染疗效确切、明显。

(1) 一种苦参提取物在制备治疗 HPV 药物中的应用，其特征在于所述的苦参提取物通过如下方式得到。

① 以苦参为原料，以体积百分浓度为 45%～75% 乙醇回流提取得到回流液，减压蒸馏回收乙醇并得到提取浸膏。

② 在提取浸膏中加入 1% 重量的纤维素酶以及 1% 亚硫酸钠，在（37±1）℃的温度中保温培育 12～24 小时，然后过滤得到滤液。

③ 以 HCl 调节所述滤液 pH 至 3～4 后，过滤所述滤液，并以 NaOH 调节 pH 至 10～11，然后将所述滤液浓缩。

④ 以氯仿萃取所述浓缩滤液，合并氯仿层，减压蒸干得苦参碱提取物。

(2) 根据权利要求（1）所述的应用，所述苦参原料为目数为 20～60 目苦参粉。

(3) 根据权利要求（1）所述的应用，所述乙醇的体积百分浓度为 60%。

(4) 根据权利要求（1）所述的应用，所述乙醇回流法中，料液比为 1∶12；采用所述乙醇回流法提取 2 次。

(5) 根据权利要求（1）所述的应用，通过氯仿四段萃取浓缩滤液，氯仿用量分别为滤液体积的 1 倍、1/2 倍、1/2 倍和 1/2 倍。

(6) 根据权利要求（1）～（5）任一项所述的应用，所述的治疗 HPV 的药物为软膏制剂。

(7) 根据权利要求（6）所述的应用，所述的软膏制剂辅料包括凡士林、甘油、十八醇、十二烷基硫酸钠、单硬脂酸甘油酯、三氯叔丁醇、轻质液体石蜡以及二甲亚砜。

1. 技术领域

本发明涉及医药技术领域，具体涉及苦参提取物在治疗 HPV 中的应用。

2. 背景技术

宫颈癌的发病率在女性肿瘤中位居第二，是全世界最常见的恶性肿瘤之一。我国宫颈癌的发病率和死亡率约占全世界的 1/3。研究已证实，HPV 感染是宫颈癌发生的主要危险因素，从 HPV 感染到出现宫颈癌前病变，进而发展为宫颈癌，这是一个较为漫长的过程，一般需要 3～8 年的时间。目前，临床上对于宫颈 HPV 感染的处理并没有统一的方案。如能够早期诊断、早期预防、早期治疗，宫颈癌将有望成为可以预防并治愈的疾病。

目前尚没有发现疗效肯定的对抗 HPV 病毒的药物，只是咪喹莫特等常规抗病毒药物，还有重组人干扰素制剂，如安达芬栓（重组人干扰素 α2b 栓）、舒润栓等。现有技术已经报道过苦参碱软膏具有广谱抗病毒和免疫调节功能，具有抗宫颈 HPV 感染的作用。但如何进一步提高苦参软膏治疗 HPV 的效果是本领域技术人员亟待解决的问题。

3. 发明内容

本发明的目的在于提供一种治疗 HPV 的苦参提取物，为了实现本发明的目的，拟采用如下技术方案：

本发明一方面涉及一种苦参提取物在制备治疗 HPV 药物中的应用，其特征在于所述的苦参提取物通过如下方式得到。

(1) 以苦参为原料，以体积百分浓度为 45%～75% 乙醇回流提取得到回流液，减压蒸馏回收乙醇并得到提取浸膏。

(2) 在提取浸膏中加入 1% 重量的纤维素酶以及 1% 亚硫酸钠，在（37±1）℃的温度中保温培育 12～24 小时，然后过滤得到滤液。

(3) 以 HCl 调节所述滤液 pH 至 3～4 后，过滤所述滤液，并以 NaOH 调节 pH 至 10～11，然后将所述滤液浓缩。

(4) 以氯仿萃取所述浓缩滤液，合并氯仿层，减压蒸干得苦参碱提取物。

在本发明的一个优选实施方式中，所述苦参原料为目数为 20～60 目苦参粉。

在本发明的一个优选实施方式中，所述乙醇的体积百分浓度为 60%。

在本发明的一个优选实施方式中，所述乙醇回流法中，料液比为 1∶12；采用所述乙醇回流法提取 2 次。

在本发明的一个优选实施方式中，通过氯仿四段萃取浓缩滤液，氯仿用量分别为滤液体积的 1 倍、1/2 倍、1/2 倍和 1/2 倍。

在本发明的一个优选实施方式中，所述的治疗 HPV 的药物为软膏制剂，优选的，所述的软膏制剂辅料包括凡士林、甘油、十八醇、十二烷基硫酸钠、单硬脂酸甘油酯、三氯叔丁醇、轻质液体石蜡以及二甲亚砜。

参考文献

贵阳新天药业股份有限公司. 苦参提取物在治疗 HPV 中的应用：CN201410623587.1[P].
2015-02-04.

（十）治疗湿热下注型带下病的苦参组合物

本发明公开了一种治疗湿热下注型带下病的苦参组合物，其组合物的活性成分为苦参、龙胆草和沙棘的水提醇沉浸膏。本发明中的苦参组合物通过临床研究，治疗湿热下注型带下病疗效确切、明显。

(1) 一种治疗湿热下注型带下病的苦参组合物，其特征在于，所述组合物的活性成分为苦参、龙胆草和沙棘的原料水提醇沉浸膏，所述苦参、龙胆草和沙棘原料的重量配比为（25～35）∶（10～20）∶（40～60）。

(2) 根据权利要求（1）所述的苦参组合物，其特征在于，所述苦参、龙胆草和沙棘的原料重量配比（28～32）∶（14～16）∶（46～50）。

(3) 根据权利要求（1）所述的苦参组合物，其特征在于，所述苦参、龙胆草和沙棘的原料重量配比30∶15∶48。

(4) 根据权利要求（1）至（3）任一所述的苦参组合物，所述的苦参组合物为软膏制剂。

(5) 根据权利要求（1）至（3）任一所述的苦参组合物在制备治疗湿热下注型带下病药物中的应用。

1. 技术领域

本发明涉及医药技术领域，具体涉及一种治疗湿热下注型带下病的苦参组合物及其应用。

2. 背景技术

带下病是一种妇科常见病、多发病。具有高发病率、高复发率的特点。临床研究中提到的细菌性阴道病，据统计在 STD 门诊的发病率为15%～64%，年龄15—44 岁，妊娠女性发病率为16%～29%。而念珠菌阴道炎的发病也非常普遍，30%～50% 的女性一生中曾有假丝酵母菌感染。因此有效地防治带下病成了医学领域研究的重点课题。

近年来现代医学在带下病的病理机制、治疗等方面取得了许多成果，提出了不少观点与见解。在治疗上，目前临床用于治疗此类疾病的西药主要有：甲硝唑、制霉菌素、咪唑类药物（如咪康唑、氟康唑等），主要采取阴道上药以及口服用药的治疗方式。但在实际应用中，因治疗方式不便等诸多因素影响，许多患者难以坚持治疗。

相比较而言，中药特别是复方中药制剂，具有整体调节、多靶点作用的特点。因此，如何提供一种能够提高治疗湿热下注型带下病效果的药物是亟待解决的问题。

3. 发明内容

本发明的目的在于提供一种治疗湿热下注型带下病的苦参组合物及其应用，为了实现本发明的目的，拟采用如下技术方案。

一种治疗湿热下注型带下病的苦参组合物，其组合物的活性成分为苦参、龙胆草和沙棘的水提醇沉浸膏。

在本发明的一个优选实施方式中，所述的苦参、龙胆草和沙棘的原料重量配比为（25～35）：（10～20）：（40～60），优选的，所述原料重量配比为（28～32）：（14～16）：（46～50）。

在本发明的一个优选实施方式中，所述的苦参组合物为软膏制剂。

本发明还涉及上苦参组合物在制备治疗湿热下注型带下病药物中的应用，苦参 30g，龙胆草 15g，沙棘 48g。

苦参组合物通过临床研究，治疗湿热下注型带下病疗效确切、明显。

参考文献

贵阳新天药业股份有限公司.治疗湿热下注型带下病的苦参组合物：CN2014106 24867.4[P].2015-02-18.

第4章 儿科类发明专利中成药

儿科疾病相对于成人疾病，具有一定的不确定因素，病情变化较快、治疗难度较大。有些儿科疾病诊治相对棘手。

针对一些常见的、多发的、相对棘手的疾病，笔者进行了多方面的深入研究。在这些疾病中，分别对小儿慢性腹泻、反复呼吸道感染、免疫力低下、儿童厌食症、儿童多动症、小儿遗尿（俗称尿床）等疾病进行了专门的课题研究。经临床观察，所发明的药物在治疗上述疾病的临床效果方面，显著优于目前市场上的常用药物，而且其安全性得到保证。

一、一种快速治疗小儿慢性腹泻的药物

（一）研究开发思路

小儿慢性腹泻对患儿的影响是非常明显的，除了腹泻对胃肠道构成严重影响外，还会对患儿的身体发育、健康状况等构成不良影响。

在现实生活中，有些孩子出现大便次数多、消化不良等症状者，早期并未引起部分家长的高度重视，常常发展到患儿发育迟缓时才到医院就诊；也有的家长，当孩子发生慢性腹泻后常常服用一些抗生素进行治疗，往往使病情得到一时缓解，过后疾病依旧。这些不当的做法，常常使患儿病情延续多年不愈，导致孩子的身高、体重、体质、心理等方面产生负面影响。

小儿慢性腹泻在发展中国家，是导致小儿死亡的重要疾病之一，世界卫生组织将该病的控制列为全球性战略。在现实生活中，幼儿发生消化功能障碍者日益增多，成为影响幼儿健康的常见疾病。泄泻一旦形成慢性，患儿的脾气脾阳都会受到伤害，使脾胃的运化功能进一步受到伤害。对于该类疾病，中医药具有一定优势，特别是慢性脾虚型泄泻，治疗效果尤其显著。

急性泄泻相对容易治愈，但不及时治疗或治疗不当，或因体质虚弱，或先天不足脾气不振、正气不足，泄泻则日久迁延不愈，容易导致迁延性腹泻；脾阳受损，生化无力，湿邪缠绵，最终还会累及肾阳，命火衰微而发生下利清谷，引发慢性泄泻。

小儿脾常不足，脾胃功能容易受到伤害，一旦发生腹泻，很容易导致日久不愈。如何提高幼儿脾胃的受纳与运化功能，是治疗、预防小儿腹泻的要点。笔者通过长期临床观察慢性腹泻，特别是经过西药治疗尚未治愈的慢性腹泻，患儿会出现脾阳虚弱、运化失职的病机，主要表现为食少、食后脘胀，食冷或遇寒、进食油腻食物后泄泻加重，出现脾阳不振的表现，面色萎黄、神疲倦怠、舌质淡、脉细弱等。运用温补脾阳之法，可有效增强脾的运化能力，增加谷物精华吸收，进而达到扶正祛邪的目的，这种方法对治疗脾虚型迁延性泄泻、慢性腹泻十分有效。

"泄泻之本无不由于脾胃"，在小儿腹泻特别是迁延性、慢性腹泻病，脾气虚弱、脾阳不振是最为常见的病机。笔者根据这一机制，主要从补气健脾、温肾补阳入手，提高患儿的体质，增强患儿免疫功能，做到"正气存内"，治疗时注重"扶正祛邪"，对防止反复腹泻很有疗效。在选用药物时，均在辨证施治的基础上，符合中药药理作用，实现健脾、温阳、止泻、增强免疫等疗效，如斯对小儿迁延性腹泻、慢性腹泻的发生与发展具有良好的拮抗性，大大提高了该药的疗效。

经过临床观察，按着上述思路组合的本发明药物治疗小儿腹泻效果尤其显著。该药物中所有中药均属于药食两用之品，服用安全，对儿童各项生理指标无明显改变，也没有发现明显的毒副作用。研究证明，本发明药物是防治小儿慢性腹泻、迁延性腹泻的一种有效、安全、方便的儿科药物，疗效显著优于市场上的同类药物。

（二）专利药物名称

一种快速治疗小儿慢性腹泻的药物

（三）审批专利号码

CN201010114429.5

（四）专利药物摘要

本发明公开了一种快速治疗小儿慢性腹泻的药物，是以鸡内金、山药、芡实、山楂、肉桂、乌梅、白扁豆、砂仁、干姜为原料，按一定重量配比煎煮提取制备而成。它可以制成任何一种常用口服剂型，药物具有健脾益气、消食止泻等功能，治疗小儿慢性腹泻的疗效可靠，见效迅速，无毒副作用。

（五）专利药物配方

一种快速治疗小儿慢性腹泻的药物，其特征在于它是由下述质量份的原料且为药食两用中药制成。

鸡内金 6～30 份　　　山　药 10～30 份　　芡　实 6～24 份

山　楂 10～30 份　　　肉　桂 10～20 份　　乌　梅 6～30 份

白扁豆 10～30 份　　　砂　仁 6～20 份　　　干　姜 10～30 份

（六）药物技术领域

本发明涉及一种快速治疗小儿慢性腹泻的药物，特别是涉及一种以植物中药且全部为药食两用的中药为原料制成的治疗小儿慢性腹泻的药物。

（七）研发背景技术

小儿腹泻是我国儿科的最常见的疾病之一，而慢性腹泻病程长、患儿体质差，是小儿腹泻病中治疗最为困难的一个类型。因病程在 2 个月以上，并发症较多，治愈困难，严重影响其正常发育。近些年来，由于家长对幼儿的饮食搭配不尽合理、零食过多、运动减少等诸多原因，消化功能障碍者日益增多，已经成为影响幼儿健康的病症。目前所用的治疗药物，常常以西药为主，多属对症治疗，而且有一定的副作用，不宜长期服用，而本发明制剂可以长期服用，对于见效慢者延长服用时间可提高治愈率。

在治疗小儿慢性腹泻的药物中，尽管有一些中药品种，但有些中成药存在副作用，不宜长期服用。在诸多治疗小儿慢性腹泻的西药中，均有不同程度的毒副作用。

经临床观察证实，本发明药物对轮状病毒、细菌等引发的腹泻同样具有良好的治疗作用。

该药也可治疗成人慢性腹泻，同样具有良好的效果。

发明一种具有疗效可靠而没有毒副作用、综合治疗小儿慢性腹泻又有提高免疫功能的药物，是发明人的目的。纵观中西药市场，使用全部为药食两用药物组方的该类药物尚属空白。

（八）发明专利内容

本发明的目的是提供一种治疗小儿慢性腹泻的药物。以传统的辨证施治为准则，健脾兼以益气，和胃佐以止泻，君臣佐使分明，配方恰如其分，辨证与辨病结合，中医与西医合参，所用药物均经现代医学有关药理实验证明其助消化、止慢性腹泻的显效性与可靠性，而且每味药物均提示没有毒副作用，是一种综合治疗小儿消化不良与慢性腹泻的优良药物。

本发明是以如下技术方案实现的。一种治疗小儿慢性腹泻的药物，其特征在于它是以下述质量份的原料用常规制备方法制成：鸡内金6～30份，山药10～30份，芡实6～24份，山楂10～30份，肉桂10～20份，乌梅6～30份，白扁豆10～30份，砂仁6～20份，干姜10～30份。

上述原料药及用量配方，是发明人经近30年与多家医疗机构联合临床试验才得出的，在上述用量范围内均具有显著的疗效。

本发明的药物选择鸡内金、山药、芡实、山楂、肉桂、乌梅、白扁豆、砂仁、干姜进行配伍，各味药物的功效产生协同作用，从而达到健脾和胃、温中止泻的疗效。方中鸡内金促进胃液分泌，促进消化，胃蠕动加强；山药健脾益气，助消化，止慢性腹泻；芡实健脾涩肠，祛湿止泻，对于久泻具有独到作用；山楂健脾益气，助消化，止慢性腹泻；肉桂温胃健脾，具有抗溃疡、抑制慢性腹泻等功能；乌梅敛肺涩肠，抗细菌，抗病毒，治疗婴幼儿慢性腹泻效果显著；白扁豆健脾益气，祛湿止泻，抗细菌，抗病毒，增强免疫等；砂仁温脾止泻，理气止痛，促进消化，且升高胃动素等；干姜温胃健脾，止泻去痛。

上述药物的药理作用，均有相关药理研究、动物实验与我们临床观察有效的结论。

本发明药物可采用中药制剂的常规方法制成内服剂型。本发明药物可以将原料药研成粉混合均匀成散剂、冲剂、颗粒剂、口服液，还可以将各原料药水煎后浓缩成煎液，获得有效成分，再制备成各种口服剂，但这些不限制本发明的保护范围。

本发明优选的采用如下胶囊剂型和颗粒剂。

所述药物的制备方法，按如下步骤进行。

(1) 按比例称取原料，备用。

(2) 将所述重量比的鸡内金、山药、芡实、山楂、肉桂、乌梅、白扁豆、砂仁、干姜 9 味药加水煎煮 5 次，然后合并 5 次煎液。

(3) 将步骤（2）所得煎液浓缩成浸膏。

(4) 将浸膏烘干得干浸膏。

(5) 粉碎干浸膏成粉状。

(6) 在 110 ℃下保持 10 分钟之后降至 105 ℃保持 5 分钟，然后再降温至 100 ℃，保持 5 分钟，冷却至室温。

(7) 装入胶囊。

所述步骤（2）的每次加水量以没过药面为宜，每次煎煮 30 分钟。

将所述步骤（5）所得药粉与片剂常用辅料混合，制成颗粒剂。

本发明药物经临床使用结果表明，有下述优点。

(1) 本发明选用天然食用植物药为原料，各组份符合药品法规定和中医处方原则，突出中医辨证与西医辨病相结合、病因治疗与对症治疗相结合的基本特色。

(2) 本发明药物无须煎煮，口感良好，服用方便，各味药物组方前后均无毒无害，正常剂量服用没有发现任何副作用。

(3) 本发明药物对小儿慢性腹泻不仅有良好的治疗效果，也有良好的促进消化与预防保健作用，适用范围广泛。

(4) 本发明药物均精选于卫健委规定可药食两用的品种，安全性更高，治疗小儿消化不良与慢性腹泻者可以长期服用，具有可靠的保健作用。

(5) 本发明药物具有良好的兼顾性，对小儿消化不良、食欲不振、疲乏厌食等症状，具有一定的兼顾治疗作用。

(6) 本发明药物标本兼治，见效迅速，治愈率高。

（九）具体实施方式

以下结合实施例及临床应用统计进一步说明本发明药物的效果。

实施例1：胶囊剂制备

鸡内金12kg、山药24kg、芡实15kg、山楂24kg、肉桂10kg、乌梅24kg、白扁豆24kg、砂仁12kg、干姜18kg加水共同煎煮5次，每次加水以没过药面为宜，每次煎煮30分钟，合并5次煎液；将煎液通过常规酒精提取，浓缩成浸膏；将浸膏放入烘干箱烘干后粉碎为细粉，并进行常规高温消毒；将细粉装入胶囊，每粒药粉0.45g。

实施例2：颗粒剂制备

鸡内金10kg、山药22kg、芡实15kg、山楂22kg、肉桂10kg、乌梅22kg、白扁豆20kg、砂仁10kg、干姜15kg，用实施例1所述方法，制成药粉，再辅以片剂常用辅料制成颗粒冲剂或片剂，颗粒冲剂每袋2g。

本发明药物治疗小儿慢性腹泻临床观察

◆ 一般资料

临床资料：为证实本发明药物的临床疗效，于2009年4—12月，选取来自儿科门诊治疗慢性腹泻患儿130例，其诊断均符合《中国腹泻病诊断治疗方案》标准。采用双盲法将130例患儿随机分为治疗组和对照组，每组65例。其中治疗组男34例，女31例；平均年龄（3.82±2.15）岁；平均腹泻次数（5.69±1.2）次/天；平均病程73.92日。对照组中男32例，女33例；平均年龄（3.80±1.95）岁；平均腹泻次数（5.32±1.3）次/天；平均病程75.81日。两组病情及一般情况经统计学处理，差异无统计学意义（$P > 0.05$），具有可比性。

◆ 实验方法

治疗组全部服用实施例1药物颗粒剂，每日3次，2—4岁每次1袋；5岁以上每次1.5袋。对照组采用常规西医基础治疗，包括调整饮食结构、纠正脱水及电解质紊乱，根据大便培养结果及药敏试验选用抗生素或抗真菌药，并给予黏膜保护剂、微生态制剂以及对症支持治疗。两组治疗时间每2周为1个疗程。

◆ 评价标准

参照《中国腹泻病诊断治疗方案》的标准。治疗满1疗程后患儿大便次数性状恢复正常，消化功能与饮食恢复正常，随访6个月无复发者为痊愈；大便成型，大便次数减少至日均 2 次以内，消化功能改善为有效；患儿大便次数、形状无明显改变或加重者为无效。

◆ 统计方法

计量资料采用 t 检验，计数资料以率（%）表示，采用 χ^2 检验。以 $P < 0.05$ 为差异有统计学意义。

◆ 结果

治疗组治愈 43 例，有效 18 例，无效 4 例，治愈率 66.15%；对照组治愈 19 例，有效 41 例，无效 5 例，治愈率 29.23%，治疗组治愈率优于对照组（$P <$ 0.05）。需要特别说明的是，治疗组中有效病例继续延长治疗时间，16 例达到治愈标准。

参考文献

[1]　王忠民 . 一种快速治疗小儿慢性腹泻的药物 : CN201010114429.5[P].2010-06-23.

[2]　王忠民，王明闯，张菲菲 . 专利药物腹泻灵胶囊治疗小儿腹泻临床研究 [J]. 中华中医药学刊，2015, 33（7）: 1633–1635.

[3]　王忠民，刘茜 . 儿科重症运用补肾敛涩法的经验 [J]. 贵阳中医学院学报，1989（2）: 36–38.

二、一种治疗小儿反复呼吸道感染与免疫力低下的药物

（一）研究开发思路

在儿科疾病中，小儿易感症可谓最常见的疾病之一。小儿易感症发病率之高、治疗难度之大，是患儿家长非常烦心的事情。

在现实生活中，各大医院的儿科，患儿爆满、挂号紧张的现象屡见不鲜。在儿科疾病中，小儿易感症是最为常见的疾病之一。由于频繁发作，且没有特效手段，绝大部分患儿使用抗生素与肾上腺皮质激素治疗，尽管这些药物对身体健康、免疫系统均有一定的危害，但为了临时控制症状也是不得已而为之。

事实上，小儿易感症已经证实是一种与免疫功能低下相关的疾病，并非单纯的感染性疾病。该病占我国儿科呼吸道感染门诊患儿的 80%，其中 30% 为反复呼吸道感染，可见该病对患儿危害的严重性。多数学者认为，小儿易感症的主要

病因系免疫功能缺陷，此种缺陷与营养紊乱、年龄、药物、感染等因素有关。由于该病反复发作，影响 T 淋巴细胞功能，导致细胞免疫功能异常及免疫球蛋白降低而更易于发病，形成恶性循环。

对于小儿易感症，中医具有显著的优势。中医学认为，其发病原因不在于邪多而在正虚，肺脾气虚、正气不足是其发病的根本原因。我们知道，易感症虽多为病毒、细菌等感染所致，但患儿局部的微生态及免疫功能失调、机体平衡系统失常，是反复发病的内在因素。其发病过程，是外因通过内因而形成的。为了尽快控制症状，多数医生在治疗时常大量使用抗生素、肾上腺皮质激素，使许多儿童产生耐药、免疫功能进一步低下，病程往往缠绵不愈，甚至严重影响患儿健康发育。

小儿易感症往往由上呼吸道感染引发下呼吸道感染，继而病情加剧，日久不愈。近些年来，由于抗生素、肾上腺皮质激素滥用程度日益严重，许多患儿产生耐药，使部分患儿发病次数增加、病程迁延。如何在易感症发病过程中快速控制病情并增强自身免疫功能，逐步延迟再次发病时间进而防止病情反复发作，无疑是儿科临床的一个棘手难题。

笔者通过多年临床观察认为，快速控制症状与增强免疫力是相辅相成的。尽管患儿随着年龄增大而免疫能力增强，但发病次数得不到减少常常不利于免疫力的提高，特别是经常注射地塞米松者更是如此。为此，在研发小儿易感症的药物时，不仅考虑缓解患儿的咳嗽症状，更要考虑患儿的免疫功能的提高。

在开发治疗小儿易感症专用药物的时候，我们用小儿止咳糖浆配合转移因子胶囊进行对照，其立意就是观察本发明药物消除症状与增强免疫能力的效果。目前比较公认的是，免疫球蛋白 IgA、IgG、IgM 与 T 淋巴细胞亚群改善情况与小儿易感症控制效果成正比，笔者的临床研究结果也证实了这一点。临床研究发现，易感症患儿的 CD4$^+$ T 细胞（简称 CD4$^+$）、CD4$^+$/CD8$^+$ 低于正常值，CD8$^+$ 高于正常值，也是易感症患儿存在免疫功能低下的一个重要指标。临床通过检测 T 淋巴细胞亚群，证明本发明药物治疗后免疫功能得到改善，与临床症状缓解是同步的。

笔者在组方立意方面，重点考虑控制症状、增强免疫，这与扶正祛邪的观点是一致的。通过临床观察发现，本发明药物具有补肾健脾、扶正祛邪、止咳化痰等功能，对小儿反复呼吸道感染具有抗细菌、抗病毒、增强免疫力等作用，标本兼治，疗效可靠，见效迅速，安全性试验无毒副作用。临床证实，本发明药物是防治小儿易感症的一种有效、安全、方便服用的儿科药物，疗效明显优于市场上常用的相关药物。

（二）专利药物名称

一种治疗小儿反复呼吸道感染与免疫力低下的药物

（三）审批专利号码

CN201010114437.X

（四）专利药物摘要

一种治疗小儿反复呼吸道感染与免疫力低下的药物，是以杏仁、白果、杞果、大枣、甘草、百合、陈皮、鱼腥草、蒲公英、香薷为原料，按一定重量配比煎煮提取制备而成。它可以制成任何一种常用口服剂型，药物具有补肾健脾、扶正祛邪、止咳化痰等功能，对小儿反复呼吸道感染具有抗细菌、抗病毒、增强免疫力等作用，标本兼治，疗效可靠，见效迅速，无毒副作用。

（五）专利药物配方

一种治疗小儿反复呼吸道感染与免疫力低下的药物，其特征在于它是由下述质量份的原料且为药食两用中药制成。

杏　仁 10～80 份	白　果 10～70 份	杞　果 15～80 份
大　枣 10～60 份	甘　草 10～50 份	百　合 10～70 份
陈　皮 15～70 份	鱼腥草 15～90 份	蒲公英 10～90 份
香　薷 10～70 份		

（六）药物技术领域

一种治疗小儿反复呼吸道感染与免疫力低下的药物，特点是以植物中药且全部为药食两用的中药为原料制成的、具有标本兼治功能的，治疗小儿反复呼吸道感染与免疫力低下的安全性更高的药物。

（七）研发背景技术

小儿反复呼吸道感染为最常见的儿童疾病之一，该症反复发作，常常引发下呼吸道感染而日久不愈，是严重影响患儿健康发育的因素。近些年来，由于抗生素、肾上腺皮质激素滥用日益严重，许多患儿产生耐药，使部分患儿发病次数增加、病程迁延。

对于小儿反复呼吸道感染的治疗，西药具有治标作用，对控制症状加重见效快捷，但由于小儿反复呼吸道感染的病因常常是多方面的，既有复杂的致病因素，又有自身免疫功能低下的因素，因而难以用西药控制复发，常常是被动等待机体自身抗病能力提高而减少复发率。在中医治疗方面，尽管具有较大的优势，但由于中药汤剂煎煮麻烦，口感较差，服用不便，患儿常常不易接受。不仅如此，目前中成药中针对易感症标本兼治的方剂未见。

如何快速控制小儿反复呼吸道感染的发病症状，而又可以有效增强患儿的免疫功能、防止病情反复发作，是儿科临床的一个棘手难题，也是发明者多年中医药研究的目标。

发明一种具有疗效可靠而没有毒副作用、快速控制发病症状而又可以控制复发次数的药物，是本发明人的目的。纵观中西药市场，该类药物尚属空白。

（八）发明专利内容

本发明药物可提供一种治疗小儿免疫功能低下、病原微生物反复感染呼吸道的特效药物，对治疗小儿反复呼吸道感染与免疫功能低下见效快捷、标本兼治，能够减少乃至控制复发的一种新型、安全、高效的药物。

本发明药物以传统的辨证施治为准则，补肾兼以健脾，祛邪佐以扶正，止咳辅以化痰，用药主次分明，配方恰如其分，辨证与辨病结合，中医与西医合参，所用药物均经现代医学有关药理实验证明其抗细菌、抗病毒、增强免疫功能的显效性与可靠性，证明其降温、止咳、化痰的显效性与可靠性，而且每味药物均提示没有毒副作用。

本发明药物配方，是在笔者40多年临床经验基础上，经过多年临床试验才得出的，在上述用量范围内均具有显著的疗效。

本发明药物选择杏仁、白果、杞果、大枣、甘草、百合、陈皮、鱼腥草、蒲公英、香薷进行配伍，各味药物之功效产生协同作用，从而达到止咳平喘、抑菌杀毒、增强免疫、控制呼吸道感染反复发作的效果。方中杏仁苦温，止咳、化痰、平喘，白果敛肺、定喘，二者合之，治上呼吸道感染之标；杞果滋阴补肾，大枣健脾益气，二者合之，补先天肾气不足与后天脾胃虚弱，增强免疫功能；甘草调和诸药而兼以止咳、化痰，百合止咳、祛痰、平喘，且增强免疫功能、抗过敏，陈皮祛痰、平喘，抗炎、抗过敏，四者合之，抗菌抗病毒与止咳化痰并举，对缓解呼吸道感染症状功效快捷；鱼腥草、蒲公英、香薷具有良好的抗细菌、抗病毒、抗微生物作用，同时具有增强免疫功能、控制呼吸道感染效果，三者合之，标本兼治，症状与证候同医。该方组合，补肾益气、止咳化痰、清热解毒，诸药配合疗效相得益彰，完全符合中医辨证施治的基本原则。

不仅如此，上述药物的药理作用，均有相关药理研究与动物实验结论证实。

本发明药物可采用中药制剂的常规方法制成内服剂型。本发明药物可以将原料药研成粉混合均匀成散剂、冲剂、颗粒剂、口服液，还可以将各原料药水煎后浓缩成煎液，获得有效成分，再制备成各种口服剂。

本发明药物经临床使用结果表明，有下述优点。

(1) 本发明药物选用天然食用植物药为原料，各组份符合药品法规定和中医处方原则，突出中医辨证与西医辨病相结合、病因治疗与对症治疗相结合的基本特色。

(2) 本发明药物无须煎煮，口感良好，服用方便，各味药物组方前后均无毒无害，正常剂量服用没有发现任何副作用。

(3) 本发明药物对咽喉炎、扁桃体炎、气管炎不仅有良好的治疗效果，也有良好的预防保健作用，适用范围广泛。

(4) 本发明药物均精选于卫健委规定可药食两用的品种，安全性更高，治疗小儿反复呼吸道感染者可以较长时间服用。

(5) 本发明药物具有良好的兼顾性，对小儿便秘、消化不良、脾胃湿热等症状，具有一定的兼顾治疗作用。

(6) 本发明药物标本兼治，见效迅速，治愈率高。

（九）具体实施方式

以下结合实施例及临床应用统计，进一步说明本发明药物的临床效果。

实施例 1：胶囊剂制备

杏仁 15kg，白果 12kg，枸杞子 18kg，大枣 12kg，甘草 12kg，百合 12kg，陈皮 12kg，鱼腥草 15kg，蒲公英 15kg，香薷 10kg，加水共同煎煮 5 次，每次加水以没过药面为宜，每次煎煮 30 分钟，合并 5 次煎液；将煎液通过常规酒精提取，浓缩成浸膏；将浸膏放入烘干箱烘干后粉碎为细粉，并进行常规高温消毒；将细粉装入胶囊，每粒含药粉 0.45g。

实施例 2：颗粒剂制备

杏仁 15kg，白果 12kg，枸杞子 18kg，大枣 12kg，甘草 12kg，百合 12kg，陈皮 12kg，鱼腥草 15kg，蒲公英 15kg，香薷 10kg，用实施例 1 所述方法，制成药粉，再辅以颗粒剂常用辅料制成冲剂，每袋冲剂含药粉 2g。

本发明药物治疗小儿反复呼吸道感染临床观察

◆ 一般资料

临床资料：为证实本发明药物的临床疗效，于 2008 年 5 月初—2009 年 2 月底，治疗组选择小儿反复呼吸道感染患者 52 例，其中男 27 例，女 25 例；年龄 2 岁 11 个月至 11 岁，平均年龄（5.8±0.7）岁；每年发作次数 9～21 次，平均发作次数（10.2±0.5）次；病程为 1～4.5 年，平均 3.1 年。对照组选择小儿反复呼吸道感染患者 49 例，其中男 26 例，女 23 例；年龄 2 岁 10 个月至 10 岁 3 个月，平均（5.7±0.9）岁；病程 1～4.6 年，平均 3.3 年；对照组每年发作次数 10～22 次，平均发作次数（10.9±0.4）次。两组经统计学处理具有可比性，均无显著性差异（$P > 0.05$）。

◆ 实验方法

治疗组全部服用实施例 1 药物胶囊，2—4 岁每次 3 粒，每日 3 次；5—8 岁每次 4 粒，每日 3 次；9 岁以上每次 5 粒，每日 3 次。对照组口服转移因子胶囊，2—4 岁每次 1.5mg，每日 2 次；5—11 岁每次 3mg，每日 2 次。两组给药时间均为 1 个疗程（21 天）。

◆ 评价标准

诊断标准：参照 1987 年全国第一届小儿呼吸道疾病学术会议制定的小儿反复呼吸道感染（Recurrent respiratory tract infection，RRTI）诊断标准，每年上呼吸道感染次数分别为 0—2 岁≥7 次，3—5≥6 次，6—12 岁≥5 次。每年下呼吸道感染次数分别为 0—2 岁≥3 次，3—5 岁≥2 次，6—12 岁≥2 次。上呼吸道感染第 2 次距第 1 次至少 7 天以上。若上感次数未达到标准，可加下呼吸道感染次数，反之则不成立，观察时间 ≥ 1 年。

疗效标准：1 个疗程治疗结束后 3 个月随访无呼吸道感染或不超过 1 次，复感 2 次间隔时间超过 1.5 个月为显效；疗程结束后 3 个月内呼吸道感染 2 次，2 次间隔时间超过 1 个月为有效；治疗前后症状无改善或加重者为无效。

◆ 结果

治疗组总有效率 94.3% 明显高于对照组的 71.6%，差异有统计学意义（ $P < 0.05$ ）。

治疗组前后免疫球蛋白比较，治疗前部分患儿免疫球蛋白 IgA，IgG，IgM 含量低，累计治疗 3 个月后复查观察组明显优于治疗前，差异有统计学意义（ $P < 0.01$ ）。

参考文献

[1] 王忠民 . 一种治疗小儿反复呼吸道感染与免疫力低下的药物：CN201010114437. X[P].2010–06–23.

[2] 王忠民，王明闯，徐惠祥 . 易感颗粒治疗小儿反复呼吸道感染（发作期）临床研究 [J]. 中医儿科杂志，2015，11（3）：8–11.

[3] 王忠民，刘茜 . 儿科重症运用补肾敛涩法的经验 [J]. 贵阳中医学院学报，1989（2）：36–38.

三、一种快速治疗儿童厌食症的药物

（一）研究开发思路

儿童厌食症在儿科是常见疾病。由于该病直接影响患儿的营养吸收，对患儿的生长、发育具有极大的负面影响。在临床治疗中，中医药治疗该病具有一定的优势。

患儿发病后引起形体消瘦、食欲不振、皮肤萎黄、面色无华、体质下降、易发感冒、大便异常、脉细无力等症状。小儿为稚阴稚阳之体，脏腑娇嫩，形体未充，脾胃处于不足状态，容易发生脾胃功能异常。

在以往的治疗中，一般重视健脾和胃，但一些患者效果并不理想。笔者在多年的临床实践中发现，由于现在多数的家长对孩子宠爱，在饮食方面会存在喂养不当，不仅脾胃受伤，更重要的是情志失调，动辄大动肝火，或情志不悦，或精神抑郁，严重地影响食欲，久而久之会导致厌食症的发生。

根据这一特点，笔者在治疗时注重调肝。肝主疏泄，肝气郁结则疏泄不及，导致脾土阴凝板滞，难以正常运化水谷，此种情况属于木郁乘土或称之为木郁土中。若患儿被家长溺爱，常常急躁易怒，在此状态下肝气易于横逆，乘脾土则饮食异常，或饮食不节脾胃受伤，肝木乘虚犯扰，造成肝旺脾虚，久则土败木贼；脾虚日久，得不到及时纠正则气血生化无源，气血亏虚则不足以养肝，肝木失于脾土的滋培，进而肝木枯萎，最终导致肝脾两虚之病。

脾土属阴，主运化，得肝木条达活泼、升散疏泄之性，脾气方可避免阴凝板滞，得以正常运化饮食。正如《素问·五脏生成》所云"土得木而达之"，《临证指南医案》亦曰"木能疏土而脾滞以行"。可见，肝对脾的影响很大，这种情况下的厌食症，仅仅健脾是不够的。这是因为，肝为刚脏，主疏泄功能的发挥必赖脾气的柔润濡养，如斯不致刚强太过，而保持其条达活泼之性。而厌食症患者，正是肝脾之间功能失调，而且大多形成恶性循环。

"肝为木气，全赖土以滋培，水以灌溉"（《名医方论》），而"无土之处则无木生"（《杏轩医案》）。肝脾之间系一种木克土、土滋木的动态平衡，两者互相依赖、互相制约，这是正常的生理状态。这一平衡一旦被打破，则发生肝脾不和，或肝旺脾虚，或肝脾两虚，进而出现诸多病症。由此可见，最佳的治疗方法，不是单纯健脾和胃，而是要根据实际情况调和肝脾，恢复肝脾之间的生理平衡。

笔者根据厌食症患儿肝脾不调的实际情况，在组方时也充分体现出肝脾同调的思路，在健脾和胃的同时，增加一些疏肝健脾、抑肝扶脾、补脾抑肝、健脾养肝之品，患儿烦躁、抑郁、生气等症状得到缓解，厌食症的治疗效果得到大大提高。

在本发明药物组方时，笔者刻意增加诸如香橼、佛手、橘红等品，舒达肝木，谨防抑郁，同时配以健脾和胃之味，使肝脾得以调和，厌食症自然得以痊愈。

（二）专利药物名称

一种快速治疗儿童厌食症的药物

（三）审批专利号码

CN201911004512.4

（四）专利药物摘要

本发明公开了一种快速治疗儿童厌食症的药物，是以鸡内金、砂仁、焦山楂、炒麦芽、神曲、莱菔子、香橼、佛手、紫苏子、橘红、山药、藿香为原料，按一定重量配比煎煮提取制备而成。它可以制成任何一种常用口服剂型，药物具有健脾和胃、消食化积、促进发育等功能，对消除各种疾病引发的食欲不振、纳少腹胀、发育迟缓、免疫力低下等厌食症状疗效显著，见效尤其迅速，无毒副作用。

（五）专利药物配方

一种快速治疗儿童厌食症的药物，配方特征在于它是药食两用中药组方并由下述质量份的原料药制成。

鸡内金 10～90 份　　　砂　仁 10～50 份　　焦山楂 10～90 份

炒麦芽 10～60 份　　　神　曲 10～60 份　　莱菔子 10～90 份

香　橼 10～60 份　　　佛　手 10～90 份　　紫苏子 10～45 份

橘　红 10～90 份　　　山　药 10～60 份　　藿　香 10～90 份

（六）药物技术领域

本发明涉及一种快速治疗儿童厌食症的药物，特别是涉及一种以植物中药且全部为药食两用的中药为原料按一定重量比制成的，治疗儿童食欲下降及所引发的一系列不适症状的药物。

（七）研发背景技术

儿童厌食症是较为常见的儿科疾病。该病是因非疾病因素而出现较长时期的见食不贪、食欲不振、甚则拒食的病证，多见于1—6岁的幼儿，发病率为12%～34%，其发病率城市高于农村，一年四季均有发病，尤以夏末秋初为多见。

该病由于发病时间长，能量摄入不足，对患儿的生长发育、营养状况、智力发育均有一定的不良影响。厌食症长期得不到控制，可导致患儿摄取营养物质不足，难以满足迅速生长发育的需要，容易导致营养不良、不同程度的贫血、免疫功能低下及佝偻病等，容易发生反复呼吸道感染，进而严重影响患儿身体健康。

现代医学研究认为，儿童厌食症与锌元素、蛋白质摄入不足有关。缺锌可使口腔黏膜增生与角化不全脱落的细胞阻塞味蕾小孔，致使食物不能直接接触味蕾，难以刺激味觉，进而发生食欲低下，形成厌食症。

目前，临床尚缺少高效、安全、快捷、无毒副作用的治疗儿童厌食症的专用中药药品。研究开发有效治疗厌食症、促进患儿正常发育、安全可靠无毒副作用、可较长时间服用的药物，对广大厌食症患者来说尤其重要。

中医药在防治厌食症方面具有优势，相对于西药来说副作用少、易被患者接受、整体疗效可靠。根据厌食症的发病机制，从中药研究入手，主要选择含有促进食欲、提高脾胃消化能力、增强免疫力的中药品种，具有良好的开发前景。

本发明是一种具有可靠疗效且无毒副作用、综合治疗厌食症效果显著的药物，特别是运用药食两用中药研制出该类疗效显著的药物，更具有安全有效特征，更具有非常重要的现实意义，也是发明人的出发点与研究目的。一种快速治疗儿童厌食症的药物中成药研制成功，填补了药食两用中成药快速有效治疗厌食症的空白。

（八）发明专利内容

一种快速治疗儿童厌食症的药物，主要是针对儿童长期食欲不振、厌恶饮食、影响发育的一组症候群所采取的治疗措施。该病系一种慢性消化功能紊乱综合征，主要以脾胃功能紊乱为特征，伴有腹部胀满不适、形体消瘦、四肢乏力、面色不华、大便不调等症状，对患儿发育构成一定不良影响。

小儿脏腑娇嫩、形体脆弱、形气未冲，为稚阴稚阳之体。因脾胃功能尚未健全，加之家长喂养出现问题，常常出现饮食不知饥饱、偏食等异常情况，使后天脾胃受到伤害。不可忽视的是，一些家长对孩子的教育存在问题，娇生惯养，对孩子百依百顺，孩子常常唯我独尊，稍有不快即肝火大发，出现一系列肝郁气滞、肝胃不和病证。对此中医具有明显的治疗优势，对调节胃肠功能与情绪，均有可靠的效果。

中医学认为，儿童具有"智识未开，饮食不知自我调节，饥饱无度"特点，如果饮食不当，或过食肥甘滋腻之品，导致脾胃运化功能失调；或严重偏食进食多少不均，引发消化功能异常营养失衡，都会发生或加重食欲异常。临床观察发现，小儿多食高热量、高营养、不健康食物，易导致消化功能紊乱，气血运行异常，发生脾胃升清降浊功能失调。

笔者经过多年探索认为，小儿厌食症起因在于脏腑功能异常，属于病之本，一旦脾失健运，肝气郁结形成，就会导致食欲不振、食后腹胀等。在以往，常规治疗小儿食欲不振主要在于健脾和胃，但笔者认为小儿发生肝气郁结者并非少见，有些儿童由于家长教育不当，或予以娇惯，使一些孩子动辄生气，直接或间接地影响了肝的疏泄功能，导致肝郁气滞、脾气不运，极易形成儿童厌食症。

本发明药物是以如下技术方案实现的。一种快速治疗儿童厌食症的药物，其特征在于是以下述质量份的原料用中药制剂学常规工艺制成：鸡内金 10～90 份，砂仁 10～90 份，焦山楂 10～90 份，炒麦芽 10～60 份，神曲 10～60 份，莱菔子 10～90 份，香橼 10～90 份，佛手 10～60 份，紫苏子 10～60 份，橘红 10～90 份，山药 10～90 份，藿香 10～60 份。

上述原料药及用量配方，是发明人经多年与多家医疗机构联合进行临床试验才得出的，在上述用量范围内均具有显著的疗效。

一种快速治疗儿童厌食症的药物组成选择鸡内金、砂仁、焦山楂、炒麦芽、神曲、莱菔子、香橼、佛手、紫苏子、橘红、山药、藿香进行配伍，各味药物功效之间产生相互协同作用，具有健脾和胃、消食化积、促进发育等功效，对消除各种疾病引发的食欲不振、纳少腹胀、发育迟缓、免疫力低下等症状，通过临床观察证实，具有显著的效果。

一种快速治疗儿童厌食症的药物中的鸡内金健胃消食、涩精止遗、含有角蛋白等，可促使胃液分泌与胃酸度增强，进而使胃的运动力与排空能力增强，有助于消化，是治疗小儿食积不消和小儿疳积最为常用的药物之一；砂仁可化湿开胃、温脾止泻、理气消胀，常用于湿浊中阻、脘痞厌食、脾胃虚寒、呕吐泄泻等；焦山楂增强食欲，含有大量的维生素 C 与微量元素，可开胃促进消化，可增强机体的免疫力，特别是对肉食积滞导致的食欲不振，具有较好的治疗效果；炒麦芽健脾消食、疏肝理气、消除腹胀、缓解食物在人体内堆积等现象，特别适合脾胃虚弱患者，在食物的消化方面，能够补充身体营养成分、缓解肝气郁结、祛除胸闷与脾胃不适，对治疗肝郁脾虚型厌食症尤其有效；神曲化水谷宿食、消滞除结、健脾暖胃，对幼儿积食、消化不良、腹胀食欲不振等症状具有显著的疗效；莱菔子消食除胀、降气化痰，对饮食停滞、脘腹胀痛、大便秘结、积滞泻痢、痰壅喘咳具有良好效果；香橼燥湿温通、理气化痰、疏解郁滞，对腹胀纳呆、舌体厚腻、爱生闷气患儿具有较好疗效；佛手疏肝健脾、化痰消肿、祛湿止呕，爱生气的患儿较为适宜，对胸腹胀满、恶心呕吐、食欲不佳等均有疗效，佛手含锌量较高，对锌缺乏的厌食症患者有益；紫苏子降气消痰、平喘润肠，对痰壅气逆，咳嗽气喘，肠燥便秘类型厌食症具有较好疗效；橘红理气健脾，宽中散结，和胃止呕，行气消积，化湿降浊，对儿童食积气逆、胃气不和、脘腹胀满、食少吐泻、消化不良、厌食症具有良好作用；山药健脾益气、滋阴利湿，具有增强神经细胞活性，补气安神、养心益智，增强记忆功能，增强人体的消化、吸收功能，增进食欲，增强免疫力，对食欲不振、小儿厌食、消化不良均有很好的疗效；藿香芳香化浊、和中止呕、发表解暑，对湿浊中阻引发的脘痞呕吐、发热倦怠、胸闷不舒、寒湿闭暑、腹痛吐泻、舌苔厚腻等具有较好的疗效。

一种快速治疗儿童厌食症的药物所用之品，单味均有不同程度的健脾益气、促进消化功能、增强患儿免疫力等作用。不仅如此，所用药物并非单味中药的作用叠加，而是在中医辨证施治的基础上科学组方，实现了 1+1 > 2 的组方效应。所用中药，主要体现在健脾益气、理气和胃、促进消化等诸多功效。

不仅如此，上述药物的药理作用，均有相关药理研究或动物实验结论。

本发明药物可采用中药制剂的常规方法制成内服剂型。本发明药物可以将原料药研成粉混合均匀成散剂、冲剂、颗粒剂、口服液、饮料，还可以将各原料药水煎后浓缩成煎液得有效成分，再制备成各种口服剂。

本发明药物也可采用半仿生提取法（SBE）、超临界流体萃取（SFE）、微波提取（MAE）、酶提取（ETE）、超声波提取（UAE）、压榨提取（PE）、连续逆流提取（CCE）、组织破碎提取（STE）、免加热提取（HFE）、常温超高压提取（UHPE）、空气爆破提取（AEE）等方法提取有效成分。

本发明优选的采用如下胶囊剂型。

所述药物的制备方法，按如下步骤进行。

(1) 按比例称取原料，备用。

(2) 将所述重量比的鸡内金、砂仁、焦山楂、炒麦芽、神曲、莱菔子、香橼、佛手、紫苏子、橘红、山药、藿香 12 味中药，验收合格后交付专业中药制药厂提取。

(3) 由药厂依照中药提取常规方法与程序进行提取。

(4) 将提取的药粉分装成瓶装胶囊剂，每瓶 60 粒，每粒含中药提取药粉 0.45g。

(5) 或将提取的药物制成颗粒剂，每袋含中药提取药粉 6g。

(6) 由药厂将成品交付临床试验。

本发明药物经临床使用结果表明，有下述优点。

(1) 本发明选用天然食用植物药为原料，各组份符合药品法规定和中医处方原则，突出中医辨证与西医辨病相结合、病因治疗与对症治疗相结合的基本特色。

(2) 本发明药物提取后无须煎煮，口感良好，服用方便，各味药物组方前后均无毒无害，正常剂量服用没有发现任何副作用。

(3) 本发明药物对儿童厌食症以及所表现的诸多症状不仅有良好的治疗效果，也有良好的预防保健作用，适用范围广泛。

(4) 本发明药物均精选于国家卫健委规定可药食两用的品种，安全性更高，儿童厌食症患者可长期服用。

(5) 本发明药物具有良好的兼顾性，对厌食症患儿容易出现的并发症、免疫力低下、易感症、亚健康状态等症状，具有一定的兼顾治疗作用。

(6) 本发明药物标本兼治，见效迅速。

（九）具体实施方式

以下结合实施例及临床应用统计进一步说明本发明药物的效果。

实施例 1：胶囊剂制备

鸡内金 15kg，砂仁 12kg，焦山楂 20kg，炒麦芽 20kg，神曲 15kg，莱菔子 15kg，香橼 18kg，佛手 15kg，紫苏子 15kg，橘红 15kg，山药 20kg，藿香 15kg，由专业中药制药厂提取加工，制成胶囊剂，每粒 0.45g，每日 3 次，根据不同年龄段确定服用剂量。

实施例 2：颗粒剂制备

鸡内金 15kg，砂仁 12kg，焦山楂 20kg，炒麦芽 20kg，神曲 15kg，莱菔子

15kg，香橼 18kg，佛手 15kg，紫苏子 15kg，橘红 15kg，山药 20kg，藿香 15kg，由专业中药制药厂提取加工，制成颗粒，每袋 6g，每日 3 次，根据不同年龄段确定服用剂量。

本发明药物治疗儿童厌食症临床观察

◆ 一般资料

临床资料：为证实本发明药物治疗儿童厌食症的临床疗效，于 2018 年 5 月—2019 年 4 月，发明人选取在三甲医院中医妇儿科门诊治疗男女厌食症患者 122 例，年龄 1.1—7 岁；其中男 71 例，女 51 例；病程最短 6 个月，最长 2 年 6 个月；按数字随机表法，分为观察组与对照组，两组各 61 例。两组年龄、性别、身高、体重、病程、病情轻重等一般临床资料，经统计学处理均无显著性差异，具有可比性（$P > 0.05$）。

诊断标准：依据我国 1994 年颁布的《中医病证诊断疗效标准》中厌食的诊断标准确定。长期食欲不振，而无其他疾病者；面色无华，形体消瘦，但精神尚可，无腹胀等异常；有喂养不当史，如进食无定时定量、过食生冷、甘甜厚味、偏食或零食等。

排除标准：排除消化系统器质性疾病，如消化性溃疡、肝炎等，全身性疾病如尿毒症、甲状腺功能低下等疾病引起的厌食症。

入选标准：年龄在 1—7 岁，符合小儿厌食症诊断标准，家长积极配合用药治疗，儿童服药比较顺利，并签署自愿加入临床观察同意书。

◆ 实验方法

对照用药：观察组服用一种快速治疗儿童厌食症的药物颗粒剂，每袋 6g。1 周岁或周岁以下儿童每次 1/2 袋，2—3 岁每次 1 袋，3 岁以上每次 1.5 袋，每日 3 次，开水冲后温服；对照组口服小儿健脾化积口服液［桂林益佰漓江制药有限公司（现贵州益佰制药股份有限公司）生产，其成分为人参、黄芪、白术、茯苓、黄精、焦山楂、麦芽、六神曲、谷芽、鸡内金、莱菔子、伸筋草、草豆蔻等］，用法与用量：1 周岁或周岁以下儿童每次 4～5ml，2—3 岁每次 5～10ml，3 岁以上每次 10ml，每日 2 次。两组均连续治疗 2 个月。

观察指标：对治疗前后患儿的主要与次要症状进行分级量化并进行疗效评定。症状分级标准依据《中药新药临床研究指导原则》中小儿厌食症评级方法拟定，主症分无、轻、中、重，计分为 0、3、5、7 分；次症分无、轻、中、重，计分为 0、1、2、3 分。测定患儿治疗前后的身高、体重。测定患儿治疗前后血清锌（Zn）含量。

◆ 评价标准

疗效标准：依据《中药新药临床研究指导原则》相关标准确定。食欲与食量均恢复到正常水平，伴随症状、体征消失或基本消失，证候积分减少 ≥ 95% 为痊愈；食欲明显恢复，食量恢复到原有水平的 3/4，证候积分减少 ≥ 70% 为显效；食欲有改善，食量有所恢复，但未达到原有水平的 3/4，证候积分减少 ≥ 30% 为有效；食欲与食量均无改善，证候积分减少不足 30% 为无效。计算公式采用尼莫地平法，综合疗效指数 =（治疗前积分 - 治疗后积分）/ 治疗前积分 × 100%。

◆ 统计方法

采用 SPSS16.0 统计软件进行统计学分析，计量资料以（$\bar{x} \pm s$）表示，采用 t 检验，计数资料以率（%）表示，采用 χ^2 检验。$P < 0.05$ 为有统计学差异。

◆ 结果

两组有效率比较：观察组 61 例中痊愈 44 例（72.13%），显效 12 例（19.67%），有效 4 例（6.56%），无效 1 例（1.64%），总有效率 98.36%；对照组 61 例中痊愈 26 例（42.62%），显效 12 例（19.67%），有效 9 例（14.75%），无效 14 例（22.95%），总有效率 77.05%。

身高与体重变化比较（平均值）：观察组 61 例治疗前身高（98.5 ± 15.2）cm，治疗后（99.9 ± 16.7）cm；对照组 61 例治疗前身高（98.4 ± 16.1）cm，治疗后（99.3 ± 17.1）cm。观察组 61 例治疗前体重（14.1 ± 4.2）kg，治疗后（15.3 ± 4.7）kg；对照组 61 例（13.9 ± 4.0）kg，治疗后（14.9 ± 4.5）kg。

两组血清锌（Zn）变化情况：观察组 61 例治疗前（7.12 ± 2.16）μmol/L，治疗后（9.51 ± 2.31）μmol/L；对照组 61 例治疗前（7.09 ± 1.97）μmol/L，治疗后（8.39 ± 2.21）μmol/L。数据表明，一种快速治疗儿童厌食症的药物具有明显优势，痊愈、总有效率变化，身高、体重变化，血清锌（Zn）变化治疗前后比较，均 $P < 0.05$，具有一定的临床推广价值。

参考文献

[1] 王忠民 . 一种快速治疗儿童厌食症的药物 : CN201911004512.4[P].2021-04-13.

[2] 王忠民, 刘茜. 儿科重症运用补肾敛涩法的经验 [J]. 贵阳中医学院学报, 1989 (2): 36-38.

[3] 王忠民, 王明闯, 张菲菲. 专利药物腹泻灵胶囊治疗小儿腹泻临床研究 [J]. 中华中医药学刊, 2015, 33 (7): 1633-1635.

四、一种快速治疗儿童多动症的药物

（一）研究开发思路

以往, 小儿多动症多采用西药治疗, 但在近些年的临床观察中, 笔者发现运用中药治疗小儿多动症具有良好的效果。

笔者用中药治疗的小儿多动症, 大多是用西药治疗效果不佳者。有一部分患儿经过心理治疗、仪器治疗等, 效果一直无明显起色, 另有一部分患儿服用西药产生药物依赖, 这些患儿往往寻求中医药调理。

笔者在中医妇儿科门诊接诊中发现, 一些患儿并不排斥中医药治疗。由于中医药治疗是根据整体情况辨证用药, 用药后常常对患儿的整体情况调节较快, 比如一些患儿注意力不集中、记忆力下降、学习困难, 用中药治疗后不仅过分活动、任性冲动、睡眠不实、难以静坐、烦躁不安等症状缓解, 学习成绩也会得到好转, 一些孩子及家长常常由此信心大增。

由于治疗该类疾病的孩子越来越多, 笔者从中找出一定规律。儿童多动症从相关的脏腑来看, 起因与心密切相关。《素问·灵兰秘典论》曰: "心者, 君主之官也, 神明出焉。"《灵枢·邪客》亦曰: "心者, 五脏六腑之大主也, 精神之所舍也。"人的精神思维活动与心相关, 五脏在心神的主导下, 接受外部采集的信息, 对信息做出相应的反应, 具体体现在语言、动作、行为等诸多方面。

儿童多动症的症状表现, 以心为主, 兼及肝、肾、脾等脏。《灵枢·本神》曰: "所以任物者谓之心。"心主血脉, 藏神为智意之源, 心的生理功能正常与否, 直接或间接地影响意志、思维、反应。其生理正常, 则意志清晰、思维敏捷、反应灵敏; 反之, 则神志模糊、思维迟缓、反应混乱。小儿生机旺盛, 阳常有余, 阴常不足, 故心火易亢则心阴不足, 心火有余则心神不宁。若思虑劳倦, 久病耗伤气血, 心气心阴不足, 神失所养, 则神志不宁、精神不专、反应异常、思维迟缓。

尽管该病与心关系密切，但发病常常是先天、后天因素合而为病。多动症所表现的症状不仅反应在神志方面，更多的是多动，故中医学认为本病属于"瘛疭""抽搐""肝风"等范畴。从脏腑辨证来看，除心之外，尚与肝、脾、肾有关。因此，在治疗时需要根据病情考虑诸多方面的病因病机。

肝主筋藏魂，其志为怒，其气急，体阴而用阳。肝藏血，主疏泄，主人体生发之气，肝气生发如常则五脏俱荣。从小儿发育迅速的特点来看，与肝关系极为密切，并显示出肝常有余之生理特点。若久病耗损肝阴，则致肝阳偏亢，出现性情偏拗、动作粗鲁、冲动任性、兴奋不安等异常。因此，在发生上述症候时，滋阴养肝而抑制肝阳偏亢，对缓解上述症状可谓治本之策。

脾主运化，其志为思，其性静，藏意，为至阴之脏。脾运化水谷精微物质，为气血生化之源，对诸脏均有影响。小儿脾常不足，若喂养摄护不当，或疾病所伤，均可影响脾之功能，失于濡养则静谧不足，可表现为兴趣多变，做事有头无尾。或言语冒失，心猿意马，虽能自悟但难以自制。不仅如此，脾土不足则土虚木旺，则易出现性情任性、冲动、动作粗鲁、兴奋不安、急躁易怒等肝阳偏旺之症状。

肾主藏精，在志为恐，生髓通脑，与人的精神意识、思维活动密切相关。若先天禀赋不足，发生遗传缺陷、产伤、难产、出生时窒息等病证，则导致先天伤害，发生肾之异常。患儿若有上述症状，则应考虑填补肾精、补益肾气。

笔者在研究本发明药物时，充分考虑到健脾益气、补肾填精、疏肝解郁，促使脏腑功能协调，如此对消除患儿过分活动、精力不集中、任性冲动、学习困难、烦躁不安、睡眠不实、手足乱动、难以静坐等症状大有裨益。

（二）专利药物名称

一种快速治疗儿童多动症的药物

（三）审批专利号码

CN201911004430.X

（四）专利药物摘要

本发明公开了一种快速治疗儿童多动症的药物，是以山药、橘皮、生姜、佛手、益智仁、莲子心、天麻、肉苁蓉、灵芝、酸枣仁、龙眼肉、百合、桃仁、山楂、茯苓为原料，按一定重量配比制备而成。它可以制成任何一种常用口服剂型，药物具有健脾益气、补肾填精、疏肝解郁、安神定志、宁心除烦等功能，对消除由儿童多动症引发的过分活动、注意力不集中、任性冲动、学习困难、烦躁不安、睡眠不实、手足乱动、难以静坐等症状疗效较明显，无毒副作用。

（五）专利药物配方

一种快速治疗儿童多动症的药物，配方特征在于它是药食两用中药并按照由下述质量份的原料药制成。

山　药 10～90 份	橘　皮 10～50 份	生　姜 10～90 份
佛　手 10～60 份	益智仁 10～60 份	莲子心 10～90 份
天　麻 10～90 份	肉苁蓉 10～60 份	灵　芝 10～90 份
酸枣仁 10～90 份	龙眼肉 10～90 份	百　合 10～90 份
桃　仁 10～60 份	山　楂 10～90 份	茯　苓 10～90 份

（六）药物技术领域

本发明涉及一种快速治疗儿童多动症的药物，特别是涉及一种以植物中药且全部为药食两用的中药为原料按一定重量比制成的，治疗儿童多动症及所引发的一系列不适症状的药物。

（七）研发背景技术

儿童多动症是临床颇为常见的疾病。其发病率为 1.3%～13.4%，平均发病率为 3%，男童发病率明显高于女童，约为 4.9∶1。该病是儿童时期的行为障碍，给家长与患儿心理健康带来诸多烦恼。该病的发病特点为注意障碍、多动不宁、易激惹、好冲动，并伴发一系列的心理障碍，表现为学习困难、品行障碍、抽动障碍及某些情绪障碍。

现代医学认为，儿童多动症是脑功能轻微失调所致，发病年龄大多在 5—12 岁，随着年龄增长症状逐步消失。研究证实，其病因主要是脑的去甲肾上腺素神经元突触间隙的去甲肾上腺素有效浓度不足，导致患儿冲动、任性、自制能力差，活动过多、注意力不集中。发病后学习成绩下降，课堂纪律差，情绪不够稳定，易于激动，但该病发病导致的学习成绩差与智商无关。

临床观察证实，西药哌甲酯可提高突触间隙去甲肾上腺素的浓度，使多巴胺参与有效调节，该药成为西药治疗的首选药物，服药后一般 2 周见效，症状明显改善或消失。但该药副作用较为明显，常常在服药后出现失眠、眩晕、头晕、头痛、恶心、厌食、心悸等症。由于本品曾有抑制生长发育的报告，故儿童长期用药后副作用更为明显，一般认为 6 岁以下小儿尽量避免使用，这就限制了一部分多动症患儿的治疗。

该病发病率的增高，已经给患儿及患儿家庭带来很大的痛苦。如何有效治疗儿童多动症，是一个意义非凡的工作，也是医学界公关的医学难题。中医药学是一个伟大的宝库，应努力发掘，加以提高。中医药在治疗儿童多动症方面，也同样应该发挥出应有的优势。

在中药治疗方面，尽管对症状的控制优势相对缓慢，但疗效较为可靠，没有毒副作用，对整体情况的改善具有一定的优势。鉴于儿童多动症治疗时间长、患者年龄小且属于稚阴稚阳之体，在用药的安全方面具有一定的局限性，但从目前整个中成药市场方面来看，用于专门治疗儿童多动症的中药，可谓少之又少，而用药食两用中药组方的中成药，目前还是空白。

发明一种具有疗效可靠且没有毒副作用、综合治疗儿童多动症效果显著的药物，特别是运用药食两用中药研制出该类疗效显著的药物，更具有安全有效特征，更具有非常重要的现实意义，也是发明人的出发点与研究目的。一种快速治疗儿童多动症的药物中成药研制成功，填补了药食两用中成药快速有效治疗儿童多动症的空白。

（八）发明专利内容

一种快速治疗儿童多动症的药物，主要是针对儿童多动症对患者的身体带来的身心伤害，予以针对的药物性调节。这种调节，主要是从整体观念出发，根据症状进行相应治疗，进而达到调理脏腑功能与缓解诸症的目的。

儿童多动症发病原因不明，一般认为内因可能与大脑额叶发育迟缓有关，外因则可能与父母患有精神疾病或存在行为问题如吸烟或 / 和酗酒，或处于单亲家庭、家庭不睦，或童年早期暴露在高水平的铅环境等诸多因素有关。

有研究证实，多动症患儿常伴有精神发育迟缓或成熟延迟，表现出行为较幼稚，动作笨拙，协调性相对差。有些患儿在母亲怀孕或围产期时并发症较多，可能存在遗传与素质因素，多动症患儿的父母幼年也有多动症状，部分患儿在胎儿期存在好动、出生后好哭与入睡困难、进食较差等异常表现。有些患儿可能存在生物化学及代谢因素，有研究发现多动症儿童中枢单胺类受体更新较慢，有些患儿则存在维生素缺乏，或存在某些食物添加剂、色素所致的代谢紊乱。也有研究发现，多动症与金属元素中毒有关，其中铅中毒被认为与多动症可能有关。社会、家庭、心理因素对多动症具有影响，不良的社会环境、破裂的家庭、父母性格不良、意外精神刺激等，均易导致儿童注意力不集中与多动。

根据儿童多动症的发病因素与相关特点，从中医药方面进行系统的研究，是一项非常有意义的工作。中医在整体观念与辨证施治等方面具有一定优势，特别是根据患儿的整体情况加以调理，常常具有改善体质、消除症状等效果。

笔者经过多年探索认为，儿童多动症起因为脏腑功能先天不足，稚阴稚阳之体脆弱，身体的一些功能尚未健全，一旦遭遇不良精神刺激等，就会导致多动症的发生。临床上补益后天之本，可助气血生化之源，逐步恢复正常，为脏腑功能正常打下坚实的物质基础，同时调理先天不足，使肾气得到充实，肾精充盈则脑髓溢满，功能恢复正常。久病多痰、多瘀，故在用药之时重视增加祛湿化痰、活血化瘀之品，痰湿消除以使脾胃运化功能无碍，瘀血化解以使气血流通如常。运化自如、气血畅通、脏腑无恙，则儿童多动症自除。其治疗思路在于调理脏腑，从健脾益气、补肾填精、疏肝解郁、安神定志、宁心除烦入手，达到治愈儿童多动症的目的。

本发明药物是以如下技术方案实现的。一种快速治疗儿童多动症的药物，其特征在于它是由药食两用中药组方并按以下述质量份的原料用中药制剂学常规工艺制成：山药10~90份，橘皮10~50份，生姜10~90份，佛手10~60份，益智仁10~60份，莲子心10~90份，天麻10~90份，肉苁蓉10~60份，灵芝10~90份，酸枣仁10~90份，龙眼肉10~90份，百合10~90份，桃仁10~60份，山楂10~90份，茯苓10~90份。

上述原料药及用量配方，是发明人经多年与多家医疗机构联合进行临床试验才得出的，在上述用量范围内均具有显著的疗效。

一种快速治疗儿童多动症的药物组成选择山药、橘皮、生姜、佛手、益智仁、莲子心、天麻、肉苁蓉、灵芝、酸枣仁、龙眼肉、百合、桃仁、山楂、茯苓进行配伍，各味药物功效之间产生相互协同作用，具有健脾益气、补肾填精、疏肝解郁、安神定志、宁心除烦等功效，通过临床观察证实，对治疗儿童多动症具有显著的效果。

一种快速治疗儿童多动症药物，处方中的山药、茯苓、生姜健脾益气，运化水湿，补益后天之本；橘皮、佛手理气疏肝，调节气机，缓解患儿情绪抑郁；益智仁、肉苁蓉补肾填精，补益先天不足；莲子心、灵芝、酸枣仁、龙眼肉、百合安神定志，宁心除烦，有效缓解精神紧张；桃仁、山楂活血化瘀，促进血液循环，调节脏腑功能。

一种快速治疗儿童多动症的药物所用之品，单味均有不同程度的改善患儿体质、缓解患儿诸多症状、促进患者身体健壮等作用。不仅如此，所用药物并非单味中药的作用叠加，而是在中医辨证施治的基础上科学组方，实现了 1+1 > 2 的组方效应。所用中药，主要体现在健脾益气、补肾填精、疏肝解郁、安神定志、宁心除烦等方面。

本发明药物可采用中药制剂的常规方法制成内服剂型。本发明药物可以将原料药研成粉混合均匀成散剂、冲剂、颗粒剂、口服液、饮料，还可以将各原料药水煎后浓缩成煎液获取有效成分，再制备成各种口服剂。

本发明药物也可采用半仿生提取（SBE）、超临界流体萃取（SFE）、微波提取（MAE）、酶提取（ETE）、超声波提取（UAE）、压榨提取（PE）、连续逆流提取（CCE）、组织破碎提取（STE）、免加热提取（HFE）、常温超高压提取（UHPE）、空气爆破提取（AEE）等方法提取有效成分。

本发明优选的采用如下胶囊剂型。

所述药物的制备方法，按如下步骤进行。

(1) 按比例称取原料，备用。

(2) 将所述重量比的山药、橘皮、生姜、佛手、益智仁、莲子心、天麻、肉苁蓉、灵芝、酸枣仁、龙眼肉、百合、桃仁、山楂、茯苓 15 味中药，验收合格后交付专业中药制药厂提取。

(3) 由药厂依照中药提取常规方法与程序进行提取。

(4) 将提取的药粉分装成瓶装胶囊剂，每瓶 60 粒，每粒含中药提取药粉0.45g。

(5) 或将提取的药物制成颗粒剂，每袋含中药提取药粉 6g。

(6) 由药厂将成品交付临床试验。

本发明药物经临床使用结果表明，有下述优点。

(1) 本发明选用天然食用植物药为原料，各组份符合药品法规定和中医处方原则，突出中医辨证与西医辨病相结合、病因治疗与对症治疗相结合的基本特色。

(2) 本发明药物提取后无须煎煮，口感良好，服用方便，各味药物组方前后均无毒无害，正常剂量服用没有发现任何副作用。

(3) 本发明药物对儿童多动症、儿童多动症出现的诸多症状不仅有良好的治疗效果，也有良好的预防保健作用，适用范围广泛。

(4) 本发明药物均精选于卫健委规定可药食两用的品种，安全性更高，治疗中尿酸升高患者可长期服用。

(5) 本发明药物具有良好的兼顾性，对患者容易出现的并发症、免疫力低下、亚健康等症状，具有一定的兼顾治疗作用。

(6) 本发明药物标本兼治，见效迅速。

（九）具体实施方式

以下结合实施例及临床应用统计进一步说明本发明药物的效果。

实施例 1：胶囊剂制备

山药 15kg，橘皮 20kg，生姜 20kg，佛手 20kg，益智仁 15kg，莲子心 15kg，天麻 20kg，肉苁蓉 20kg，灵芝 15kg，酸枣仁 20kg，龙眼肉 15kg，百合 20kg，桃仁 15kg，山楂 20kg，茯苓 20kg，由专业中药制药厂提取加工，制成胶囊剂，每粒 0.45g，每次 2～4 粒，每日 3 次。

实施例 2：颗粒剂制备

山药 15kg，橘皮 20kg，生姜 20kg，佛手 20kg，益智仁 15kg，莲子心 15kg，天麻 20kg，肉苁蓉 20kg，灵芝 15kg，酸枣仁 20kg，龙眼肉 15kg，百合 20kg，桃仁 15kg，山楂 20kg，茯苓 20kg，由专业中药制药厂提取加工，制成颗粒，每袋 6g，每日 3 次，冲服，或根据年龄确定具体服用剂量。

本发明药物治疗儿童多动症临床观察

◆ 一般资料

临床资料：为证实本发明药物的临床疗效，于 2018 年 7 月—2019 年 5 月，选取中医妇儿科门诊治疗儿童多动症患者 96 例，男 77 例，女 19 例；年龄最小 5 岁，最大 13 岁，平均年龄（7.9±3.1）岁；病程最短 7 个月，最长 5 年 3 个月，平均病程（3.3±1.2）年。按照数字表法随机分为两组，各 48 例。两组性别、年龄、病程、多动症病情方面，经统计学分析均无显著性差异，具有可比性（$P > 0.05$）。

诊断标准：采用中华医学会精神科分会制定的 CCMD-3 西医诊断标准，排除多发性抽动症、智力低下、癫痫、儿童精神病、神经系统疾病与顽皮儿童。中医辨证标准，参照普通高等教育中医药类规划教材《中医儿科学·儿童多动综合征》制定，症见多动冲动且持续 6 个月以上，多动不能自控，坐立不安，跑来跑去不分场合，多言多语或自言自语，玩耍过于兴奋，经常忙个不停，问话未完抢着回答，不安秩序排队，擅自拿他人物品，神思涣散，粗心大意做事马虎，注意力不集中，兴趣多变没有条理，懒散懈怠缺乏恒心，丢三落四，有头无尾，记忆力下降，易受干扰，性情急躁易怒，大便秘结，舌质红，苔薄或苔薄腻微黄，脉弦细或弦数。

入选标准：年龄 5—13 岁，符合儿童多动症的诊断标准，并能够积极配合用药治疗，所有患者签署知情同意书。

排除标准：排除神经发育迟滞、儿童精神性疾病、品行障碍或有器质性精神障碍与其他神经系统疾病者。

◆ 实验方法

对照用药：观察组用本发明药物颗粒剂冲服，每日 3 次，3—8 岁每次 1 袋；9—13 岁每次 1.5 袋；对照组服用静灵口服液（辽宁本溪普济制药有限公司生产），每次 1 瓶，每日 2 次。两组均连续治疗 12 周，有效患儿随访 4 周。

疗效观察：观察注意缺陷与多动、行为量表（康氏儿童行为量表）、多动指数、中医证候评分，于治疗前后 3、6、9、12 周各记录 1 次。12 周疗程结束后评定并比较两组疗效。

◆ 评价标准

疗效标准：主要症状消失，软神经症消失，注意力测试阴性，注意缺陷多动量表评分减少 80% 以上，学习成绩显著提高，停药 6 个月无复发为痊愈；主要症状明显改善，软神经症基本消失，注意力测试明显好转，注意缺陷多动量表评分减少 50% 以上，学习成绩有一定提高为显效；主要症状改善，软神经症明显改善，注意力测试好转，注意缺陷多动量表评分减少 30% 以上，学习成绩有所提高，但不稳定为有效；治疗后症状与体征均无明显改善为无效。

◆ 统计方法

采用 SPSS16.0 统计软件进行统计学分析，计量资料以（$\bar{x} \pm s$）表示，采用 t 检验，计数资料以率（%）表示，采用 χ^2 检验。$P < 0.05$ 为有统计学差异。

◆ 结果

两组疗效对比分析：观察组 48 例中痊愈 29 例（60.42%），显效 12 例（25.00%），好转 5 例（10.42%），无效 2 例（4.17%），总有效率 95.83%；对照组 48 例中痊愈 20 例（41.67%），显效 7 例（14.58%），好转 13 例（27.08%），无效 8 例（16.67%），总有效率 83.33%。经统计学分析，两组治愈率、总有效率均有显著性差异，$P < 0.05$。

两组治疗前后有关测试阳性例数比较：观察组 48 例中治疗前注意力测试 46 例、划销测试 44 例、静坐测试 48 例、平衡测试 47 例、反手测试 46 例、指鼻测试 46 例，治疗后分别为 5、4、5、4、2、2 例；对照组 48 例中治疗前注意力测试 46 例、划销测试 44 例、静坐测试 47 例、平衡测试 47 例、反手测试 46 例、指鼻测试 46 例，治疗后分别为 10、9、11、9、7、6 例。观察组测试好转情况较对照组好，证实本发明药物具有一定的临床推广价值。

参考文献

[1] 王忠民 . 一种快速治疗儿童多动症的药物：CN201911004430.X[P].2021-04-13.

[2] 王忠民，刘茜 . 儿科重症运用补肾敛涩法的经验 [J]. 贵阳中医学院学报，1989（2）：36-38.

[3] 罗晓庆，王明闯 . 王忠民主任医师补肾养精为主论治产褥期抑郁症经验 [J]. 中医研究，2016, 29（1）：39-42.

五、一种快速治疗遗尿与早泄的药物

（一）研究开发思路

小儿遗尿，在临床较为常见。早在 20 世纪 80 年代，笔者就开始研究药物治疗小儿遗尿疾病，发现中医药对该病的治疗效果可靠，无副作用，而且对相关症状具有明显的缓解作用。

为了使治疗小儿遗尿的药物更有效、更安全，笔者近些年开始从食两用药中筛选具有益肾健脾、固涩止尿的药物组方。经过临床初步优选与临床试验，结果发现其处方同样具有很好的治疗效果。在此基础上，开始进行系统的临床观察，最终研发了治疗小儿遗尿的药物。

后来，笔者在门诊将其用于治疗女性老年性尿失禁，同样收到较好的疗效。在这些患者中，常有四肢乏力、肢体沉重、腰膝酸软、头晕耳鸣等脾肾亏虚的症状，从本发明药物的组成来看，正是以健脾益肾药物为主，这对于治疗女性老年性尿失禁是对症的，故取得良好效果也在情理之中。

本发明药物补气作用显著，同时又有明显的补肾固摄功效，对于脾肾阳虚所致的一些疾病，会有良好的治疗效果。基于这一思路，该方的治疗范围自然扩大，后来用于脾肾阳虚所致的阳痿早泄，同样取得了良好的效果。一些患者，有性欲但有力不从心感，性交时间常常很短，并伴有腰膝酸软、四肢乏力、形寒肢冷、头晕耳鸣、精神不振、记忆力下降、夜尿增多、食欲不振、大便不实、小便清长等症状，根据患者的临床症状，符合脾肾阳虚的病机。

中成药治疗疾病，最重要的是适应证。判断一张处方的功效，首先要看药物成分，看药物配伍后的基本功效。小儿遗尿、女性老年性尿失禁、早泄，这些疾病看似没有关联，但其发病机制具有高度的相似性，均具有脾肾亏虚、固摄失职的病机，正好符合本发明药物的功效范畴，因此，对上述疾病具有很好的疗效在情理之中。

（二）专利药物名称

一种快速治疗遗尿与早泄的药物

（三）审批专利号码

CN201911004429.7

（四）专利药物摘要

本发明公开了一种快速治疗遗尿与早泄的药物，是以人参、山药、芡实、干姜、益智仁、覆盆子、山茱萸、杜仲叶、肉苁蓉、白果、鸡内金为原料，按一定重量配比煎煮提取制备而成。它可以制成任何一种常用口服剂型，药物具有健脾益气、补肾填精、摄唾固尿、增强体质等功能，对消除各种疾病引发的脾肾亏虚、小儿遗尿、老人夜尿过多、遗精早泄、四肢乏力、免疫功能低下等症状疗效显著，见效尤其迅速，无毒副作用。

（五）专利药物配方

一种快速治疗遗尿与早泄的药物，配方特征在于它是由药食两用中药按照下述质量份的原料药制成。

人　参 10～90 份	山　药 10～50 份	芡　实 10～90 份
干　姜 10～60 份	益智仁 10～60 份	覆盆子 10～90 份
山茱萸 10～60 份	杜仲叶 10～90 份	肉苁蓉 10～50 份
白　果 10～90 份	鸡内金 10～60 份	

（六）药物技术领域

本发明涉及一种快速治疗遗尿与早泄的药物，特别是涉及一种以植物中药且全部为药食两用的中药为原料按一定重量比制成的，治疗脾肾亏虚、小儿遗尿、老人夜尿过多、遗精早泄、四肢乏力、免疫功能低下及其引发的一系列不适症状的药物。

（七）研发背景技术

在现实生活中，由于人们对饮食、劳作、生活中保健意识的欠缺，出现脾肾亏虚病症者司空见惯。肾为先天之本，脾为后天之本，二者在人体健康中发挥着极其重要的作用。

需要特别强调的是，肾尽管是先天真元所在，藏精之脏，但后天精微物质的补充尤其重要，脾主运化，气血生化之源，肾藏精，要靠脾胃提供能量。但在现实生活中，有些人饮食不节，生活缺乏规律，同时又面临饮食安全方面的诸多危险，疾病的发病率在不断上升，出现脾肾亏虚的概率在明显增加。

脾肾亏虚对人体具有重要影响。中医学认为，小儿遗尿、老人夜尿过多、遗精早泄、四肢乏力、免疫功能低下及所引发的一系列疾病，均与脾肾亏虚有着内在联系。从补益脾肾入手治疗上述疾病在理论上是可靠的。但在药物市场方面，尚缺乏专门综合治疗小儿遗尿、老人夜尿过多、遗精早泄、四肢乏力、免疫功能低下的中成药。

中医药在防治上述疾病方面具有明显优势，相对西药副作用少、易被患者接受、整体疗效可靠。根据小儿遗尿、老人夜尿过多、遗精早泄、四肢乏力、免疫功能低下的发病机制，从药食两用中药研究入手，主要选择具有补益脾肾的中药品种，缓解上述诸多症状的药物，调理与增强患者的脾肾功能，具有广阔而良好的开发前景。

发明一种具有疗效可靠而没有毒副作用、综合治疗小儿遗尿、老人夜尿过多、遗精早泄、四肢乏力、免疫功能低下效果显著的药物，特别是运用药食两用中药研制出该类疗效显著的药物，更具有安全有效特征，更具有非常重要的现实意义，这也是发明人的出发点与研究目的。一种快速治疗遗尿与早泄的药物研制成功，填补了药食两用中成药快速有效治疗该类疾病的空白，具有非常重要的现实意义与推广价值。

（八）发明专利内容

一种快速治疗遗尿与早泄的药物，主要是针对患儿发生遗尿、老人夜尿过多及成人遗精早泄为主症，研发的一种温补脾肾、固精缩尿的中成药。

小儿遗尿、老人夜尿过多、遗精早泄、四肢乏力、免疫功能低下等症状，在中医看来具有内在联系。脾为后天之本，肾为先天之本，脾肾对尿液的管控、精液的排放等，均具有决定性影响。《诸病源候论·小儿杂病诸侯·遗尿候》曰："遗尿者，此由膀胱虚冷，不能约于水故也……肾主水，肾气下通于阴。小便者，水液之余也。膀胱为津液之腑，既冷，气衰弱，不能约水，故遗尿也。"肾主藏精、主水，脾居中焦，主运化水湿，主肌肉四肢，与肢体活动、免疫力强弱具有内在联系。因而，上述症状其病因病机是相同的。

中医历来有一方治多病及多病用一方的惯例。本发明药物的开发思路，正是源于上述惯例。主要通过补益脾肾，增强机体对水液的管控能力，增强对精液的固涩能力，进而缓解儿童因先天肾气不足导致的遗尿症状，缓解老年人因肾气亏虚引发的夜尿增多现象，缓解成年人因肾气耗损造成的遗精早泄病证。

从患者脉证分析，遗尿患儿常具有先天不足与后天亏虚的临床表现，而老年人夜尿增多患者常有肾气损伤与脾胃不健的病史，成年男性有遗精早泄者则有肾气亏虚与肾精不固的经历。从脾肾入手治疗，可直接加强脾肾功能，从而消除小儿遗尿、老人夜尿过多、遗精早泄、四肢乏力、免疫功能低下等症状。

笔者经过多年临床研究探索认为，遗精早泄、小儿遗尿及老年人尿频等病症，其基本病机是一致的，均与肾精的固摄功能无力有关，而肾精的功能，还需脾的后天功能补充，二者功能同时完善，方可避免发生或缓解上述诸多症候。上述诸症，尽管临床症状表现不一，但其机制是一致的，先天肾与后天脾存在内在联系。治疗应以补肾填精、健脾益气为主，同时兼顾其标，做到标本兼治，以冀尽快使诸多症状解除。

本发明药物是以如下技术方案实现的。一种快速治疗遗尿与早泄的药物，其特征在于它是以下述质量份的原料用中药制剂学常规工艺制成：人参10～90份，山药10～50份，芡实10～90份，干姜10～60份，益智仁10～60份，覆盆子10～90份，山茱萸10～60份，杜仲叶10～90份，肉苁蓉10～50份，白果10～90份，鸡内金10～60份。

上述原料药及用量配方，是发明人经多年与多家医疗机构联合进行临床试验才得出的，在上述用量范围内均具有显著的疗效。

一种快速治疗遗尿与早泄的药物组成选择人参、山药、芡实、干姜、益智仁、覆盆子、山茱萸、杜仲叶、肉苁蓉、白果、鸡内金进行配伍，各味药物功效之间产生相互协同作用，具有健脾益气、补肾填精、摄唾固尿、增强体质等功能，通过临床观察证实，治疗脾肾亏虚、小儿遗尿、老人夜尿过多、遗精早泄、四肢乏力、免疫功能低下及所引发的一系列不适症状具有显著效果。

一种快速治疗遗尿与早泄的药物中人参大补元气、复脉固脱、养血生津、安神益智，对气血不足、四肢乏力等具有明显的缓解作用，可提高免疫力、增强记忆力、改善心血管功能、延缓衰老；山药健脾益气、消食止泻、填精固肾，改善消化功能、提高免疫力、缓解尿频与遗尿、缓解遗精早泄、促进肾脏再生修复、抗氧化、抗衰老，对增强体质具有明显的效果；芡实健脾止泻、益肾固精，祛湿缩尿、缓解小便频数，具有抗氧化、抗衰老、抗肿瘤、保护肾脏等功效；干姜温中散寒、回阳通脉，善治脾肾阳虚，具有抗炎杀菌、抗氧化、抗肿瘤与抗血小板聚集的作用，临床证实对脾肾阳虚引发的夜尿频多与遗尿，具有一定的作用；益智仁温脾止泻、补肾缩尿，具有强心、抗衰老、抗过敏、抗肿瘤、益智、镇静、镇痛等作用；覆盆子滋补肝肾、固精缩尿、温肾助阳，具有抗衰老、抗氧化、抗炎、益智等作用，对老年夜尿过频与儿童遗尿均有一定疗效；山茱萸补益肝肾、涩精缩尿、敛汗固脱，具有增强免疫力、抗氧化、抗肿瘤、降血糖、改善认知能力、保护神经系统等作用；杜仲叶滋补肝肾、补中益气、强筋固本，具有镇静镇痛、增强免疫力、延缓衰老、改善糖代谢、抗菌、抗病毒、抗氧化、降压、降血脂、保护中枢神经系统等作用；肉苁蓉补益肾阳、填精益髓、润肠通便，具有增强免疫力、抗氧化、抗衰老、保护肝脏、抗疲劳、促进性欲、保护神经、增强记忆力等作用；白果固肾补肺、益气定喘，研究发现煨白果有收缩膀胱括约肌的作用，对于小儿遗尿、气虚小便频数、带下白浊、遗精不固等病症具有良好的辅助治疗功效，具有抗炎抗菌、抗毒性、抗氧化、清除自由基、调节血糖血脂、改善肝功能、抗衰老、免疫调节、抗肿瘤、改善神经系统等作用；鸡内金健胃消食，可以固精、缩尿、止遗、通淋，临床研究证实可用于治疗各种原因引起的遗精、遗尿等症状。

一种快速治疗遗尿与早泄的药物所用之品，单味均有轻重不同的健脾益气、补肾填精、摄唾固尿、增强体质等功能，对提高脏腑功能、改善症状均有一定的作用。不仅如此，所用药物并非单味中药的作用叠加，而是在中医辨证施治的基础上科学组方，实现了 1+1 ＞ 2 的组方效应。所用中药，主要体现在调理脾肾，固精缩尿，治疗小儿遗尿、老人夜尿过多、遗精早泄、四肢乏力、免疫功能低下等症状，具有显著功效。

不仅如此，上述药物的药理作用，均有相关药理研究或动物实验结论。

本发明药物可采用中药制剂的常规方法制成内服剂型。本发明药物可以将原料药研成粉混合均匀成散剂、冲剂、颗粒剂、口服液、饮料，还可以将各原料药水煎后浓缩成煎液，获得有效成分，再制备成各种口服剂。

本发明药物也可采用半仿生提取（SBE）、超临界流体萃取（SFE）、微波提取（MAE）、酶提取（ETE）、超声波提取（UAE）、压榨提取（PE）、连续逆流提取（CCE）、组织破碎提取（STE）、免加热提取（HFE）、常温超高压提取（UHPE）、空气爆破提取（AEE）等方法提取有效成分。

本发明优选的采用如下胶囊剂型。

所述药物的制备方法，按如下步骤进行。

(1) 按比例称取原料,备用。

(2) 将所述重量比的人参、山药、芡实、干姜、益智仁、覆盆子、山茱萸、杜仲叶、肉苁蓉、白果、鸡内金 11 味中药,验收合格后交付专业中药制药厂提取。

(3) 由药厂依照中药提取常规方法与程序进行提取。

(4) 将提取的药粉分装成瓶装胶囊剂,每瓶 60 粒,每粒含中药提取药粉 0.45g。

(5) 或将提取的药物制成颗粒剂,每袋含中药提取药粉 6g。

(6) 由药厂将成品交付临床试验。

本发明药物经临床使用结果表明,有下述优点。

(1) 本发明选用天然食用植物药为原料,各组份符合药品法规定和中医处方原则,突出中医辨证与西医辨病相结合、病因治疗与对症治疗相结合的基本特色。

(2) 本发明药物提取后无须煎煮,口感良好,服用方便,各味药物组方前后均无毒无害,正常剂量服用没有发现任何副作用。

(3) 本发明药物对遗精早泄、小儿遗尿、老年人尿频等诸多病症不仅有良好的治疗效果,也有良好的预防保健等作用,适用范围广泛。

(4) 本发明药物均精选于卫健委规定可药食两用的品种,安全性更高,治疗中肾精亏虚患者可长期服用。

(5) 本发明药物具有良好的兼顾性,对患者容易出现的并发症、免疫力低下,出现的四肢乏力等亚健康症状,具有一定的兼顾治疗作用。

(6) 本发明药物标本兼治,见效迅速。

(九)具体实施方式

以下结合实施例及临床应用统计进一步说明本发明药物的效果。

实施例 1:胶囊剂制备

人参 6kg,山药 15kg,芡实 18kg,干姜 12kg,益智仁 15kg,覆盆子 15kg,山茱萸 15kg,杜仲叶 15kg,肉苁蓉 12kg,白果 10kg,鸡内金 10kg,由专业中药制药厂提取加工,制成胶囊剂,每粒 0.45g,每次 2~4 粒,每日 3 次。

实施例 2：颗粒剂制备

人参 6kg，山药 15kg，芡实 18kg，干姜 12kg，益智仁 15kg，覆盆子 15kg，山茱萸 15kg，杜仲叶 15kg，肉苁蓉 12kg，白果 10kg，鸡内金 10kg，由专业中药制药厂提取加工，制成颗粒，每袋 6g，每次 1～2 袋，每日 3 次，冲服。

1. 本发明药物治疗小儿遗尿临床观察

◆ 一般资料

临床资料：为证实本发明药物治疗小儿遗尿的临床疗效，于 2018 年 7 月—2019 年 5 月，选取中医妇儿科门诊治疗遗尿患者 112 例，年龄 5—13 岁，平均年龄（7.1±2.79）岁；其中男 85 例，女 27 例；病程最短 3 个月，最长 7 年 2 个月，平均（3.1±2.75）年；按数字随机表法分为观察组与对照组，两组均为 56 例。两组年龄、性别、病程等一般临床资料，经统计学处理无显著性差异，具有可比性（$P > 0.05$）。

诊断标准：参照《儿科学》《中医儿科学》中小儿遗尿诊断标准确定：发病年龄在 3 周岁以上，寐中小便自出，醒后方可感觉到遗尿；睡眠较深，不易唤醒，每夜或隔几日发生遗尿，甚则每夜发生多次；尿常规及尿培养均无异常发现，通过相关检查均排除器质性病变。

纳入标准：符合小儿遗尿中西医临床诊断标准，患儿家长或监护人均知情同意，积极配合用药治疗，并能完成全程用药。

排除标准：先天性泌尿系畸形、神经系统疾病、代谢性疾病如糖尿病与尿崩症等所致遗尿者，对已知中药成分过敏者，依从性差且影响疗效判定者。

◆ 实验方法

对照用药：观察组用本发明药物颗粒剂，5—10 岁患儿每次 6g，每日 3 次；10 岁以上患儿每次 9g，每日 3 次。对照组服用浓缩缩泉丸(上海雷允上药业有限公司生产)，5—10 岁患儿每次 6g，每日 3 次；大于 10 岁患儿每次 8g，每日 3 次。两组均在治疗期间停用一切治疗本病的相关药物。鼓励患儿白天多饮水或流质，注意练习憋尿，延长排尿时间，使膀胱充分充盈，锻炼膀胱功能，扩大膀胱容积；嘱患儿在睡前 2 小时内不饮水及流质，入睡前排空小便。两组连续治疗时间为 12 周。

观察指标：治疗第 1 天、第 21 天分别记录每周排尿次数；按照国家中医药管理局颁布的《中医病证诊断疗效标准》，统计两组患儿治疗前后每周夜间遗尿次数减少情况，进行疗效对比分析。遗尿次数减少百分比即疗效指数计算方法，疗效指数＝（治疗前遗尿次数－治疗后遗尿次数）/ 治疗前遗尿次数 ×100%。

◆ 评价标准

疗效指数≥90% 为临床控制；疗效指数≥60% 但＜90% 为显效；疗效指数≥30% 但＜60% 为好转；用药 20 天内症状基本无改善，疗效指数＜30% 为无效。

◆ 统计方法

采用 SPSS10.0 统计软件进行统计学分析，两组疗效比较采用 χ^2 检验，$P < 0.05$ 为有统计学差异。

◆ 结果

观察组 56 例中达到临床控制 37 例（66.07%），显效 11 例（19.64%），好转 6 例（10.71%），无效 2 例（3.57%），总有效率 96.43%；对照组 56 例中达到临床控制 9 例（16.07%），显效 13 例（23.21%），好转 15 例（26.79%），无效 19 例（33.93%），总有效率 66.07%。观察组临床控制率与总有效率均高于对照组，$P < 0.05$，本发明药物治疗小儿遗尿具有一定的市场推广价值。

2. 本发明药物治疗早泄临床观察

◆ 一般资料

临床资料：为证实本发明药物治疗早泄的临床疗效，于 2018 年 5 月—2019 年 3 月，中医科门诊治疗早泄患者 92 例，年龄 27—55 岁，平均年龄（35.9 ± 12.91）岁；病程最短 6 个月，最长 3 年 6 个月，平均年龄（1.7 ± 1.12）年；按数字随机表法分为观察组与对照组，观察组与对照组均为 46 例。两组年龄、病程等一般临床资料，经统计学处理无显著性差异，具有可比性（$P > 0.05$）。

诊断标准：采用目前较为公认的早泄诊断标准，参照美国精神病协会颁布的《精神障碍诊断与统计手册（第四版）》（DSM-Ⅳ）。主要体现在 3 个方面，①持续地或反复地在很小的性刺激下，在插入阴道前、插入阴道时或插入阴道后不久就射精，比本人的愿望明显提前；②早泄明显引起本人痛苦和性伴侣之间关系紧张；③早泄不是由某种精神活性物质的戒断（如鸦片戒断等）所引起的。通常情况下，射精潜伏期＜1 分钟，发病时间超过 1 个月。

轻重分级：阴茎插入阴道，并可抽动，但不足 1 分钟即泄精为轻度；阴茎插入阴道即泄精为中度；阴茎尚未插入阴道，双方未接触或刚接触，动念即泄精为重度。

纳入标准：符合上述早泄诊断标准；不在排除标准之列；自愿参加临床观察并能积极完成本次治疗者。

排除标准：射精潜伏期＞1分钟者；年龄＜20岁或＞65岁者；泌尿生殖系统有炎症者，如前列腺炎、尿道炎、附睾炎、精囊炎等；阴茎有器质性疾病者，如包茎和包皮过长等；治疗期间服用其他治疗早泄药物者；有心、肝、肾及神经系统等原发性疾病者；未按时服药、中途退出、性生活不规律、失去联系者。

中医辨证：早泄梦遗，有性欲但有力不从心感觉，腰膝酸软，形寒肢冷，头晕耳鸣，四肢乏力，精神不振，记忆力下降，夜尿增多，食欲不振，大便不实，小便清长，舌质淡，苔薄白，脉细弱，符合中医脾肾阳虚证者。

◆ 实验方法

对照用药：观察组用本发明药物胶囊剂，每粒 0.45g，每次 4 粒，每日 3 次；对照组服用桂附地黄丸（浓缩丸）［河南宛西制药股份有限公司（现仲景宛西制药股份有限公司），国药准字 Z41021898］，口服，每次 8 丸，每日 3 次。两组均在治疗期间停用一切治疗本病的相关药物。两组连续治疗时间为 3 个月。

观察指标：用药治疗后观察射精时间，确定治疗效果。

◆ 评价标准

经上法治疗后可进行正常性交者为临床治愈；经上法治疗后由重度早泄改善为中度或轻度者，或中度改善为轻度者为好转；经上法治疗后早泄程度无改善或加重者为无效。

◆ 统计方法

采用 SPSS10.0 统计软件进行统计学分析，两组疗效比较采用 χ^2 检验，$P < 0.05$ 为有统计学差异。

◆ 结果

观察组 46 例中临床治愈 38 例（82.61%），好转 6 例（13.04%），无效 2 例（4.34%），总有效率 95.65%；对照组 46 例中临床治愈 12 例（26.09%），好转 19 例（41.30%），无效 15 例（32.61%），总有效率 67.39%。观察组临床治愈率与总有效率均高于对照组，$P < 0.05$，本发明药物对于治疗脾肾阳虚早泄具有一定的市场推广价值。

参考文献

[1] 王忠民.一种快速治疗遗尿与早泄的药物:CN201911004429.7[P].2021-04-13.

[2] 王忠民,刘茜.中医药治疗小儿遗尿[J].山东中医杂志,1988,7(1):50-51.

[3] 王忠民,刘茜.儿科重症运用补肾敛涩法的经验[J].贵阳中医学院学报,1989(2):36-38.

第 5 章　不孕不育与性功能类发明专利中成药

近几十年来，人类的生殖能力呈现逐步下降的趋势，男性精子质量下降、女性孕育障碍的发病率越来越高。其中，卵巢功能储备不足、多囊卵巢综合征、输卵管梗阻等尤为常见。

笔者从事不孕不育的研究开展较早。在 20 世纪 80 年代开始着手研究男女不孕不育疾病，并运用中西医结合的方法，进行不孕不育的治疗。同时，对患者进行系统的观察，实施中药协定处方，对女性服用避孕药引发的过剩抑制综合征、未破裂黄素化卵泡综合征、多囊卵巢综合征、输卵管梗阻性疾病、妊娠及产后等疾病进行治疗，并在八九十年代就整理发表了近百篇颇有分量的妇儿科专业论文。这在当时的徐州市乃至苏北地区，也是绝无仅有的，因此引起了同道的高度关注。中国医学科学院的一位学者在《中国中医药学报》（后改为《中华中医药杂志》）撰文，在具有中医药科研能力的单位中，因本人的论文篇数多、质量高，在医学界影响较大，将本人所在的徐州市鼓楼医院列在其中。

在 1985—1996 年，是我从医的第二个鼎盛时期。从 1985 年下半年开始，笔者跟随徐州名老中医潘若鹤老师接诊，每天患者在 50 人以上。到了 1987 年初，笔者成立中西医结合门诊、不孕不育门诊，患者呈现快速上升趋势。到了 1988 年下半年，每天门诊人次平均在 60 以上，成为全鼓楼医院门诊人次最高的医生之一。接诊病种主要为妇科、儿科及内科疾病，尤其妇科疑难疾病居多。

由于门诊量大，第一手资料丰富，完成了许多课题研究，积累了丰富的临床经验，那时书写的论文较多，有些论文引起医学界同道的高度重视，有些论文翻译到国外，一些国外机构与笔者建立了联系。那些年的临床研究，为后来的技术提高奠定了坚实的基础。

一、一种治疗卵巢功能低下的药物

（一）研究开发思路

女性不孕的发病率有逐年增加的趋势。1986年5月，笔者在江苏省徐州市鼓楼医院工作时，率先成立了不孕不育专科门诊，开始对女性不孕症进行系统临床研究。

为了更好地为患者提供更优质的服务，进一步提高自身的科研能力与诊治水平，笔者先后与中日友好医院徐润三教授、江苏省中医院夏桂成教授、上海市龙华医院李祥云教授建立了联系，并得到他们的大力支持与鼓励。

在临床研究中，笔者购置了大量的医学专著，其藏书量堪比一个小型图书馆。从此，更加系统地查阅临床研究资料与药理实验。主要翻阅了有关诊断、治疗女性不孕不育的临床研究与报道，对当时的诊治水平提高起到了重要作用，这也是患者快速增多的决定性因素。

早期的女性宝胶囊，是在协定处方的基础上确定下来的。针对当时一些女性不孕症患者排卵功能差、卵巢储备功能不足，制定了益肾健脾、调经促孕的治疗方案。在协定处方中，使用了党参、白术、茯苓、菟丝子、川续断、巴戟天、当归、肉苁蓉、炒白芍、制香附、熟地黄、乌药、淫羊藿。后来，经过查阅临床资料与药理试验书籍，又进行了更新，再次进入临床试验。

到了2005年，处方再次固定下来，并申报了国家发明专利，该专利不久得到批准。其处方的成分为续断、枸杞子、当归、肉苁蓉、淫羊藿、仙茅、黄芪、大黄、刺五加、薏苡仁、香附、冬虫夏草，由江苏颐海药业有限责任公司生产。

女性宝胶囊上市后，立即引起了患者广泛的关注。在2006年，产品一度供不应求，代理商遍布全国各地。一些医生得知女性宝胶囊投入市场后，直接将女性宝胶囊作为门诊治疗女性不孕不育的主要药物。

在之后的几年里，销路很好的女性宝胶囊遇到了麻烦。由于当时女性宝胶囊申报的食字号，而其中的一些成分超越了药食两用范畴，而申报准字号药物周期长，且还有申报不成功的风险，故不久就被迫停产。但由于当时有很大的需求量与市场知名度，笔者之后进行了大量的临床研究，对女性宝胶囊成分进行了重组。

下面介绍的是当时未重组前的配方。

（二）专利药物名称

一种治疗卵巢功能低下的药物

（三）审批专利号码

CN200510123118.4

（四）专利药物摘要

本发明公开了一种治疗卵巢功能低下的药物，是以续断、枸杞子、当归、肉苁蓉、淫羊藿、仙茅、黄芪、大黄、刺五加、薏苡仁、香附、冬虫夏草为原料，按一定重量配比煎煮提取制备而成。它可以制成任何一种常用口服剂型，药物具有补肾健脾、养血疏肝、调理冲任的功能，对治疗卵巢功能低下见效迅速、有效率高、无毒副作用。

（五）专利药物配方

一种治疗卵巢功能低下的药物，其特征在于它是由下述质量份的原料药制成。

续　断 8～24 份	枸杞子 12～48 份	当　归 8～24 份
肉苁蓉 6～24 份	淫羊藿 14～45 份	仙　茅 8～24 份
黄　芪 8～30 份	大　黄 3～10 份	刺五加 8～24 份
薏苡仁 16～48 份	香　附 8～18 份	冬虫夏草 3～10 份

（六）药物技术领域

本发明涉及一种治疗女性卵巢功能低下的药物，特别是涉及一种以植物中草药为原料制成的治疗女性卵巢功能低下所致疾病的药物。

（七）研发背景技术

卵巢功能低下是育龄期女性的常见疾病。自从女性第二性征发育，到绝经期，都存在卵巢功能低下的可能，常表现为子宫发育不良、排卵障碍性不孕、卵巢功能早衰、更年期卵巢功能紊乱等。上述疾病的发病率受环境污染、食物污染、药物污染以及精神压力过大等因素的影响，卵巢功能低下的发病率有上升的趋势。上述病症的产生，给女性生殖、身心健康带来伤害，严重地影响女性的生活质量，也给社会带来负面影响。

目前，国内外对女性卵巢功能低下的治疗，一般采用如下方法和药物。

1. 雌激素类药物替代治疗，可以暂时补充由卵巢功能低下引发的雌激素水平下降。但该疗法副作用较大，安全性相对小，容易诱发子宫内膜癌、乳腺癌等多种恶性疾病，为此，需要严格掌握服用方法、服用剂量与用药指征，给患者带来很大不便。雌激素类药物的使用，往往对患者只是一种"替代"，使用药物并不能真正提高卵巢功能，只是一种治标不治本的方法，长时间使用还有可能抑制卵巢功能。

2. 其他可以促进卵巢功能的西药，同样存在副作用大、疗效不够专一的问题，而且不能顾及孕激素的提高。如临床上促进排卵的克罗米芬，尽管可以促使卵泡生长，但常因该药抑制雌激素，出现卵泡成熟尚可，怀孕率低的弊端。

（八）发明专利内容

本发明的目的在于，提供一种作用于卵巢进而提高雌激素水平，用以治疗卵巢功能低下、子宫发育不良、排卵功能障碍以及相关疾病，并有效减轻、消除治疗卵巢功能低下所带来的毒副作用的一种新型、有效的治疗药物及制备方法。

本发明药物以传统的中医辨证为准则，补肾兼顾健脾，养血佐以疏肝，益肾顾及冲任，结合现代医学的观点和最新的中药药理研究、动物实验，贯彻了祖国医学的整体观念。

本发明药物选择续断、枸杞子、当归、肉苁蓉、淫羊藿、仙茅、黄芪、大黄、刺五加、薏苡仁、香附、冬虫夏草进行配伍，各种药物功效产生协同作用，从而达到治疗女性卵巢功能低下的作用。方中续断补益肝肾，可提高女性生育能力；枸杞子滋阴壮阳、填精益寿，动物实验证明对子宫有显著的增重作用，具有促进生育能力、调节内分泌的作用；当归补血活血，为治疗女性疾病之要药，对促进子宫发育、提高卵巢功能有益，而且还有抗辐射损伤、提高免疫力的功能；肉苁蓉温肾壮阳、补肾益精，具有与雌激素相似的作用，能促进垂体部分细胞增加，促进卵巢孕激素的分泌，增强性腺轴雌激素受体与孕激素受体的表达，增强

下丘脑 – 垂体 – 卵巢的促黄体功能；淫羊藿温补肾阳、强筋益寿，对动物的垂体前叶、卵巢、子宫均有促进发育作用，具有显著的雌激素功效；仙茅温补肾阳、调理肝脾，对性腺具有明显的促进作用，可提高卵巢对垂体生成素的反应性，对促排卵、黄体生成具有明显的作用；黄芪补中益气，具有提高雌激素水平的作用；大黄凉血祛瘀、解毒通便，可防诸药之燥，小剂量使用安全可靠，大黄还具有雌激素样作用；刺五加益气健脾、补肾安神，对调节内分泌、提高雌激素水平、促进子宫发育具有一定作用，又可防止自然流产；薏苡仁健脾渗湿，可改善下丘脑机能，对促进排卵具有明显的作用；香附行气解郁，调节情志，动物实验证实具有显著的雌激素样作用；冬虫夏草益肾壮阳，调节内分泌功能，对雌激素水平低下具有明显的促进作用，并能有效提高受孕率。诸药组合，可补肾健脾、养血疏肝、调理冲任，有效促进女性卵巢功能，促进子宫发育，维持其生育能力，并使雌激素、孕激素水平提高，有效治疗女性卵巢功能下降导致的相关疾病。

本发明药物组成的用量，是经过笔者进行大量临床研究资料探索总结得出的，各组分用量在下述质量份范围内，均具有较好的疗效。续断 8～24 份，枸杞子 12～48 份，当归 8～24 份，肉苁蓉 6～24 份，淫羊藿 14～45 份，仙茅 8～24 份，黄芪 8～30 份，大黄 3～10 份，刺五加 8～24 份，薏苡仁 16～48 份，香附 8～18 份，冬虫夏草 3～10 份。

本发明药物可采用中药制剂的常规方法制备成各种内服剂型。本发明药物可以将原料药研成粉混合均匀成散剂、冲剂、颗粒剂、口服液、胶囊等，还可以将各原料药水煎后浓缩成煎液，获得有效成分，再制备成各种口服剂。

本发明药物可直接依据配方通过中医药制剂方法进行提取。

本发明药物经临床使用结果表明，具有下述优点。

(1) 本发明药物选用天然可食用植物药为原料，各组份符合药品法规定和中医药处方原则，突出辨证与辨病相结合的基本特征。

(2) 本发明药物经提取制成胶囊，无须煎煮，口感良好，服用方便，药物无毒无害，正常剂量服用无任何副作用。

(3) 本发明药物对女性卵巢功能低下不仅具有良好的治疗效果，也有良好的预防、保护作用，尤其适用于有可能发生卵巢早衰的女性。

(4) 本发明药物具有临床试验依据，药味较少，所选药物安全、有效，无西药雌激素的副作用，适应证广泛。

（九）具体实施方式

以下结合实施例和临床观察，进一步说明本发明药物的治疗效果。

实施例 1：胶囊剂制备

按下述配比称取原料：续断 10kg，枸杞子 18kg，当归 10kg，肉苁蓉 12kg，淫羊藿 18kg，仙茅 10kg，黄芪 15kg，大黄 5kg，刺五加 12kg，薏苡仁 18kg，香附 10kg，冬虫夏草 5kg。

制备方法：续断、枸杞子、当归、肉苁蓉、淫羊藿、仙茅、黄芪、大黄、刺五加、薏苡仁、香附，共同放入煎锅内煎煮共 5 次，每次取汁后再加水煎煮，每次 30 分钟。冬虫夏草另行煎煮，方法同上。将煎出的药汁合并浓缩，成浸膏后放入烘干箱烘干，粉碎后在 110℃ 下保温 10 分钟，进行灭菌，装入胶囊备用，每粒干粉 0.45g。

实施例 2：片剂、颗粒冲剂制备

按下述配比称取原料：续断 12kg，枸杞子 15kg，当归 10kg，肉苁蓉 12kg，淫羊藿 15kg，仙茅 10kg，黄芪 18kg，大黄 5kg，刺五加 15kg，薏苡仁 24kg，香附 10kg，冬虫夏草 6kg，用实施例 1 所述方法制成药粉，再辅以片剂或冲剂常用辅料制成片剂或颗粒冲剂，每片 0.5g，颗粒冲剂每袋 2g。

本发明药物过剩抑制综合征导致的不孕症临床观察

◆ 一般资料

临床资料：为证实本发明药物的临床疗效，于 2004 年 6 月—2005 年 6 月，选择具有排卵障碍、雌激素孕激素降低的过剩抑制综合征导致的不孕症患者进行了临床观察。

观察病例选择：均为口服避孕药之前月经周期正常，服用避孕药后出现闭经或月经稀少，月经周期不规则，B 超检查卵巢变小，卵泡发育不成熟，无明显黄体形成，基础体温单相，雌激素、孕激素水平低下；排除肾上腺、垂体肿瘤、甲状腺功能异常疾病；其丈夫生殖能力正常。

◆ 实验方法

治疗组用本发明实施例 1 药物治疗 52 例，于月经周期第 5 天服用胶囊剂，每日 3 次，每次 4 粒，连续服用 20 日；对照组 52 例，于月经周期第 5 天，服用克罗米芬，每日 1 次，每次 100mg，连续 5 日，同时于月经的第 5 天服用乌鸡

白凤丸（大丸，北京同仁堂股份有限公司同仁堂制药厂生产），每日 2 次，每次 1
丸，连续服用 20 日。两组中凡闭经者，先注射黄体酮，每日 1 次，每次 20mg，
连用 3 日，以建立新的月经周期。

两组中，治疗组平均年龄（27.6±4.3）岁，平均病程（4.05±0.81）个月；
对照组平均年龄（27.8±2.8）岁，平均病程（4.10±0.87）个月；两组平均年龄、
平均病程之间有可比性（$P > 0.05$）。

◆ 评价标准

临床观察标准：经过治疗怀孕或卵巢大小和月经周期恢复正常，卵泡发育直
径达 18mm 以上，基础体温呈典型双相，雌激素与孕激素水平在正常范围为临床
治愈；月经周期基本正常，卵巢大小接近正常，有卵泡发育，雌激素与孕激素水
平上升，基础体温改善为有效；经治疗上述指标无明显好转或加重者为无效。

◆ 结果

治疗组治愈 39 例，有效 10 例，无效 3 例，总有效率为 94.23%；对照组治
愈 12 例，有效 27 例，无效 13 例，总有效率 75.00%。经统计学处理，两组间总
有效率比较，治疗组明显优于对照组，$P < 0.01$。

参考文献

[1]　王忠民.一种治疗卵巢功能低下的药物：CN200510123118.4[P].2006-08-30.

[2]　王忠民，王明闯，张菲菲.中西医结合治疗卵巢早衰的临床观察 [J].世界中西医结合
　　　杂志,2013,8（8）：818-821.

[3]　Wang Zhongmin. Clinical observation on the effects of combined traditional Chinese and
　　　Western medicine therapy for excessive suppressive syndrome[J]. Journal of Traditional
　　　Chinese Medicine, 1994（4）：247-253.

[4]　王忠民，刘茜.中医药治疗先兆流产 45 例疗效观察 [J].湖北中医杂志,1985（5）：31.

[5]　王忠民，刘茜.祛瘀生新法治疗人流术后腹痛 42 例报告 [J].天津中医药,1987（1）：
　　　22-23.

[6]　刘茜，王忠民.少见经前诸证论治举隅 [J].广西中医药,1987（3）：21-23.

[7]　王忠民，刘茜.桂枝茯苓丸在妇科中的应用及实验研究 [J].中医杂志,1987（7）：
　　　64-67.

[8]　王忠民，刘茜.澄源塞流法治疗人流术后出血 33 例 [J].上海中医药杂志,1987（4）：24.

[9]　王忠民，刘茜.当归四逆加吴萸生姜汤治疗产后病举隅 [J].广西中医药,1987（5）：

9-11.

[10] 王忠民，刘茜. 经来身痒痤疮烦躁口疮证治 [J]. 中医杂志，1987（10）：15-17.

[11] 王忠民. 辨证治疗小儿久热的经验 [J]. 上海中医药杂志，1988（2）：23-24.

[12] 王忠民，刘茜. 慢性乙型肝炎女患者月经病临证经验 [J]. 中医杂志，1988（5）：18-20.

[13] 王忠民，刘茜. 小柴胡汤治疗女扎术后呕吐 54 例 [J]. 中级医刊，1989（1）：37, 45, 55.

[14] 王忠民，刘茜. 五苓散加味临床运用举隅 [J]. 贵阳中医学院学报，1988（4）：42-43.

[15] 王忠民，刘茜. 中医药治疗小儿遗尿 [J]. 山东中医杂志，1988, 7（1）：50-51.

[16] 王忠民. 排卵期出血从肝论治的经验 [J]. 中华中医药杂志，1989（2）：42-44.

[17] 王忠民，刘茜. 辨证治疗输卵管阻塞性不孕症 145 例 [J]. 北京中医药，1989（2）：15-18.

[18] 王忠民. 柴胡桂枝汤加味治疗癔症性瘫痪 [J]. 黑龙江中医药，1989（2）：19-20.

[19] 车承林，王忠民，刘茜. 疏肝解郁为主治疗女扎术后诸症 [J]. 上海中医药杂志，1989（3）：6-8.

[20] 王忠民，刘茜. 儿科重症运用补肾敛涩法的经验 [J]. 贵阳中医学院学报，1989（2）：36-38.

[21] 王忠民，车承林. 妇科术后病运用温经汤的经验 [J]. 河南中医，1989, 9（2）：11-12.

[22] 王忠民，刘茜. 奔豚汤加减于妇科临床新用 [J]. 上海中医药杂志，1989（6）：27-28.

[23] 王忠民，刘茜. 补中益气汤治疗女性节育术后肝郁证的经验 [J]. 中医杂志，1989（8）：23-24.

[24] 王忠民，刘茜. 柴胡桂枝汤治疗妇科节育术后疾病举隅 [J]. 浙江中医杂志，1989, 24（10）：450.

[25] 王忠民，刘茜. 大分清饮在妇产科临床运用举隅 [J]. 安徽中医学院学报，1990（1）：32-34.

[26] 王忠民. 调肝为主治疗人工流产术后闭经 84 例 [J]. 北京中医药，1990（3）：21-22.

[27] 王忠民，刘茜. 输卵管结扎术后病运用仲景方经验 [J]. 山西中医，1990, 6（4）：26-28.

[28] 王忠民，刘茜. 辨证治疗甲状腺功能减退功能性子宫出血的经验 [J]. 中医杂志，1990（7）：24-25.

[29] 程士德，喻森山，章真如，等. 活血化瘀法在疑难杂证中的运用 [J]. 中医杂志，1990, 31（9）：4-11.

[30] 王忠民. 室女精神性带下的辨证施治 [J]. 中医研究，1990, 3（3）：33-34.

[31] 王忠民，刘茜. 一贯煎治疗妇科疑难病 [J]. 广西中医药，1991, 14（1）：19-20.

[32] 王忠民，刘茜 . 妇科节育术后病运用补中益气汤治验 [J]. 内蒙古中医药，1991（1）：35–36.

[33] 王忠民，刘茜 . 温通敛涩法治疗慢性子宫颈炎 86 例临床分析 [J]. 中国医药学报，1991（2）：43–45.

[34] 王忠民 .174 例人工流产术后并发症从肝论治 [J]. 中国农村医学，1991（4）：23–25.

[35] 王忠民，刘茜 . 辨证治疗痛性脂肪过多综合征的经验 [J]. 中医杂志，1991（5）：15–17.

[36] 王忠民，刘茜 . 辨证治疗子宫卒中综合征的经验 [J]. 江苏中医，1991（5）：9–11.

[37] 王忠民，刘茜 . 月经性哮喘的辨证论治 [J]. 上海中医药杂志，1991（9）：12–14.

[38] 王忠民，刘茜 . 辨证治愈宫腔粘连综合征 98 例临床分析 [J]. 新中医，1991（10）：29–32.

[39] 王忠民，刘茜 . 辨证治疗过剩抑制综合征的经验 [J]. 江苏中医，1991（12）：8–10.

[40] 王忠民，刘茜 . 中医药辨证治疗男性不育症临床观察 [J]. 中国农村医学，1991（12）：34–36.

[41] 刘茜，王忠民 . 柴胡桂枝汤治疗肝炎后综合征 116 例 [J]. 湖南中医杂志，1991（4）：42.

[42] 王忠民，刘茜 . 经方辨治输卵管结扎术后病症 [J]. 广西中医药，1992（1）：22–23.

[43] 王忠民，刘茜 . 中医药治疗库柏氏综合征的经验 [J]. 中医药研究，1992（1）：54–55.

[44] 王忠民 . 麻黄用于循环系统及妇科病证等 [J]. 中医杂志，1992（3）：4–5.

[45] 王忠民，刘茜 . 盆腔瘀血综合征治验 [J]. 上海中医药杂志，1992（4）：20–22.

[46] 王忠民，刘茜 . 辨证治疗卵巢残余综合征的经验 [J]. 北京中医学院学报，1992, 15（5）：60–61.

[47] 王忠民，刘茜 . 辨证治愈未破裂黄体化卵泡综合征 32 例 [J]. 上海中医药杂志，1992, 26（8）：11–13.

[48] 王忠民，刘茜 . 当归芍药散治疗妇科疑难病的经验 [J]. 成都中医学院学报，1992（1）：33–35.

[49] 王忠民 . 辨治食用棉子油所致不育症临床观察 [J]. 光明中医，1992, 7（2）：5–7.

[50] 王忠民，刘茜 . 敛肾温涩法治疗妇科重症的临床经验 [J]. 贵阳中医学院学报，1992, 14（2）：47–48.

[51] 王忠民 . 化浊通管汤为主治疗输卵管积水不孕临床分析 [J]. 中华中医药杂志，1992, 7（6）：38–40.

[52] 王忠民 . 原发性血小板减少性紫癜验案三则 [J]. 四川中医，1992（6）：38.

[53] 王忠民 . 中西医结合治疗过剩抑制综合征临床观察 [J]. 中医杂志，1992（7）：34–36.4.

[54] 王忠民. 威灵仙用于癌症、结石及子宫肌瘤 [J]. 中医杂志, 1992 (8): 5.

[55] 王忠民, 刘茜. 辨证治疗过剩刺激综合征 [J]. 上海中医药杂志, 1992 (12): 14-16.

[56] 王忠民. 加味四妙勇安汤治疗感染性高热的体会 [J]. 山西中医, 1993 (2): 19-20.

[57] 王忠民. 水蛭用于妇科疑难重症 [J]. 中医杂志, 1993 (3): 134-135.

[58] 刘茜, 王忠民. 辨证治疗妊娠合并病毒性肝炎的经验 [J]. 贵阳中医学院学报, 1993 (2): 32-34.

[59] 王忠民, 刘茜. 子宫发育不良不孕症的中医治疗 [J]. 中国农村医学, 1993 (8): 497-500.

[60] 王忠民, 刘茜. 唾液腺肿大、月经不调案 [J]. 上海中医药杂志, 1993 (10): 24-25.

[61] 王忠民. 芒硝用于妇科临床 [J]. 中医杂志, 1993 (12): 711.

[62] 王忠民. 调肝为主治疗女性节育术后病症临床研究 [J]. 中医药信息, 1994 (1): 22-26.

[63] 刘茜. 王忠民辨治血小板性崩漏的经验 [J]. 辽宁中医杂志, 1994 (4): 179-180.

[64] 刘茜. 王忠民辨治雌激素增多综合征的经验 [J]. 辽宁中医杂志, 1994 (12): 538-540.

[65] 董和平, 王忠民. 辨证分型治疗不射精症 107 例 [J]. 江苏中医, 1994 (12): 18-19.

[66] 王忠民, 刘茜. 麻黄连翘赤小豆汤治皮肤病五则 [J]. 新中医, 1988 (12): 40-41.

[67] 王忠民, 刘茜. 从肝论治女性免疫性不孕 [J]. 贵阳中医学院学报, 1994 (4): 43-45.

[68] 刘茜. 王忠民辨证治疗库蒂斯氏综合征的经验 [J]. 甘肃中医, 1995 (1): 25-27.

[69] 王忠民, 刘茜. 中医药为主治疗输卵管疾患不孕的临床研究及其思路 [J]. 中医药信息, 1995 (1): 18-22.

[70] 王忠民, 刘茜. 辨治妊娠痒疹综合征拾零 [J]. 辽宁中医杂志, 1995 (5): 206.

[71] 王忠民, 高法钧. 活血化瘀为主治疗多囊卵巢综合征 [J]. 贵阳中医学院学报, 1995 (4): 21-22.

[72] 王忠民, 王正. 调肝为主治疗库柏氏综合征的疗效观察 [J]. 上海中医药杂志, 1996 (2): 29-30.

[73] 王正, 刘茜. 辨证治疗妊娠痒疹综合征三法 [J]. 贵阳中医学院学报, 1996 (4): 17-18.

[74] 陈玲. 辨证治疗妇科疑难病症经验拾零 [J]. 贵阳中医学院学报, 1997 (3): 40-41.

[75] 王忠民. 中西医结合治疗无排卵型不孕症临床观察 [J]. 中医药学报, 1999 (5): 12-13.

[76] 王忠民. 澄源塞流治疗瘀血型功血临床分析 [J]. 天津中医, 2000 (2): 18-19.

[77] 王忠民. 徐长卿在妇科的临床应用 [J]. 中医杂志, 2001 (10): 586.

[78] 王忠民, 刘茜. 桂枝茯苓丸在妇科病中的应用与展望 [J]. 中医药时代, 1992, 2 (3): 55-56.

[79] 董和平，王忠民 . 中医药辨证治疗不射精症的临床观察 [J]. 云南中医中药杂志，1995（3）：20-22.

[80] 王忠民 . 化瘀补肾治疗无排卵型功血临床观察 [J]. 中医药学报，2001（1）：16-17.

[81] 王忠民 . 麻黄连翘赤小豆汤治疗逆行射精 87 例 [J]. 新中医，2001（1）：55.

[82] 王忠民 . 化瘀补肾治疗无排卵型功血临床观察 [J]. 山东中医杂志，2001（3）：150-151.

[83] 王忠民，张爱玲 . 中西医结合治疗盆腔瘀血综合征的临床观察 [J]. 上海中医药杂志，2001（4）：34-35

[84] 王忠民 . 中西医结合治疗无排卵型功血 96 例 [J]. 辽宁中医杂志，2001（1）：39-40.

[85] 王忠民 . 补骨脂在妇科临床中应用 [J]. 中医杂志，2002（5）：332.

二、促进和保护男性生殖能力的药物及其制备方法

（一）研究开发思路

笔者从事不孕不育的研究过程中，除了女性不孕因素外，发现部分患者丈夫的精子质量存在问题，主要表现在精子数量减少、存活率不足、活力下降与畸形率升高等几个方面。根据这一实际情况，笔者同时进行了男性不育的探索研究与临床观察。

在多年的临床工作中笔者发现，男性精子质量呈现逐年下降的趋势。究其原因，与环境恶化、生活习惯不良、饮食不安全等诸多因素有关。其主要临床表现尽管没有特别突出的症状，但患者常有四肢乏力、腰膝酸软、性欲下降、精力不足等脾肾亏虚的症状。根据这一临床表现，笔者从健脾补肾入手，兼以应用药理实验证实具有提高精子质量的品种组方，经过临床多年观察证实，对精子质量的提高明显高于市场上普通的中成药。

以下药物发明专利是 2005 年申报的，并获得国家知识产权局专利局的批准。

（二）专利药物名称

促进和保护男性生殖能力的药物及其制备方法

（三）审批专利号码

CN200510123117.X

（四）专利药物摘要

本发明公开了一种促进和保护男性生殖能力的药物。其特征在于它是以下述质量份的原料用常规的制备方法制成：丹参 16～48 份，制何首乌 18～24 份，肉苁蓉 8～24 份，仙茅 10～24 份，淫羊藿 12～36 份，枸杞子 16～48 份，五加皮 10～24 份，菟丝子 16～48 份，冬虫夏草 4～16 份。本发明药物具有服用方便、见效迅速、临床治愈率高、无副作用的优点。

（五）专利药物配方

一种促进和保护男性生殖能力的药物，其特征在于它是以下述质量份的原料用常规制备方法提取制成。

丹　参 16～48 份　　制首乌 18～24 份　　肉　苁　蓉 8～24 份

仙　茅 10～24 份　　淫羊藿 12～36 份　　枸　杞　子 16～48 份

五加皮 10～24 份　　菟丝子 16～48 份　　冬虫夏草 4～16 份

（六）药物技术领域

本发明涉及一种治疗男性不育的药物，特别是涉及一种以植物中药为原料制成的治疗男性生殖能力下降的药物。

（七）研发背景技术

男性生殖能力下降或男性不育是临床常见病之一，主要表现为精子数量不足，精子活力与存活率低下，其结果严重影响男性的繁衍能力和优生优育，这种现象已引起联合国卫生组织的高度重视。

我国传统治疗男性生殖能力下降，多以中草药饮片煎煮口服为主，这种方法服用不便，口感差，煎煮出的有效成分不充分，一些药物治疗效果不够理想。市场上尽管已有生精的中药胶囊出现，这些药物对精子数量、质量有一定的提高作用，但以往的生精类中成药组方繁杂，针对性差，效果不够理想，有的生精胶囊配方药物 19 味之多，主治药物不够突出，其中部分药物并没有生精的药理作用。一些传统的中成药，如五子衍宗丸等，疗效并非十分理想，更难以针对目前男性因恶劣环境、污染食物、辐射、药物等多种污染和生活节奏过快、精神紧张、压力过重等不良因素导致的男性生殖能力下降的治疗。

（八）发明专利内容

本发明的目的是提供一种促进和保护男性生殖能力的药物。以传统的辨证为准则，补肾之法阴阳兼顾，填精之举主次分明，滋补之中佐以疏理，9 种中草药具有促进睾丸功能，对提高精子数量、质量具有可靠的效果。

本发明是以如下技术方案实现的：一种促进保护男性生殖能力的药物，其特征在于它是以下述质量份的原料用常规的制备方法制成：丹参 16～48 份，制何首乌 18～24 份，肉苁蓉 8～24 份，仙茅 10～24 份，淫羊藿 12～36 份，枸杞子 16～48 份，五加皮 10～24 份，菟丝子 16～48 份，冬虫夏草 4～16 份。

上述原料药及用量是笔者通过多年临床反复实验才得出的，在上述剂量范围内均具有显著的疗效。

方中丹参具有活血化瘀、促进血液循环的作用，能增加睾丸的血液流量，对睾丸功能有提高作用；制何首乌补肝肾、益精血，动物实验证实对老年小鼠的肾上腺、甲状腺功能均有提高作用，并有良好的抗衰老功能；肉苁蓉温肾益精、强身延年，具有提高雄性小鼠交配能力及射精等性行为频率和性能力；淫羊藿温肾壮阳、益精，补气强身，可使动物的前列腺、精囊重量增加，有类似雄激素的作用，能增加精液分泌，对提高精子活力与数量有益；仙茅温补肝肾而强筋骨，动物实验证实有雄激素样作用；枸杞子滋补肝肾、强身健体、延缓衰老，提高生育能力；菟丝子滋补肝肾，促进动物的精子生成，对提高精子的数量与质量有益；五加皮温补肝肾，动物实验证明可促进雄性的性腺发育，具有良好的雄激素样作用；冬虫夏草益精补气、延年益寿，可使家兔睾丸重量指数明显提高，具有良好的生精功能和抗精子畸变作用。该方组合，阴阳俱补、温而不燥、滋而不腻，对男性生殖能力具有非常明显的促进和保护作用。

本发明药物中的药材可以采用中药制剂的常规方法，加辅料可制成各种口服剂，如颗粒剂、片剂、丸剂、胶囊剂、冲剂、口服液，均不影响其治疗效果。

本发明药物经临床使用结果表明有下述优点。

(1) 本发明药物选用天然食用植物药为原料，各组份符合药品法规定和中医处方原则，突出辨证与辨病相结合的特色。

(2) 本发明药物无须煎煮，口感良好，服用方便，药物无毒无害，正常剂量服用没有发现任何副作用，且起效迅速。

(3) 本发明药物对男性生殖能力下降不仅有良好的治疗效果，也有良好的预防保护作用，适用于保护在恶劣环境下工作男性的生殖能力。

(4) 本发明药物对男性性功能障碍具有良好的治疗作用。

(5) 本发明药物组方药味相对少，避免了方大药味多出现的组合不良反应，治疗生殖能力下降的重点更加突出。

（九）具体实施方式

以下结合实施例及临床应用统计，进一步说明本发明药物的效果。

实施例 1：胶囊剂制备

将丹参 24kg，制何首乌 15kg，肉苁蓉 15kg，淫羊藿 20kg，仙茅 15kg，枸杞子 24kg，五加皮 15kg，加入水共同煎煮 5 次，每次加水没过药面为宜，每次煎煮 30 分钟，合并 5 次煎液；将菟丝子 24kg 放入高压锅中煎煮至菟丝子炸开口，一并与上述中草药饮片同煎；将冬虫夏草 10kg 加入没过药面的水煎煮 5 次，每次 30 分钟，合并 5 次煎液；然后将两种煎液浓缩成浸膏，进行烘干成干浸膏，再将干浸膏粉碎装入胶囊，每粒药粉 0.45g。

实施例 2：片剂制备

将丹参 10kg，制何首乌 20kg，肉苁蓉 20kg，淫羊藿 25kg，仙茅 10kg，枸杞子 40kg，五加皮 20kg，冬虫夏草 8kg，菟丝子 40kg，用实施例 1 所述方法，制成药粉，再辅以片剂常用辅料制成片剂，每片 0.5g。

本发明药物治疗男性不育症临床观察

◆ 一般资料

临床资料：为证实本发明药物的临床疗效，于 2005 年 1 月至 7 月，选择男性精子数量低于每毫升 2000 万、精子存活率 < 30%、精子活力 a 级 < 10% 或 a+b 级 < 25%，排除精索静脉曲张，先天性疾病的男性不育症患者 162 例，随机分为本发明药物治疗组（以下简称治疗组）和对照组，前者每 2 例设对照组 1 例，治疗组 108 例，对照组 54 例。治疗组服用实施例 1 药物胶囊，每日 3 次，每次 4 粒；对照组服用常规剂量六味地黄丸、五子衍宗丸。3 个月为 1 个疗程，停药 1 个月后进行精液常规检查 2 次，取 2 次平均值。

◆ 评价标准

观察标准：经治疗其妻子怀孕或精液常规检查上述三项指标均达到正常者为治愈；精子数量＞每毫升 4000 万，精子存活率＞ 50%，精子活力 a 级精子＞ 20%，或 a+b 级精子＞ 40% 为显效；精子数量、精子活力、精子活率均较治疗前提高或其中一个指标提高为有效；治疗后上述指标无提高或下降者为无效。

◆ 结果

治疗组治愈 60 例，显效 32 例，有效 12 例，无效 4 例，总有效率为 96.30%；对照组治愈 5 例，显效 13 例，有效 22 例，无效 14 例，总有效率为 74.07%。经统计学处理，治疗组总有效率优于对照组，P ＜ 0.01。

参考文献

[1] 王忠民 . 促进和保护男性生殖能力的药物及其制备方法 : CN200510123117.X[P].2006–08–30.

[2] 王忠民，王明闯，张菲菲 . 促精宝胶囊治疗弱精症临床疗效观察 [J]. 世界中西医结合杂志 , 2014, 9（1）: 82–85.

[3] 袁媛，王忠民，王遵来 . 促精宝汤治疗弱精症 65 例临床观察 [J] 湖南中医杂志 , 2019, 35（1）: 10–12.

三、一种快速提高精子质量与性功能的药物

（一）研究开发思路

在促精宝胶囊因批号问题被迫停产后，笔者再次进行提高男性生育能力的研究，并开始对处方进行重组。

原促精宝胶囊中成分有丹参、何首乌、肉苁蓉、仙茅、淫羊藿、枸杞子、五加皮、菟丝子、冬虫夏草 9 种，当时仙茅、肉苁蓉、冬虫夏草 3 味药物不在中药保健品规定品种之列，笔者在保留了枸杞子、淫羊藿、何首乌、丹参、五加皮、菟丝子的基础上，增加了大补元气、具有良好生精功能的人参、甘草，同时增加了促进睾丸组织细胞的代谢功能，对雄性生殖能力具有显著提高作用的五味子，经过临床试验，效果并未受到不良影响。

以下是改良后的处方。于 2012 年申报药物发明专利，并获得国家知识产权

局专利局的批准。

（二）专利药物名称

一种快速提高精子质量与性功能的药物

（三）审批专利号码

CN201210215679.7

（四）专利药物摘要

本发明公开了一种快速提高精子质量与性功能的药物，是以枸杞子、淫羊藿、何首乌、丹参、五加皮、菟丝子、人参、甘草、五味子为原料，按一定重量配比提取制备而成，它可以制成任何一种常用口服剂型。本发明经临床观察与实验室证明对精子数量较少、活力低下、存活率不足与畸形精子过多具有快速显著的治疗功效，对促进性欲、提高性功能具有良好作用，对男性阳痿、早泄具有良好的保健效果，临床观察见效迅速，无毒副作用。

（五）专利药物配方

一种快速提高精子质量与性功能的药物，其特征在于它是由下述质量份的原料药物制备而成。

枸杞子 6～60 份　　　淫羊藿 6～60 份　　　何首乌 6～60 份

丹　参 6～60 份　　　五加皮 3～45 份　　　菟丝子 6～60 份

人　参 3～45 份　　　甘　草 6～36 份　　　五味子 6～60 份

（六）药物技术领域

本发明涉及一种快速提高精子质量与性功能的药物，特别是涉及一种以植物中药且全部为中药保健品或药食两用的中药为原料制成的、具有标本兼治功能的提高精子质量与男性性功能的药物。

（七）研发背景技术

由多方因素引发的精子质量下降与性功能低下，为临床常见病证。近年来，由于环境恶化，化学污染、物理因素、饮食因素等多方面的原因，男性精子质量下降引发的不育已呈现上升趋势，同时，男性性功能也出现不同程度的降低。其发病率之高，严重地影响到家庭幸福与夫妻生活的和谐。

在治疗男性不育方面，尽管临床已有五子衍宗丸、生精胶囊、复方玄驹胶囊等具有生精作用的药物，但这些药物对生精效果与性功能的双重提高不尽人意。目前尚未有以药食两用药物和保健中药组方者，也没有既可提高精子质量同时又可提高男性性功能的该类药物。

在男性不育与男性性功能的治疗与保健方面，中药具有一定的优势，但由于品种单一，效果又非十分理想，限制了患者不同需要的多样选择。为临床提供一种更安全、更有效果的专用药物，是十分必要的。

临床资料已经证实，中国平均每 8～10 对夫妇中即有 1 对出现不育，其中男性因素占 40%～50%，而男性尤以少精症、弱精症最为多见。西药治疗男性不育的药物品种偏少，而且缺乏具有针对性的西药。现代药理学研究发现，中药可改变精子蛋白质分子结构，促进病理性精子的膜结构改变使其达到精子成熟状态，同时提高精液乳酸脱氢酶 –XLDH-X 活性，促进 DNA 合成，改善精子能量代谢，抑制微生物感染，降低活性氧和过氧化脂质水平。

在中国，由于社会、经济与传统等方面的原因，中药仍然是治疗男性不育的主要手段之一，需进一步研究中药方剂的疗效及药效机制，以便开发出有效、合理、安全而又经济的提高男性精子质量的新药物。在这方面，本发明进行了有益的尝试与多年的临床研究。

由药食两用与保健的中药组成的处方，使其安全性进一步提高，适应范围进一步扩大。不仅如此，在具有提高精子质量疗效可靠的基础上，治疗成本也有所降低。

目前，在临床上尚乏快速提高精子质量与男性性功能的药物。本发明系一种具有可靠疗效而没有毒副作用、快速控制疾病症状而又可以控制复发效果的药物，这种特征，也是本发明人的初衷。纵观中西药市场，该类药物尚属空白。

经过多家医院多年临床观察，本发明药物服用方便，见效快捷，功能可靠，临床观察未见毒副反应。

（八）发明专利内容

本发明的目的在于，提供一种快速提高精子质量与性功能的药物，临床实践证明具有可靠的安全性与显著的疗效。

本发明药物对精子数量较少、精子活力低下、精子存活率不足与畸形精子过多等具有快速显著的治疗功效，同时对促进男性性欲、提高性功能具有良好作用，对男性阳痿、早泄具有良好的保健效果，临床观察表明见效迅速，无毒副作用。

本发明以中医传统的整体观念为组方准则，补益肾气以填精，化瘀活血以除滞，促精生成以益育。方中枸杞子、淫羊藿、何首乌、菟丝子补益肾气，对促进精子生成，提高精子质量具有主导作用；丹参、五加皮化瘀活血，壮筋强骨，补五劳七伤；人参、甘草补脾益气除滞，着重辅助后天之本，以使肾脾同步滋补；五味子促进睾丸组织细胞的代谢功能，对雄性生殖能力具有显著提高作用。

纵观全方，用药主次分明，配方巧妙合理，功效相得益彰，辨证与辨病结合，中医与西医合参，所用药物均经现代医学有关药理实验证明其促进精子质量的显效性与可靠性，而且每味药物均在保健中药或药食两用中药范畴之内，安全性得到良好保证，药理也均提示没有明显的毒副作用。

本发明是以如下技术方案实现的。一种快速提高精子质量与性功能的药物，其特征在于它是由下述质量份的原料药物制备而成：枸杞子6～60份，淫羊藿6～60份，何首乌6～60份，丹参6～60份，五加皮3～45份，菟丝子6～60份，人参3～45份，甘草6～36份，五味子6～60份。

所述一种快速提高精子质量与性功能的药物各原料的优选分量比为：枸杞子10～45份，淫羊藿10～45份，何首乌10～50份，丹参10～50份，五加皮10～35份，菟丝子10～50份，人参10～30份，甘草10～30份，五味子10～36份。

本发明药物体现辨证与辨病相结合的特点，而且完全符合中医用药的基本原则。

不仅如此，上述药物的药理作用，均有相关药理研究与动物实验结论证实。

一种快速提高精子质量与性功能的药物，可采用中药制剂的常规方法制成任何一种内服剂型，可采用中药制剂学常规工艺制成胶囊剂、片剂、散剂、颗粒剂、水丸剂、蜜丸剂、水蜜丸剂、浓缩丸剂或滴丸剂，还可以制成口服液、茶剂。

上述一种快速提高精子质量与性功能的药物配方也可采用半仿生提取（SBE）、超临界流体萃取（SFE）、微波提取（MAE）、酶提取（ETE）、超声波提取（UAE）、大孔吸附树脂法（MAR）等方法提取有效成分。

一种快速提高精子质量与性功能的药物经临床使用结果表明，具有下述优点。

(1) 一种快速提高精子质量与性功能的药物选用天然食用植物药为原料，各组份符合药品法规定和中医处方原则，突出中医辨证与西医辨病相结合、病因治疗与对症治疗相结合的基本特色；

(2) 一种快速提高精子质量与性功能的药物成品口服剂，口感较好，服用方便，各味药物组方前后均无毒无害，正常剂量服用没有发现任何毒副作用；

(3) 一种快速提高精子质量与性功能的药物对肝功能损害引发的转氨酶升高与脂肪肝具有良好的治疗效果，也有良好的预防保健作用，适用范围广泛；

(4) 一种快速提高精子质量与性功能的药物均精选于卫健委规定可做中药保健或药食两用的品种，安全性更高，治疗时可较长时间服用；

(5) 一种快速提高精子质量与性功能的药物标本兼治，见效迅速，治愈率高。

（九）具体实施方式

本发明药物经过临床疗效观察与安全性试验，表明内服安全可靠，治疗效果显著，具有一定的推广与实用价值。

1. 本发明药物治疗精子活力低下（弱精症）观察

◆ 一般资料

临床资料：医院在一段时间内连续观察精子活力低下患者 396 例，随机分成两组。两组患者均来自门诊，病程 6 个月至 3 年 5 个月。观察组 198 例，年龄 23—37 岁；对照组 198 例，年龄 24—37 岁。两组一般资料经统计学处理无显著性差异，具有可比性。

病例选择：两组精子活力低下者，经检验精子 a 级 + b 级 < 50% 或 a 级运动的精子 < 25%，排除精子抗体（AsAb）阳性、中度以上的精索静脉曲张、前列腺炎、精液不液化、睾丸发育异常、输精管梗阻、睾丸外伤、功能性不射精、明

确有下丘脑、垂体、睾丸内分泌病变及染色体异常等疾病。其中精子活力为正常值最低限的占比 ≥ 70% 者 147 例，< 70% 者 136 例，< 30% 者 113 例。患者随机分组，两组无显著性差异。

◆ 实验方法

观察组服用本发明药物胶囊，每日 3 次，每次 4 粒（每粒含提取药粉 0.45 克，由江苏颐海制药有限责任公司生产，下同），连续服用，3 个月为 1 个疗程。

对照组口服复方玄驹胶囊（国药准字 Z20060462，浙江施强制药有限公司生产，每粒 0.42g），每次 3 粒，每日 3 次；维生素 E 软胶囊（国药准字 H36020414，江西天海药业有限公司，每粒 50mg），每次 2 粒，每日 2 次。连续服用，3 个月为 1 疗程。

两组治疗期间均戒烟酒、禁食芹菜，禁大量食用豆制品，禁辛辣刺激食物。

◆ 评价标准

疗效标准：根据 WHO《不育夫妇标准检查与诊断手册》并参照《中药新药临床研究指导原则》中有关疗效标准进行评定。显效：精子活动力治疗后 a 级 + b 级 > 50% 或 a 级 > 25%，成活率 1 小时 > 60%；有效：精子活力 a 级 + b 级或 a 级提升 > 30%，成活率 1 小时提升 > 30%；无效：治疗后精子活力提升不足 30% 或无变化。

◆ 统计方法

应用 SPSS13.0 统计学软件，计量资料以（$\bar{x} \pm s$）表示，组间比较用随机资料 t 检验，计数资料以率（%）表示，用 χ^2 检验，$P < 0.05$ 为差异有统计学意义。

◆ 结果

疗效分析：治疗 1 个疗程后，结果观察组显效率与总有效率均高于对照组，差异有统计学意义，$P < 0.05$。

治疗结果：观察组治疗精子活力低下后显效 133 例（67.17%），有效 59 例（29.80%），无效 6 例（3.03%），总有效率 96.97%；对照组治疗精子活力低下后显效 81 例（40.91%），有效 84 例（42.42%），无效 33 例（16.67%），总有效率 83.33%。观察组与对照组之间有统计学差异，本发明药物组优于对照组，$P < 0.05$。

2. 本发明药物治疗阳痿临床观察

◆ 一般资料

临床资料：观察男性阳痿病例 122 例。年龄为 22—55 岁，病程为 9～33 个

月。曾经药物治疗 26 例,心理治疗 16 例。病例均来自门诊,随机分成两组各
61 例,组间一般资料无显著性差异。

观察标准:参照《中药新药临床研究指导原则》关于阳痿的诊断标准。并
根据患者在个体上不同的临床表现,出现以下 3 种情况之一,即可纳入观察。
①在性欲冲动和性要求下,阴茎不能勃起,不能正常性交;②有性要求时,阴茎
能勃起,但勃起强度或硬度不够,阴茎难以进入阴道内完成正常性交;③有性要
求时,阴茎能勃起且勃起度或硬度尚可,但勃起维持时间短暂,尚未进入阴道或
进入阴道后即痿软不能正常性交。

◆ 实验方法

治疗组:服用本发明药物胶囊,每日 3 次,每次 4 粒(每粒含提取药粉
0.45g),连续服用,3 个月为 1 疗程。

对照组:服用五子衍宗丸(洛阳君山制药有限公司,国药准字 Z41020225)
每次 6g,每日 2 次,维生素 E 软胶囊(华润双鹤药业股份有限公司,国药准字
H11021397)每次 100mg,每日 2 次。连续服用,3 个月为 1 个疗程。

◆ 评价标准

疗效判定标准:疗效标准参考《中药新药临床研究指导原则》的疗效等级、
相关行业标准,拟定阳痿的疗效评定标准。临床治愈为阴茎勃起能自然进入阴道
完成正常性交,性生活满意,性交成功率 ≥ 75%;显效为阴茎勃起以手扶持进
入阴道性交,性生活基本满意,性交成功率为 50%～74%;有效为阴茎勃起功能
较治疗前好转但不能顺利进入阴道,偶尔可以手扶持进入阴道性交,性生活不满
意,性交成功率为 26%～49%;无效为与治疗前比较无变化或加重,不能性交,
性生活极不满意,性交成功率小于 25%。

◆ 统计方法

应用 SPSS13.0 统计学软件,计量资料以($\bar{x}\pm s$)表示,组间比较用随机资
料 t 检验,计数资料以率(%)表示,用 χ^2 检验,$P < 0.05$ 为差异有统计学意义。

◆ 结果

疗效分析:治疗 1 个疗程后,结果观察组临床治愈率与总有效率均高于对照
组,两组具有显著性差异,$P < 0.05$。

治疗结果:临床观察结果显示,观察组治疗阳痿临床治愈 32 例(52.46%),
显效 17 例(27.87%),有效 7 例(11.48%),无效 5 例(8.20%),总有效率

91.80%；对照组治疗阳痿临床治愈 13 例（21.31%），显效 14 例（22.95%），有效 15 例（24.59%），无效 19 例（31.15%），总有效率 68.85%。两组总有效率具有统计学差异，观察组优于对照组，$P < 0.05$。

3. 本发明药物安全性试验

◆ 实验方法

试验人群：为了观察该药物对正常人体有无毒性，我们选择 40 例健康志愿者（妊娠或哺乳期妇女除外），平均年龄（32±5.9）岁，采用自身前后对照形式。

服用方法：每日 3 次，每次 4~6 粒，每粒 0.45g，饭后服用，连续 3 周。药物胶囊由江苏颐海制药有限责任公司提供。

观察指标：安全性观察指标主要包括总蛋白 TP，白蛋白 ALB，心肝肾功能（谷草转氨酶 AST，谷丙转氨酶 ALT，尿素氮 BUN，肌酐 CRE），血糖 GLU，血脂（总胆固醇 TC，甘油三酯 TG，高密度脂蛋白胆固醇 HDL-C），血红蛋白 HGB，红细胞 RBC，白细胞 WBC，尿十项。

◆ 结果

受试志愿者前后观察指标数据经统计学处理无显著性差异（$P > 0.05$）。

观察结果证实，上述指标在治疗前后无统计学差异，说明本发明药物是安全的，对人体无任何毒副作用。

参考文献

[1] 王忠民. 一种快速提高精子质量与性功能的药物：CN201210215679. 7[P].2012–10–10.

[2] 王忠民，王明闯，张菲菲. 促精宝胶囊治疗弱精症临床疗效观察 [J]. 世界中西医结合杂志，2014, 9（1）：82–85.

[3] 王明闯，张菲菲，王忠民. 促精宝胶囊治疗阳痿 61 例疗效观察 [J]. 新中医，2014, 46（12）：86–87.

[4] 王忠民. 中医药辨证治疗男性不育症临床观察 [J]. 中国农村医学，1991（12）：34–36.

[5] 王忠民. 辨治食用棉子油所致不育症临床观察 [J]. 光明中医，1992, 7（2）：5–7.

[6] 董和平，王忠民. 辨证分型治疗不射精症 107 例 [J]. 江苏中医，1994, 15（12）：18–19.

[7] 袁媛，王忠民，王遵来. 促精宝汤治疗弱精 65 例临床观察 [J] 湖南中医杂志，2019, 35（1）：10–12.

四、治疗卵巢功能衰退与性功能低下的药物

（一）研究开发思路

由于女性宝胶囊的处方超越保健品药物的限制，而申报一项准字号的药物当时存在诸多困难，故对该处方进行了调整，再进行临床观察验证。

当时的女性宝胶囊的成分是续断、枸杞子、当归、肉苁蓉、淫羊藿、仙茅、黄芪、大黄、刺五加、薏苡仁、香附、冬虫夏草，按照当时中药保健品品种的限定，处方中的续断、仙茅、冬虫夏草三味中药既不在药食两用中，也不在可做保健食品的药物中；而当归、肉苁蓉、黄芪、大黄、刺五加、香附6味药属于可做保健食品之列，故无法申报药食两用产品。基于此，第二次申报的发明专利药"治疗卵巢功能衰退与性功能低下的药物"只好搁浅。

为了满足患者的需求，笔者将该处方进行重新研发，谋求相关品种的中药替代。中药的作用是很神奇的，有好多作用相近的品种，只要符合辨证施治的用药原则，符合君臣佐使的组方要点，一些药物是可以进行互换的。

无奈之下，女性宝胶囊再次做出重大调整，由此产生下列处方于2012年进行申报，并获得国家知识产权局的批准。

（二）专利药物名称

治疗卵巢功能衰退与性功能低下的药物

（三）审批专利号码

CN201210215643.9

（四）专利药物摘要

本发明公开了治疗卵巢功能衰退与性功能低下的药物，是以枸杞子、淫羊藿、当归、黄芪、香附、刺五加、薏苡仁、菟丝子、龙眼肉、巴戟天、鹿茸等为原料，可以制备成任何一种常用口服剂型。本发明经临床观察与实验室证明对女性卵巢功能衰退、排卵功能障碍具有显著疗效，对女性性欲低下、体质衰退具有良好的治疗作用，经多年临床观察疗效可靠，无毒副作用。

（五）专利药物配方

一种治疗卵巢功能与性功能低下的药物，其特征在于它是由下述质量份的原料药物制备而成。

枸杞子 10～90 份	淫羊藿 10～60 份	当　归 10～70 份
黄　芪 10～90 份	香　附 10～80 份	刺五加 10～90 份
薏苡仁 10～90 份	菟丝子 10～90 份	龙眼肉 10～70 份
巴戟天 10～70 份	鹿　茸 10～60 份	

（六）药物技术领域

涉及治疗卵巢功能衰退与性功能低下的药物，特别是涉及一种以植物中药为原料制成的、具有标本兼治功能的治疗卵巢功能衰退与性功能低下的药物。

（七）研发背景技术

近年来，育龄期女性卵巢功能衰退与排卵功能障碍的发病率明显上升。由于精神压力、生活压力不断加大，女性病毒性感染、环境污染等增多，发生卵巢功能衰退、排卵功能低下的概率日增，女性性功能障碍、体质衰退的现象比比皆是。

卵巢功能衰退、排卵功能低下、女性性功能障碍、体质虚弱等疾病，严重地影响患者的精神情绪，影响患者的生活质量，影响到家庭的和睦与社会的稳定。这些疾病的有效治疗问题，也是医学界所努力探索与深入研究的课题之一。

令人非常遗憾的是，卵巢早衰的治疗方面，目前尚缺乏安全有效、临床应用较为理想的西药与中成药。有学者试图用雌激素类西药替代治疗，但这种补充与替代卵巢分泌的方法，对恢复卵巢功能、长期改善临床症状的效果并非十分理想。特别是在停止使用雌激素类药物之后，往往病情依旧，缺乏远期效果。对于排卵障碍的治疗，尽管有一些西药作用快捷，效果可靠，但有些药物副作用较大，容易引发过度刺激综合征，特别是长期服用，常常会给患者带来更多的伤害。

中医在卵巢早衰的治疗方面，临床有一些研究，也有一些针对卵巢功能修复的研究，但针对卵巢早衰治疗的中成药缺乏，特别是针对卵巢功能提高、促进卵泡成熟发育、提高女性性欲的复合药物鲜见。由于卵巢功能低下可见于育龄期妇女的任何年龄段,一些有生育要求者常常需要在恢复卵巢功能的同时恢复正常排卵周期与正常的性欲,因此,单一的降低卵泡刺激素与黄体生成素是不够的,还需要提高雌激素与孕激素水平。但我们经文献检索,目前尚未在所有的中成药中发现具有上述复合功能的产品。

以标本兼治的中药组方,实现刺激卵巢恢复其正常的内分泌功能、排卵功能、性欲与体质,一直是患者与医师的愿望,也是本发明的基本思路。该发明药物为治疗卵巢早衰与女性性功能障碍提供了新型的中成药。

(八)发明专利内容

本发明提供一种治疗卵巢功能衰退与性功能低下的药物,该药物具有振奋肾气、温经通络、理气化滞等作用,疗效可靠、见效迅速、标本兼治,为女性卵巢功能衰退与性功能低下提供了一种新型、安全、高效的治疗药物。该发明药物对女性卵巢功能衰退、排卵功能障碍等具有显著疗效,对女性性欲低下、体质衰退具有良好的保健作用,经多年临床观察其疗效可靠,无毒副作用。

本发明以传统的中医组方为准则,用药主次分明,配方巧妙合理,辨证与辨病结合,中医与西医合参,所用药物均经现代医学有关药理实验证明其促进卵巢功能、治疗病症的显效性与可靠性,证明其补肾气、调冲任、通经脉的显效性与可靠性,而且每味药物文献资料与临床观察均未发现毒副作用。

本研究的配方,是笔者在 30 多年临床试验基础上得出的,药物选择枸杞子、淫羊藿、当归、黄芪、香附、刺五加、薏苡仁、菟丝子、龙眼肉、巴戟天、鹿茸 11 味药进行配伍,各药物功效产生协同作用,进而实现振奋肾气、温经通络、理气化滞等功效。

不仅如此,上述药物的药理作用,均有相关单味药物药理研究与动物实验结论证实。

本发明药物可采用中药制剂的常规方法制成任何一种内服剂型。

本发明药物可采用中药制剂学常规工艺制成胶囊剂、片剂、散剂、颗粒剂、水丸剂、蜜丸剂、水蜜丸剂、浓缩丸剂或滴丸剂,还可制成口服液。

本发明药物也可采用半仿生提取(SBE)、超临界流体萃取(SFE)、微波提取(MAE)、酶提取(ETE)、超声波提取(UAE)、大孔吸附树脂法(MAR)等方法提取有效成分。

本发明药物经临床使用结果表明有下述优点。

(1) 本发明选用天然食用植物药为原料，各组份符合药品法规定和中医处方原则，突出中医辨证与西医辨病相结合、病因治疗与对症治疗相结合的基本特色。

(2) 本发明药物提取后，口感良好，服用方便，各味药物组方前后均无毒无害，正常剂量服用未发现任何副作用。

(3) 本发明药物对卵巢早衰、排卵功能障碍、女性性欲低下等疾病均具有良好的治疗作用。

(4) 本发明药物均精选于卫健委规定可药食两用的品种，安全性更高，一些妇科慢性疾病患者可较长时间服用。

(5) 本发明药物标本兼治，见效迅速，治愈率高。

（九）具体实施方式

本发明药物经过临床疗效观察与安全性试验，表明治疗效果显著，服用安全性可靠。

1. 本发明药物治疗卵巢早衰临床观察

◆ 一般资料

临床资料：观察患者均来自门诊，连续系统观察 382 例，年龄在 26—39 岁，年龄 33.5 岁；病程 3～21 个月，平均 9.3 个月。

诊断标准：年龄 40 岁以下，月经初潮年龄正常，之后月经周期规律，排除心、肝、肾功能严重异常或合并其他内分泌疾病、遗传性因素、先天性卵巢内卵泡数目不足者，卵巢无缺失，有完整的子宫，出现闭经 6 个月以上、伴或不伴潮热、盗汗、心慌等围绝经期症状，血清促卵泡激素（FSH）＞ 40IU/L、黄体生成素（LH）＞ 30IU/L、雌二醇（E_2）＜ 25ng/L。

◆ 实验方法

随机分成两组，各组均为 191 例。年龄与病程等均有可比性。

治疗组：口服本发明药物胶囊，每次 4 粒（每粒 0.45g）、每日 3 次。己烯雌酚，每日 0.5mg，每日 1 次口服，连服 21 天，最后 3 日开始服用甲羟孕酮，每日 10mg，每日 1 次口服，连服 5 天。

对照组：己烯雌酚，每日 0.5mg，每日 1 次口服，连服 21 天，最后 3 日开始服用甲羟孕酮，每日 10mg，每日 1 次口服，连服 5 天。六味地黄丸（江苏颐海制药有限责任公司生产），每次 10 丸，每日 3 次口服。

治疗组与对照组均以 3 个月经周期为 1 个疗程。停药 3 个月后进行内分泌复查。为观察远期效果，在治疗 1 个疗程之后半年再次随访，观察月经与症状康复情况。

◆ 评价标准

疗效标准：参照闭经、围绝经期综合征的疗效标准制定。显效为停药后月经来潮，连续 3 个月正常行经，症状消失或明显改善。超声检查有卵泡发育及排卵征象，内膜厚度增加至正常值范围。内分泌检查（FSH、LH、E_2 等）基本恢复正常。有效为药后月经来潮，但经量较少，症状较前减轻。超声及 FSH、LH、E_2 等检查均较前改善。无效为停药后未能正常行经，超声及 FSH、LH、E_2 检查均无明显改善。

◆ 统计方法

应用 SPSS13.0 统计学软件，计量资料以（$\bar{x} \pm s$）表示，组间比较用随机资料 t 检验，计数资料以率（%）表示，用 χ^2 检验，$P < 0.05$ 为差异有统计学意义。

◆ 结果

经上述方法治疗后。治疗组治疗卵巢早衰显效 96 例（50.26%），有效 85 例（44.50%），无效 10 例（5.24%），总有效率为 94.76%；对照组治疗卵巢早衰显效 22 例（11.52%），有效 89 例（46.60%），无效 80 例（41.88%），总有效率为 58.12%。治疗组显效率与总有效率明显高于对照组，差异有统计学意义，$P < 0.05\%$

2. 治疗女性性冷淡临床观察

◆ 一般资料

临床资料：治疗女性性冷淡病例 152 例。年龄为 22—43 岁，病程为 6～27 个月。曾经药物治疗 42 例，心理治疗 27 例。其中轻度性冷淡 39 例，中度 71 例，重度 42 例。随机分为两组，每组 76 例，统计学显示一般资料无显著性差异，$P > 0.05$。

性冷淡程度判定标准：根据美国性冷淡学会 CEAP 分类法对女性性冷淡进行分类评估。该分类法标准由临床表现、病因学、病理生理学、心理学组成，对于性冷淡程度共分为轻度、中度、重度 3 级：对性交有需求或偶尔有需求，每月性交 1~4 次，为轻度性冷淡；对性交无需求，每月性交少于 1 次，为中度性冷淡；厌恶性交，几个月甚至半年才性交一次，为重度性冷淡。

◆ 实验方法

治疗组患者均服用本发明药物胶囊，每日 3 次，每次 4 粒（每粒含提取药粉 0.45g），开始服用之后一直连续服用，3 个月为 1 疗程。

对照组患者服用五子衍宗丸（洛阳君山制药有限公司，国药准字 Z41020225）每次 6g，每日 2 次；六味地黄丸（江苏颐海制药有限责任公司生产），每次 10 丸，每日 3 次口服。

◆ 评价标准

疗效判定标准：会主动要求性交，每月性交 4 次以上为临床治愈；不反对性交，每月性交 1~3 次为有效；仍然抵触性交，每月性交少于 1 次为无效。

◆ 结果

观察治疗性冷淡结果显示，治疗组临床治愈率与总有效率均高于对照组，差异有统计学意义，$P < 0.05$。治疗组治疗性冷淡显效 39 例（51.32%），有效 30 例（39.47%），无效 7 例（9.21%），总有效率为 90.79%；对照组治疗性冷淡显效 16 例（20.25%），有效 31 例（40.79%），无效 29 例（38.16%），总有效率为 61.84%。

3. 本发明药物临床安全性试验

◆ 实验方法

试验人群：为了观察该药物对正常人体有无毒性，我们选择 40 例健康志愿者（妊娠或哺乳期妇女除外），平均年龄（32±6.2）岁，采用自身前后对照形式。

服用方法：每日 3 次，每次 4~6 粒，每粒 0.45g，饭后服用，连续 3 周。本发明药物胶囊由江苏颐海制药有限责任公司提供。

观察指标：安全性观察指标主要包括总蛋白 TP，白蛋白 ALB，心肝肾功能（谷草转氨酶 AST，谷丙转氨酶 ALT，尿素氮 BUN，肌酐 CRE），血糖 GLU，血脂（总胆固醇 TC，甘油三酯 TG，高密度脂蛋白胆固醇 HDL-C），血红蛋白 HGB，红细胞 RBC，白细胞 WBC，尿十项。

◆ 结果

受试志愿者前后观察指标数据经统计学处理无显著性差异（$P > 0.05$）。

经临床试验，治疗前后观察 TP、ALB、AST、ALT、BUN、CRE、GLU、

TC、TG、HDL-C、HGB、RBC、WBC、尿十项无显著性差异，说明本发明药物具有良好的安全性。

参考文献

[1] 王忠民. 治疗卵巢功能衰退与性功能低下的药物：CN201210215643.9[P].2012-10-10.

[2] 王忠民，刘茜. 中医药治疗先兆流产 45 例疗效观察 [J]. 湖北中医杂志，1985（5）：31.

[3] 王忠民，刘茜. 桂枝茯苓丸在妇科中的应用及实验研究 [J]. 中医杂志，1987（7）：64-67.

[4] 王忠民，刘茜. 慢性乙型肝炎女患者月经病临证经验 [J]. 中医杂志，1988（5）：18-20.

[5] 王忠民. 排卵期出血从肝论治的经验 [J]. 中国医药学报，1989（2）：42-44.

[6] 王忠民，刘茜. 补中益气汤治疗女性节育术后肝郁证的经验 [J]. 中医杂志，1989（8）：23-24.

[7] 王忠民，刘茜. 辨证治疗甲状腺功能减退功能性子宫出血的经验 [J]. 中医杂志，1990（7）：24-25.

[8] 王忠民，刘茜. 辨证治疗痛性脂肪过多综合征的经验 [J]. 中医杂志，1991（5）：15-17.

[9] 王忠民，刘茜. 辨证治疗子宫卒中综合征的经验 [J]. 江苏中医，1991（5）：9-11.

[10] 王忠民，刘茜. 辨证治疗卵巢残余综合征的经验 [J]. 北京中医药大学学报，1992，15（5）：60-61.

[11] 王忠民，刘茜. 辨证治愈未破裂黄体化卵泡综合征 32 例 [J]. 上海中医药杂志，1992（8）：11-13.

[12] 王忠民，刘茜. 当归芍药散治疗妇科疑难病的经验 [J]. 成都中医学院学报，1992（1）：33-35.

[13] 王忠民，刘茜. 敛肾温涩法治疗妇科重症临床经验 [J]. 贵阳中医学院学报，1992（2）：47-48.

[14] 王忠民. 中西医结合治疗过剩抑制综合征临床观察 [J]. 中医杂志，1992（7）：34-36.4.

[15] 王忠民，刘茜. 辨证治疗过剩刺激综合征 [J]. 上海中医药杂志，1992（12）：14-16.

[16] 王忠民，刘茜. 子宫发育不良不孕症的中医治疗 [J]. 中国临床医生杂志，1993（8）：497-500.

[17] 王忠民，刘茜. 从肝论治女性免疫性不孕 [J]. 贵阳中医学院学报，1994（4）：43-45.

[18] 王忠民，高法钧 . 活血化瘀为主治疗多囊卵巢综合征 [J]. 贵阳中医学院学报，1995（4）：21–22.

[19] 王忠民 . 中西医结合治疗无排卵型不孕症临床观察 [J]. 中医药学报，1999（5）：12–13.

[20] 王忠民 . 化瘀补肾治疗无排卵型功血临床观察 [J]. 中医药学报，2001（1）：16–17.

[21] 王忠民 . 中西医结合疗无排卵型功血 96 例 [J]. 辽宁中医杂志，2001（1）：39–40.

[22] 王忠民，王明闯，张菲菲 . 中西医结合治疗卵巢早衰的临床观察 [J]. 世界中西医结合杂志，2013, 8（8）：818–821.

[23] 王明闯，张菲菲 . 王忠民 . 化瘀为主辨治抗卵巢抗体阳性不孕经验 [J]. 世界中西医结合杂志，2013, 8（11）：1090–1093.

[24] 王忠民，王明闯，张菲菲 . 女性宝胶囊为主治疗月经性偏头痛 55 例疗效分析 [J]. 上海中医药杂志，2014, 48（10）：64–66.

[25] 王荣，王明闯，王忠民 . 王忠民中西医结合治疗卵巢不敏感综合征经验 [J]. 中医药临床杂志，2016, 28（4）：492–496.

[26] 王忠民，刘茜 . 卵巢早衰 [M]. 北京：中国中医药出版社，2020: 11.

[27] 王忠民，刘茜 . 雌激素奥秘 [M]. 北京：人民卫生出版社，2014: 8.

五、一种快速促进男性生育能力与性功能的药物

（一）研究开发思路

在促精宝胶囊产品畅销的情况下，因批号限制被迫停产。之后根据临床需求，笔者进一步探索与研究，在不影响疗效的情况下进行处方重组。在临床试验的基础上，确定以枸杞子、淫羊藿、何首乌、丹参、五加皮、菟丝子、人参、甘草、五味子组成第二代促精宝胶囊。

该处方可做保健食品。但在后来，保健食品的审批愈加困难，而药食两用食品审批相对容易。特别是国家卫生行政部门分别在 2014 年宣布人参、山银花、芫荽、玫瑰花、松花粉、粉葛、布渣叶、夏枯草、当归、山柰、西红花、草果、姜黄、荜茇，可在限定使用范围和剂量内作为药食两用，进一步增加了药物选择空间，为开发药食两用中药扩大了范围。在之后的 2018 年，新增药食两用中药品种，将党参、肉苁蓉、铁皮石斛、西洋参、黄芪、灵芝、天麻、山茱萸、杜仲叶 9 种物质按照食药物质管理。

正是在药食两用中药扩大范围之后，将再次研发类似促精宝胶囊作用的药物变成可能。特别是人参、当归、党参、肉苁蓉、西洋参、黄芪等列为药食两用之品后，即可用药食两用品种中的药物进行组方，比较轻松地实现甚至超过促精宝胶囊药物的作用。

药食两用中药扩大范围之后，笔者欣喜若狂，立即查阅相关资料，分析所有药食两用药物的药理作用，最终在符合中医辨证施治组方原则的基础上，很快进入临床试验阶段。由于笔者有一个非常庞大的患者群，每天门诊量超大，因而临床观察变得轻而易举。实验成功后，立即进行了发明专利药物申报。

经过第三次修订，组合成新的专利药物。不仅涵盖了以往两种发明专利药物的功效，而且在促进男性生育能力、提高性功能效果方面有了较大的提高，形成了第三代促精宝胶囊。

（二）专利药物名称

一种快速促进男性生育能力与性功能的药物

（三）审批专利号码

CN201910857344.7

（四）专利药物摘要

本发明公开了一种快速促进男性生育能力与性功能的药物，是以益智仁、黄精、金银花、牡蛎、山楂、松花粉、枸杞、桑椹子、山茱萸、人参、黄芪、核桃仁、桃仁、肉苁蓉、覆盆子为原料，按一定重量配比，运用中药药剂学的常规工艺制备成任何一种常用口服剂型。本发明经临床观察与实验室证明，对精子数量减少、活力低下、活率不足与畸形精子过多等具有快速显著的治疗效果，对促进男性性欲与提高性功能具有良好作用。据临床对照观察，该药见效迅速，优于同类药物，且无毒副作用。

（五）专利药物配方

一种快速促进男性生育能力与性功能的药物，其特征在于它是由下述质量份的原料药物制备而成。

益智仁 5～60 份	黄 精 5～60 份	金银花 5～60 份
牡 蛎 5～60 份	山 楂 3～60 份	松花粉 5～60 份
枸杞子 3～55 份	桑椹子 5～55 份	山茱萸 5～60 份
人 参 5～60 份	黄 芪 5～55 份	核桃仁 5～55 份
桃 仁 5～60 份	肉苁蓉 5～55 份	覆盆子 5～55 份

（六）药物技术领域

本发明涉及一种快速促进男性生育能力与性功能的药物，特别是涉及一种以动植物中药且全部为药食两用的中药为原料制成的、具有标本兼治功能的促进男性生育能力与保健的药物。

（七）研发背景技术

由多方因素引发的男性生育能力下降与性功能低下，成为临床上的常见病症。近年来，由于环境恶化，化学污染、物理因素、饮食因素等多方面不良影响，男性生育能力下降引发的不育症已呈不断上升趋势，不仅如此，男性性功能也出现不同程度的降低。其发病率之高，严重地影响到家庭幸福与夫妻的正常生活。

在治疗男性不育方面，临床常用的诸如五子衍宗丸、生精胶囊、复方玄驹胶囊等具有生精作用的药物，尽管对提高生育能力具有一定的临床效果，但对生精效果与性功能的双重提高作用有些不尽人意。目前尚未有以药食两用药物组方者，也没有既可提高生殖能力同时又可提高男性性功能的该类药物。

在男性不育与男性性保健方面，中药具有一定的优势，但由于中成药品种单一，效果又非十分理想，限制了男性不育与性功能低下患者不同需要的多样选择。为临床提供更安全、更有效果的专用中成药，尤其必要。

临床研究资料证实，中国平均每 8～10 对夫妇中即有 1 对出现不育，其中男性因素占 40%～50%，男性不育尤以少精症、弱精症最为多见。西药治疗男性不育药物品种偏少，有些药物疗效也不理想。现代药理学研究发现，一些具有补肾填精、健脾益气等作用的中药，可改变精子蛋白质分子结构，促进病理性精子的膜结构改变使其达到精子成熟状态；同时，可提高 LDH-X 活性，促进 DNA 合成，改善精子能量代谢，抑制微生物感染，降低活性氧和过氧化脂质水平。

在目前，中药仍然是治疗男性不育的主要手段之一，进一步研究中药方剂的疗效及药效机制，以便开发出有效、合理、安全而又经济的提高男性精子质量的新药物。在这方面，发明人根据 40 余年的临床经验，在 2005 年发明促精宝胶囊的临床研究基础上，经过反复观察与对照，进行了有益的处方改进，进一步运用药食两用中药进行科学组方，既大大提高了药物的有效性，又切实提高了药物的安全性，大大地扩大了临床适用范围。

由药食两用中药组成的处方，其安全性获得绝对保证，适应范围进一步扩大。不仅如此，在具有提高男性生育能力与保健疗效的基础上，药物成本也有所降低。

在临床上，尚乏同时具备提高男性生育能力与性功能的药物。本发明系一种具有可靠疗效而没有毒副作用、快速控制疾病症状而又可以控制复发效果的药物，这种特征，也是药物发明人的初衷。纵观中西药市场，该类药物尚属空白。

经过天津市北辰医院等大型公立三级甲等医院多年临床观察，证明本发明药物服用方便，见效快捷，疗效可靠，临床观察未见毒副反应。

（八）发明专利内容

本发明的目的，在于提供一种快速促进男性生育能力与性功能的药物。本发明药物由资深主任中医师王忠民教授通过大样本资料反复试验，经多年临床研究观察证明，具有可靠的安全性与显著的治疗效果。

本发明药物对精子数量减少、精子活力低下、精子活率不足与畸形精子过多等病症，具有快速、显著的治疗功效；同时对促进男性性欲、提高性功能具有良好作用，对男性性功能障碍、早泄具有良好的改善效果，临床观察表明见效迅速，无毒副作用。

本发明药物以中医传统的整体观念与辨证施治为基本组方准则，补益肾气以填精，化瘀活血以除滞，促精生成以益育，从多方位、多途径促进男性生育能力与性功能。

一种快速促进男性生育能力与性功能的药物由益智仁、黄精、金银花、牡蛎、山楂、松花粉、枸杞子、桑椹子、山茱萸、人参、黄芪、核桃仁、桃仁、肉苁蓉、覆盆子组成。其基本特征在于本方从补先天之本肾、健后天之本脾入手以治本，从提高精子质量、增加精子数量以治标，力求标本兼治，快速提高患者生育能力、性欲与性功能。

配方中益智仁、枸杞子、桑椹子、山茱萸、肉苁蓉、覆盆子、核桃仁等，补益先天肾气、填补肾精，对促进精子生成，增加精子数量，提高精子质量具有主导作用；黄精、山楂、松花粉、人参、黄芪，健脾益气、强壮体质，对促进性欲与性功能具有良好效果；牡蛎含 18 种氨基酸、肝糖原、B 族维生素，含有男性精子生成所需的重要微量元素锌，对提高免疫功能、增强体力具有一定作用；松花粉益气养血，具有抗疲劳、增强免疫力、延缓衰老等作用，可调节生理功能，促进皮肤细胞新陈代谢，延缓皮肤细胞衰老。动物实验证实，松花粉可使雄性衰老大鼠的睾酮含量明显升高，精子数量、活动度及存活率明显提高，同时具有抗生殖腺衰老的作用。

金银花具有增强免疫功能、调节前列腺素、消除炎性疾病等功效；桃仁具有改善血流动力学、促进生殖系统血液循环、提高免疫功能、抗炎抗氧化等作用突出。

纵观全方，用药主次分明，配方巧妙合理，功效相得益彰。组方中医与西医合参，辨证与辨病结合，方中所用药物，均经现代医学有关药理实验证明其促进精子质量的显效性与可靠性，而且每味药物均在药食两用中药范畴之内，安全性得到良好保证，动物药理实验与临床观察也均提示无明显的毒副作用。

本发明药物是以如下技术方案实现的。一种快速促进男性生育能力与性功能的药物，其特征在于它是由下述质量份的原料药物制备而成：益智仁 5～60 份，黄精 5～60 份，金银花 5～60 份，牡蛎 5～60 份，山楂 3～60 份，松花粉 5～60 份，枸杞子 3～55 份，桑椹子 5～55 份，山茱萸 5～60 份，人参 5～60 份，黄芪 5～55 份，核桃仁 5～55 份，桃仁 5～60 份，肉苁蓉 5～55 份，覆盆子 5～55 份。

本发明药物体现辨证与辨病相结合的特点，而且完全符合辨证施治的中医用药基本原则，组方科学、严谨。

不仅如此，本发明药物的药理作用，均有相关药理研究与动物实验结论证实。

一种快速促进男性生育能力与性功能的药物，可采用中药制剂的常规方法制成任何一种内服剂型。

上述一种快速促进男性生育能力与性功能的药物可采用中药制剂学常规工艺制成胶囊剂、片剂或块状剂、散剂或颗粒剂、水丸剂、蜜丸剂、水蜜丸剂、浓缩丸剂或滴丸剂，还可以制成口服液、茶剂。

上述一种快速促进男性生育能力与性功能的药物配方也可采用半仿生提取（SBE）、超临界流体萃取（SFE）、微波提取（MAE）、酶提取（ETE）、超声波提取（UAE）、大孔吸附树脂法（MAR）等方法提取有效成分，这些提取方式均在本发明的保护范围之内。

一种快速促进男性生育能力与性功能的药物经临床研究结果表明，具有下述优点。

(1) 一种快速促进男性生育能力与性功能的药物选用天然食用植物药为原料，各组份符合药品法规定和中医处方原则，突出中医辨证与西医辨病相结合、病因治疗与对症治疗相结合的基本特色。

(2) 一种快速促进男性生育能力与性功能的药物成品口服剂，口感较好，服用方便，各味药物组方前后均无毒无害，正常剂量服用没有发现任何毒副作用。

(3) 一种快速促进男性生育能力与性功能的药物对男性生育能力具有明显的促进作用，可快速提高精子质量、提高正常生育能力。

(4) 一种快速促进男性生育能力与性功能的药物对男性性功能具有明显的康复作用，对阳痿、早泄等男性性功能障碍具有康复治疗效果。

(5) 一种快速促进男性生育能力与性功能的药物对机体疲劳感有明显的缓解作用，可提高免疫功能，具有防病保健作用，适用范围广泛。

(6) 一种快速促进男性生育能力与性功能的药物均精选于卫健委规定可做药食两用的品种，安全性更高，治疗时患者可较长时间服用。

(7) 一种快速促进男性生育能力与性功能的药物具有标本兼治，见效迅速，治愈率高等特点。

（九）具体实施方式

本发明药物经过临床疗效观察与安全性试验表明，内服安全可靠，治疗效果显著，具有一定的临床推广与实用价值。

实施例

益智仁 5～30 份，黄精 5～50 份，金银花 5～30 份，牡蛎 5～60 份，山楂

3～40 份，松花粉 5～50 份，枸杞子 3～55 份，桑椹子 5～55 份，山茱萸 5～40 份，人参 5～30 份，黄芪 5～55 份，核桃仁 5～35 份，桃仁 5～30 份，肉苁蓉 5～45 份，覆盆子 5～45 份。

按照中药常规提取方法，制成每粒含提取药粉 0.45g 的胶囊。

1. 本发明药物精子活力低下（弱精症）临床观察

◆ 一般资料

临床资料：为验证一种快速促进男性生育能力与性功能的药物的临床效果，在公立三级甲等医院，在一段时间内连续观察男性精子活力低下患者 182 例，患者均来自门诊。单纯精子密度低者 33 例，单纯精子活力低者 76 例，精子密度低合并精子活力低者 92 例；其中精子活力 a 级 < 25% 者 133 例，a 级 + b 级精子 < 50% 者 49 例。按病历号抽签方法随机分为两组，每组各 91 例。治疗组患者病程 6 个月至 3 年 5 个月，平均病程 1 年 5 个月；对照组患者病程 6 个月至 3 年 6 个月，平均病程 1 年 4 个半月。治疗组年龄 25—41 岁，平均年龄（30 ± 7.1）岁；对照组年龄 24—41 岁，平均年龄（31 ± 6.9）岁。两组病程、年龄差异无统计学意义（$P > 0.05$），具有可比性。

诊断标准：①西医诊断标准。参照《人类精液及精子 – 宫颈黏液相互作用实验室检验手册》拟定。已婚同居或未婚同居 1 年以上，性生活正常，未避孕而不育，女方妇科检查正常。精液常规检查，精子密度 < 20×10^9/L，或（和）精子活力 a 级 < 25%，a 级 + b 级精子 < 50%。②中医诊断标准。参照《中药新药临床研究指导原则》临床实际确定。肾虚证主症为腰膝酸软，性欲淡漠，夜尿偏多，射精量少。次症为耳鸣，脱发，健忘，乏力，舌质淡，脉沉细。

纳入标准：符合相关诊断标准，均为男性不育患者；按照手淫取精标准，经 2 次或 2 次以上精液常规检查均显示精子活力低于正常，精子密度低于 20×10^9/L 以下者，或 a 级 + b 级 < 50%，或 a 级精子 < 25%；受试者夫妻关系稳定，感情良好；受试者自愿接受本临床治疗观察；两组均为精子活力低下与密度不足者；两组精子活力统计学显示无显著性差异。

排除标准：两组患者排除抗精子抗体（AsAb）阳性；中度以上的精索静脉曲张，前列腺炎，精囊炎，精液不液化，睾丸发育异常，睾丸萎缩，输精管梗阻，睾丸外伤，幼年罹患腮腺炎性睾丸炎，功能性不射精；明确有下丘脑、垂体、睾丸内分泌病变及染色体异常等疾病；明确有心血管、肝、肾和造血系统等严重原发性疾病，精神病患者；服用抗癫痫病、抗肿瘤等有碍生精及精子活力的药物者；年龄＜24岁或＞41岁者；未按规定用药，观察资料不全，或治疗中停止用药，无法正常判定疗效者。

◆ 实验方法

观察组服用本发明药物胶囊，每日3次，每次4粒（每粒含提取药粉0.45克，由江苏颐海制药有限责任公司生产，下同），连续服用，3个月为1疗程；对照组口服复方玄驹胶囊（国药准字Z20060462，浙江施强制药有限公司生产，每粒0.42g），每日3次，每次3粒，维生素E软胶囊（国药准字H36020414，江西天海药业有限公司，每粒50mg），每日2次，每次2粒，连续服用，3个月为1个疗程。

两组治疗期间均戒烟酒、禁食芹菜，禁止大量食用豆制品，禁辛辣刺激食物。

观察指标：①观察用药前后精液常规检验项目变化，观测项目为治疗前后两组a级精子提高情况；②观察治疗前后两组精子密度提高情况；③观察治疗前后两组的显效率与有效率的对比情况；④观察本发明药物的安全性。观察指标主要包括总蛋白（TP）、白蛋白（ALB），谷草转氨酶（AST），谷丙转氨酶（ALT），尿素氮（BUN），肌酐（CRE），血糖（GLU），总胆固醇（TC），甘油三酯（TG），高密度脂蛋白胆固醇（HDL-C），血红蛋白（HB），红细胞（RBC），白细胞（WBC），尿十项。

◆ 评价标准

疗效判定标准：疗效判定标准根据WHO《不育夫妇标准检查与诊断手册》并参照《中药新药临床研究指导原则》中有关疗效标准进行评定有效标准。①精子活力观察有效标准。显效为精子活动力于治疗后a级＋b级＞50%或a级＞25%，成活率＞60%；有效为精子活力a级＋b级或a级提升＞30%，成活率提升＞30%；无效为治疗后精子活力提升不足30%或无变化。②精子密度观察有效标准。显效为精子密度低于正常者经治疗后提高至正常范围；有效为经治疗后精子密度在原检查结果的基础上提高≥30%；无效：经治疗精子密度在原来的基础上提高不足30%或无变化。③综合疗效分析标准。显效为精子密度＞20×10^9/L、a级＋b级精子＞50%、a级精子＞25%三项指标均达标；有效为精子密度、a 级 + b 级精子、a 级精子三项指标中两项达标或三项均有改善；无效为精子密度、a 级 + b 级精子、a 级精子三项指标中仅一项达标或不足一项达标。

◆ 统计方法

应用 SPSS13.0 统计学软件，计量资料以（$\bar{x} \pm s$）表示，组间比较用随机资料 t 检验，计数资料以率（%）表示，用 χ^2 检验，$P < 0.05$ 为差异有统计学意义。

◆ 结果

两组 a 级精子活力提高情况比较：在治疗前，两组单纯 a 级精子活力低于正常者共 76 例，经治疗后均有明显的提高。发明人将观察组 37 例、对照组 39 例的前后变化情况进行统计学处理，两组具有显著性差异。观察组治疗前（10.22 ± 3.55）%，治疗后（25.86 ± 4.79）%；对照组治疗前（10.21 ± 3.48）%，治疗后（19.21 ± 5.77）%。统计学处理观察组明显优于对照组。

两组精子密度提高情况比较：两组精子单纯密度低于正常者共 33 例，经治疗后均有明显的提高。发明人将观察组单纯密度低者 16 例与对照组 17 例进行统计学比较，结果显示两组具有显著性差异。观察组治疗前（16.57 ± 6.35）× 10^9/L，治疗后（31.23 ± 9.51）× 10^9/L；对照组治疗前（16.13 ± 6.62）× 10^9/L，治疗后（19.07 ± 7.45）× 10^9/L。统计学结果表明观察组明显优于对照组。

两组显效率与总有效率比较：治疗 1 个疗程后，结果表明观察组显效率与总有效率均高于对照组，两组具有显著性差异，$P < 0.05$。观察组显效率为 65.9%，对照组为 40.7%，统计学结果两组具有显著性差异（$P < 0.01$）；观察组总有效率为 94.5%，对照组为 80.2%，两组具有统计学差异（$P < 0.05$）。

◆ 本发明药物安全性观察

观察组治疗后 TP、ALB、AST、ALT、BUN、CRE、GLU、TC、TG、HDL-C、HB、RBC、WBC、尿十项指标，与治疗前比较无统计学差异。

2. 本发明药物治疗男性性功能障碍临床观察

◆ 一般资料

临床资料：观察男性性功能障碍病例 116 例。按病历号抽签方法随机分为两组，观察组与对照组均为 58 例；两组平均年龄（33 ± 8.2）岁，病程为 6 个月至 2 年 9 个月，平均 1 年 6 个月；曾经药物治疗 56 例，心理治疗 19 例。病例均来自门诊，随机分成两组，组间无显著性差异。

观察标准：参照《中药新药临床研究指导原则》关于男性性功能障碍的诊断标准。并根据患者在个体上不同的临床表现，出现以下 3 种情况之一，即可纳入观察：在性欲冲动和性要求下，阴茎不能勃起，不能正常性交；有性要求时，阴茎能勃起，但勃起强度或硬度不够，阴茎难以进入阴道内完成正常性交；有性要求时，阴茎能勃起且勃起度或硬度尚可，但勃起维持时间短暂，尚未进入阴道或进入阴道后即痿软不能正常性交。

◆ 实验方法

观察组服用本发明药物胶囊，每日 3 次，每次 4 粒（每粒含提取药粉 0.45g），连续服用，3 个月为 1 个疗程。对照组服用五子衍宗丸（洛阳君山制药有限公司，国药准字 Z41020225）每次 6g，每日 2 次，维生素 E 软胶囊（华润双鹤药业股份有限公司，国药准字 H11021397）每次 100mg，每日 2 次。连续服用，3 个月为 1 个疗程。

◆ 评价标准

疗效判定标准：疗效标准参考《中药新药临床研究指导原则》的疗效等级、相关行业标准，拟定男性性功能障碍的疗效评定标准。临床治愈为阴茎勃起后能自然进入阴道完成正常性交，性生活满意，性交成功率 ≥ 75%；显效为阴茎勃起以手扶持进入阴道性交，性生活基本满意，性交成功率为 50%～74%；有效为阴茎勃起功能较治疗前好转但不能顺利进入阴道，偶尔可用手扶持进入阴道性交，性生活不满意，性交成功率为 26%～49%；无效为与治疗前比较无变化或加重，不能性交，性生活极不满意，性交成功率小于 25%。

◆ 统计方法

应用 SPSS13.0 统计学软件，计量资料以（$\bar{x} \pm s$）表示，组间比较用随机资料 t 检验，计数资料以率（%）表示，用 χ^2 检验，$P < 0.05$ 为差异有统计学意义。

◆ 结果

疗效分析：治疗 1 个疗程后，观察组临床治愈率与总有效率均显著高于对照组。

治疗结果：其中观察组临床治愈 30 例，临床治愈率为 51.7%；对照组临床治愈 15 例，临床治愈率为 25.9%；两组比较具有显著性差异，$P < 0.01$。其中，观察组有效 53 例，总有效率为 91.4%；对照组有效 45 例，总有效率为 77.6%；两组比较差异有统计学意义，$P < 0.05$。

参考文献

[1] 王忠民.一种快速提高精子质量与性功能的药物：CN201210215679.7[P].2014-12-10.

[2] 袁媛，王忠民，王遵来.促精宝汤治疗弱精症65例临床观察[J].湖南中医杂志，2019, 35（1）：10-12.

[3] 王忠民，王明闯，张菲菲.促精宝胶囊治疗弱精症临床疗效观察[J].世界中西医结合杂志，2014, 9（1）：82-85.

[4] 王明闯，张菲菲，王忠民.促精宝胶囊治疗阳痿61例疗效观察[J].新中医，2014, 46（12）：86-87.

[5] 董和平，王忠民.辨证分型治疗不射精症107例[J].江苏中医，1994（12）：18-19.

[6] 王明闯.王忠民医术精华[M].天津：天津科学技术出版社，2015: 10.

六、一种快速提高卵巢功能与生育能力的药物

（一）研究开发思路

由于药物品种的限制，女性宝胶囊跟促精宝胶囊的命运相同，也是一波三折，进行了三次变更，最终形成了第三代女性宝胶囊。这一艰难的过程，应验了"世上无难事，只要肯登攀"的真理，只要正确看待困难、藐视困难，通过不懈的努力就一定会获得成功。

第一代女性宝胶囊由续断、枸杞子、当归、肉苁蓉、淫羊藿、仙茅、黄芪、大黄、刺五加、薏苡仁、香附、冬虫夏草组成，由于处方中多种药物超出药食两用以及保健食品品种的范围，无法申报药食两用产品。

第二代女性宝胶囊由枸杞子、淫羊藿、当归、黄芪、香附、刺五加、薏苡仁、菟丝子、龙眼肉、巴戟天、鹿茸组成，上述药物品种在药食两用及保健食品之内，但申报保健食品有诸多限制，无奈之下再次进行临床研究，进行处方重组。

值得非常庆幸的是，国家卫生行政部门在2014年与2018年对药食两用中药品种扩大后，给第三代女性宝胶囊注入了活力，选药的空间大大增加，不仅使第二代女性宝胶囊的功效完全得到保证，而且使药物性能进一步增加。

以下是第三代女性宝胶囊发明专利申报与临床研究。

（二）专利药物名称

一种快速提高卵巢功能与生育能力的药物

（三）审批专利号码

CN201910857345.1

（四）专利药物摘要

本发明公开了一种快速提高卵巢功能与生育能力的药物，它是以玉竹、杏仁、金银花、枸杞子、桑椹子、黄精、蒲公英、玫瑰花、香橼、阿胶、当归、人参、肉苁蓉、山茱萸、肉桂、小茴香、龙眼肉、炙黄芪为原料，按一定重量配比，运用中药药剂学的常规工艺制备成任何一种常用口服剂型。本发明药物临床观察与药理实验证明，对女性卵巢功能低下、不孕不育、子宫容受性差、月经不调、慢性感染、体质虚弱等具有显著的治疗功效，对快速改善卵巢功能、提高生育能力、治疗性冷淡等具有一定效果，临床观察证实见效迅速，无毒副作用。

（五）专利药物配方

一种快速提高卵巢功能与生育能力的药物，其特征在于它是由下述质量份的原料且为药食两用中药制备而成。

玉　竹 5～30 份	杏　仁 5～30 份	金银花 5～60 份
枸杞子 5～60 份	桑椹子 3～60 份	黄　精 5～60 份
蒲公英 3～30 份	玫瑰花 5～60 份	香　橼 5～60 份
阿　胶 5～60 份	当　归 5～55 份	人　参 5～60 份
肉苁蓉 5～55 份	山茱萸 5～30 份	肉　桂 5～55 份
小茴香 5～60 份	龙眼肉 5～60 份	炙黄芪 5～60 份

（六）药物技术领域

本发明涉及一种快速提高卵巢功能与生育能力的药物，特别是涉及一种以植物中药且全部为药食两用中药为原料制成的、具有标本兼治功能的提高女性生育能力与保健的药物。

（七）研发背景技术

由多方因素引发的女性卵巢功能储备不足或卵巢早衰、生育能力下降与性欲低下，成为临床上的常见病症。近年来，由于生存环境恶化，化学污染、食物污染、物理因素等多方面的不良影响，经济、心理等方面的不良因素显著增多，女性卵巢储备功能下降或卵巢早衰引发的不孕症已呈逐步上升趋势。不仅如此，女性性欲下降、性冷淡等疾病发病率也在不断上升，已影响到众多家庭幸福与夫妻的正常生活。

在治疗女性不孕方面，临床常用的中成药如艾附暖宫丸、乌鸡白凤丸、十全大补丸、逍遥丸等，对改善患者体质与病情具有一定效果，但其主要功效并非针对女性排卵功能障碍、生殖系统慢性感染等特定病情，有些药物还存在适用范围小、具有一定适应证的局限，目前临床尚缺乏治疗女性生育能力下降与保健，且安全有效、适应性强、全方均为药食两用的中成药。

在女性不孕不育与保健方面，中药具有一定的优势，但由于中成药品种单一，可选用范围小，不利于患者康复。在不孕不育领域，研发具有用药安全保障、良好治疗效果的专用中成药，是非常必要的。

由于诸多不良因素的影响，女性不孕不育的发病率逐年上升，在我国放开二胎的情况下，特别是一些年龄较大的女性，发生卵巢功能下降、卵巢早衰、内分泌失调、月经量减少、慢性生殖感染性疾病的概率增大，发生不孕不育症的概率增大。中国平均每8～10对夫妇中即有1对出现不育，其中女性因素约占50%～60%，常见的临床表现为不孕、胎停育、月经稀少、月经推迟、体质虚弱、输卵管梗阻、慢性盆腔感染等，育龄期女性发生排卵障碍、内分泌失调、慢性生殖感染疾的患者尤其多见。

在治疗方面，西药具有一定作用，但有一定的副作用，有些药物疗效较差，特别在改善女性体质、调理月经疾患、治疗慢性感染、缓解心理压力等方面，部分西药难以发挥综合性的治疗作用，而中药在这些方面具有一定优势。大量的临床研究资料证实，中药治疗在上述领域具有较大的优势，且具有良好的治疗效果。

故而，研究开发一种安全性更高、适应范围更广、治疗效果更好的中成药，对医者临床应用与患者治疗都是非常有益的事情。几十年来，发明人在成功发明中成药女性宝胶囊的基础上，进行了大量的临床研究与疗效观察，根据国家新增加的药食两用中药新品种，经过临床反复研究对照与实验、去粗取精、严格筛选、科学组方，力求药物安全性与治疗效果完美结合，对每一味中药进行反复推敲，对整体处方反复验证，在临床进行了细致的科学研究，获得了良好的治疗效果。

由药食两用中药组成的处方，其安全性进一步提高，适应范围进一步扩大，在确保提高女性卵巢功能与生育能力，以及女性保健方面有了可靠保证，而且在治疗成本上也有所降低。

本发明药物，系一种具有可靠疗效而无毒副作用、快速控制疾病症状又调理整体功能的药物，这种特征，正是发明人的初衷。纵观中西药市场，快速提高卵巢功能与生育能力的药食两用药物尚属空白。

本发明药物，经过笔者在天津市北辰医院等多家三甲医院临床研究与观察，结果证明本发明药物服用方便，见效快捷，功能可靠，临床观察未见毒副反应。

（八）发明专利内容

本发明的目的，在于提供一种快速提高卵巢功能与生育能力的药物，大样本临床观察证明，本发明药物具有可靠的安全性与显著的治疗效果。

本发明药物对女性月经稀少、月经推迟、闭经、体质虚弱、排卵障碍、内分泌失调、输卵管梗阻、慢性盆腔感染等病证，具有快速显著的疗效，同时对女性保健、提高性功能同样具有良好作用，临床观察表明见效迅速，无毒副作用。

本发明以中医传统的整体观念为组方准则，补益肾气以填精，养血调经以补虚，促进排卵以益孕，增强体质以除疾。

一种快速提高卵巢功能与生育能力的药物由玉竹、杏仁、金银花、枸杞子、桑椹子、黄精、蒲公英、玫瑰花、香橼、阿胶、当归、人参、肉苁蓉、山茱萸、肉桂、小茴香、龙眼肉、炙黄芪组成。方中枸杞子补肾填精，可保证人类生殖细胞和胚胎细胞正常生长，减少遗传病、畸形的发生；桑椹子增强免疫，抗衰老、抗疲劳、抗炎、抗病毒，具有良好的补肾填精作用；黄精具有免疫调节作用，同时抗疲劳、抗衰老、抗炎、抗病毒等作用突出；蒲公英抗炎、抗病毒，且可提高雌激素与孕激素水平，对罹患慢性生殖感染导致不孕的患者具有一定疗效；玫瑰花具有疏肝理气，缓解心理压力，调经促孕作用；香橼疏肝理气，对缓解患者精神压力，改善精神抑郁具有良好效果；阿胶滋阴补血，临床研究证实可促进子宫内膜增厚与胚胎着床；当归具有补血养血功能，可诱发女性排卵，对增加子宫容受性有良好效果；人参具有抗氧化、增强免疫功能、促进性腺发育等功效；肉苁蓉益肾填精，增强子宫容受性，具有植物性雌激素作用；山茱萸含铁及维生素较多，可减轻宫缩及下垂感，对于加速代谢的孕妇及胎儿的发育有利，具有安胎作用；肉桂增强免疫功能，活血调经，促进子宫的血液循环，增强子宫的容受性；小茴香具有对阴道内上皮细胞角化及性周期的促进作用，对子宫平滑肌具有解痉作用；龙眼肉补血养血，增加孕酮和 FSH 的含量，改善大鼠垂体 – 性腺轴机能，提高受孕率；炙黄芪补气养血，可改善患者虚弱体质；玉竹、杏仁、金银花分别可生津、宣肺、解毒，对主药具有重要的辅助与协同作用。

纵观全方，用药主次分明，配方精巧合理，功效相得益彰，中医与西医合参，辨证与辨病结合，所用药物均经现代医学有关药理实验证明其促进女性生育能力、治疗不孕不育症的显效性与可靠性，而且每味药物均在药食两用中药范畴之内，用药安全性得到良好保证，动物药理实验与临床观察也均提示没有明显的毒副作用。

本发明药物是以如下技术方案实现的。一种快速提高卵巢功能与生育能力的药物，其特征在于它是由下述质量份的原料药物制备而成：玉竹 5～30 份，杏仁 5～30 份，金银花 5～60 份，枸杞子 5～60 份，桑椹子 3～60 份，黄精 5～60 份，蒲公英 3～30 份，玫瑰花 5～60 份，香橼 5～60 份，阿胶 5～60 份，当归 5～55 份，人参 5～60 份，肉苁蓉 5～55 份，山茱萸 5～30 份，肉桂 5～55 份，小茴香 5～60 份，龙眼肉 5～60 份，炙黄芪 5～60 份。

本发明药物体现辨证与辨病相结合的特点，而且完全符合辨证施治的中医用药基本原则，具有科学性。

不仅如此，上述药物的药理作用，均有相关药理研究与动物实验结论证实。

一种快速提高卵巢功能与生育能力的药物，可采用中药制剂的常规方法制成任何一种内服剂型。

上述一种快速提高卵巢功能与生育能力的药物可采用中药制剂学常规工艺制成胶囊剂、片剂或块状剂、散剂或颗粒剂、水丸剂、蜜丸剂、水蜜丸剂、浓缩丸剂或滴丸剂，还可以制成口服液、茶剂。

上述一种快速提高卵巢功能与生育能力的药物配方也可采用半仿生提取（SBE）、超临界流体萃取（SFE）、微波提取（MAE）、酶提取（ETE）、超声波提取（UAE）、大孔吸附树脂法（MAR）等方法提取有效成分，这些提取方式均在本发明的保护范围之内。

一种快速提高卵巢功能与生育能力的药物经临床使用结果表明，具有下述优点。

(1) 一种快速提高卵巢功能与生育能力的药物选用天然食用植物药为原料，各组份符合药品法规定和中医处方原则，突出中医辨证与西医辨病相结合、病因治疗与对症治疗相结合的基本特色。

(2) 一种快速提高卵巢功能与生育能力的药物成品口服剂，口感较好，服用方便，各味药物组方前后均无毒无害，正常剂量服用没有发现任何毒副作用。

(3) 一种快速提高卵巢功能与生育能力的药物对女性生育能力具有明显的促进功能，可快速治疗不孕不育症、恢复女性正常生育能力。

(4) 一种快速提高卵巢功能与生育能力的药物对女性性功能具有明显的康复作用，对性欲低下、性冷淡等女性性功能障碍具有康复治疗效果。

(5) 一种快速提高卵巢功能与生育能力的药物对机体疲劳感有明显的缓解作用，可提高免疫功能，具有防病保健作用，适用范围广泛。

(6) 一种快速提高卵巢功能与生育能力的药物均精选于卫健委规定可做药食两用的品种，安全性更高，治疗时患者可较长时间服用。

(7) 一种快速提高卵巢功能与生育能力的药物具有标本兼治、见效迅速、治愈率高等特点。

（九）具体实施方式

本发明药物经过临床疗效观察与安全性试验表明，内服安全可靠，治疗效果显著，具有一定的临床推广与实用价值。

实施例

人参 5～30 份，小茴香 5～30 份，桑椹子 5~60 份，肉苁蓉 5~60 份，龙眼肉 3~60 份，枸杞子 5~60 份，肉桂 3~30 份，蒲公英 5~60 份，当归 5~60 份，香橼 5~60 份，黄精 5~55 份，玫瑰花 5~60 份，阿胶 5~55 份，山茱萸 5～30

份，玉竹 5～55 份，杏仁 5～30 份，金银花 5～60 份，炙黄芪 5～60 份。

按照中药常规提取方法，制成每粒含提取药粉 0.45g 的胶囊。

本发明药物治疗卵巢早衰临床观察

◆ 一般资料

临床资料：患者来源于发明人所属的三级甲等医院中医妇科主任医师专家门诊 162 例，采用随机数字表法分观察组与对照组，两组各 81 例。治疗组病程 6～21 个月，平均病程（13.3±5.16）个月；对照组病程 6～21.5 个月，平均病程（13.7±5.26）个月；两组病程无统计学差异。治疗组年龄 26—41 岁，平均年龄（33.9±6.19）岁；对照组年龄 25—40 岁，平均年龄（34.1±5.87）岁；两组病程与年龄无统计学差异，$P > 0.05$，两组具有可比性。

西医诊断标准：根据《妇产科疾病诊断治疗学》中卵巢功能早衰的诊断标准，①40 岁之前闭经 4 个月以上；②继发典型的更年期症状，如性欲减退、阴道干涩等症状；③黄体生成素（LH）、促卵泡激素（FSH）升高，血清雌二醇（E_2）水平低落。

中医诊断标准：符合中医肾虚特征，具有月经稀发或闭经、月经量少、潮热出汗、腰膝酸软、心慌、烦躁易怒、阴道干涩、性欲减退、失眠多梦、头晕健忘等主要症状。

纳入标准：参照有关文献拟定。40 岁之前出现闭经 4 个月以上，并伴有围绝经期综合征的相关症状；FSH > 40IU/L，LH > 30IU/L，E_2 < 25ng/L。

排除标准：先天性性腺发育不全、卵巢不敏感综合征、抗卵巢抗体阳性、卵巢因故缺损或切除、药物导致的卵巢功能障碍、肿瘤引发的闭经、染色体异常等。

◆ 实验方法

观察组服用本发明药物胶囊与人工周期治疗，每日 3 次，每次 4 粒，经期停止服用；戊酸雌二醇片（商品名：补佳乐，拜耳医药保健有限公司广州分公司生产，国药准字 J20080037），每日 1mg，连续服用 21 日，最后 3 日开始服醋酸甲羟孕酮片（商品名：安宫黄体酮，浙江仙琚制药股份有限公司生产，国药准字 H33020715），每次 10mg，每日 1 次口服，连服 5 日（未来月经者同样服药 5 日）。下一个周期治疗从月经期第 5 日开始，重复上述治疗方法。

对照组用乌鸡白凤片与人工周期治疗：乌鸡白凤片（天津中新药业集团股份

有限公司乐仁堂制药厂生产，国药准字 Z19980057），每次 3 片，每日 2 次口服，经期停止服用。所用西药、用法、用量与观察组相同。

两组均以 6 个月经周期为 1 个疗程。治疗满 1 个疗程者，停止用药 3 个月后统计疗效，复查 FSH、LH、E_2 等。

观察指标：观察两组患者治疗前后的主要症状变化；观察血清 LH、FSH、E_2 等治疗前后检验值的变化情况；两组治疗后效果比较情况；观察本发明药物的安全性，主要观察指标包括总蛋白（TP），白蛋白（ALB），谷草转氨酶（AST），谷丙转氨酶（ALT），尿素氮（BUN），肌酐（CRE），血糖（GLU），总胆固醇（TC），甘油三酯（TG），高密度脂蛋白胆固醇（HDL-C），血红蛋白（HB），红细胞（RBC），白细胞（WBC），尿十项。

◆ 评价标准

疗效标准：疗效评定标准参照《中医妇科学》有关标准制定。临床痊愈：月经周期恢复正常，低雌激素症候群基本消失，停药后维持 3 个月经周期及其以上，血清 LH、FSH、E_2 值恢复正常范围；显效：月经周期接近正常，停药后 3 个月内自动来潮 1 次以上，低雌激素症候群明显缓解，血清 LH、FSH、E_2 值接近正常，低雌激素症候群明显缓解；有效：治疗 1 个疗程后月经自行来潮 1 次或以上，低雌激素症候群轻度缓解，血清 LH、FSH、E_2 值较前好转；无效：治疗 1 个疗程后月经未来潮，低雌激素症候群无好转，血清 LH、FSH 值无改善。

◆ 统计方法

应用 SPSS13.0 统计学软件，计量资料以（$\bar{x} \pm s$）表示，组间比较用随机资料 t 检验，计数资料以率（%）表示，用 χ^2 检验，$P < 0.05$ 为差异有统计学意义。

◆ 结果

两组治疗前后临床症状改善情况：经过中西药结合临床治疗，两组大部分患者除月经来潮外，主要临床症状同时好转。特别是治疗后月经复潮的患者，围更年期症状基本消失。两组患者经治疗后主要症状，如潮热出汗、腰膝酸软、心慌、烦躁易怒、阴道干涩、性欲减退、失眠多梦、头晕健忘等均有缓解，经统计学处理，观察组缓解率明显优于对照组。

两组治疗前后 FSH、LH、E_2 变化情况：两组患者经上述方法治疗 1 个疗程后，实验室对卵巢功能早衰具有观察意义的 FSH、LH、E_2 进行检测，观察组 FSH、LH、E_2 治疗前分别为（42.6 ± 12.13）U/L、（41.2 ± 11.35）U/L、（47.5 ± 18.36） ng/L，治疗后为（9.1 ± 3.02）U/L、（8.3 ± 2.12）U/L、（137.3 ± 31.52）ng/L；对照组 FSH、LH、E_2 治疗前分别为（43.2 ± 11.36）U/L、（41.5 ± 12.06）U/L、（48.4 ± 18.31）ng/L，治疗后为（18.2 ± 11.02）U/L、（17.6 ± 11.71）U/L、（96.7 ± 29.78）ng/L。观察组疗效明显高于对照组，FSH、LH、E_2 变化均具有统计学差异。

两组治疗后效果比较情况：经过治疗 1 个疗程后观察，两组均在恢复月经周期、缓解临床症状方面具有一定的效果，观察组的显效率较对照组更为明显。观察组 85.9%，对照组 54.5%，两者具有显著性差异，$P < 0.01$。这一结果，说明观察组的治疗见效较快。两组结果对比，治疗组获痊愈者比例明显高于对照组，两组总有效率具有显著性差异，$P < 0.01$，治疗组疗效优于对照组。

本发明药物的安全性：观察组治疗之后，检查血清 TP、ALB、AST、ALT、BUN、CRE、GLU、TC、TG、HDL-C、HB、RBC、WBC 及尿十项指标，与治疗前比较无统计学差异，说明本发明药物对人体无毒副作用，具有良好的安全性。

参考文献

[1] 王忠民. 一种快速提高卵巢功能与生育能力的药物：CN201910857345.1[P].2021–03–23.

[2] 王忠民，刘茜. 中医药治疗先兆流产 45 例疗效观察 [J]. 湖北中医杂志，1985（5）：31.

[3] 王忠民. 调肝为主治疗人工流产术后闭经 84 例 [J]. 北京中医药，1990（3）：21–22.

[4] 程士德，喻森山，章真如，等. 活血化瘀法在疑难杂证中的运用 [J]. 中医杂志，1990（9）：4–11.

[5] 王忠民，刘茜. 一贯煎治疗妇科疑难病 [J]. 广西中医药，1991（1）：19–20.

[6] Wang Zhongmin. Clinical observation on the effects of combined traditional Chinese and Western medicine therapy for excessive suppressive syndrome[J]. Journal of Traditional Chinese Medicine, 1994（4）：247–253.

[7] 王忠民，王明闯，张菲菲. 中西医结合治疗卵巢早衰的临床观察 [J]. 世界中西医结合杂志，2013, 8（8）：818–821.

[8] 王忠民，王明闯，张菲菲. 女性宝胶囊为主治疗月经性偏头痛 55 例疗效分析 [J]. 上海中医药杂志，2014, 48（10）：64–66.

[9] 李莉华，王忠民. 卵巢残余综合征临床辨证施治探讨 [J]. 湖南中医药大学学报，2019，39（8）：960–963.

第6章　增强体质延年益寿类发明专利中成药

人们都渴望健康长寿，但愿望的实现，总需要医学干预方可实现。近几十年来，我们的生存环境在不断恶化，生活节奏加快，诸多压力增多，一些基础性疾病，如高血压、高血脂、高血黏度、糖尿病、慢性疲劳综合征、老年性痴呆等疾病发病率不断上升。

中医在治未病方面具有很多的优势。任何疾病，在没有发生时重点是预防，一旦发生则是尽早治疗。在治疗中，中医根据其具体发病原因，进行整体调理，比单纯服用西药效果要好得多。我们知道，西药的副作用是很明显的，一些降血脂的西药在进行动物实验时甚至可能存在致癌性，但中药没有该类副作用，特别是由药食两用中药，安全系数更高。

不仅如此，中药治疗的优势除副作用小或没有副作用，还具有良好的调节情绪、调节代谢、调节免疫、调节内分泌、抗衰老等方面的作用，这是西药不可能具备的功效。正是由于这些综合性的、治本的治疗方法，对患者身心健康、生活质量等，均具有一定的益处。

一、一种治疗高血压、高血脂、高血黏度与抗衰老的药物

（一）研究开发思路

高血压、高血脂、高血黏度不仅仅是在老年才发生的疾病，近些年来中青年中发生者屡见不鲜。高血压、高血脂、高血黏度（以下简称"三高"）属于基础性疾病，容易引发一系列并发症，给患者的身心健康带来诸多的负面影响。

"三高"疾病对心脑血管疾病的形成与发展，存在十分重要的内在联系。"三高"疾病的发生，与中医所说的"痰湿""眩晕""湿阻"等有关。饮食不节、肥

甘厚味是常见外因，而脾运失职、脏腑失谐为常见内因。脾气运化失职，水谷精微物质代谢障碍，化生与转化能力下降，清气当升不升，浊气当降不降，气血津液代谢失调，脂质代谢势必无序，血脂凝聚升高，继而痰浊内生，碍血阻气，血黏度、血压均受不良影响，形成气滞血瘀病机，此时活血化瘀具有重要意义。

我们知道，血中膏脂源于水谷精微，为四肢百骸提供营养物质，之所以形成病患，其因与先后天之本功能障碍有关。膏脂赖以脾气运化，对人体具有不可替代之补益、濡润与充养功效，脾气惰则运化（包括转化）不力，久则聚而成患。肾为先天之本，与后天之本脾互为依赖、互为作用。肾主水、主津液，肾虚则津液代谢无力，凝聚则痰湿内生，继而遏气阻血，诸变易生。

高脂血症、高血黏度症与高血压病发生的内因在于脾肾，继而涉及肝、心，影响气、血。在发生"三高"之初，调理脾运功能、促进血液循环，是防止气滞血瘀诸症加重的关键，也是及时防止"三高"同时发生的关键。这一思路的正确性，在笔者以往治疗妇科血瘀型痛经与肿块、盆腔瘀血综合征、输卵管梗阻以及乙型肝炎合并脂肪肝等疾病中均得到验证。

在治疗"三高"的西药中，毒副作用常常是困扰医者的重要因素之一。由于患者脏腑功能失调，脾肾虚弱导致脂类代谢异常，肝郁气滞、疏泄功能下降导致运化失职，其治疗往往需要较长时间，而西药的安全性令人生畏，由于一些西药副作用显著，甚至有些药物进行动物实验时尚有致癌性，在临床用药多种选择方面受到严格限制。

笔者针对这一问题，在多年使用协定处方、医院内部制剂的基础上，研发出本发明药物。通过临床观察，本发明药物从临床疗效、血脂指标（TC、TG、LDL-C、HDL-C）变化情况、中医证候积分变化情况、中医证候疗效、血流变指标（HS、LS、PV、ESR、HT）变化情况、血压改善等方面来看，其效果、安全性均具有一定优势。

笔者在研发本专利药过程中，重视辨证施治与整体观念，强化后天之本脾的运化功能，兼以滋阴补肾、疏肝理气，活血兼顾养血，化瘀结合益气，配伍凸显君臣佐使，配方力求恰如其分，中医与西医合参，辨证与辨病结合。现代医学有关药理实验均有资料证明，所用药物均具有降血压、降血脂、降血黏度的可靠性、显效性与安全性。

临床观察证明，本发明药物滋阴补阳、调理气血、行滞化瘀，诸药配合完全符合辨证施治之原则，诸味中药作用相互配合、彰显配伍优势，具有一定的临床推广价值。由于选用品种均属于药食两用之品，安全系数大大提高，在临床观察中未发现毒副作用。由于该药有效控制"三高"，对预防"三高"引发的相关疾病具有积极作用。

（二）专利药物名称

一种治疗高血压、高血脂、高血黏度与抗衰老的药物

（三）审批专利号码

CN201010114426.1

（四）专利药物摘要

本发明公开了一种治疗高血压、高血脂、高血黏度与抗衰老的药物，是以枸杞子、决明子、余甘子、桑椹子、银杏子（白果）、大枣、山楂、葛根、桃仁、红花、沙棘为原料，按一定重量配比煎煮提取制备而成。它可以制成任何一种常用口服剂型，药物具有补肾滋肝、活血化瘀、益气生津等功能，对治疗高血压、高血脂、降低血液黏稠度以及抗衰老疗效显著，见效迅速，无毒副作用。

（五）专利药物配方

一种治疗高血压、高血脂、高血黏度的药物，其特征在于它是由下述质量份的药食两用原料中药制成。

枸杞子 10～30 份	决明子 10～30 份	余甘子 10～24 份
桑椹子 10～30 份	银杏子 10～24 份	大　枣 10～30 份
山　楂 6～30 份	葛　根 6～30 份	桃　仁 6～24 份
红　花 6～24 份	沙　棘 6～30 份	

（六）药物技术领域

本发明涉及一种抗衰老的药物，特别是涉及一种以植物中药且全部为药食两用的中药为原料制成的综合治疗"三高"与抗衰老的药物。

（七）研发背景技术

"三高"是中老年人最为常见的疾病之一，由此而引发的并发症甚多，是严重影响患者长寿的因素。

近些年来，由于人们生活节奏加快、饮食结构不合理、运动量减少等诸多原因，"三高"患者占总人口的比例日益增多，已经成为威胁人们健康的顽疾，也是患者衰老的主要原因之一。目前所用的治疗药物，常以西药为主，多属对症治疗，而且效果并非令人十分满意。

在治疗"三高"的药物中，尽管有一些抗衰老、抗疲劳、活血化瘀等中药品种，但文献检索未发现针对"三高"综合治疗的中成药。在诸多的降血压、降血脂、降血液黏稠度的西药中，均有一定的毒副作用，有的药物进行动物实验时还有致癌作用。

发明一种具有疗效可靠而没有毒副作用、综合治疗"三高"而又有延年益寿效果的药物，是发明人的目的。纵观中西药市场，该类药物尚属空白。

（八）发明专利内容

本发明的目的是提供一种治疗"三高"与抗衰老的药物。以传统的辨证施治为准则，补肾兼以滋肝，活血佐以养血，化瘀辅以益气，君臣佐使分明，配方恰如其分，辨证与辨病结合，中医与西医合参，所用药物均经现代医学有关药理实验证明其降血压、降血脂、降血黏度的显效性与可靠性，证明其抗疲劳、抗衰老的显效性与可靠性，而且每味药物均提示没有毒副作用，是一种综合治疗高血压、高血脂、高血黏度的优良药物。

本发明是以如下技术方案实现的。一种治疗"三高"与抗衰老的药物，其特征在于它是以下述质量份的原料用常规制备方法制成：枸杞子10～30份，决明子10～30份，余甘子10～24份，桑椹子10～30份，银杏子10～24份，大枣10～30份，山楂6～30份，葛根6～30份，桃仁6～24份，红花6～24份，沙棘6～30份。

上述原料药及用量配方，是发明人经多年时间与多家医疗机构联合进行临床试验才得出的，在上述用量范围内均具有显著的疗效。

本发明的药物选择枸杞子、决明子、余甘子、桑椹子、银杏子、大枣、山楂、葛根、桃仁、红花、沙棘进行配伍，各种药物功效产生协同作用，从而达到降低血压、降低血脂、降低血液黏稠度与抗衰老的疗效。方中枸杞子滋补肝肾、益精明目，具有促进免疫功能，现代药理研究证实，其抗衰老、抗疲劳、降血脂、抗脂肪肝、降血压、降血糖等作用显著；决明子清热明目、润肠通便，具有降血压、降血脂等作用；余甘子是一味滋补藏药，其抗衰老、抗氧化、抑制动脉硬化等作用明显；桑椹子补血养阴、滋肝益肾、明目安神，其抗氧化、抗衰老、降血脂、抗诱变等作用突出；银杏子敛肺定喘、止带浊、缩小便，其扩张血管、保护大脑、清除自由基等作用良好；大枣补中益气、养血安神，具有抗氧化、增强免疫、抗肿瘤、抗突变、抗动脉硬化等作用；山楂消食健胃、行气散瘀其强心脏、降血压、降血脂、防肿瘤、助消化等作用显著，并有抗氧化、抗衰老功效；葛根升阳生津，有良好的抗衰老、降血压、降血脂、降血糖、抗肿瘤、益智等作用；桃仁活血化瘀，其抗肿瘤、抗氧化、抗衰老、保肝、免疫调节等作用明显；红花活血化瘀、解郁安神，可增加冠脉流量、改善心肌缺血、降血脂、降血压、抗肿瘤、抗疲劳、抗衰老；沙棘化滞除积，活血散瘀，具有抗肿瘤、保护心血管、抗衰老、抗疲劳、抗氧化、降血脂、保肝、抗血小板凝聚、抗过敏等作用。该方组合，滋阴补阳、调理气血、行滞化瘀，诸药配合相得益彰，完全符合中医辨证施治的基本原则，也符合辨病与辨证相结合的基本特色。

不仅如此，上述药物的药理作用，均有相关药理研究与动物实验结论。

本发明药物可采用中药制剂的常规方法制成内服剂型。本发明药物可以将原料药研成粉混合均匀成散剂、冲剂、颗粒剂、口服液，还可以将各原料药水煎后浓缩成煎液，获得有效成分、再制备成各种口服剂。

本发明优选的采用如下胶囊剂型和片剂。

所述药物的制备方法，按如下步骤进行。

(1) 按比例称取原料，备用。

(2) 将所述重量比的枸杞子、决明子、余甘子、桑椹子、银杏子、大枣、山楂、葛根、桃仁、红花和沙棘 11 味药加水煎煮 5 次，然后合并 5 次煎液。

(3) 将步骤（2）所得煎液浓缩成浸膏。

(4) 将浸膏烘干得干浸膏。

(5) 粉碎干浸膏成粉状。

(6) 在 110 ℃下保持 10 分钟之后降至 105 ℃保持 5 分钟，然后再降温至

100℃，保持 5 分钟，冷却至室温。

(7) 装入胶囊。

所述步骤（2）的每次加水量以没过药面为宜，每次煎煮 30 分钟。

将所述步骤（5）所得药粉与片剂常用辅料混合，压片制成片剂。

本发明药物经临床使用结果表明，有下述优点。

(1) 本发明选用天然食用植物药为原料，各组份符合药品法规定和中医处方原则，突出中医辨证与西医辨病相结合、病因治疗与对症治疗相结合的基本特色。

(2) 本发明药物无须煎煮，口感良好，服用方便，各味药物组方前后均无毒无害，正常剂量服用没有发现任何副作用。

(3) 本发明药物对高血压、高血脂、高血黏度不仅有良好的治疗效果，也有良好的预防保健作用，适用范围广泛。

(4) 本发明药物均精选于卫健委规定可药食两用的品种，安全性更高，治疗中老年"三高"患者可以长期服用。

(5) 本发明药物具有良好的兼顾性，对中老年人容易出现的便秘、失眠、血糖偏高等症状，具有一定的兼顾治疗作用。

(6) 本发明药物标本兼治，见效迅速。

（九）具体实施方式

以下结合实施例及临床应用统计进一步说明本发明药物的效果。

实施例 1：胶囊剂制备

将枸杞子 24kg，决明子 18kg，余甘子 20kg，桑椹子 20kg，银杏子 18kg，大枣 15kg，山楂 18kg，葛根 18kg，桃仁 12kg，红花 12kg，沙棘 18kg 加水共同煎煮 5 次，每次加水以没过药面为宜，每次煎煮 30 分钟，合并 5 次煎液；将煎液通过常规酒精提取，浓缩成浸膏；将浸膏放入烘干箱烘干后粉碎为细粉，并进行常规高温消毒；将细粉装入胶囊，每粒药粉 0.45g。

实施例 2：片剂制备

将枸杞子 12kg，决明子 10kg，余甘子 12kg，桑椹子 12kg，银杏子 10kg，大枣 10kg，山楂 15kg，葛根 12kg，桃仁 10kg，红花 10kg，沙棘 15kg，用实施例 1 所述方法制成药粉，再辅以片剂常用辅料制成片剂或冲剂，片剂每粒药粉

0.5g，冲剂每袋 2g。

本发明药物临床观察

◆ 一般资料

临床资料：为证实本发明药物的临床疗效，于 2009 年 3 月—2010 年 3 月，选择年龄 45—57 岁患者 167 例，其中男 89 例，女 78 例，血压收缩压在 135～176mmHg，平均收缩压为 149mmHg；舒张压在 95～122mmHg，平均舒张压为 109mmHg；血清分析观察项目为总胆固醇、甘油三酯、血液黏度三项均高出正常参考值 25% 以上者。167 例全部服用实施例 1 药物胶囊，每日 3 次，每次 5 粒，服用 3 个月以上再次复查上述指标。采取治疗前后自身对照法。

为观察本发明药物抗衰老效果，对该组中自愿参与观察的 135 例患者进行抗衰老指标检验。135 例中，男性 72 例，女性 63 例。抗衰老观察的主要指标为疲劳、精力、运动耐力、皮肤弹性、皱纹、记忆力、性活动（包括性高潮、阴茎勃起频率、性交次数）、情感稳定性、生活态度、毛发、伤口愈合能力、腰背柔韧性、感冒抵抗力与睡眠 14 种表现。上述症状观察时间为 3～6 个月，平均 4.9 个月。临床检验指标选择超氧化物歧化酶（SOD）、谷胱甘肽过氧化物酶（GSH-Px），过氧化氢酶（CAT）和丙二醛（MDA）测定。SOD 测定采用邻苯三酚自氧化法，GSH-Px 和 CAT 测定采用比色法、MDA 测定采用 TBA 荧光法。

◆ 评价标准

疗效标准：经治疗后 3 次测量血压降至正常范围，总胆固醇、甘油三酯、血液黏度均降至正常范围内者为显效；3 次测量血压有 2 次达到正常范围，总胆固醇、甘油三酯、血液黏度中 1～2 项达到正常值内或 3 项降低均在 10% 以上者为有效；血压以及总胆固醇、甘油三酯、血液黏度均未达到上述标准或者加重者为无效。

◆ 结果

临床观察结果表明，血压、总胆固醇、甘油三酯、血液黏度治疗后显效 77 例，有效 79 例，无效 11 例，总有效率为 93.41%。

抗衰老症状观察时间为 3～6 个月，平均 4.9 个月。症状改善率分别为疲劳 72%，精力 75%，运动耐力 69%，皮肤弹性 57%，皱纹 51%，记忆力 85%，性活动 87%，情绪稳定性 82%，生活态度 66%，毛发 55%，伤口愈合能力 67%，腰背柔韧性 78%，感冒抵抗力 82%，睡眠 81%。结果表明，本组 135 例患者服用实施例 1 药物胶囊后，获得清除氧自由基的作用，SOD、GSH-Px 明显升高，而反映体内氧自由基含量的 MDA 显著降低，治疗前后数据对比具有统计学意义。

<h2>参考文献</h2>

[1] 王忠民.一种治疗高血压、高血脂、高血黏度与抗衰老的药物:CN201010114426.1[P].2010-06-16.

[2] 徐惠祥，王明闯，王忠民.三高平汤治疗高血脂高血黏度高血压临床研究[J].云南中医中药杂志,2015,36（9）:16-20.

[3] 王忠民，刘茜.雌激素奥秘[M].北京：人民卫生出版社,2014:154-177.

二、一种治疗 II 型糖尿病与抗衰老的药物

（一）研究开发思路

糖尿病是近年来高发疾病，而且具有年轻化趋势。由于糖尿病不及时进行有效治疗，可发生诸多严重并发症，对患者的身心健康会构成严重的不良影响。

西药治疗糖尿病具有良好的效果，但需要常年服用，其显著的特点是降低血糖，并不能对增强体质具有良好的作用。糖尿病患者特别是中老年患者，常常伴随一些基础性疾病，如何减轻与缓解基础疾病，怎样提高体质而实现延年益寿，则是研究开发本发明药物的目的。

笔者在开始研发本发明药物时，其初衷就是针对患者的常见病症、服用药物时间长、身体状况相对较差等情况，研发出具有可以持久降低与稳定血糖，同时可以有效改善体质，而且具有安全保证，即便是长期服用，也不会出现副作用的药物，这一思路贯穿研发的始终。

从临床观察来看，本发明药物对消除四肢乏力、身体虚弱、精神不振等症状，具有一定效果。上述症状的产生，笔者认为糖尿病与正气不足、脾肾虚弱、运化失衡等因素有关，单纯降低血糖相对比较容易，但调整机体平衡、促使运化功能如常、实现脾肾功能恢复，是治疗糖尿病的关键所在。

正是这一理念的贯彻，笔者在组方时翻阅了大量的古今研究资料，对所筛选的每味药物进行药理查对，力求做到用最少的药物，实现调理脾肾 最大的作用。最终精选 8 味中药，通过临床验证证实，其降血糖、调理机体的效果达到了预期目的。

本发明药物，尤其适用于长期服用降糖药效果较差、体质亏虚、免疫力低下、代谢功能不足等老年患者。本发明药物不仅对稳定血糖具有可靠作用，而且重点在于改善患者体质，提高患者生活质量，降低发生糖尿病并发症的概率。

（二）专利药物名称

一种治疗Ⅱ型糖尿病与抗衰老的药物

（三）审批专利号码

CN201010114427.6

（四）专利药物摘要

本发明公开了一种治疗Ⅱ型糖尿病与抗衰老的药物，是以枸杞子、薏苡仁、葛根、山药、昆布、马齿苋、麦芽、甘草为原料，按一定重量配比煎煮提取制备而成。它可以制成任何一种常用口服剂型，药物具有补肾健脾、益气生津等功能，治疗Ⅱ型糖尿病与抗疲劳、抗衰老的疗效可靠，见效迅速，无毒副作用。

（五）专利药物配方

一种治疗Ⅱ型糖尿病与抗衰老的药物，其特征在于它是由下述质量份的药食两用中药原料药制成。

枸杞子 10～30 份　　薏苡仁 10～30 份　　葛　根 10～24 份

山　药 10～30 份　　昆　布 10～24 份　　马齿苋 10～30 份

麦　芽 6～30 份　　　甘　草 10～20 份

（六）药物技术领域

本发明涉及一种治疗Ⅱ型糖尿病与抗衰老的药物，特别是涉及一种以植物中药且全部为药食两用中药为原料制成的治疗Ⅱ型糖尿病的药物。

（七）研发背景技术

糖尿病是中老年人最为常见的疾病之一，由此而引发的并发症甚多，是严重影响患者长寿的因素。糖尿病的发生，目前认为胰岛素抵抗（IR）是引起胰岛β细胞损伤并进一步导致Ⅱ型糖尿病的重要原因，中医药改善胰岛素抵抗、保护胰岛β细胞功能，是中医药治疗Ⅱ型糖尿病有望取得突破的研究热点，也是中医处方的原则与关键。

近些年来，由于人们生活水平提高、饮食结构不合理、运动量减少等诸多原因，糖尿病患者占总人口的比例日益增多，已经成为威胁人们健康的重大疾病。目前所用的治疗药物，常以西药为主，多属对症治疗，副作用较大。

不仅如此，由于糖尿病的并发症较多，特别是病程较长者，往往出现疲劳、乏力、多病等现象，属中医所说的气虚表现，在降低血糖的同时，兼以消除上述症状，也是非常重要的一环。

在治疗Ⅱ型糖尿病的药物中，尽管有一些中药品种，但属于在中成药中加入西药成分，不宜长期服用。诸多治疗糖尿病的西药，均有一定的毒副作用，有的药物进行动物实验时还有致癌作用。

发明一种具有疗效可靠而没有毒副作用、综合治疗Ⅱ型糖尿病又有延年益寿效果的药物，是发明人的目的。纵观中西药市场，该类药物尚属空白。

（八）发明专利内容

本发明的目的是提供一种治疗Ⅱ型糖尿病与抗衰老的药物。以传统的辨证施治为准则，补肾兼以健脾，益气佐以生津，用药主次分明，配方恰如其分，辨证与辨病结合，中医与西医合参，所用药物均经现代医学有关药理实验证明其降血糖、抗疲劳、抗衰老、降血脂的显效性与可靠性，而且每味药物均提示没有毒副作用，是一种综合治疗糖Ⅱ型尿病的优良药物。

本发明是以如下技术方案实现的。一种治疗Ⅱ型糖尿病与抗衰老的药物，其特征在于它是以下述质量份的原料用常规制备方法制成：枸杞子10～30份，薏苡仁10～30份，葛根10～24份，山药10～30份，昆布10～24份，马齿苋10～30份，麦芽6～30份，甘草10～20份。

上述原料药及用量配方，是发明人经十余年与多家医疗机构联合进行临床试验才得出的，在上述用量范围内均具有显著的疗效。

本发明的药物选择枸杞子、薏苡仁、葛根、山药、昆布、马齿苋、麦芽、甘草进行配伍，各药物功效产生协同作用，从而达到降低血糖的显著效果。方中枸杞子滋补肝肾、生精养阴，现代药理研究证实，其抗衰老、抗疲劳、降血脂、降血糖等作用显著；薏苡仁健脾、养肾、润肺，具有持续降低血糖、增强免疫等作用；葛根归脾胃经、升阳生津，其抗衰老、降血糖、降血脂作用显著；山药补脾养胃、生津益肺、补肾涩精，具有良好的降血糖、降血脂、抗氧化、抗衰老、助消化等功能；昆布据现代药理研究证实，具有增强免疫、抗肿瘤、抗抗衰老、降血糖等作用；马齿苋清热解毒、具有抗衰老、降血脂、降血糖、增强免疫等作用；麦芽经动物实验证实，具有降血糖、降血脂等作用；甘草不仅调和诸药，而且有很好的抗氧化、抗衰老、抗疲劳等作用，文献研究资料证实还具有降血糖的作用。上述组方，对于降低空腹血糖，促进胰岛素分泌，抑制胰升糖素的升高具有可靠的作用。

不仅如此，上述药物的药理作用，均有相关药理研究、动物实验与我们临床观察有效的结论，而且对延缓衰老同样具有良好的作用。

本发明药物可采用中药制剂的常规方法制成内服剂型。本发明药物可以将原料药研成粉混合均匀成散剂、冲剂、颗粒剂、口服液，还可以将各原料药水煎后浓缩成煎液，获得有效成分、再制备成各种口服剂，但这些不限制本发明的保护范围。

本发明优选的采用如下胶囊剂型和片剂。

所述药物的制备方法，按如下步骤进行。

(1) 按比例称取原料，备用。

(2) 将所述重量比的枸杞子、薏苡仁、葛根、山药、昆布、马齿苋、麦芽、甘草 8 味药加水煎煮 5 次，然后合并 5 次煎液。

(3) 将步骤（2）所得煎液浓缩成浸膏。

(4) 将浸膏烘干得干浸膏。

(5) 粉碎干浸膏成粉状。

(6) 在 110℃下保持 10 分钟之后降至 105℃保持 5 分钟，然后再降温至100℃，保持 5 分钟，冷却至室温。

(7) 装入胶囊。

所述的步骤（2）的每次加水量以没过药面为宜，每次煎煮 30 分钟。

将所述步骤（5）所得药粉与片剂常用辅料混合，压片成片剂。与颗粒剂辅料混合，制成颗粒剂。

本发明药物经临床使用结果表明，有下述优点。

(1) 本发明选用天然食用植物药为原料，各组份符合药品法规定和中医处方原则，突出中医辨证与西医辨病相结合、病因治疗与对症治疗相结合的基本特色。

(2) 本发明药物无须煎煮，口感良好，服用方便，各味药物组方前后均无毒无害，正常剂量服用没有发现任何副作用。

(3) 本发明药物对Ⅱ型糖尿病不仅有良好的治疗效果，而且有良好的预防保健作用，适用范围广泛。

(4) 本发明药物均精选于卫健委规定可药食两用的品种，安全性更高，治疗中老年Ⅱ型糖尿病可以长期服用，具有可靠的抗衰老作用。

(5) 本发明药物具有良好的兼顾性，对中老年人容易出现的血脂偏高、血压偏高、便秘等症状，具有一定的兼顾治疗作用。

(6) 本发明药物标本兼治，见效迅速，疗效可靠。

（九）具体实施方式

以下结合实施例及临床应用统计进一步说明本发明药物的效果。

实施例 1：胶囊剂制备

枸杞子 30kg，薏苡仁 30kg，葛根 30kg，山药 26kg，昆布 15kg，马齿苋 15kg，麦芽 18kg，甘草 12kg，加水共同煎煮 5 次，每次加水以没过药面为宜，每次煎煮 30 分钟，合并 5 次煎液；将煎液通过常规酒精提取，浓缩成浸膏；将浸膏放入烘干箱烘干后粉碎为细粉，并进行常规高温消毒；将细粉装入胶囊，每粒药粉 0.45g。

实施例 2：片剂制备

将枸杞子 30kg，薏苡仁 30kg，葛根 30kg，山药 26kg，昆布 15kg，马齿苋 15kg，麦芽 18kg，甘草 12kg，用实施例 1 所述方法制成药粉，再辅以片剂常用辅料制成片剂或冲剂，片剂每粒药粉 0.5g，冲剂每袋 2g。

本发明药物治疗Ⅱ型糖尿病临床观察

◆ 一般资料

临床资料：为证实本发明药物的临床疗效，于 2007 年 12 月—2008 年 11 月，选择门诊Ⅱ型糖尿病患者 112 例，均符合 1999 年 WHO Ⅱ型糖尿病诊断标准，平均空腹血糖（FBG）（9.7±2.2）mmol/L，平均餐后 2 小时血糖（2hPG）（16.2±5.5）mmol/L。随机分为治疗组与对照组，两组均为 56 例。其中治疗组男 26 例，女 30 例；平均年龄（56±4）岁；平均病程（3.7±2.6）年；对照组男 24 例，女 32 例；平均年龄（57±4）岁；平均病程（3.8±2.4）年。

排除标准：两组均排除糖尿病酮症酸中毒、感染及其他内分泌疾病。两组患者的年龄、性别、病程差异无统计学意义（$P > 0.05$），具有可比性。两组患者在治疗期间均保持原有饮食、运动与生活规律。

对照用药：对照组给予格列吡嗪控释片 5mg（辉瑞公司生产），每日 1 次；阿卡波糖胶囊 50mg（四川宝光药业股份有限公司生产），每日 3 次；治疗组除同样服用上述药物外，另加实施例 1 胶囊，每日 3 次，每次 5 粒。两组均用上法治疗 5 周为 1 个疗程。

◆ 实验方法

参照中华人民共和国原卫生部药政局新药（中药）治疗消渴病（糖尿病）临床研究的技术原则。FBG ≤ 7.0mmol/L，2hPG ≤ 8.3mmol/L 为显效；FBG ≤ 8.0mmol/L，2hPG ≤ 10.0mmol/L 为有效；治疗后血糖下降未达有效标准者为无效。

◆ 统计方法

应用 SPSS 11.0 统计软件包。计量资料以（$\bar{x}±s$）表示，不同时点、组间比较采用 t 检验；计数资料以率（%）表示，采用 χ^2 检验。$P < 0.05$ 为差异有统计学意义。

◆ 结果

治疗组显效 42 例，有效 11 例，无效 3 例，显效率为 75.00%，总有效率 94.64%；对照组显效 24 例，有效 17 例，无效 18 例，显效率为 42.86%，总有效率 73.21%。两组显效率、总有效率比较，差异均有统计学意义（$P < 0.05$）。

需要特别说明的是，通过观察发现，治疗组患者的不适感、体力、疲劳缓解状况、抗感冒等方面明显好于对照组，为抗衰老打下了良好的基础，显示出实施例 1 胶囊具有一定的抗疲劳效果。在治疗过程中，治疗组中有效但未达到显效标准者，继续治疗 1 个疗程后均能达到显效标准，说明实施例 1 胶囊延长治疗时间可以提高疗效；治疗过程中，治疗组未发现明显的副作用，特别是当血糖降低到正常范围内停用西药之后，可长期服用用于巩固疗效。

参考文献

[1] 王忠民.一种治疗Ⅱ型糖尿病与抗衰老的药物：CN201010114427.6[P].2010-06-23.

[2] 王忠民，刘茜.辨证选用降糖中药治疗糖尿病24例疗效观察[J].新中医，1986（11）：37-38.

[3] 程士德，喻森山，章真如，等.活血化瘀法在疑难杂证中的运用[J].中医杂志，1990（9）：4-11.

三、一种缓解紧张情绪与调理亚健康的药物

（一）研究开发思路

由于人们的诸多压力与日俱增，对身体健康与生活质量构成了较大威胁。我们经常说的亚健康状态，就是处于健康与疾病之间的"第三状态"。处于这一状态者，临床颇为常见，只是有些症状比较轻的人并未就诊，正因为如此，很多人因未及时消除"第三状态"而发生了疾病，甚至出现严重的疾病。

亚健康问题越来越受到人们的广泛重视，如何通过医学干预在疾病尚未发生之时消除其症状，对于亚健康者的身心健康是极其重要的。事实上，这一预防性治疗属于中医治未病的范畴，而在这一方面，中医运用治未病的方法论治亚健康具有显著效果，也是中医药的优势。目前，亚健康尚缺乏公认的统一标准，国内一般认为亚健康是指人们表现在身心情感方面处于健康与疾病之间的健康低质量状态及其体验。

亚健康已经成为普遍存在的疾病，其产生的主要病因源于越来越恶劣的生活环境、越来越紧张的生存压力、越来越倾斜的生活方式。中医对亚健康有诸多认识，有相关的病因分析与治疗原则。《素问》曰："四肢懈惰，此脾精不运也。"肝气得疏，气血流畅；脾气得健，四肢自强。气是维持人体生命活动的最基本的物质，是"人之根本"（《难经·八难》）。张景岳云，"人之有生，全赖此气"，可见气在人体生理活动中具有极其重要的作用。

气虚不仅仅表现为乏力少气、情绪异常等一系列症状，更会导致生理功能下降、微循环异常、免疫功能低下等一系列的疾病样表现。这些临床表现；涉及脾、肾、肝等脏腑，有时影响到心、肺功能，是一种涉及多脏腑、影响气血功能

等多方面的综合性疾病。在亚健康阶段，是人体罹患疾病还是恢复健康的关键点，也是人体阴阳平衡、正邪交织、脏腑功能正常与否的关键时段，也是防止发生疾病状态转变的关键时段。

中医学在对亚健康本质的认识与诊断方法等方面较现代医学具有全方位的优势。笔者通过多年的临床观察发现，经过系统治疗后亚健康症状均有不同程度改善，认为中药对亚健康的治疗是从改善自觉症状开始的。根据这一思路，笔者在研发本发明药物之初，就特别注重缓解与改善患者的症状，进而使患者的体质得到有效提高与改善。

为了使本发明药物具有客观指标的验证，笔者从微循环与免疫功能方面进行观察判断。

微循环是人体细胞代谢赖以生存的内环境，微循环的因素直接影响组织细胞的正常生命活动，影响组织器官的正常功能。因此，微循环紊乱会影响组织细胞代谢，出现相关指标的异常，属于亚健康的客观指标。笔者通过对血管襻数目、输入枝长度、输出枝长度、输入枝直径、输出枝直径、管襻顶直径等治疗前后的改变，认识到这些客观指标的变化与症状的缓解是有关系的。

相当多的亚健康患者，大多伴有免疫功能低下之表现。我们通过临床观察看到，患者的免疫球蛋白 IgA、IgG、IgM 存在偏低的现象，这些表现与所具备的症状相符，而且亚健康症状越突出，所表现的免疫指标往往较低。

通过使用本发明药物进行临床试验，证实了该药物改善微循环与提高免疫力的作用。通过微循环相关项目的检测、免疫球蛋白 IgA、IgG、IgM 检测，证明该药物具有良好的治疗效果，达到了研发该发明药物的目的。

（二）专利药物名称

一种缓解紧张情绪与调理亚健康的药物

（三）审批专利号码

CN201010133123.4

（四）专利药物摘要

一种缓解紧张情绪与调理亚健康的药物，是以黄精、枸杞、大枣、桑椹子、苏子、佛手、香橼、麦芽、茯苓、百合、莲子心、酸枣仁为原料,按一定重量配比煎煮提取制备而成。它可以制成任何一种常用口服剂型,药物具有疏肝解郁、宽胸理气、养心安神、补益气血等功能,对治疗胸闷烦躁、精神紧张、心神不定、失眠健忘、效率低下、疲乏无力、食欲不振等亚健康症候群疗效显著,见效迅速,无毒副作用。

(五)专利药物配方

一种缓解紧张情绪与调理亚健康的药物,其特征在于它是由下述质量份的药食两用中药原料药制成。

黄 精 10~30份	枸 杞 10~30份	大 枣 12~30份
桑椹子 12~30份	苏 子 10~22份	佛 手 10~25份
香 橼 10~25份	麦 芽 12~30份	茯 苓 15~30份
百 合 10~25份	莲子心 12~22份	酸枣仁 12~25份

(六)药物技术领域

本发明涉及一种缓解紧张情绪与调理亚健康的药物,特别是涉及一种以植物中药且全部为药食两用的中药为原料制成的综合治疗胸闷烦躁、精神紧张、心神不定、失眠健忘、效率低下、疲乏无力、食欲不振等亚健康症候群的药物。

(七)研发背景技术

情绪紧张与亚健康是人们近年来特别关注的健康话题,该症候群为多种疾病所共有,是亚健康患者最为常见的现象,是影响患者生活质量、工作效率、身心健康的因素。

由于工作压力、经济压力、思想压力的不断增大,人们的紧张情绪不断加大,常出现精神萎靡、疲乏无力、情绪紧张、胸闷叹息、烦躁不宁、心神不定、疑虑重重、失眠多梦、头晕健忘、食欲不振、月经不调、甚或闭经、效率下降、颇感无聊等诸多症状,这一症候群的出现,在管理阶层、脑力劳动者中极为常见。

这些症候,颇似中医所说的肝气郁结、脾虚胃弱、心神不宁等病机。这些症候群的出现,长时间影响患者的身心健康,但一些患者对于治疗往往无从下手,难以寻觅到完全对症的西药，使患者久拖不愈。

即便服用中药，在现有的药物中也很难找到完全对症的中成药。如具有平肝养血的逍遥丸，可治肝郁气滞血虚造成的胸闷烦躁，但不能退却乏力健忘等症；具有气血双补的十全大补丸，可去疲乏无力等气血不足之症，但难以平息肝郁气滞引发的诸多证候。

针对气血不足、肝郁气滞、心神不宁、疲乏健忘等亚健康的综合表现，文献检索目前尚无该类中成药。发明一种缓解紧张情绪与调理亚健康的药物，对于治疗上述症候群具有很强针对性、将诸多疾病的前期症状消除在萌芽状态，是有效治疗亚健康的关键所在，也是发明者的主要目的。

发明一种具有针对性强、疗效可靠、功能多样、兼调诸证、无毒副作用的中成药，综合治疗以情绪紧张、疲乏无力、心神不宁为主要特征的亚健康，是非常具有临床意义的。

由于该病病程相对较长，所用的药物必须具备有效性、安全性，本发明药物正是具备了这一要求。

目前，纵观中西药市场，该类药物尚属空白。

（八）发明专利内容

本发明的目的是提供一种缓解紧张情绪与调理亚健康的药物。以传统的辨证施治为准则，疏肝解郁兼以养血，健脾益气佐以养心，解除疲劳辅以扶正，君臣佐使分明，配方恰如其分，辨证与辨病结合，中医与西医合参。所用药物经现代医学有关药理实验证明，可松弛神经和安定神经、补血益气与解除疲劳、强壮体质与缓解诸症，证明其解除紧张情绪与亚健康的显效性与可靠性，而且每味药物均提示没有毒副作用，是一种缓解紧张情绪与调理亚健康的优良药物。

本发明是以如下技术方案实现的。一种缓解紧张情绪与调理亚健康的药物，其特征在于它是以下述质量份的原料用常规制备方法制成：黄精 10～30 份，枸杞 10～30 份，大枣 12～30 份，桑椹子 12～30 份，苏子 10～22 份，佛手 10～25 份，香橼 10～25 份，麦芽 12～30 份，茯苓 15～30 份，百合 10～25 份，莲子心 12～22 份，酸枣仁 12～25 份。

上述原料药及用量配方，是发明人经多年与多家医疗机构联合临床试验才得出的，在上述用量范围内均具有显著的疗效。

本发明的药物选择黄精、枸杞、大枣、桑椹子、苏子、佛手、香橼、麦芽、茯苓、百合、莲子心、酸枣仁进行配伍，各药物功效产生协同作用，从而达到舒缓紧张情绪、增强体力、养心安神治疗亚健康的效果。方中黄精补气养阴，健脾润肺益肾，对抗疲劳，增强免疫功能；枸杞子滋补肝肾，益精养阴，促进免疫功能；大枣补中益气，养血安神，增强肌力与抗病能力；桑椹子补血滋阴，生津润燥，养肝益肾，明目安神，松弛神经和安定神经；四者组合，补益气血，健脾益肾润肺，增强免疫能力，强壮肢体，解除疲劳。苏子疏理气机，平肝降逆，稳定情绪，增强免疫功能；佛手疏肝理气，和胃止痛；香橼宽中理气，健脾和胃；麦芽舒肝益胃，调理气机；四药共用，疏肝健脾，燮理气机，解除烦恼，稳定情绪。茯苓健脾益气，宁心安神，增强免疫，对抗衰老；百合养阴润肺，清心安神，强壮身体，稳定情绪；莲子心补脾益肾，养心安神，除烦息躁；酸枣仁补肝宁心，益阴生津，镇痛镇静，增强体力；四味相佐，补气养阴，宁心安神，稳定情绪，强壮身体。全方组合，稳定情绪，镇静安神，增强免疫，强壮身体，诸药配合相得益彰，完全符合中医辨证施治的基本原则，也符合辨病与辨证相结合的基本特色。

不仅如此，上述药物的药理作用，均有相关药理研究与动物实验结论。

本发明药物可采用中药制剂的常规方法制成内服剂型。本发明药物可以将原料药研成粉混合均匀成散剂、冲剂、片剂、颗粒剂、口服液，还可以将各原料药水煎后浓缩成煎液得有效成分、再制备成各种口服剂，均不影响治疗效果。

本发明药物也可采用半仿生提取（SBE）、超临界流体萃取（SFE）、微波提取（MAE）、酶提取（ETE）、超声波提取（UAE）等方法提取有效成分。

本发明优选的采用如下胶囊剂型和颗粒剂。

所述药物的制备方法，按如下步骤进行。

(1)按比例称取原料，备用。

(2)将所述重量比的黄精、枸杞、大枣、桑椹子、苏子、佛手、香橼、麦芽、茯苓、百合、莲子心、酸枣仁12味药加水煎煮5次，然后合并5次煎液。

(3)将步骤（2）所得煎液浓缩成浸膏。

(4)将浸膏烘干得干浸膏。

(5)粉碎干浸膏成粉状。

(6)在110℃下保持10分钟之后降至105℃保持5分钟，再降温至100℃，保持 5 分钟，冷却至室温。

(7) 装入胶囊。

所述步骤（2）的每次加水量以没过药面为宜，每次煎煮 30 分钟。

将所述步骤（5）所得药粉与颗粒剂常用辅料混合，制成颗粒剂。

将过滤液用水或酒精提取，浓缩成流浸膏，在烘干箱内烘干制成干流浸膏。或将干浸膏粉的有效成分与颗粒剂常用辅料混合，制成颗粒剂。

将过滤液适当浓缩，经过防腐消毒处理，直接制成有效成分的口服液。或将口服液的有效成分与常用辅料混合，制成口服液。

本发明药物经临床使用结果表明，有下述优点。

(1) 本发明选用天然食用植物药为原料，各组份符合药品法规定和中医处方原则，突出中医辨证与西医辨病相结合、病因治疗与对症治疗相结合的基本特色。

(2) 本发明药物无须煎煮，口感良好，服用方便，各味药物组方前后均无毒无害，正常剂量服用没有发现任何副作用。

(3) 本发明药物组方新颖，配伍独特，针对性强，具有疏肝解郁、宽胸理气、养心安神、补益气血等功能。

(4) 本发明药物对胸闷烦躁、精神紧张、心神不定、失眠健忘、效率低下、疲乏无力、食欲不振等亚健康症候群不仅有良好的治疗效果，而且有良好的预防保健作用，适用范围广泛。

(5) 本发明药物均精选于卫健委规定可药食两用的品种，安全性更高，脑力劳动者治疗神经衰弱、情绪烦乱等亚健康症状可以长期服用。

(6) 本发明药物具有良好的兼顾性，对亚健康患者食欲不振、易患感冒、血压偏高等症状，具有一定的兼顾治疗作用。

(7) 本发明药物标本兼治，疗效可靠，见效迅速。

（九）具体实施方式

以下结合实施例及临床应用统计进一步说明本发明药物的效果。

实施例 1：胶囊剂制备

黄精 25kg，枸杞子 30kg，大枣 22kg，桑椹子 22kg，苏子 15kg，佛手 15kg，香橼 18kg，麦芽 20kg，茯苓 30kg，百合 15kg，莲子心 18kg，酸枣仁 25kg，加

水共同煎煮 5 次，每次加水以没过药面为宜，每次煎煮 30 分钟，合并 5 次煎液；将煎液通过常规酒精提取，浓缩成浸膏；将浸膏放入烘干箱烘干后粉碎为细粉，并进行常规高温消毒；将细粉装入胶囊，每粒药粉 0.45g。

实施例 2：片剂与颗粒剂制备

黄精 25kg，枸杞子 30kg，大枣 22kg，桑椹子 22kg，苏子 15kg，佛手 15kg，香橼 18kg，麦芽 20kg，茯苓 30kg，百合 15kg，莲子心 18kg，酸枣仁 25kg，用实施例 1 所述方法制成药粉，再辅以片剂或颗粒剂常用辅料制成片剂或颗粒剂，片剂每粒药粉 0.5g，颗粒剂每袋 2g。

本发明药物治疗精神紧张与亚健康临床观察

◆ 一般资料

临床资料：为证实本发明药物的临床疗效，于 2009 年 2 月—12 月，观察组选择患者 77 例，其中男性 36 例，女性 41 例；年龄 22—53 岁，平均年龄 35.4 岁。对照组选择患者 76 例，其中男性 33 例，女性 43 例；年龄 21—55 岁，平均年龄 36.2 岁。两组经统计学处理，上述资料具有可比性，差异均无统计学意义（$P > 0.05$）。

◆ 实验方法

治疗组全部服用实施例 1 药物胶囊，每次 5 粒，每日 3 次。对照组服用逍遥丸，每次 9g，每日 3 次；洋参含片每次 1 片，每日 3 次。两组服药期间均忌辛辣食物，给药时间 14 天为 1 个疗程，治疗时间为 1～2 个疗程。

◆ 评价标准

疗效标准：胸闷烦躁、精神紧张、心神不定、失眠健忘、效率低下、疲乏无力、食欲不振 7 个症状全部消失，停药两周后无复发者为显效；上述 7 个症状中 3 个以上消失，其他症状减轻为有效；未达到显效与有效指标者为无效。

◆ 结果

观察组显效 62 例，有效 13 例，无效 2 例，总显效率 80.5%；对照组显效 33 例，有效 31 例，无效 12 例，总显效率 43.4%。两组比较差异有统计学意义（$P < 0.01$）。

参考文献

[1] 王忠民 . 一种缓解紧张情绪与调理亚健康的药物：CN201010133123.4[P].2011-09-28.

[2]　徐惠祥，王明闯，王忠民 . 精杞苏心胶囊治疗紧张情绪伴亚健康临床研究 [J]. 中华中医药学刊，2016，34（2）：377-380.

[3]　徐惠祥，王忠民，王明闯 . 强力增忆汤对脑疲劳伴记忆力下降影响的临床研究 [J]. 上海中医药杂志，2016，50（2）：55-58.

四、一种快速缓解老年性痴呆症状的药物

（一）研究开发思路

老年性痴呆又称为阿尔茨海默病，是中枢神经系统一种常见的进行性发展的神经退行性疾病。该病对患者以及患者家庭与社会，都会带来沉重的经济负担。作为一名从医 40 余年的专家，探索疑难疾病的治疗药物，是一种义不容辞的责任，也是一种救死扶伤的义务。

在康复门诊，每天会遇到此类患者，看着患者的痛苦、家人们的无奈，萌发了发明一种缓解老年性痴呆药物的想法。在研发之初，笔者查阅了大量的临床研究与报道，结合自己多年积累的经验，老年性痴呆的治疗配方有了一定思路。

老年性痴呆确切病因不明，现行的治疗方案众说纷纭，所用的药物与辨证分型也不尽相同。笔者通过去伪存真、汲取精华之法，在辨证施治与整体观念的基础上，先确定最为常见的辨证分型，再确定既符合治疗该病原则又满足祛病延年的基本功效。在符合疾病证情的情况下，抓住疾病的主要矛盾，兼顾该病诸多症状，选择具有增强脾胃运化功能、填补肾精益髓、康复大脑的中药品种，重在改善临床症状、缓解病情，经过临床验证证明，这一思路是非常有益的。

研究开发一种快速缓解老年性痴呆症状的药物，旨在开发一种既可方便患者服用，又有可靠疗效、快速缓解患者症状的药物。在确定处方组成之后，笔者进行临床试验，经过观察发现，该药对缓解患者症状、改善体质，具有良好的作用。

（二）专利药物名称

一种快速缓解老年性痴呆症状的药物

（三）审批专利号码

CN201911188164.0

（四）专利药物摘要

本发明公开了一种快速缓解老年性痴呆症状的药物，是以山楂、枸杞子、桑椹子、益智仁、紫苏子、当归、天麻、西洋参、酸枣仁、人参、山药、茯苓、桃仁、红花、黄芪、黄精、杜仲、山茱萸、葛根、灵芝为原料，按一定重量配比制备而成。它可以制成任何一种常用口服剂型，药物具有健脾益气、滋补肾精、活血化瘀、醒脑宁心等功能，对缓解烦躁抑郁、头晕健忘、反应迟钝、四肢乏力、精神淡漠、表情呆滞、腰膝酸软等症状具有良好作用，见效尤其迅速，无毒副作用。

（五）专利药物配方

一种快速缓解老年性痴呆症状的药物，配方特征在于它是由药食两用中药组方并按下述质量份的原料药制成。

山　楂 10～90 份	枸杞子 10～50 份	桑椹子 10～90 份
益智仁 10～60 份	紫苏子 10～60 份	当　归 10～90 份
天　麻 10～60 份	西洋参 10～90 份	酸枣仁 10～45 份
人　参 10～90 份	山　药 10～60 份	茯　苓 10～90 份
桃　仁 10～90 份	红　花 10～60 份	黄　芪 10～90 份
黄　精 10～90 份	杜　仲 10～90 份	山茱萸 10～90 份
葛　根 10～90 份	灵　芝 10～90 份	

（六）药物技术领域

本发明涉及一种快速缓解老年性痴呆症状的药物，特别是涉及一种以植物中药且全部为药食两用的中药为原料按一定重量比制成的，对治疗烦躁抑郁、头晕健忘、反应迟钝、四肢乏力、精神淡漠、表情呆滞、腰膝酸软等症状具有明显的改善作用。

（七）研发背景技术

老年性痴呆（Alzheimer disease，AD）已成为严重威胁老年人身心健康与生存质量，以及严重影响社会发展的重要因素，给社会和家庭带来极大的病残安全问题和经济负担，已日益成为倍受关注及研究的重点话题。

AD是一种以隐匿起病与进行性认知功能损害为临床特征的神经变性病。该病随着人口老龄化的加重，已经成为继心脏病、肿瘤、脑卒中后第四位引起成人死亡的病因。据有关资料统计，我国患病人数超过900万人，随着人口老龄化趋势的加剧，预计2040年我国老年性痴呆人数将超过2200万人。在全人类，该病的总人数相当可观，发病率女性高于男性。

AD是发生在老年期及老年前期的一种原发性退行性脑病，是一种持续性高级神经功能活动障碍，无意识障碍的状态下其记忆、思维、分析判断、视空间辨认、情绪等方面发生障碍。其特征性病理变化为大脑皮层萎缩，并伴有β-淀粉样蛋白沉积，神经原纤维缠结，大量记忆性神经元数目减少及老年斑的形成。

AD是一种进行性发展的致死性神经退行性疾病，主要表现为认知和记忆功能不断恶化，日常生活能力逐渐减退，并产生各种精神和行为障碍。随着对其病因、发病机制和分子生物学的深入研究，已有多种假说从不同的侧面阐述了老年性痴呆的病因和发病机制。

AD属于疑难疾病，该病的研究目前已扩展到神经病理学、遗传学、免疫学等方面，人们对其认识已深入到分子水平和基因水平，但对该病的真正原因及发病机制尚缺乏足够的认识，正是基于此，国内外缺乏高效理想的防治药物。目前对AD的治疗，大多采用综合性治疗方法，主要包括社会、心理、康复和药物等诸多方面，而治疗重点则是在于早期诊断和早期治疗，特别是早期的中医药治疗具有一定的临床效果。

目前尚无特效治疗或逆转疾病进展的治疗药物。在西药治疗方面，主要有乙酰胆碱酯酶抑制剂（AchEI），包括他克林（Tcrine）、多奈哌齐（Donepezil）、艾斯能（Exelon）、加兰他敏（Galantamine）；胆碱能受体激动剂，主要是M受体和N受体，常用的有SR-46659A、Xanomeline、AF102B等；促进神经元代谢药物，包括脑活素（CereBroLysin）、血活素（爱维治Actovegin）、雌激素；抗炎药物；自由基清除剂；促神经再生（Neurogenesis）药等。上述药物尽管具有一定的疗效，但均存在或多或少的副作用，特别是对于需要长期服用的老人，直接影响患者用药安全。

中医药在治疗 AD 方面具有一定的优势。中医学认为，脑髓空虚是该病的基本病理变化，肾气肾精亏虚是其基本病机。而肾气虚的形成，主要有两个方面，一方面为先天亏虚，而另一方面属于后天不足，且后者具有更重要的分量。肾精的补充，需要脾气运化水谷精微物质转化而来，若这一环节出现问题，则使肾气亏虚概率大大增加。

大量的科学实验和临床研究表明，老年肾虚者大多存在脑功能下降，大脑神经细胞减少，递质含量及递质受体数量均会不断下降，进而出现内分泌功能紊乱，免疫功能不断下降，自身免疫和变态反应增加，体内自由基的容量及过氧化物随年龄增长逐步积累，抗自由基损伤的物质如 SOD 含量下降。其病机常表现为肾虚，补气健脾以后天助肾、补肾填精以益髓为治疗大法。事实上，组方遣药，重在延缓衰老，防治老年性痴呆，发明人认为调理脾肾，是治疗该病非常重要的方法。脾气虚弱、肾精亏虚始终贯穿老年性痴呆的整个病程，是其本质的特征。临床以健脾益气、补肾填精益髓立方，防治老年性痴呆可取得较好疗效。

由于 AD 发病时间长，治疗周期长，患者用药总量大，这就涉及用药安全问题。目前，临床尚缺少高效、安全、快捷、无毒副作用的中药防止 AD 发生与治疗的专用药品。研究开发有效提高人体脾肾功能、快速降低 AD 发病率、安全可靠无毒副作用、可较长时间服用的药物，对广大 AD 患者来说尤其重要。

中医药在治疗 AD 方面，相对于西药来说副作用少、易被患者接受、整体疗效可靠。根据患者具有脾气虚弱、肾精亏虚的发病机制，从中药研究入手，主要选择具有增强脾胃运化功能、填补肾精益髓的中药品种，具有良好的开发前景。

发明一种具有疗效可靠而没有毒副作用、综合治疗老年性痴呆症效果显著的药物，特别是运用药食两用中药研制出该类疗效显著的药物，更具有安全有效特征，且具有非常重要的实用意义，这也是发明人的出发点与研究目的。一种快速缓解老年性痴呆症状的中成药研制成功，填补了药食两用中成药快速有效治疗老年性痴呆症的空白。

（八）发明专利内容

一种快速缓解老年性痴呆症状的药物，主要通过健脾益气，增加肾精填充，达到益髓补脑的作用。老年性痴呆症属于中医学"善忘""呆病""郁症""虚劳"等范畴，其病位在脑。多数学者认为肾精亏虚、髓海不足是该病的主要病机。但笔者通过临床观察发现，尽管有肾虚的临床表现，但在出现肾虚病证之前，常常有后天之本虚弱的病机。

脾胃为后天之本，是脏腑功能、气血运行、机体活动等方面的基本动力，脾胃功能受到伤害，则水谷精微物质转换为气血、滋养脏腑等功能就会直接受到不良影响。《三因方》云："脾之意与思，意为记所往事，思则兼心之所为也……今脾受病则意舍不清，心神不宁，使人健忘。"脾气虚弱运化失职，水液输布异常，易聚湿生痰，痰浊阻滞经络则气血无法正常运行；脾气运化功能不足，水谷精微物质转化气血的功能下降，进而导致气血不足，五脏六腑功能受到不良影响。肾精的来源既依靠先天禀赋，又要依赖后天补养，二者缺一不可。明代金正席曰："人之灵机记性皆在于脑。小儿精少脑未满，老人精虚脑渐空，故记性皆少。"肾精之后天来源依赖脾之运化，气血必须充足，以足够填充肾精之需。故此，仅仅补肾填精是不全面的，发明人通过大量的临床研究资料看到，在补肾填精的同时，健脾益气以强后天之本，远比单一补肾填精效果明显。

补益后天之本，可显著增强气血的功能，但从老年人的基本特点来看，不仅具有气血亏虚的病机，更具有气滞血瘀的病机特征，因此仅仅补益后天之本还是不全面的，气血正常流通才可以充分发挥脏腑的正常作用，从这一意义上来说，老年性痴呆症患者因年老气血亏虚更容易发生气滞血瘀的病机不可忽视。

通过多年的临床观察发现，在健脾益气、填补肾精的基础上，佐以活血化瘀之品，使气血流通自如，脏腑功能正常，经络畅达无阻，脑髓方可正常充盈，因此活血化瘀对于老年性痴呆症的治疗，同样是不可缺少的方法。临床观察证明，通过健脾益气、补肾填精等方法治疗老年性痴呆症的同时，佐以活血化瘀是十分有益的。

笔者经过多年探索认为，脾气虚弱、肾精匮乏、气血瘀滞等病机，是老年性痴呆症发病的主要因素。当然，由于精神压力过大、情志不遂、家庭不睦、体质不健等诸多因素也会发生气血病变，进而发生肝气郁结、脾胃不和、气血不畅、肾精亏虚等证。在治疗中，发明人根据健运脾气、调理气血、燮理脏腑、补肾填精的治疗步骤，达到快速缓解老年性痴呆症状的效果。临床研究证实，这一治疗方法疗效是显著的，比单一、直接补肾填精效果更为有效。

本发明药物是以如下技术方案实现的。一种快速缓解老年性痴呆症状的药食两用药物，其特征在于它是以下述质量份的原料用中药制剂学常规工艺制成：山楂 10～90 份，枸杞子 10～50 份，桑椹子 10～90 份，益智仁 10～60 份，紫苏子 10～60 份，当归 10～90 份，天麻 10～60 份，西洋参 10～90 份，酸枣仁 10～45 份，人参 10～90 份，山药 10～60 份，茯苓 10～90 份，桃仁 10～90 份，红花 10～60 份，黄芪 10～90 份，黄精 10～90 份，杜仲 10～90 份，山茱萸 10～90 份，葛根 10～90 份，灵芝 10～90 份。

上述原料药及用量配方，是发明人经多年临床试验研究得出的，在上述用量范围内均具有显著疗效。

一种快速缓解老年性痴呆症状的药物组成，选择山楂、枸杞子、桑椹子、益智仁、紫苏子、当归、天麻、西洋参、酸枣仁、人参、山药、茯苓、桃仁、红花、黄芪、黄精、杜仲、山茱萸、葛根、灵芝进行配伍，各味药物功效之间产生相互协同作用，具有健脾益气、滋补肾精、活血化瘀、醒脑宁心等功能，对缓解烦躁抑郁、头晕健忘、反应迟钝、四肢乏力、精神淡漠、表情呆滞、腰膝酸软等症状具有良好作用，见效尤其迅速，无任何毒副作用。

一种快速缓解老年性痴呆症状的药物中，山楂具有健脾和胃、活血化瘀、降低血脂等作用，气血并走，降低血压、抗心肌缺血、抗脑缺血、改善血流变、保护内皮细胞免受伤害、抗氧化、抗衰老，对老年疾病具有良好的防治作用；枸杞子滋补肝肾、益精明目、延缓衰老，具有增强免疫力、抗氧化、抗突变、抗肿瘤、降血压、降血脂、降血糖，是补肾填精常用佳品；桑椹子滋补肝肾，养血生津，具有增强免疫力、抗氧化、抗衰老、抗突变、抗肿瘤等作用，可降血糖、降血脂，其含有白藜芦醇对脑神经系统具有一定的保护作用；益智仁温脾止泻摄涎、暖肾固精缩尿，具有抗炎、抗肿瘤、抗氧化、抗衰老、抗过敏、镇痛等作用，动物实验证明益智仁挥发油对帕金森病具有治疗作用，这一作用是通过保护神经而实现的，益智仁可增强小鼠学习记忆力，具有保护纹状体多巴胺神经元的作用；紫苏子降气化痰、止咳平喘、润肠通便，具有抗菌、抗过敏、抗动脉硬化、抗衰老、抗肿瘤、抗抑郁、抗自由基等作用，苏子油可明显减低脑总的丙二醛含量，可显著提高红细胞中超氧化物歧化酶的活性，进而改善脑功能和增强记忆力，对老年性痴呆症的记忆力下降具有良好的对抗作用；当归补血养血、活血止痛、润燥通便，可增强免疫力，具有抗凝血、抗炎、抗过敏、抗氧化、抗衰老、抗肿瘤、抗损伤，对脑缺血损伤具有良好的保护作用，动物实验证明当归可缓解脑缺血后细胞的凋亡，并可促进大脑中动脉栓塞模型大鼠脑缺血损伤后神经生长、修复相关蛋白细胞周期素 D1 与生长相关蛋白的表达，减少细胞凋亡的发生，进而发挥保护大脑神经的作用；天麻镇静催眠、息风镇痛，具有抗惊厥、抗眩晕、抗菌、抗衰老等作用，动物实验证明天麻可降低血清脂质过氧化物浓度，具有改善记忆、益智作用，临床证实天麻素具有预防与治疗老年性痴呆症的潜在功效；西洋参补气养阴、清热生津，增强免疫力、抗疲劳、抗衰老、抗肿瘤、抗失血性休克等作用，西洋参可增强学习与记忆功能，增强耐缺氧能力，具有中枢神经保护能力；酸枣仁补肝宁心、生津敛汗，增强免疫力，镇静安神，增强免疫力、抗惊厥、抗焦虑、抗抑郁、抗血小板聚集、抗衰老、抗心肌缺血、抗心律失常、抗辐射、抗肿瘤、抗自由基等作用；人参大补元气，具有增强记忆力、提高免疫力、改善心脑血管、抗肿瘤、抗衰老、抗氧化等作用，可提高人的认知功能，增加记忆能力与学习能力，调节神经系统，兴奋造血系统功能，改善老年人微循环，有临床报道证实其对老年性痴呆症具有良好的治疗作用；山药健脾益气、生津益肺，具有降血糖、降血脂与抗氧化、抗突变、抗肿瘤、抗衰老、增强免疫力，对提高老年人体质，具有一定的作用；茯苓健脾益气、渗湿利水、宁心安神，具有增强免疫力、抗炎、抗肿瘤、抗衰老、抗白血病等作用，对提高老年体质具有一定效果；桃仁活血祛瘀，润肠通便，止咳平喘，提高机体免疫力，抗过敏、抗肿瘤等，对心脑血管具有抗凝血、抗血栓等作用，可增加脑血流量，降低脑血管阻力，改善血流动力学，对大脑的功能具有保护作用；红花活血化瘀，具有抗凝、抗氧化、抗衰老、抗肿瘤、降血脂等作用，动物实验证明红花具有保护大脑组织，明显抑制局灶性脑缺血，并能减轻大鼠脑梗死面积和神经功能障碍；黄芪升阳补气、固表止汗、生津养血、行滞通痹、利水消肿、托毒排脓、敛疮生肌，是治疗虚证最为常用的药物之一。《本草求真》称"黄芪为补气诸药之最"，具有提高免疫力、抗氧化、抗突变、抗肿瘤、抗病毒、抗衰老、抗动脉粥样硬化等作用，有降低血脂、降血压、降血糖功效，可有效保护心脑血管，对老年性痴呆症具有一定的保护作用；黄精"除风湿，安五脏，久服轻身，延年不饥"（出自《名医别录》），可补气养血、健脾益气、滋肾润肺，具有增强免疫力、抗菌、抗病毒、抗氧化、抗衰老、抗肿瘤等作用，具有改善学习、增强记忆力等作用，对老年性痴呆症患者记忆力减退有较好的疗效；杜仲补益肝肾、强筋壮骨、固冲安胎，具有增强免疫力、抗衰老、抗氧化、抗肿瘤、抗炎、抗病毒、降血糖、降血压、降血脂、强体质等作用，其提取物具有治疗神经退行性病变的潜在作用，并对学习与记忆力障碍小鼠有神经保护作用；山茱萸补益肝肾、涩精固脱、收敛止汗，具有提高免疫力、抗氧化、抗衰老、抗肿瘤、抗炎镇痛等作用，动物实验证明对皮层神经元细胞有保护作用，对大脑缺血性损伤具有潜在的保护作用，对局灶性脑缺血具有治疗功效，对脑梗死具有改善效果，对提高与改善认知能力的作用显著，对氧化应激所致神经损伤具有防护作用；葛根解肌退热、生津止渴、升阳止泻，含有大豆素等异黄酮类化合物，可改善血液循环、抗心律失常、抗心肌缺血、抗氧化、抗肿瘤、降血压、降血脂、降血糖、保护脑神经以及抗氧化等作用，动物实验证明葛根素能够抑制脑组织相关蛋白表达以及血小板聚集，进而保护脑组织，有预防脑梗死的作用，葛根素还可抑制 D- 半乳糖诱导的蛋白糖基化反应，大豆苷可抑制脑组织中促凋亡基因表达并防止突触体钙超载，进而有效减少海马神经元凋亡与神经细胞毒性损伤，达到保护脑神经的功效，对脑血管和神经系统具有较好的保护作用；灵芝补气安神、止咳平喘、扶正固本，具有增强免疫力、抗氧化、抗衰老、抗突变、抗肿瘤等作用，其抗失眠、抗神经衰弱的疗效较为显著。

一种快速缓解老年性痴呆症状的药物所用之品，单味均有不同程度促进脾胃运化、补肾填精益髓、抗衰老等作用。不仅如此，所用药物并非单味中药的作用叠加，而是在中医辨证施治的基础上科学组方，实现了 1+1 ＞ 2 的组方效应。所用中药的功能主要体现在健脾益气、滋肾填精、缓解症状等方面，对缓解烦躁抑郁、头晕健忘、反应迟钝、四肢乏力、精神淡漠、表情呆滞、腰膝酸软等症状，疗效尤其显著。

不仅如此，上述药物的药理作用，均有相关药理研究或动物实验结论。

本发明药物可采用中药制剂的常规方法制成内服剂型。本发明药物可以将原料药研成粉混合均匀成散剂、冲剂、颗粒剂、口服液、饮料，还可将各原料药水煎后浓缩成膏再烘干获得有效成分，根据需要制备成各种口服剂，但这些不限制本发明的保护范围。

本发明药物也可采用半仿生提取（SBE）、超临界流体萃取（SFE）、微波提取（MAE）、酶提取（ETE）、超声波提取（UAE）、压榨提取（PE）、连续逆流提取（CCE）、组织破碎提取（STE）、免加热提取（HFE）、常温超高压提取

（UHPE）、空气爆破提取（AEE）等方法提取有效成分，上述提取方式均在本发明药物的保护范围。

本发明优选的采用如下胶囊剂型。

所述药物的制备方法，按如下步骤进行。

(1) 按比例称取原料，备用。

(2) 将所述重量比的山楂、枸杞子、桑椹子、益智仁、紫苏子、当归、天麻、西洋参、酸枣仁、人参、山药、茯苓、桃仁、红花、黄芪、黄精、杜仲、山茱萸、葛根、灵芝 20 味中药，验收合格后交付专业中药制药厂提取。

(3) 由药厂依照中药提取常规方法与程序进行提取。

(4) 将提取的药粉分装成瓶装胶囊剂，每瓶 60 粒，每粒含中药提取药粉 0.45g。

(5) 或将提取的药物制成颗粒剂，每袋含中药提取药粉 6g。

(6) 由药厂将成品交付临床试验。

本发明药物经临床使用结果表明，有下述优点。

(1) 本发明选用天然食用植物药为原料，各组份符合药品法规定和中医处方原则，突出中医辨证与西医辨病相结合、病因治疗与对症治疗相结合的基本特色。

(2) 本发明药物提取后无须煎煮，口感良好，服用方便，各味药物组方前后均无毒无害，正常剂量服用没有发现任何副作用。

(3) 本发明药物对患者免疫功能低下及其导致的诸多症状不仅有良好的治疗效果，也有良好的预防保健作用，适用范围广泛。

(4) 本发明药物均精选于卫健委规定可药食两用的品种，安全性更高，治疗中免疫力低下患者可长期服用。

(5) 本发明药物具有良好的兼顾性，对患者容易出现的烦躁抑郁、头晕健忘、反应迟钝、四肢乏力、精神淡漠、表情呆滞、腰膝酸软等症状，具有一定的治疗作用。

(6) 本发明药物标本兼治，见效迅速。

（九）具体实施方式

以下结合实施例及临床应用统计进一步说明本发明药物的效果。

实施例 1：胶囊剂制备

山楂 15kg、枸杞子 20kg、桑椹子 20kg、益智仁 20kg、紫苏子 15kg、当归 15kg、天麻 20kg、西洋参 20kg、酸枣仁 15kg、人参 20kg、山药 20kg、茯苓 15kg、桃仁 18kg、红花 20kg、黄芪 18kg、黄精 20kg、杜仲 20kg、山茱萸 20kg、葛根 20kg、灵芝 15kg，由专业中药制药厂提取加工，制成胶囊剂，每粒 0.45g，每次 4 粒，每日 3 次。

实施例 2：颗粒制备

山楂 15kg、枸杞子 20kg、桑椹子 20kg、益智仁 20kg、紫苏子 15kg、当归 15kg、天麻 20kg、西洋参 20kg、酸枣仁 15kg、人参 20kg、山药 20kg、茯苓 15kg、桃仁 18kg、红花 20kg、黄芪 18kg、黄精 20kg、杜仲 20kg、山茱萸 20kg、葛根 20kg、灵芝 15kg，由专业中药制药厂提取加工，制成颗粒，每袋 6g，每次 1 袋，每日 3 次，冲服。

本发明药物治疗老年性痴呆临床观察

◆ 一般资料

临床资料：为证实本发明药物的临床疗效，于 2018 年 7 月—2019 年 6 月，选取中医门诊治疗老年性痴呆患者 132 例，年龄 55—85 岁；其中男 49 例，女 83 例；按数字随机表法分观察组与对照组，观察组与对照组各 66 例。观察组中男 24 例，女 42 例；年龄为 55—85 岁，平均年龄（72.71 ± 6.39）岁；平均病程（28.11 ± 13.77）个月。对照组 66 例，其中男 25 例，女 41 例；年龄为 55—84 岁，平均年龄（72.97 ± 6.42）岁；平均病程（27.91 ± 14.16）个月。两组性别、年龄、病程等一般临床资料，经统计学处理无显著性差异，具有可比性（$P > 0.05$）。

西医诊断标准：AD 诊断符合美国精神病协会 1994 年修订的《精神障碍诊断与统计手册（第四版）》中痴呆和老年性痴呆诊断标准。有客观证据表明有短期与长期记忆损害；至少具备下列 1 条。抽象思维损害；判断力损害；其他皮层高级功能的紊乱，如失语、失用、失认、"结构性"困难；人格改变。其中第一、二项障碍明显干扰了职业与日常社交活动或人际关系；不只是发生在谵妄的病程中。

中医诊断标准：参照中医证候诊断标准《中医临床诊疗术语（证候部分）》（GB/T 16751.2-1997）诊断为肾虚髓亏证。主要症状为肾精亏虚，精髓不足，以生长发育迟缓，或者骨折久不愈合，或腰酸骨痿、头晕耳鸣、健忘痴呆等为常见病的证候。

入选标准：年龄 55—85 岁，符合上述老年痴呆症诊断标准。采用精神状态简易速检表（MMSE），总分为 13~24 分的轻、中度老年痴呆症患者；年龄 ≥ 50 岁的男性或女性；无重大躯体疾病；排除脑外伤及其他精神障碍。研究前 2 个月未曾使用精神药物或血管活性药物者，无重大消耗性疾病，依从性好，自愿签署知情同意书。

排除标准：患有血管性痴呆或其他原因所致的痴呆患者；患有严重心、肝、肾与造血系统疾病（窦性心动过缓及传导阻滞，ALT、AST 超过正常值上限 2 倍者，肾功能检查尿素氮超过正常值上限 1.5 倍，肌酐超过正常值）；过敏体质或对本治疗药物过敏者；病情危重且难以自理者；具有难以控制的高血压病；具有干扰认知测验的疾病，如失语、偏瘫，或严重的听力障碍、视觉缺陷、言语交流受限者；有晕厥史、哮喘史及慢性阻塞性肺病史者；正在参加其他药物临床试验者；病情危重不能对研究用药进行有效性、安全性做出确切评价者；依从性差不能正常完成全程治疗者；经综合评估认定不宜参加本临床观察者。

◆　实验方法

对照用药：两组均用药 2 个月。观察组患者服用本发明药物颗粒剂，每袋 6g，每次 1 袋，每日 3 次，冲服；对照组患者服用石杉碱甲片（河南太龙药业股份有限公司豫中制药厂生产，国药准字 H10940156），每次 0.15mg，每日 2 次，服用西药期间不服用其他神经营养剂，必要时可加服小剂量抗焦虑药，如阿普唑仑片，每日 0.4~0.8mg。两组连续治疗时间均为 3 月。

观察指标：①两组治疗前后主要症状分值变化情况；②两组治疗前后 MMSE 评分比较；③两组患者临床疗效比较。

◆　评价标准

疗效评定标准：治疗前与治疗 3 个月末，采用长谷川痴呆量表（HDS-R）评定临床表现，采用简短精神状态量表（MMSE）评定认知功能及疗效。

◆　统计方法

采用 SPSS10.0 统计软件进行统计学分析，计量资料以（$\bar{x} \pm s$）表示，采用 t 检验，计数资料以率（%）表示，采用 χ^2 检验，$P < 0.05$ 为有统计学差异。

◆　结果

疗效分析：用 HDS-R 进行两组临床表现评定。总分为 32.5 分，为远近记忆力 9.5 分、定向力 5.5 分、计算力 5 分、命令服从 2.5 分、语言理解 7.5 分。

治疗结果：两组治疗前后主要症状分值变化情况：观察组于治疗前后远近记忆力分别为（5.29±1.33）分、（5.82±1.71）分，计算能力治疗前后分别为（2.63±1.21）分、（2.85±1.33）分，语言理解治疗前后分别为（4.37±1.45）分、（5.92±1.61）分，命令服从治疗前后分别为（1.65±0.51）分、（2.33±0.51）分，定向力治疗前后分别为（3.21±1.29）分、（4.39±1.09）分；对照组于治疗前后远近记忆力分别为（5.32±1.63）分、（5.91±1.82）分，计算能力治疗前后分别为（2.77±1.36）分、（2.82±1.42）分，语言理解治疗前后分别为（4.49±1.59）分、（4.74±1.77）分，命令服从治疗前后分别为（1.65±0.53）分、（1.78±0.59）分，定向力治疗前后分别为（3.31±1.31）分、（3.59±1.39）分；观察组经治疗后语言理解、命令服从、定向力 3 个方面具有显著改善，具有统计学差异，观察组优于对照组。

两组治疗前后 MMSE 评分比较：观察组于治疗前后分别为（25.33±3.03）分、（31.22±4.52）分，对照组于治疗前后分别为（24.97±3.09）分、（29.57±4.12）分；两组认知功能治疗前后均有统计学差异。

两组患者临床疗效比较：用 MMSE 治疗前后提高分率为判断疗效标准，提高分率计算为（治疗末分值 – 治疗前分值）/ 治疗前分值 ×100%。显效为提高分率 ≥ 20%；有效为提高分率 10%～19%；无效为提高分率 < 10%。观察组 66 例中显效 31 例（46.97%），有效 29 例（43.94%），无效 6 例（9.09%），总有效率 90.91%；对照组 66 例中显效 17 例（25.76%），有效 35 例（53.03%），无效 14 例（21.21%），总有效率 78.79%。通过临床观察比较，本发明药物总有效率明显高于对照组，差异有统计学意义，具有一定的临床推广意义。

参考文献

[1] 王忠民. 一种快速缓解老年性痴呆症状的药物：CN201911188164.0[P].2021–05–25.

[2] 王忠民，刘茜. 卵巢早衰 [M]. 北京：中国中医药出版社，2020: 33–55.

[3] 王明闯. 王忠民医术精华 [M]. 天津：天津科学技术出版社，2015: 72–99.

五、一种抗疲劳与增强记忆力的药物

（一）研究开发思路

在现实生活中，发生疲劳与记忆力下降者极为常见。脑疲劳是指用脑过度引发的疲劳，在脑力劳动者中尤其常见。脑疲劳是一种缺乏动机与警觉的主观感觉，所表现的主要症状为头脑昏沉、注意力不集中、思考困难、欲望下降、工作绩效降低、记忆力较以往降低、全身乏力等。

脑疲劳起因大多为迫于升学、晋级、应考的压力而长时间学习或超时工作，导致用脑过度，心理压力过大，大脑难以正常休息，致使学习、工作效率大幅度下降。此外，亦由于经济条件限制、不良生活习惯影响、疾病等因素，引发营养摄入不足或者消耗过度，大脑必需营养物质相对或绝对缺乏所致。

发生脑疲劳的主要因素是由于大脑供能被过度消耗，同时又产生一定量的"疲劳毒素"，导致细胞活力下降，进而致使机体各系统功能减退。若不及时纠正这一状态，"疲劳毒素"在体内聚集会发生细胞中毒，并刺激中枢神经系统，产生全身性疲劳反应，使疾病形成恶性循环。

"疲劳毒素"如乳酸、氨、氧自由基、过氧化脂质、脂褐素等若不能及时清除，脑疲劳症状、脑组织的伤害均会加重；病之初可出现犯困、头昏、头痛、记忆力下降等，日久加重，可诱发脑神经细胞凋亡，甚至形成不可逆的结局。

在现实生活中，脑疲劳状态并未引起患者的足够重视，事实上脑疲劳是需要及时治疗的疾病，因为这种亚健康状态还会对免疫系统构成损害，影响疾病康复进程；同时，脾脏、淋巴组织中若过度堆积"疲劳毒素"，则会导致 T 细胞功能下降，白细胞介素与 α- 干扰素等免疫因子生成减少，自然杀伤细胞的数目、活性均会下降。故而，及时清除"疲劳毒素"，对预防并发症，避免其对心血管、泌尿系统、肝脏、肌肉、皮肤等构成伤害，以及增强记忆能力是非常重要的。

中医古籍中并无脑疲劳之记载，但《金匮要略》中所述脏躁病、百合病，以及后世医家所提及的眩晕、郁证等，与脑疲劳有相似之处。《素问》曰："四肢懈惰，此脾精不运也……有所劳倦，形气衰少。"《灵枢·大惑论》曰："故神劳则魄散、志意乱。"思虑过度则脾气受损，而四肢乏力正是脾主肌肉四肢能力下降的表现；肝主疏泄，郁则气机不达，继而影响脑部血气运畅；心主神明，心之气血不足同样影响记忆能力。从临床证候看，脾虚、肝郁与心虚是疲劳伴记忆力下降的常见中医病机。

根据上述病因病机，笔者在研发本专利药物过程中，重视健脾益气、疏肝解郁、养血安神等方面的治疗。同时，笔者根据中药药理实验结果，选择既符合辨证施治的基本要求，又符合药理研究结果证实抗疲劳、增强记忆力的品种，符合辨证与辨病相结合的基本原则，确保本发明药物具有可靠的临床效果。

（二）专利药物名称

一种抗疲劳与增强记忆力的药物

（三）审批专利号码

CN201010133109.4

（四）专利药物摘要

本发明公开了一种抗疲劳与增强记忆力的药物，是以枸杞子、桑椹子、大枣、黄精、龙眼肉、酸枣仁、紫苏、葛根、菊花为原料，按一定重量配比煎煮提取制备而成。它可以制成任何一种常用口服剂型，药物具有补肾填精、健脾益气、宁心安神、健脑益智等功能，对精神疲倦、四肢乏力、失眠多梦、记忆力差等症状具有很好的疗效，且见效迅速，无毒副作用。

（五）专利药物配方

一种抗疲劳与增强记忆力的药物，其特征在于它是由下述质量份的原料药制成。

枸杞子 10～30 份	桑椹子 10～30 份	大　枣 15～30 份
黄　精 12～30 份	龙眼肉 10～30 份	酸枣仁 12～30 份
紫　苏 10～30 份	葛　根 12～30 份	菊　花 10～30 份

（六）药物技术领域

本发明涉及一种抗疲劳与增强记忆力的药物，特别是涉及一种以植物中药且全部为药食两用的中药为原料制成的、具有特殊疗效的药物。

（七）研发背景技术

疲劳与记忆力下降，是脑力劳动者最常见的症状。在当今，由于学习、工作等压力不断增大，用脑时间过长，出现身心疲惫、记忆力下降、失眠、多梦、烦躁等，一直困扰着大批脑力工作者。事实上，这些症状都是亚健康的表现，不及时治疗将会影响正常工作与学习。

上述症状反复发作，还会产生一系列的并发症，使患者抗病能力下降，工作效率低下，学习成绩不佳，精神萎靡不振，甚至出现一些严重的功能性疾病。但对于这一常见的且高发的症状，目前尚乏专门治疗的特效药物。

在治疗上述症状方面，一般使用镇静的西药与营养药物，但镇静药物易产生依赖性，且有诸多的副作用。而中药的功效，常常是综合性的，解除疲劳、安神健脑、促进记忆、增强免疫等可通过复方形式兼而治之，具有一定的组方优势，但该类药物鲜见。

如何快速祛除疲劳、提高睡眠质量、有效振奋精神，是提高记忆功能的前提，单纯靠镇静药物改善睡眠显然不利于提高记忆能力，更不利于解除脑力劳动者的身心疲惫。

发明者通过多年临床验证，筛选出具有缓解疲劳、增强记忆双重功效的单味中药，组成具有抗疲劳与增强记忆功能而没有毒副作用的药物，是本发明人的目的。纵观中西药市场，该类药物尚属空白。

（八）发明专利内容

本发明的目的是提供一种抗疲劳与增强记忆力的药物。组方以传统的辨证施治为准则，补气兼以健脾，养血佐以安神，健脑辅以养精，君臣佐使分明，配方恰如其分，辨证与辨病结合，中医与西医合参，所用药物均经现代医学有关药理实验证明具有抗疲劳、增强免疫、促进记忆的显效性与可靠性，而且每味药物均提示没有毒副作用，是一种综合治疗脑力劳动者疲劳与记忆力下降的优良药物。

本发明是以如下技术方案实现的。一种抗疲劳与增强记忆力的药物，其特征在于它是由下述质量份的原料药用常规制备方法制成：枸杞子 10～30 份，桑椹子 10～30 份，大枣 15～30 份，黄精 12～30 份，龙眼肉 10～30 份，酸枣仁 10～30 份，紫苏 10～30 份，葛根 12～30 份，菊花 10～30 份。

上述原料药及用量配方，是发明人与多家医疗机构联合进行临床试验才得出的，在上述用量范围内均具有显著的疗效。

方中枸杞子滋补肝肾、益阴养精，抗疲劳、抗衰老、抗氧化、抗辐射、促进免疫功能；桑椹子补肾填精、补血养阴，抗氧化、抗衰老、抗突变、促进免疫功能；二者合之，补先天之精，强脏腑之功。大枣补中益气、养血安神，抗氧化、抗突变、增强免疫功能；黄精补气养血、滋阴润肺、脾肾双补，抗疲劳、抗衰老；二者配伍，补后天之气，助脾肺强壮。龙眼肉补益心脾、养血安神，抗应激、抗疲劳，增强免疫功能；酸枣仁补肝宁心，益阴生津、耐缺氧、抗衰老、增强免疫功能；二者协同，养疲惫之心，益阴血之亏，宁不安之神。紫苏疏理气机、润肺平喘，现代药理研究证实具有提高记忆能力与抗衰老的作用；葛根生津液、益阳气、解毒热，抗衰老、耐缺氧，现代药理研究证实对提高记忆能力有明显促进作用；菊花平肝凉血、清利头目，抗衰老，抗疲劳，对提高记忆力有益；三者相佐，理气机，益阳气，抗疲劳，强记忆。全方诸药配合疗效相得益彰，符合中医辨证施治的基本原则，符合中西医结合的处方思路。

本发明药物可采用中药制剂的常规方法制成内服剂型。本发明药物可以将原料药研成粉混合均匀成散剂、丸剂、片剂、颗粒剂、口服液，还可以将各原料药水煎后浓缩成煎液得有效成分、再制备成各种口服剂，均不影响治疗效果。

本发明优选的采用如下胶囊剂型和颗粒剂。

所述药物的制备方法，按以下步骤进行。

(1) 按比例称取原料，备用。

(2) 将所述重量比的枸杞子、桑椹子、大枣、黄精、龙眼肉、酸枣仁、紫苏、葛根、菊花 9 味药加水煎煮 5 次，然后合并 5 次煎液。

(3) 将步骤（2）所得煎液浓缩成浸膏。

(4) 将浸膏烘干得干浸膏。

(5) 粉碎干浸膏成粉状。

(6) 在 110 ℃下保持 10 分钟之后降至 105 ℃保持 5 分钟，然后再降温至

100℃，保持 5 分钟，冷却至室温。

(7) 装入胶囊。

所述步骤（2）的每次加水量以没过药面为宜，每次煎煮 30 分钟。

所述步骤（5）所得的药粉与片剂常用辅料混合，压片成片剂。

用枸杞子 10～30 份，桑椹子 10～30 份，大枣 15～30 份，黄精 12～30 份，龙眼肉 10～30 份，酸枣仁 12～30 份，紫苏 10～30 份，葛根 12～30 份，菊花 10～30 份。上述药物的制备方法，其特征在于包括以下步骤。

(1) 称取各原料药，备用。

(2) 将所述重量配比的枸杞子、桑椹子、大枣、黄精、龙眼肉、酸枣仁、紫苏、葛根、菊花 9 味药用净水冲洗后加水煎煮 5 次，每次加水以没过药面为宜，每次煎煮 30 分钟，合并 5 次煎煮液，过滤得滤液。

(3) 将过滤液用水提取或者酒精提取，浓缩成流浸膏，在烘干箱内烘干制成干流浸膏。

(4) 将干浸膏粉碎成粉为有效成分。

或将步骤（4）中干浸膏粉的有效成分在 110℃下杀菌 10 分钟冷却后装入胶囊得胶囊剂。

或将步骤（4）中干浸膏粉的有效成分与片剂常用辅料混合，压片成片剂。

或将步骤（4）中干浸膏粉的有效成分与颗粒剂常用辅料混合，制成颗粒剂。

所述药物的制备方法，其特征在于它包括以下步骤。

(1) 称取各原料药，备用。

(2) 将所述重量配比的枸杞子、桑椹子、大枣、黄精、龙眼肉、酸枣仁、紫苏、葛根、菊花 9 味药净水冲洗后加水煎煮 5 次，每次加水以没过药面为宜，合并 5 次煎煮液，过滤得过滤液。

(3) 将过滤液适当浓缩，经过防腐消毒处理，直接制成有效成分的口服液。

或将步骤（3）中口服液的有效成分与常用辅料混合，制成口服液。

本发明药物经临床使用结果表明，有下述优点。

(1) 本发明选用天然食用植物药为原料，各组份符合药品法规定和中医处方原则，突出中医辨证与西医辨病相结合、病因治疗与对症治疗相结合的基本特色。

(2) 本发明药物无须煎煮，口感良好，服用方便，各味药物组方前后均无毒无害，正常剂量服用没有发现任何副作用，老少皆宜。

(3) 本发明药物对身心疲惫、精神不振、记忆力下降、睡眠质量差等症状不仅有良好的治疗效果，也有良好的预防保健作用，适用范围广泛。

(4) 本发明药物均精选于卫健委规定可药食两用的品种，安全性更高，治疗疲劳与记忆力的患者可以较长时间服用。

(5) 本发明药物具有良好的兼顾性，对于脑力劳动者、管理人员容易出现的便秘、多梦、血脂偏高等症状，具有一定的兼顾治疗作用。

(6) 本发明药物具有良好的抗亚健康效果，对于诸多功能性疾病治疗、诸多疾病的初期预防、免疫功能低下等具有积极可靠的疗效。

(7) 本发明药物标本兼治，见效迅速。

（九）具体实施方式

以下结合实施例及临床应用统计进一步说明本发明药物的效果。

实施例1：胶囊剂制备

枸杞子 30kg，桑椹子 24kg，大枣 15kg，黄精 30kg，龙眼肉 18kg，酸枣仁 20kg，紫苏 15kg，葛根 18kg，菊花 15kg，加水共同煎煮 5 次，每次加水以没过药面为宜，每次煎煮 30 分钟，合并 5 次煎液；将煎液通过常规酒精提取，浓缩成浸膏；将浸膏放入烘干箱烘干后粉碎为细粉，并进行常规高温消毒；将细粉装入胶囊，每粒药粉 0.45g。

实施例2：颗粒剂制备

枸杞子 30kg，桑椹子 24kg，大枣 15kg，黄精 30kg，龙眼肉 18kg，酸枣仁 20kg，紫苏 15kg，葛根 18kg，菊花 15kg，用实施例 1 所述方法制成药粉，再辅以颗粒剂常用辅料制成冲剂，冲剂每袋药物 2g。

本发明药物治疗疲劳与增强记忆力下降临床观察

◆ 一般资料

临床资料：为证实本发明药物的临床疗效，于 2008 年 3 月—2009 年 2 月，治疗组选择具备精神疲倦、四肢乏力、失眠多梦、记忆力差等特点者 56 例，其中男性 27 例，女性 29 例；年龄 15—47 岁，平均年龄 28.6 岁。对照组选择具备精神疲倦、四肢乏力、失眠多梦、记忆力差等特点者 56 例，其中男性 26 例，女性 30 例；年龄 14—48 岁，平均年龄 29.1 岁。两组经统计学处理具有可比性，差异均无统计学意义（$P > 0.05$）。

◆　实验方法

治疗组全部服用实施例 1 药物胶囊，每次 5 粒，每日 3 次。对照组含服洋参含片，每日 3 次，每次 1 片；安神补心片，每次 5 片，每日 2 次。两组服药期间避免精神刺激，给药时间以 14 天为 1 个疗程，治疗时间为 1～2 个疗程。

◆　评价标准

疗效标准：精神疲倦、四肢乏力、失眠多梦、记忆力差 4 个主要症状全部消失为显效；精神疲倦、四肢乏力、失眠多梦、记忆力差等症状消失至少一个以上或者上述主症明显缓解为有效；上述 4 个主要症状治疗前后无变化者为无效。

◆　结果

观察组显效 41 例，有效 14 例，无效 1 例，显效率 73.21%；对照组显效 29 例，有效 23 例，无效 4 例，显效率 51.79%。两组比较差异有统计学意义（$P < 0.05$）。需要强调的是，治疗组未发现副作用，继续服用可达到显效标准。

参考文献

[1]　王忠民 . 一种抗疲劳与增强记忆力的药物：CN201010133109.4[P]. 2012-07-04.

[2]　徐惠祥，王忠民，王明闯 . 强力增忆汤对脑疲劳伴记忆力下降影响的临床研究 [J]. 上海中医药杂志，2016, 50（2）：55-58.

[3]　王明闯 . 王忠民医术精华 [M]. 天津：天津科学技术出版社，2015: 202-279.

六、一种快速缓解疲劳综合征的药物

（一）研究开发思路

近些年疲劳综合征患者有增多的趋势。在现实生活中，疲劳无力、心烦意乱为主要症状者较为常见。而这些症候群的发生，常给患者带来诸多的心理压力。一旦发生疲劳综合征，患者大多存在思虑过度，常联想罹患严重疾病，甚至认为发生了恶性肿瘤，严重影响患者的身心健康。

中医药对于治疗疲劳综合征所发生的症状具有较大优势。患者在整个发病过程中，一直伴有疲劳与心烦，如何使患者快速驱除疲劳与烦恼、缓解精神压力，大增治愈疾病的信心，对该病的康复非常有利。

中药药证相符，对疲劳综合征的疲劳、心烦等症状的缓解尤其迅速。笔者在临床研究发现，一些疲劳综合征患者精神萎靡不振，精神压力尤其显著。但有些患者常首先找西医诊治，多数患者进行诸多检查，甚至进行 CT、MRI、心脑血管、肿瘤指标检查，结果仍然查不出问题，在这种情况下，自然也没有有效的治疗药物。

根据疲劳综合征患者的四肢乏力、心烦不安、精神抑郁、胸闷不舒、咽喉疼痛、健忘心悸、注意力不集中、头晕目眩、睡眠不实等诸多症候，笔者近些年来进行深入细致地观察与研究，探索针对上述症状具有特殊效果的中药。从脾、肝、肾等脏辨证入手，筛选出具有补气养阴、宁心除烦、理气除湿、清热化痰、增强体质的中药品种，临床获得了显著的治疗效果。

在上述研究的基础上，笔者反复观察实验，并结合西医的基础理论与发病机制，进一步精准选择中药品种，逐步将具有显著疗效的药物进行组合，之后组成协定处方进行初步观察，在确定具有可靠疗效的基础上，设立对照组进行比较观察。

通过系统的临床研究观察，发现本发明药物的疗效尤其显著，对缓解疲劳综合征的主要症状快捷、可靠，具有显著的优势，填补了中成药治疗疲劳综合征的空白，具有一定的推广意义。

（二）专利药物名称

一种快速缓解疲劳综合征的药物

（三）审批专利号码

CN201910857242.5

（四）专利药物摘要

本发明公开了一种快速缓解疲劳综合征的药物，是以天麻、人参、百合、益智仁、黄精、黄芪、肉苁蓉、淡竹叶、豆豉、芦根、佛手、酸枣仁为原料，按一定重量配比煎煮提取制备而成。它可以制成任何一种常用口服剂型，药物具有补气养阴、宁心除烦、理气除湿、清热化痰、增强体质等功能，对慢性疲劳综合征所表现的精神抑郁、心烦不安、胸闷不舒、咽喉疼痛、四肢乏力、健忘心悸、注意力不集中、头晕目眩、睡眠不实等具有显著的疗效，见效尤其迅速，无毒副作用。

（五）专利药物配方

一种快速缓解疲劳综合征的药物，配方特征在于它是由下述质量份的原料且为药食两用中药制成。

天　麻 10～90 份	人　参 10～90 份	百　合 10～90 份
益智仁 10～60 份	黄　精 10～60 份	黄　芪 10～90 份
肉苁蓉 10～70 份	淡竹叶 10～60 份	豆　豉 10～60 份
芦　根 10～90 份	佛　手 10～90 份	酸枣仁 10～90 份

（六）药物技术领域

本发明涉及一种快速缓解疲劳综合征的药物，特别是涉及一种以植物中药且全部为药食两用的中药为原料制成的，治疗以烦恼、疲劳等症状为主的慢性疲劳综合征的药物。

（七）研发背景技术

慢性疲劳综合征是亚健康状态中最具有代表性的病症，在现实生活中尤其常见，其最突出的症状表现在疲劳综合征等方面，伴有精神抑郁、心烦不安、胸闷不舒、咽喉疼痛、四肢乏力、关节酸痛、健忘心悸、注意力不集中、头晕目眩、睡眠不实等，其病因尚未完全明了。现代医学认为，慢性疲劳综合征是基于多种环境因素与感染因素所引发的一种病理状态，有学者使用抗病毒、免疫球蛋白、维生素等药物治疗，疗效并不理想，尚处于探索阶段。

慢性疲劳综合征是目前影响人类健康的最常见的疾病之一，发病人群相当庞大。以往认为慢性疲劳综合征以老年人发病为主，但近些年来，人们的各种压力不断加大，相当多的中青年尤其是脑力劳动者发病颇为常见。患者常出现诸如精神抑郁、情志不悦、精力不足、体质虚弱、烦躁不安、失眠健忘、工作效率低下等一系列症状。这些症状，突出在两个方面，其一是烦恼，其二是疲劳，均对患者身心健康构成不同程度的不良影响。

慢性疲劳综合征病因尚不明确，一直被认为是一种身心疾病，其病因学及发病诱因主要有心理因素、慢性病毒感染、变态反应、免疫功能异常、内分泌异常等。该综合征发病时间长，往往长时间得不到有效控制，给患者带来诸多心理压力，形成恶性循环。

笔者在近50年的中医临床中，通过反复研究认为，肝藏血主疏泄，对精神疏导、情志调节、气血分布等具有举足轻重的作用；脾为后天之本，气血生化之源，对人体的体质强弱具有直接影响。精神、生活、经济、环境、社会等压力不断加重，发生情志抑郁、心情不悦者众。若存在饮食不当、膏粱厚味、不避生冷、饮酒无度、起居无常等，易致后天脾胃受伤，使气血化生无源发生障碍，导致气血不足。笔者由此认为，导致慢性疲劳综合征的主要病因病机，与肝脾关系最为密切，与肾、心、肺等关系相对关系不大，并首次提出肝脾不和、正气不足是慢性疲劳综合征的主因。这一思路，符合中医"正气存内，邪不可干""邪之所凑，其气必虚"的病因病机，从临床实践来看，调理肝脾、扶助正气是行之有效的治疗方法。

慢性疲劳综合征发病率之高，对患者的工作、学习、生活、社交、幸福指数等影响之大，已经引起人们的高度重视，更是引起医学界的特别重视。但在目前专门有效治疗慢性疲劳综合征的中成药少之又少，特别针对以疲劳综合征为主症的中成药，临床极为少见。

由于慢性疲劳综合征发病时间长，需要长期的、有效的、安全的治疗药物。对于这一难题，王忠民主任通过临床研究发现，部分药食两用的中药具有良好调理肝脾、扶助正气的作用，以及良好除烦、抗疲劳的效果，且对人体更加安全，适用于长时间服用。

发明一种具有疗效可靠而没有毒副作用、综合治疗慢性疲劳综合征效果显著的药物，特别是运用药食两用中药研制出该类疗效显著的药物，更具有安全有效特征以及非常重要的现实意义，这也是发明人的出发点与科研目标。一种快速缓解疲劳综合征的药物研制成功，填补了用药食两用中药组方的中成药快速有效治疗疲劳综合征的空白，为治疗慢性疲劳综合征提供了安全有效的药物，意义尤其重要。

（八）发明专利内容

慢性疲劳综合征与中医所说的"虚劳""郁症""不寐"等疾病相关。肝主疏泄，主藏血，对全身气血调节、情志与精神疏导具有重要作用。元代王安道在《医经溯洄集·五郁论》中指出"凡病之起也，多由乎郁，郁者，滞而不通之义"，阐述了郁证的病机。肝在气血之疏泄与调节，对五脏功能产生重要影响，如《素问·调经论》所说"五脏之道，皆出于经隧，以行血气，血气不和，百病乃变化而生"。朱丹溪也说："气血冲和，万病不生，一有怫郁，诸病生焉。故人身诸病，多生于郁。"慢性疲劳综合征主要症状中，情绪占有较大比重，调节好情绪对本征的治疗尤其重要，而中医治疗主要从肝论治。疲劳主要表现在四肢乏力等方面。《素问》曰："四肢懈惰，此脾精不运也。"《难经·四十六难》曰："血气衰，肌肉不滑，荣卫之道涩，故昼日不能精，夜不得寐也。"从慢性疲劳综合征的主症来看，与肝的疏泄失常、脾气虚弱等因素关系最为密切。

根据中医辨证施治与整体观念的思想，慢性疲劳综合征从快速缓解疲劳综合征入手治疗，对患者整体状况的改善尤其重要。当疾病表现为多种症状的时候，抓住主要矛盾，缓解主要症状，对患者身心健康的改善、信心的增强，具有十分重要的临床意义。

由于慢性疲劳综合征病因复杂，症状颇多，在治疗上应顾及多个方面，以求更加对症，更加具有针对性。在考虑组方的过程中，需要主次分明，重点放在疏肝理气以除烦，健脾益气以抗疲劳，同时对慢性感染、精神抑郁、变态反应、免疫功能异常、内分泌功能紊乱等，做到对症用药。

本发明是以如下技术方案实现的。一种快速缓解疲劳综合征的药物，其特征在于它是以下述质量份的原料用常规制备方法制成：天麻 10～90 份，人参 10～90 份，百合 10～90 份，益智仁 10～60 份，黄精 10～60 份，黄芪 10～90 份，肉苁蓉 10～70 份，淡竹叶 10～60 份，豆豉 10～60 份，芦根 10～90 份，佛手 10～90 份，酸枣仁 10～90 份。

上述原料药及用量配方，是发明人经多年与多家医疗机构联合进行临床试验才得出的，在上述用量范围内均具有显著的疗效。

一种快速缓解疲劳综合征的药物选择天麻、人参、百合、益智仁、黄精、黄芪、肉苁蓉、淡竹叶、豆豉、芦根、佛手、酸枣仁进行配伍，各味药物功效之间产生相互协同作用，从而达到疏肝解郁、健脾益气、调理气血、改善情志、增强体质、消除烦恼、缓解疲劳的疗效。临床研究证实，抗疲劳中药的作用机制，主要是通过减少氧自由基、乳酸在血与骨骼中的生成和堆积、降低糖原的分解、增强抗氧化酶活性、提高血红蛋白的含量、加快代谢产物的清除、调节内分泌系统等途径实现的。

　　一种快速缓解疲劳综合征的药物组方中天麻行气活血、止痛除湿、明目增智、平肝息风，天麻素不仅具有镇静、安眠与镇痛作用，还有提高耐缺氧能力，小鼠实验证明其具有抗疲劳与耐缺氧能力，且可稳定情绪、去除烦恼、抗抑郁、益智、抗衰老、增强免疫力；人参补气固脱、生津安神，可加速自由基的清除，节省糖原利用与增加糖原储存，减少乳酸堆积，增强乳酸脱氧酶的活性，进而为肌肉活动及时提供能量，故有很好的抗疲劳作用，同时可增强记忆力、提高免疫力、抗衰老等，另有抗抑郁除烦恼的功效；百合养阴润肺、清心安神，具有降血糖、抗疲劳、抗氧化、抗肿瘤等作用；益智仁固精缩尿、温补脾肾、止泻摄唾，具有神经保护、强心、抗氧化、抗疲劳、抗应激、抗衰老、抗菌、抗病毒、抗过敏、抗肿瘤等作用，还可提高学习记忆力；黄精补气养阴、健脾益肾、润肺强身，小鼠实验证明其可增强游泳耐力，降低血清乳酸与尿素氮含量，提高肝糖原与肌糖原含量，增加肌肉的供氧量，促进代谢产物清除，具有明显的抗疲劳与抗氧化作用，且可增强免疫力；黄芪为中药中常用的补益之品，含有多糖、多种氨基酸、叶酸、硒、锌等，具有良好的保护心肌细胞、强心、抗应激、提高免疫力等作用，抗疲劳作用显著；肉苁蓉温补肾阳、益精养血、润肠通便，其提取物有助于大鼠增强脑线粒体和微粒体组织的抗氧化能力，减少自由基的生成，抗疲劳作用明显；淡竹叶清热利尿、生津止渴、清热利湿、宁心安神，具有抗氧化、抗心肌缺血、抑菌和肝损伤保护等作用，竹叶中具有较高含量的褪黑激素与 7 种人体必需的氨基酸，对改善睡眠与性功能有益；豆豉宁心除烦、宣发郁热、宽胸理气，具有调节血脂、增强免疫力、抗疲劳、降低血糖、抗自由基、抗动脉硬化等作用；芦根清热泻火、除烦利尿、生津止渴，对咽喉肿痛、口臭等作用良好，具有抗氧化、保肝、降低肝脂肪化程度与抑制肝纤维化；佛手疏肝理气、健脾和胃、燥湿化痰，含有多种微量元素，动物实验证实可增强免疫功能、增加耐疲劳能力、抗氧化、降低血脂、抗菌、止咳平喘，还可强化体质、促进学习；酸枣仁宁心安神、养肝除烦、敛汗生津，具有镇静催眠、抗焦虑抗抑郁、抗心律失常保护心肌细胞、抗惊厥、保护大脑、抗氧化、降低血脂、改善血流变等作用。

该方组合，具有疏肝理气、健脾益气等作用，对肝脾不和所引发的诸多症状，可标本兼治，临床观察见效尤其迅速，效果显著，无毒副作用。诸药配合相得益彰，完全符合中医辨证施治的基本原则，也符合辨病与辨证相结合的基本特色。

不仅如此，上述药物的药理作用，均有相关药理研究或动物实验结论。

本发明药物可采用中药制剂的常规方法制成内服剂型。本发明药物可以将原料药研成粉混合均匀成散剂、冲剂、颗粒剂、口服液、饮料，还可以将各原料药水煎后浓缩成煎液得有效成分，再制备成各种口服剂。

本发明药物也可采用半仿生提取（SBE）、超临界流体萃取（SFE）、微波提取（MAE）、酶提取（ETE）、超声波提取（UAE）、压榨提取（PE）、连续逆流提取（CCE）、组织破碎提取（STE）、免加热提取（HFE）、常温超高压提取（UHPE）、空气爆破提取（AEE）等方法提取有效成分。

本发明优选的采用如下胶囊剂型。

所述药物的制备方法，按如下步骤进行。

(1) 按比例称取原料，备用。

(2) 将所述重量比的天麻、人参、百合、益智仁、黄精、黄芪、肉苁蓉、淡竹叶、豆豉、芦根、佛手、酸枣仁 12 味中药，验收合格后交付专业中药制药厂提取。

(3) 由药厂依照中药提取常规方法与程序进行提取。

(4) 将提取的药粉分装成瓶装胶囊剂，每瓶 60 粒，每粒含中药提取药粉 0.45g。

(5) 由药厂将成品交付临床试验。

本发明药物经临床使用结果表明，有下述优点。

(1) 本发明选用天然食用植物药为原料，各组份符合药品法规定和中医处方原则，突出中医辨证与西医辨病相结合、病因治疗与对症治疗相结合的基本特色。

(2) 本发明药物提取后无须煎煮，口感良好，服用方便，各味药物组方前后均无毒无害，正常剂量服用没有发现任何副作用。

(3) 本发明药物对调节脏腑功能、活血养血、提高免疫力等不仅有良好的治疗效果，而且有良好的预防保健作用，适用范围广泛。

(4) 本发明药物均精选于卫健委规定可药食两用的品种，安全性更高，治疗中凡具有疲劳综合征症状的患者可长期服用。

(5) 本发明药物具有良好的兼顾性，对患者容易出现的胸闷不舒、食欲不振、气血亏虚、四肢乏力等症状，具有一定的兼顾治疗作用。

(6) 本发明药物标本兼治，见效迅速。

（九）具体实施方式

以下结合实施例及临床应用统计进一步说明本发明药物的效果。

实施例 1：胶囊剂制备

将天麻 15kg，人参 20kg，百合 20kg，益智仁 20kg，黄精 15kg，黄芪 15kg，肉苁蓉 20kg，淡竹叶 20kg，豆豉 15kg，芦根 25kg，佛手 15kg，酸枣仁 15kg，由专业中药制药厂提取加工，制成胶囊剂，每粒 0.45g。

实施例 2：颗粒制备

将天麻 15kg，人参 20kg，百合 20kg，益智仁 20kg，黄精 15kg，黄芪 15kg，肉苁蓉 20kg，淡竹叶 20kg，豆豉 15kg，芦根 25kg，佛手 15kg，酸枣仁 15kg，由专业中药制药厂提取加工，制成颗粒剂，每袋 10g。

本发明药物治疗慢性疲劳综合征临床观察

◆ 一般资料

临床资料：为证实本发明药物的临床疗效，于 2018 年 7 月—2019 年 2 月，在门诊选取治疗慢性疲劳综合征患者 192 例，年龄 19—60 岁，其中男 89 例，女 103 例，按数字随机表法分观察组与对照组。观察组 96 例；年龄为 19—60 岁，平均年龄（40.52±13.19）岁；病程 0.5～8 年，平均病程（3.7±1.21）年。对照组 96 例；年龄为 19—59 岁，平均年龄（40.39±12.92）岁；病程 0.5～7.5 年，平均病程（3.6±1.35）年。两组患者的年龄、病程等一般资料，经统计学处理无显著性差异，具有可比性（$P > 0.05$）。

诊断标准：参照《慢性疲劳综合征》（叶鸣著）。①临床评估无明显疾病解释的持续或反复发生的严重疲劳，时间超过 6 个月，充分休息后仍不能缓解，活动水平比健康状况下降低大于 50%。②具有以下 4 条或 4 条以上症状。a. 烦躁不安，精神抑郁，记忆力明显下降，或注意力难以集中；b. 咽喉疼痛；c. 颈部或腋窝淋巴结触痛；d. 肌肉疼痛；e. 多发性非关节炎疼痛；f. 疲劳后发生头痛；g. 睡眠障碍；h. 劳累后休息难以缓解。

纳入标准：符合慢性疲劳综合征诊断标准，年龄 19—60 岁，知情同意并签署知情同意书。中医辨证符合肝郁脾虚主证。

排除标准：原发病可以解释的慢性疲劳；临床诊断明确，治疗比较困难的一些持续慢性疲劳；过去或现在符合精神抑郁性情绪失调或具有忧郁症的双极情绪失调的诊断；严重肥胖；发病前 2 年至今有嗜酒、嗜烟等不良嗜好；严重精神性厌食症；在疲劳症状出现之前 2 年或发作后有滥用药物史；妊娠或哺乳期妇女。

退出标准：资料不全无法判断疗效及安全性者；未按规定实施干预措施导致无法判定疗效者；发生严重不良反应、并发症及特殊生理变化，难于继续完成全程治疗者；使用可能影响观察疗效的药物者。

◆ 实验方法

对照用药：观察组用本发明药物颗粒剂，每日 3 次，每次 1 袋。对照组用加味逍遥丸（北京同仁堂科技发展股份有限公司制药厂，国药准字 Z11020248，水丸，每袋 6g，主要成分为柴胡、当归、白芍、白术、茯苓、甘草、牡丹皮、栀子、薄荷等），每日 2 次，每次 1 袋。治疗期间调整生活方式，保持心情舒畅，注意清淡饮食，保证正常睡眠时间，适当进行体育锻炼。两组均连续治疗 4 周。

观察指标：主要临床症状在治疗后有效情况；血清免疫球蛋白 IgA、IgG、IgM 含量，总蛋白（TP），白蛋白（ALB），谷草转氨酶（AST），谷丙转氨酶（ALT），尿素氮（BUN），肌酐（CRE），血糖（GLU），总胆固醇（TC），甘油三酯（TG），高密度脂蛋白胆固醇（HDL-C），血红蛋白（HB），红细胞（RBC），白细胞（WBC），尿十项。

◆ 评价标准

疗效标准：根据《国外医学·中医中药分册》疗效标准制定，临床主要症状烦恼、疲劳等完全消失，可适应正常的社会生活及工作节奏为治愈；临床主要症状及次要症状消失 > 2/3 为显效；临床主要症状及次要症状消失 > 1/3 为有效；临床主要症状及次要症状消失 < 1/3 为无效。

◆ 统计方法

采用 SPSS10.0 统计软件进行统计学分析，计量资料以（$\bar{x} \pm s$）表示，采用 t

检验，计数资料以率（%）表示，采用 χ^2 检验，$P < 0.05$ 为有统计学差异。

◆ 结果

两组在治疗后主要症状缓解情况：观察组治愈 55 例，显效 22 例，有效 15 例，无效 4 例，治愈率 57.3%，总有效率为 95.83%；对照组治愈 12 例，显效 21 例，有效 38 例，无效 25 例，治愈率 12.5%，总有效率为 73.96%。观察组在治愈率与总有效率方面优于对照组，差异具有统计学意义（$P < 0.05$）。

两组治疗前后免疫球蛋白变化比较（g/L，$\bar{x} \pm s$）：观察组治疗前 IgA（1.93 ± 0.25），治疗后（2.89 ± 0.43）；治疗前 IgG（10.71 ± 1.91），治疗后（17.75 ± 2.87）；治疗前 IgM（1.59 ± 0.32），治疗后（2.97 ± 0.52）。对照组治疗前 IgA（1.90 ± 0.31），治疗后（2.27 ± 0.18）；治疗前 IgG（10.59 ± 1.85），治疗后（14.62 ± 2.69）；治疗前 IgM（1.61 ± 0.33），治疗后（2.07 ± 0.47）。治疗后两组血清免疫球蛋白 IgA、IgG、IgM 含量升高，与治疗前比较差异均有统计学意义（$P < 0.05$）；两组治疗后比较，血清免疫球蛋白 IgA、IgG、IgM 含量升高优于对照组，差异具有统计学意义（$P < 0.05$）。

观察组与对照组安全性指标变化情况：TP、ALB、AST、ALT、BUN、CRE、GLU、TC、TG、HDL-C、HB、RBC、WBC、尿十项治疗前后均无统计学差异。

参考文献

[1] 王忠民 . 一种快速缓解疲劳综合征的药物：CN201910857242.5[P].2021-03-05.

[2] 徐惠祥，王忠民，王明闯 . 强力增忆汤对脑疲劳伴记忆力下降影响的临床研究 [J]. 上海中医药杂志 , 2016, 50（2）：55-58.

[3] 王忠民 . 一种抗疲劳与增强记忆力的药物：CN201010133109.4[P].2012-07-04.

第7章 疑难杂病类发明专利中成药

中医药治疗慢性病、疑难杂病，具有一定的优势。笔者在40余年的临床实践中发现，一些可以明确诊断的疾病，一些病因不明的疾病，一些西药治疗缺乏疗效的疾病，运用中医辨证施治的方法，结合整体状况用药，往往获得意想不到的良好效果。

所谓疑难杂病，是指临床诊断困难、病因病机不明、诊断难以统一，或在治疗方面缺乏较好效果或根本没有方法治疗，或在治疗中副作用显著而无法长期用药，或涉及多学科难以归类的疾病。正是由于这些原因，治疗颇为棘手。

中医药在治疗疑难杂症方面，其优势主要在于灵活的辨证方法，科学的整体观念，合理的用药手段，而落脚点是精准用药。笔者根据临床研究经验，对一些疾病进行了深入研究，查阅大量的医学古籍与现代研究成果，结合临床反复验证，基本掌握了部分疑难杂症的治疗方法，取得了一定的效果。

一、一种快速降低转氨酶与保肝的药物

（一）研究开发思路

在现实生活中，有一些患者出现不同程度的四肢乏力、精神不悦等症状，经过检查发现肝功能出现异常；也有的人平时没有症状，但在体检时发现转氨酶升高，而且还是持续性升高。其实，转氨酶持续的异常是肝脏功能出现异常，且需要特别重视的问题，并非没有什么大不了的问题。

出现转氨酶升高的原因是多方面的，许多有害于肝脏的疾病，都有可能导致转氨酶升高。目前最为常见的是脂肪肝、酒精性肝损害、药物性肝损害，其中脂肪肝引起的转氨酶升高是很容易被忽视的，因这种转氨酶升高，常常没有明显症状。

事实上，转氨酶持续升高对身体具有很大威胁。脂肪肝本身是一种代谢异常

的疾病，出现转氨酶升高，常常是肝脏功能出现了问题，如果持续日久，就会给患者带来严重后果，因此，及时发现、及时安全、有效治疗，是非常重要的。

从临床上来看，目前还没有专门针对脂肪肝引发的转氨酶升高治疗的中成药。为了解决这一问题，笔者进行了长期的大量的临床研究，在用药的思路方面，考虑要有快速降低转氨酶的作用，而且可以针对脂肪肝进行保肝治疗，也就是我们所说的，既要治标又要治本。

根据这一要求，笔者翻阅了大量的临床研究资料以及相关的药理研究。通过临床研究发现，脂肪肝引发的转氨酶升高，与脾胃的运化功能失职有关，并非仅仅是肝的异常，也就是说，单纯保肝不是治疗该病的最佳选择。

在治疗脂肪肝转氨酶升高的问题上，依旧需要遵循中医治病必求于本的理论，用药必须通过保护肝细胞以提高肝脏功能，而降低转氨酶又要通过健脾、解毒、活血、疏郁、养肝等方式进行综合治疗，以冀达到保护肝脏、降低转氨酶的目的。

为了达到这一目的，笔者进行了大量临床探索与实验，主要通过调理脏腑功能、解毒活血，从根本上保护肝脏，结果获得良好的治疗效果。这种治疗方法，不仅对脂肪肝引发的转氨酶升高有显著的效果，而且对酒精性肝损害引发的转氨酶升高同样有效，其特点是快速降低转氨酶快速，对缓解脂肪肝、酒精性肝损害作用明显，大大减少了复发的概率，效果明显优于一般降低转氨酶的药物，为治疗肝功能异常引发的转氨酶升高提供了良好的治疗药物。

（二）专利药物名称

一种快速降低转氨酶与保肝的药物

（三）审批专利号码

CN201210215685.2

（四）专利药物摘要

本发明提供了一种快速降低转氨酶与保肝的药物，是以木瓜、枸杞子、鱼腥草、蒲公英、栀子、麦芽、桃仁、大枣、山药、茯苓、山楂、沙棘、陈皮、紫苏、薏苡仁、甘草为原料，可按中药药剂学的制剂工艺制备成任何一种服用剂型。本发明经临床观察与实验室资料证明，对各种肝脏损害导致的转氨酶升高具有快速降低的显著效果；对脂肪肝具有一定的缓解与治疗作用；临床观察未发现毒副作用。

（五）专利药物配方

一种快速降低转氨酶与保肝的药物，特征在于它是由下述质量份的药食两用原料药物制备而成。

木　瓜 6～60 份　　枸杞子 6～60 份　　鱼腥草 6～60 份

蒲公英 6～60 份　　栀　子 3～36 份　　麦　芽 6～60 份

桃　仁 3～45 份　　大　枣 6～45 份　　山　药 6～60 份

茯　苓 6～60 份　　山　楂 6～60 份　　沙　棘 6～60 份

陈　皮 6～45 份　　紫　苏 3～45 份　　薏苡仁 6～60 份

甘　草 3～45 份

（六）药物技术领域

本发明涉及一种快速降低转氨酶与保肝的药物，特别是涉及一种以植物中药且全部为中药保健品或药食两用的中药为原料制成的、具有标本兼治功能的快速降低转氨酶与保肝的药物。

（七）研发背景技术

由各种肝病引发的转氨酶升高与肝脏功能损害，是临床常见的病症。特别是由乙型肝炎、丙型肝炎等引发的转氨酶升高，极为常见；由酒精导致的肝脏损害，临床亦为多见；由于饮食结构不科学等原因引发的脂肪肝，发病率有逐年上升的趋势。

脂肪肝是一种综合性代谢病，由多种原因引起的肝细胞内脂肪堆积，使肝脏功能受损所致的病症。该病以甘油三酯、胆固醇酯堆积为最多。有临床资料显示，其发病率占人口总数的 10% 左右。非酒精性脂肪性肝病（NAFLD）事实上是一种不可轻视的疾病，该病可进一步发展为脂肪性肝纤维化和肝硬化。肥胖症、2 型糖尿病、高脂血症往往是 NAFLD 的重要危险因素。在治疗方面，主要是改善胰岛素抵抗，维护机体内环境脂质代谢、能量代谢和抗氧化的平衡为主。

由于受医学知识、诊断条件、重视程度等多种因素限制，我国到医院就诊患者大多属中、重度脂肪肝，已经严重危害人们的身心健康。

对于肝病引发的转氨酶升高，尽管临床有一些药物治疗效果较好，能够快速降低转氨酶，但这些药物治疗后肝脏康复欠佳，甚至在转氨酶减低后出现反跳现象，是临床较为棘手的难题；对脂肪肝的治疗，迄今为止尚无特效药物。目前的治疗药物中，部分西药毒副作用明显。临床尚缺乏安全、有效、无毒副作用的中成药。

对于如何快速有效降低肝损害导致的转氨酶升高，保护肝脏功能，缓解或解除脂肪在肝脏的聚集，提高其自身的代谢能力，一直是该病的研究要点。而对于脂肪肝，同样需要予以积极应对，进行及时有效的治疗。

多年来，我们根据肝脏损害的病理特征与肝脏代谢功能下降的病机，通过大量临床研究认为，转氨酶升高的重点是保肝而非降低转氨酶，治疗上应遵循中医治病必求于本的理论，通过保护肝细胞提高肝脏功能而降低转氨酶，通过解毒、活血、疏郁、养肝等方式，进行综合治疗，达到保护肝脏降低转氨酶的目的。同理，通过解毒、活血、疏郁、养肝等方式提高肝脏代谢功能，达到保护肝脏缓解或解除脂肪肝的目的。

目前，在临床上尚乏快速降低转氨酶而又可防止反跳的保肝药物。特别是以综合手段、着重辨病与辨证相结合、辨证与药理相结合，既突出中医辨证施治的精髓，又彰显中西合参的特色之药物十分罕见。

发明一种具有疗效可靠而没有毒副作用、快速控制肝病症状而又可以控制复发的药物，是发明人的初衷。纵观中西药市场，该类药物尚属空白。

发明人经过在多家医院多年临床观察，本发明药物服用方便，见效快捷，功能可靠，临床观察未见毒副作用。

（八）发明专利内容

本发明的目的在于，提供一种治疗快速降低转氨酶与保肝的药物。

本发明以传统的中医整体观念为准则，重视整体的调理与生理上的平衡，解毒兼以活血，祛邪佐以扶正，养肝辅以疏郁，用药主次分明，配方恰如其分，辨证与辨病结合，中医与西医合参，所用药物均经现代医学有关药理实验证明其保肝、抗病毒、降低转氨酶的显效性与可靠性，而且每味药物均在保健中药或药食两用中药范畴之内，均提示没有毒副作用。

本发明是以如下技术方案实现的。一种快速降低转氨酶与保肝的药物，特征在于它是由下述质量份的原料药物制备而成：木瓜 6～60 份，枸杞子 6～60 份，鱼腥草 6～60 份，蒲公英 6～60 份，栀子 3～36 份，麦芽 6～60 份，桃仁 3～45 份，大枣 6～45 份，山药 6～60 份，茯苓 6～60 份，山楂 6～60 份，沙棘 6～60 份，陈皮 6～45 份，紫苏 3～45 份，薏苡仁 6～60 份，甘草 3～45 份。

所述中药组合物各原料的优选分量比为：木瓜 12～45 份，枸杞子 10～45 份，鱼腥草 10～36 份，蒲公英 10～36 份，栀子 10～36 份，麦芽 10～36 份，桃仁 10～36 份，大枣 10～36 份，山药 10～36 份，茯苓 10～36 份，山楂 10～45 份、沙棘 10～36 份，陈皮 10～36 份，紫苏 10～36 份，薏苡仁 10～45 份，甘草 10～30 份。

上述原料药及用量配方，在上述用量范围内均具有显著的疗效。

本发明药物中鱼腥草、蒲公英、栀子、甘草解毒护肝，拮抗病毒，四药协同，解毒功能显著且益肝；麦芽、大枣、山药、茯苓、薏苡仁健脾和胃，益气化湿，五味药配伍，保肝效果明显且不留邪；陈皮、紫苏、桃仁、山楂疏肝理气，活血散瘀，四药相配，祛邪功能强劲而保肝；沙棘、枸杞子、木瓜化滞养肝，协调肝脾，降低转氨酶而治本。

纵观全方配伍，体现辨证与辨病相结合的特点，而且完全符合中医整体观念与辨证施治的基本原则。

不仅如此，上述药物的药理作用，均有相关药理研究与动物实验结论证实。

本发明药物可采用中药制剂的常规方法制成任何一种内服剂型。

本发明药物可采用中药制剂学常规工艺制成胶囊剂、片剂、散剂、颗粒剂、水丸剂、蜜丸剂、水蜜丸剂、浓缩丸剂或滴丸剂，还可制成口服液、茶剂。

上述发明药物配方也可采用半仿生提取（SBE）、超临界流体萃取（SFE）、微波提取（MAE）、酶提取（ETE）、超声波提取（UAE）、大孔吸附树脂法（MAR）等方法提取有效成分，这些提取方式均在本发明的保护范围之内。

本发明药物经临床观察结果表明有下述优点。

(1) 本发明选用天然食用植物药为原料，各组份配比符合药品法规定和中医处方原则，突出中医辨证与西医辨病相结合、病因治疗与对症治疗相结合的基本特色。

(2) 本发明药物成品口服剂，口感较好，服用方便，各味药物组方前后均无毒无害，正常剂量服用没有发现任何副作用。

(3) 本发明药物对肝功能损害引发的转氨酶升高与脂肪肝不仅具有良好的治疗效果，而且有良好的预防保健作用，适用范围广泛。

(4) 本发明药物均精选于卫健委规定可做中药保健或药食两用的品种，安全性更高，适用于治疗儿童与老人等特殊群体，也可较长时间服用。

(5) 本发明药物标本兼治，见效迅速，治愈率高。

（九）具体实施方式

本发明药物经过临床疗效观察与安全性试验，表明内服安全可靠，治疗效果显著，具有一定的市场推广价值。

1. 本发明药物治疗转氨酶升高观察

◆ 一般资料

临床资料：观察转氨酶升高患者共 122 例，患者均来自门诊。全部病例诊断符合 2000 年（西安）全国传染病会议制定的诊断标准。

随机分为治疗组和对照组，治疗组 61 例，男 46 例，女 15 例；对照组 61 例，男 45 例，女 16 例；两组患者病程 0.5—3.5 年，平均年龄（37±8）岁；两组治疗前 3 个月内无强力降酶药用药史。

◆ 实验方法

治疗组：口服本发明药物胶囊（江苏颐海制药有限责任公司生产），每次 4 粒（每粒 0.45g）、每日 3 次。

对照组：口服甘利欣胶囊，每次 1g、每日 3 次。维生素 C 片，每次 0.3g，每日 3 次。肌酐片，每次 0.2g，每日 3 次。

两组疗程均 3 个月，满 1 个疗程后统计疗效。

◆ 统计方法

应用 SPSS13.0 统计学软件，计算资料以（$\bar{x}\pm s$）表示，组间比较用随机资料 t 检验，计数资料以率（%）表示，用 χ^2 检验，$P < 0.05$ 为差异有统计学意义。

◆ 结果

检验结果：经临床对比观察，本发明药物治疗效果明显优于对照组。两组治疗前后肝功能比较（$\bar{x}\pm s$）情况分析：治疗组治疗前 ALT（187±65.27）U/L、TBil（48.9±22.6）μmol/L、A/G（1.59±0.48），治疗后分别为（37.5±17.1）U/L、

（20.9±12.7）µmol/L、（1.61±0.32）；对照组治疗前 ALT（184±62.3）U/L、TBil（47.3±21.8）µmol/L、A/G（1.61±0.52），治疗后分别为（71.3±39.7）U/L、（39.3±20.7）µmol/L、（1.60±0.51）。两组统计学处理具有显著性差异，$P < 0.05$。

症状缓解：本发明药物对改善患者由疾病引发的症状，诸如胸闷烦躁、四肢乏力、胸胁胀痛、小便黄赤、食欲不振、恶心呕吐、口苦舌干等具有很好的改善作用。两组比较具有统计学差异，$P < 0.05$。在观察治疗过程中，患者未发现不良反应以及毒副作用。

2. 本发明药物治疗非酒精性脂肪肝（NAFL）临床观察

◆ 一般资料

临床资料：观察 NAFL 患者共 106 例。采用自身前后对照的方法观察治疗效果。患者均来自门诊，其中男性 75 例，女性 31 例；平均年龄（39±8）岁；病程 1 年至 12 年 6 个月；其中肥胖者 79 例，体脂指数平均为 27.86。

◆ 实验方法

患者均服用本发明药物胶囊（江苏颐海制药有限责任公司生产），每次 4 粒（每粒 0.45g），每日 3 次。治疗满 3 个月为 1 个疗程，复查观察指标确定疗效。

◆ 评价标准

诊断标准：按中华医学会肝脏病学会脂肪肝和酒精肝病学组制定的"非酒精性脂肪肝诊断标准（草案）"判断，凡具备下列第 1～5 项和第 6 项或第 7 项任一项者即可诊断为 NAFL。①有易患因素如肥胖、2 型糖尿病、高脂血症和女性等；②无饮酒史或饮酒折合酒精量每周＜40g；③除病毒性肝炎外药物性肝病、Wilson 病，全胃肠外营养和自身免疫性肝病等；④除原发病临床表现外，还出现乏力、腹胀、肝区隐痛等症状，可伴肝脾肿大；⑤血清转氨酶升高，并以丙氨酸转氨酶（ALT）为主，可伴有 r- 谷氨酰转移酶（GGT）、甘油三酯（TG）、铁蛋白和尿酸（UA）等增多；⑥肝脏组织学有典型表现；⑦有影像学诊断依据。

疗效标准：临床分为显效、有效、无效 3 种。显效为症状、体征消失，B 超检查无脂肪肝表现，CT 检查肝脏密度恢复正常，肝脏 CT 值高于脾脏 CT 值，生化检查 ALT、GGT、TG 均恢复正常；有效为症状、体征好转，CT 检查肝脏密度有所增高，但 CT 值仍低于脾脏 CT 值 1～5HU，ALT、GGT、TG 下降为治疗前的 2/3；无效为症状、体征无好转，CT 检查肝脏密度有所增高，但仍低于脾脏 5HU 以上，ALT、GGT、TG 下降未超过治疗前的 2/3。

◆ 结果

根据上述标准，106例NAFL获显效69例，有效30例，无效7例，总有效率为93.40%。

从临床观察相关指标TC、TG、ApoA1、ApoB及肝功能ALT前后对照情况：96例患者中治疗前TC（6.77±1.14）mmol/L、TG（2.51±0.77）mmol/L、ApoA1（1.10±0.16）g/L、ApoB（1.39±0.36）g/L、ALT（96.85±23.77）U/L，治疗后分别为（4.63±0.971）mmol/L、（1.62±0.778）mmol/L、（1.18±0.27）g/L、（0.89±0.211）g/L、（40.02±10.172）U/L。治疗前后比较具有显著性差异，$P < 0.01$。

在观察治疗过程中，患者未发现不良反应以及毒副作用。

参考文献

[1] 王忠民.一种快速降低转氨酶与保肝的药物：CN201210215685.2[P].2012–10–17.

[2] 徐惠祥，王明闯，王忠民.专利药降酶胶囊治疗脂肪肝肝功能异常临床研究[J].现代中西医结合杂志，2016，25（3）：291–293.

[3] 王忠民，刘茜.慢性乙型肝炎女患者月经病临证经验[J].中医杂志，1988（5）：18–20.

二、一种快速治疗慢性咽喉炎的药物

（一）研究开发思路

在现实生活中，慢性咽喉炎困扰着很多的患者。由于该病的形成，不仅是感染因素所致，而且与自身免疫、精神因素、心理状况等诸多因素有关。因此，在治疗上仅仅用抗生素治疗是远远不够的，甚至可能是有害的，这不仅使一些患者长期不能根治，而且还会导致很多服用抗生素的患者产生耐药性。

对于该病的治疗，中医药具有一定的优势。笔者对该病的研究起步较早，有一定的临床研究基础与经验，认为该病之所以反复不愈，与中医所说的肝郁气滞、脾气虚弱、痰湿凝聚等因素相关，因此单纯运用清火解毒之法往往效果不够理想。

在临床上，有相当一部分患者的发病与情志抑郁、经常气恼等因素有关，根据这一特点，笔者重点调理情志，运用疏肝理气、化痰消肿等法，患者的咽部异物感等症状缓解较快。但由于慢性咽喉炎的病因复杂，属于多因素性疾病，故在组方时需要多方兼顾，分清主次，内因与外因同时调理，如斯方有良好效果。

有些患者的咽部总是"上火"，出现咽喉肿痛等症状，伴有咽喉异物感，这些症状与中医所说的湿热上扰、痰湿壅阻等有关，日久还会导致气血瘀阻，故在治疗时既要考虑清火解毒，又要考虑利咽止痛、祛瘀活血，只有这样方可有效化痰消臃，有效缓解慢性咽喉炎的诸多症状，从根本上予以快速治疗。

正是由于在组方时考虑周全，调理脏腑、疏理气机、去除痰瘀，顾及患者整体，力求标本兼治，效果才会显著。在这一经验总结的基础上，笔者进行了临床对照研究，结果证实，本发明药物治疗慢性咽喉炎的效果，远比同类药物效果更为显著，更具有安全性，更具有推广价值。

（二）专利药物名称

一种快速治疗慢性咽喉炎的药物

（三）审批专利号码

CN201010133131.9

（四）专利药物摘要

本发明公开了一种快速治疗慢性咽炎的药物，是以青果、火麻仁、苏子、葛根、山楂、桃仁、甘草、鱼腥草、马齿苋、胖大海、茯苓为原料，按一定重量配比煎煮提取制备而成。它可以制成任何一种常用口服剂型，药物具有清火解毒、利咽止痛、祛瘀活血、降气解郁、化痰消臃等功能，对慢性咽喉炎等疾病，具有标本兼治、疗效可靠、见效迅速、无毒副作用等特点。

（五）专利药物配方

一种快速治疗慢性咽喉炎的药物，特征在于它是由下述质量份的药食两用中药原料药制成。

青　果 10～30 份	火麻仁 10～25 份	苏　子 10～25 份
葛　根 12～30 份	山　楂 10～30 份	桃　仁 10～25 份
甘　草 10～22 份	鱼腥草 12～30 份	马齿苋 10～20 份
胖大海 10～30 份	茯　苓 10～30 份	

（六）药物技术领域

本发明涉及一种快速治疗慢性咽喉炎的药物，特别是涉及一种以植物中药且全部为药食两用的中药为原料制成的、安全性更高的、具有标本兼治作用的咽喉炎药物。

（七）研发背景技术

慢性咽喉炎是很常见的疾病，该症反复发作、日久不愈，对患者的工作、交往、生活等常常带来诸多烦恼。近些年来，由于抗生素滥用日益严重，许多患者产生耐药，使部分患者发病次数增加、病程迁延。

慢性咽喉炎是临床发病率高而治疗相对棘手的慢性疾病。因咽部有异物感，作痒微痛，干燥灼热，黏稠分泌物附于咽后壁不易清除，常常影响日常生活；又因夜间尤甚，意欲清除而难以清除，可引起刺激性咳嗽，甚或恶心、呕吐，影响正常休息；咽部黏膜弥漫性充血，附有少量黏稠分泌物，或见黏膜增厚，弥漫充血，或腭弓和软腭边缘增厚，咽后壁有多数颗粒状突起的淋巴滤泡，极易出现异物感，咯之不出咽之不下，且与情绪有关；日久常伴头晕、心烦易怒、胸闷作胀、心慌气喘、盗汗多梦、声音嘶哑、音调低微、咽中作痒、口干不适、有息肉小结节增生存在癌变可能。这些症状单一使用西药效果并不理想，因此该病长期困扰患者，影响患者的生活质量。

对于慢性咽喉炎的治疗，抗生素具有较好的治标作用，对控制症状加重见效快捷，但由于慢性咽喉炎的病因常常是多方面的，既有复杂的致病因素，又有自身免疫功能低下的因素，甚至还有明显的精神因素，因而难以用抗生素控制复发，常常是被动等待机体自身抗病能力提高而减少其复发率。在中医治疗方面，尽管具有较大的优势，但由于中药汤剂煎煮麻烦，口感较差，服用不便，患者常常不易接受。不仅如此，目前中成药中针对慢性咽喉炎标本兼治、提高免疫功能控制复发的方剂未见。

如何快速控制慢性咽喉炎的发病症状，而又可以有效增强患者的免疫功能、防止病情反复发作，是治疗慢性咽喉炎的一个棘手难题，也是发明者进行多年中医药研究的目标。

发明一种具有疗效可靠而没有毒副作用、快速控制发病症状而又可以逐步控制复发效果的药物，是本发明人的目的。纵观中西药市场，该类药物尚属空白。

（八）发明专利内容

本发明的目的在于，提供一种治疗慢性咽喉炎的新颖药物，治疗慢性咽喉炎见效快捷、标本兼治，能够减少乃至控制复发，为临床提供一种新型、安全、高效的治疗药物品种。

本发明以传统的辨证施治为准则，清火兼以利咽，祛邪佐以扶正，理气辅以化痰，解毒兼以活血，用药主次分明，配方恰如其分，辨证与辨病结合，中医与西医合参，所用药物均经现代医学有关药理实验证明其抗细菌、抗病毒、增强免疫功能的显效性与可靠性，证明其利咽、消肿、化痰的显效性与可靠性，而且每味药物均提示没有毒副作用。

本发明是以如下技术方案实现的。一种治疗小儿反复呼吸道感染与免疫力低下的药物，其特征在于它是由下述质量份的原料药用常规制备方法制成：青果10～30 份，火麻仁 10～25 份，苏子 10～25 份，葛根 12～30 份，山楂 10～30 份，桃仁 10～25 份，甘草 10～22 份，鱼腥草 12～30 份，马齿苋 10～20 份，胖大海10～30 份，茯苓 10～30 份。

上述原料药及用量配方，是发明人通过二十多年临床试验才得出的，在上述用量范围内均具有显著的疗效。

本发明的药物选择青果、火麻仁、苏子、葛根、山楂、桃仁、甘草、鱼腥草、马齿苋、胖大海、茯苓进行配伍，各药物功效产生协同作用，从而达到解除慢性咽喉炎症状、防止反复发作的效果。方中青果清热生津、利咽祛痰、健脾解毒，具有良好的抗菌作用；火麻仁性平，润肠除燥、活血化瘀、益血护津，发挥可靠的润通效果；胖大海泻火解毒、清宣肺气、利咽化痰，为咽喉感染疾病之要药；三者配伍，清三焦之火，除上下之燥，解咽喉之毒。苏子疏理气机、化痰消郁，可除慢性咽喉炎异物感之症状；葛根益阴生津、健脾升阳，具有良好的抗菌功效；山楂健脾和中、行气散瘀，且有一定的抗菌效果；桃仁活血化瘀、润肠通便、化痰止咳，具有良好的抗炎杀菌与免疫调节作用；四者合用，疏解肝胃之气郁，破解喉中之痰郁，畅通咽部之血瘀。甘草益气化痰、调和诸药。鱼腥草解毒消痈、止咳降火，抗病原微生物作用显著，且增强白细胞的吞噬能力；马齿苋凉血解毒、善泻胃肠之火，具有免疫增强作用；茯苓健脾益气、渗湿化痰，具有良好的免疫增强效果；三者相辅解毒消痈，凉血泻火，渗湿化痰，具有标本兼治，扶正祛邪作用。全方组合协调，疗效相得益彰，完全符合中医辨证施治的基本原则。

本发明药物可采用中药制剂的常规方法制成内服剂型。本发明药物可以将原料药研成粉混合均匀成散剂、冲剂、片剂、颗粒剂、口服液，还可以将各原料药水煎后浓缩成煎液得有效成分，再制备成各种口服剂。

本发明药物也可采用半仿生提取（SBE）、超临界流体萃取（SFE）、微波提取（MAE）、酶提取（ETE）、超声波提取（UAE）、大孔吸附树脂法（MAR）等方法提取有效成分，但这些提取方式均不限制本发明的保护范围。

本发明药物优选地制备方法如下。

本发明优选的采用如下胶囊剂型和片剂。

所述药物的制备方法，按如下步骤进行。

(1) 按比例称取原料，备用。

(2) 将所述重量比的青果、火麻仁、苏子、葛根、山楂、桃仁、甘草、鱼腥草、马齿苋、胖大海和茯苓 11 味药加水煎煮 5 次，然后合并 5 次煎液。

(3) 将步骤（2）所得煎液浓缩成浸膏。

(4) 将浸膏烘干得干浸膏。

(5) 粉碎干浸膏成粉状。

(6) 在 110℃下保持 10 分钟之后降至 105℃保持 5 分钟，然后再降温至 100℃，保持 5 分钟，冷却至室温。

(7) 装入胶囊。

所述步骤（2）的每次加水量以没过药面为宜，每次煎煮 30 分钟。

将所述步骤（5）所得药粉与片剂常用辅料混合，压片成片剂。

所述药物的制备方法，还可以按如下步骤进行。

(1) 称取各原料药，备用。

(2) 将所述重量配比的青果、火麻仁、苏子、葛根、山楂、桃仁、甘草、鱼腥草、马齿苋、胖大海、茯苓 11 味药净水冲洗后加水煎煮 5 次，每次加水以没过药面为宜，合并 5 次煎煮液，过滤得过滤液 1。

(3) 将过滤液用水或者酒精提取，浓缩成流浸膏，在烘干箱内烘干制成干流浸膏。

(4) 将干浸膏粉碎成粉得药物的有效成分。

将所述步骤（4）干浸膏粉的有效成分在 110℃下杀菌 10 分钟冷却后装入胶囊得胶囊剂。

将所述步骤（4）干浸膏粉的有效成分与片剂常用辅料混合，压片成片剂。

将所述步骤（4）干浸膏粉的有效成分与颗粒剂常用辅料混合，制成颗粒剂。

所述药物的制备方法，还可以按如下步骤进行：

将所述重量配比的青果、火麻仁、苏子、葛根、山楂、桃仁、甘草、鱼腥草、马齿苋、胖大海、茯苓 11 味药用净水冲洗后加水煎煮 5 次，每次加水以没过药面为宜，合并 5 次煎煮液，过滤得过滤液。

将过滤液适当浓缩，经过防腐消毒处理，直接制成有效成分的口服液。

或将口服液发明药物的有效成分与常用辅料混合，制成口服液。

本发明药物经临床使用结果表明，有下述优点。

(1) 本发明选用天然食用植物药为原料，各组份符合药品法规定和中医处方原则，突出中医辨证与西医辨病相结合、病因治疗与对症治疗相结合的基本特色。

(2) 本发明药物无须煎煮，口感良好，服用方便，各味药物组方前后均无毒无害，正常剂量服用没有发现任何副作用。

(3) 本发明药物对慢性咽喉炎、慢性扁桃体炎、慢性口腔溃疡等不仅具有良好的效果，也有良好的预防"上火"的保健作用，适用范围广泛。

(4) 本发明药物均精选于卫健委规定可药食两用的品种，安全性更高，治疗慢性咽喉炎、慢性扁桃体炎等疾病的患者可以较长时间服用。

(5) 本发明药物具有良好的兼顾性，对易"上火"之患者便秘、咳嗽、声音嘶哑等症状，具有一定的兼顾治疗作用。

(6) 本发明组方既符合中医辨证的原则，又考虑到药物的药理作用，清火不过于寒凉泻下，消炎注重增强免疫，具有清火解毒、利咽止痛、祛瘀活血、降气解郁、化痰消臃等综合功效。

(7) 本发明药物标本兼治，见效迅速，治愈率高。

（九）具体实施方式

以下结合实施例及临床应用统计进一步说明本发明药物的效果。

实施例 1：胶囊剂制备

青果 15kg，火麻仁 15kg，苏子 18kg，葛根 22kg，山楂 18kg，桃仁 18kg，甘草 15kg，鱼腥草 26kg，马齿苋 20kg，胖大海 22kg，茯苓 25kg，加水共同煎煮 5 次，每次加水以没过药面为宜，每次煎煮 30 分钟，合并 5 次煎液；将煎液通过常规酒精提取，浓缩成浸膏；将浸膏放入烘干箱烘干后粉碎为细粉，并进行常规高温消毒；将细粉装入胶囊，每粒药粉 0.45g。

实施例 2：颗粒剂制备

青果 15kg，火麻仁 15kg，苏子 18kg，葛根 22kg，山楂 18kg，桃仁 18kg，甘草 15kg，鱼腥草 26kg，马齿苋 20kg，胖大海 22kg，茯苓 25kg，用实施例 1 所述方法制成药粉，再辅以颗粒剂常用辅料制成冲剂，冲剂每袋 2g。

本发明药物治疗慢性咽喉炎临床观察

◆ 一般资料

临床资料：为证实本发明药物的临床疗效，于 2007 年 11 月—2008 年 10 月，治疗组选择慢性咽喉炎患者 57 例，其中男性 26 例，女性 31 例；年龄 21—57 岁，平均年龄 35.8 岁。对照组选择慢性咽喉炎患者 55 例，其中男性 22 例，女性 23 例；年龄 22—59 岁，平均年龄 34.6 岁。两组经统计学处理具有可比性，差异均无统计学意义（$P > 0.05$）。

◆ 实验方法

治疗组全部服用实施例 1 药物胶囊，每次 5 粒，每日 3 次；对照组服用清热消炎宁胶囊，每次 4 粒，每日 3 次。两组服药期间均忌辛辣食物，给药时间 14 天为 1 个疗程，治疗时间为 1～2 个疗程。

两组诊断标准均符合慢性咽炎的诊断标准。

◆ 评价标准

疗效标准：咽部症状全部消失，停药 1 个月后随访无复发者为痊愈；主要症状基本缓解，咽部异物感基本消失为显效；咽部症状减轻、异物感及咽后壁滤泡增生明显减少为有效；咽部症状无改善为无效。

◆ 结果

观察组治愈 29 例，显效 21 例，有效 4 例，无效 3 例，总有效率 94.74%；对照组治愈 8 例，显效 15 例，有效 16 例，无效 16 例，总有效率 70.91%。两组比较差异有统计学意义（$P < 0.05$）。

参考文献

[1] 王忠民 . 一种快速治疗慢性咽喉炎的药物：CN201010133131.9[P].2011-09-28.

[2] 徐惠祥，王明闯，王忠民 . 慢咽灵胶囊治疗更年期女性慢性咽炎临床观察 [J]. 新中医，
2015，47（4）：215-217.

[3] 赵志恒，栗亚楠，穆超超，等 . 咽喉疾病的三焦辨证探析 [J]. 江苏中医药，2017，49
（11）：49-51.

[4] 王忠民 . 慢性咽炎从肝论治验案例举 [J]. 黑龙江中医药，1986（6）：27-28.

[5] 王忠民，刘茜 . 补中益气汤治疗女性节育术后肝郁证的经验 [J]. 中医杂志，1989（8）：23-24.

三、一种快速改善睡眠的药物

（一）研究开发思路

近几十年来，由于人们的生活压力、经济压力、工作压力等不断加大，睡眠障碍的发病率居高不下，特别在中老年中睡眠障碍尤为常见。西药治疗尽管有效，但对由睡眠障碍带来的四肢乏力、精力不足、体质下降、身心疲惫等症状，无法逐一改善。

不仅如此，西药的副作用明显，一些患者服用促进睡眠的药物后产生依赖性，需要常年服用，且由此带来的副作用不断加大。因此，研发出一种既可快速改善睡眠，又可缓解由睡眠障碍带来的诸多症候的药物，是极具有临床应用价值的。

为了实现这一愿望，确保中药具有西药一样促进睡眠的作用，而没有西药一样的副作用与依赖性，且从病因上加以调理，显然是非常理想的药物。为此，笔者翻阅与研究了大量古代文献与现代中药药理研究，确保在疗效方面实现这一愿望。

通过临床观察发现，目前大部分睡眠障碍患者，并非单一的失眠，而是伴有四肢乏力、精神疲惫、情志抑郁、烦躁不安等症状，同时伴有诸如高血压、高血脂、糖尿病、冠心病等基础性疾病，有些疾病还不能轻易服用治疗失眠的西药。这种情况下，中药具有明显的优势。

睡眠障碍患者的诸多症状，具有一定的规律，与心、脾、肝等脏腑功能失调有关，治疗时采取养血安神、健脾益气、强壮体质等方法，不仅可以使睡眠得到显著改善，更重要的是可以直接去除失眠所伴随的症状，这对于改善患者的整体

状况，大有益处。

正是根据这一思路，从调整脏腑、强壮体质等方面入手，经过科学组方以及药理查证，所组成的处方非常严谨，符合中医辨证施治的基本原则，符合整体观念的组方思路，并在临床疗效方面得到了证实。本发明药物是治疗中老年人失眠的最佳药物，其功能明显优于目前市场上常用中成药。

（二）专利药物名称

一种快速改善睡眠的药物

（三）审批专利号码

CN201910857342.8

（四）专利药物摘要

本发明公开了一种快速改善睡眠的药物，是以药食两用中药酸枣仁、茯苓、龙眼肉、小蓟、莲子、百合、当归、益智仁、大枣、黄芪、肉桂为原料，按一定重量配比用中药制剂学方法提取制备而成。它可以通过加工制成任何一种常用口服剂型。本发明药物具有养心安神、健脾益气、增强体质等功能，治疗各种疾病引发的失眠、多梦、健忘、乏力等，见效尤其迅速，效果显著，无毒副作用。

（五）专利药物配方

一种快速改善睡眠的药物，配方特征在于，它是由下述质量份的原料且为药食两用之中药制成。

酸枣仁 10～60 份　　茯　苓 10～55 份　　龙眼肉 10～60 份

小　蓟 10～50 份　　莲　子 10～45 份　　百　合 10～45 份

当　归 10～55 份　　益智仁 10～50 份　　大　枣 10～60 份

黄　芪 10～55 份　　肉　桂 10～35 份

（六）药物技术领域

本发明涉及一种快速改善睡眠的药物，特别是涉及一种以植物中药且全部为药食两用的中药为原料制成的综合治疗失眠、多梦、健忘、乏力等症状的药物。

（七）研发背景技术

由于生活节奏加快，来自于生活、学习、经济、就业、环境、人际关系等诸多方面的压力，发生失眠的患者越来越多，严重影响患者的工作与学习、生活质量、幸福指数。

失眠是一种极为常见的睡眠障碍性疾病。失眠是多种躯体、精神与行为疾病所具有的常见临床表现。失眠是影响生活质量、工作与学习效率极为常见的疾病。失眠是患者对睡眠时间和（或）质量不满足，并影响白天社会功能的一种主观体验。据有关权威报道，我国成人失眠率高达 10%～20%，有学者估计，到 2020 年全世界约有 7 亿人发生失眠，这无疑是一个极为庞大的患病群体。

失眠常见于脑力劳动者，更多见于老年期。有临床资料显示，50 岁以上失眠患者占总失眠人数的 40%，60—90 岁的境遇性失眠或慢性失眠率高达 90%。由此可见，失眠是严重危害人们身心健康的重要疾病。长期、严重的失眠，不仅给患者身心、人际关系、生活质量、工作效率等带来负面影响，还有可能由此导致恶性事故发生。

不仅如此，长期、严重的失眠还会引发一系列的相关疾病。临床研究证实，一些心脑血管疾病、糖尿病、抑郁症、部分代谢性疾病、部分免疫性疾病、部分内分泌疾病等，常常与严重的失眠有一定的联系。有效治疗失眠，是提高患者生活质量与工作效率的主要途径。

失眠疾病的高发，给家庭、社会带来诸多负担。目前治疗失眠，西药常用苯二氮䓬类药物、非苯二氮䓬类药物、抗焦虑药、抗抑郁药及激素替代疗法，这些药物对控制症状具有一定作用，但副作用较多，常常难以长期服用，一些患者由于长期反复服用西药，大多产生严重的依赖性。不仅如此，一些药物难以改变患者的疲劳、烦躁、记忆力下降、注意力不集中等诸多症状。

中医称失眠为"不寐""不得眠""不得卧"与"目不瞑"等。中医药对失眠的治疗具有一定优势，治疗方法较多。中成药在治疗失眠方面品种居多，但一些药物的效果并非十分理想，不能全面缓解由失眠带来的诸多症状。

研发出一种对失眠治疗具有良好效果、且能改善由失眠带来的诸多症状、并有一定的安全性与非依赖性，是发明人的初衷。在经过多年的临床试验与经验积累，又在药食两用中药中选择品种，其基本要求是在理论上符合中医辨证施治的基本原则，在临床效果方面具有突出的疗效，在安全性上有一定的保证。为了实现这些条件，发明人借鉴中医古典医籍组方原则，参考现代药理研究成果，经过反复临床验证，终于在运用药食两用中药治疗失眠方面获得成功。

一种快速改善睡眠的药物，基本特点在于其成分均为药食两用中药组成，具有更好的安全性与非依赖性，对失眠带来的诸多症状均有显著的、快速的缓解作用。该发明药物，填补了目前市场上尚无药食两用中药组成的、专门用于治疗失眠及其相关症状且疗效显著的药物空白，其科研成果具有重要的现实意义，以及非常重要的科学性与推广价值。

（八）发明专利内容

本发明的主要目的是提供一种快速改善睡眠的药物。以传统的辨证施治为基本准则，注重调节脏腑功能与气血，养心安神、健脾益气、增强体质，发挥良好的治本效果。本发明药物组方，君臣佐使分明，配伍恰如其分，辨证与辨病结合，中医与西医合参，所用药物均经现代医学有关药理实验证明，其养心安神、促进睡眠、改善由失眠引发的相关症状的作用显著，是一种快速改善睡眠的优良药物。

本发明是以如下技术方案实现的。一种快速改善睡眠的药物，特征在于它是以下述质量份的原料用常规制备方法制成：酸枣仁 10～60 份，茯苓 10～55 份，龙眼肉 10～60 份，小蓟 10～50 份，莲子 10～45 份，百合 10～45 份，当归 10～55 份，益智仁 10～50 份，大枣 10～60 份，黄芪 10～55 份，肉桂 10～35 份。

上述原料药及用量配方，是发明人经多年在科学实验与临床总结的基础上，与多家医疗机构联合进行临床观察研究才得出的，在上述用量范围内均具有显著的疗效。

一种快速改善睡眠的药物，配方中酸枣仁宁心安神、补肝养阴、敛汗生津，具有显著的镇静、催眠与抗惊厥作用，其镇静催眠作用比安定更持久、平稳，并可增强免疫力，增强记忆力，对心血管系统具有很好的保护作用；茯苓健脾补中、养心安神、利水渗湿，系脾虚失眠之要药，具有良好的保肝、抗肿瘤、抗衰老、利尿、抗炎、降血脂、增强免疫力、增强记忆力等作用；龙眼肉补益心脾、养血安神、理气化湿，具有抗应激、抗焦虑、抗氧化、抗菌、抗衰老、抗肿瘤、增强免疫力、调节内分泌、降低血糖等作用；小蓟凉血止血、祛瘀消肿，据多年临床观察证实，对血热心神不宁引发的失眠具有良好的催眠作用；莲子清热解毒、凉血利尿、清心安神、补肾固精，具有抗氧化、抗衰老、抗菌、抗肿瘤、抗应激、降血压、降血脂、降血糖等作用；百合养阴润肺、清心安神，常用以治疗虚烦惊悸、失眠多梦与精神恍惚等症，具有抗疲劳、抗氧化、抗肿瘤、降血糖、增强免疫力等作用；当归为补血之要药，和血调经、润肠通便，可增强免疫功能，对缺血损伤具有良好的保护作用，对中枢神经系统具有镇痛、抗惊厥等作用，可促进睡眠、缓解记忆缺失；益智仁温肾固精、缩尿摄唾、健脾止泻，具有神经保护、镇静催眠作用，提高学习记忆能力、抗老年性痴呆、抗氧化、抗衰老、抗肿瘤、抗菌、抗过敏、抗应激、强心等；大枣补虚益气、养血安神、健脾和胃，可促进造血、抗氧化、抗疲劳、增强免疫力、抑制肿瘤细胞、促进钙的吸收，具有良好的保健作用；黄芪补气升阳、益气固表、利尿消肿、补益脾胃，具有提高免疫力、抗肿瘤、抗菌、抗氧化、抗疲劳、抗衰老、强心等作用，对气血亏虚导致的失眠健忘，具有良好的效果；肉桂温中散寒、补火助阳、活血通经、引火归元，具有明显的镇静安神作用，抗衰老、抗氧化、抗炎、降血糖，肉桂可制约方中寒凉药物中的寒凉属性，而保持药物的相应疗效。

一种快速改善睡眠的药物以酸枣仁、茯苓、龙眼肉、小蓟、莲子、百合、当归、益智仁、大枣、黄芪、肉桂进行组方，养心安神、滋阴补阳、清泄虚火、补益气血，诸药配合相得益彰，完全符合中医辨证施治的基本原则，符合中药应用的整体观念，也符合辨病与辨证相结合的基本特色。

不仅如此，上述药物的药理作用，均有相关药理研究或动物实验结论。

本发明药物可采用中药制剂的常规方法制成内服剂型。本发明药物可以将原料药研成粉混合均匀成散剂、冲剂、颗粒剂、口服液、饮料；还可以将各原料药通过普通煎煮方法取汁服用；或运用中药制剂学方法得有效成分、再制备成各种口服剂等。上述方法均属于本发明的保护范围。

本发明药物也可采用半仿生提取（SBE）、超临界流体萃取（SFE）、微波提取（MAE）、酶提取（ETE）、超声波提取（UAE）、压榨提取（PE）、连续逆流提取（CCE）、组织破碎提取（STE）、免加热提取（HFE）、常温超高压提取（UHPE）、空气爆破提取（AEE）等方法提取有效成分，上述提取方式均在本发明药物的保护范围。

本发明药物优选方法采用如下胶囊剂型。

所述药物的制备方法,按如下步骤进行。

(1) 按比例称取原料,备用。

(2) 将所述重量比的酸枣仁、茯苓、龙眼肉、小蓟、莲子、百合、当归、益智仁、大枣、黄芪、肉桂 11 味中药,验收合格后交付专业中药制药厂提取。

(3) 由药厂依照中药提取常规方法与程序进行提取。

(4) 将提取的药粉分装成瓶装胶囊剂,每瓶 60 粒,每粒含中药提取药粉 0.45g。

(5) 由药厂将成品交付临床试验。

本发明药物经临床使用结果表明,具有以下优点。

(1) 本发明选用天然食用植物药为原料,各组份符合药品法规定和中医处方原则,突出中医辨证与西医辨病相结合、病因治疗与对症治疗相结合的基本特色。

(2) 本发明药物提取后无须煎煮,口感良好,服用方便,各味药物组方前后均无毒无害,正常剂量服用没有发现任何副作用。

(3) 本发明药物对失眠、焦虑以及由此而产生的诸多症状不仅有良好的治疗效果,而且有良好的预防保健作用,适用范围广泛。

(4) 本发明药物均精选于卫健委规定可药食两用的品种,安全性更高,治疗失眠的患者可长期服用。

(5) 本发明药物具有良好的兼顾性,符合整体观念要求,对失眠患者的四肢乏力、免疫力低下、记忆力减退、注意力不集中等症状,均具有一定的兼顾治疗作用。

(6) 本发明药物具有标本兼治特点,见效迅速、作用可靠。

(九)具体实施方式

以下结合实施例及临床应用统计进一步说明本发明药物的效果。

实施例 1:胶囊剂制备

将酸枣仁 15kg,茯苓 20kg,龙眼肉 20kg,小蓟 20kg,莲子 15kg,百合 15kg,当归 20kg,益智仁 20kg,大枣 15kg,黄芪 20kg,肉桂 10kg,由专业中药制药厂提取加工,制成胶囊剂,每粒 0.45g,每次 4 粒,每日 2 次,分早晚服用,早 4 粒,晚上在睡眠前 1~1.5 小时服用 8 粒。

实施例 2:颗粒剂制备

将酸枣仁 15kg,茯苓 20kg,龙眼肉 20kg,小蓟 20kg,莲子 15kg,百合 15kg,当归 20kg,益智仁 20kg,大枣 15kg,黄芪 20kg,肉桂 10kg,由专业中

药制药厂提取加工，制成颗粒，每袋 12g，每次 1 袋，每日 2 次，分早晚冲服，早 1 袋，晚上在睡眠前 1～1.5 小时服用 2 袋。

本发明药物治疗失眠临床观察

◆ **一般资料**

临床资料：为验证本发明药物的临床疗效，于 2018 年 6 月—2019 年 5 月，在三级甲等医院中医门诊选取治疗失眠患者 186 例，年龄 19—70 岁，其中男 89 例，女 97 例，按数字随机表法，分观察组与对照组。观察组 93 例，其中男 45 例，女 48 例；年龄为 19—70 岁，平均年龄（32.62 ± 9.95）岁；轻度失眠 29 例，中度失眠 45 例，重度失眠 19 例。对照组 93 例，其中男 44 例，女 49 例；年龄为 19—70 岁，平均年龄（33.02 ± 10.12）岁；轻度失眠 27 例，中度失眠 46 例，重度失眠 20 例。两组患者的年龄、性别、失眠轻重程度等一般资料，经统计学处理无显著性差异，具有可比性（$P > 0.05$）。

诊断标准：参照《ICD-10 精神与行为障碍分类》关于非器质性失眠症的诊断标准参考制定。入睡困难，睡后易醒，睡眠不实或醒后不能再睡，或睡眠质量差；睡眠紊乱每周至少发生 3 次并持续 1 个月以上；日夜专注于失眠，过分担心失眠的后果；睡眠量和（或）质的不满意引起明显的苦恼，或影响社会及职业功能，常常难以入睡，维持睡眠困难，过早或间歇醒来而导致睡眠不足。

症状分级：轻度（＋）为睡眠时易醒、梦多，或睡眠不实、晨醒过早，但不影响工作与学习；中度为（＋＋）睡眠不足 4 小时，但尚能坚持工作；重度（＋＋＋）为彻夜不眠，无精打采，白天明显困倦，不能坚持工作及日常生活。

排除标准：患有全身性疾病，或外界环境干扰因素引发失眠；年龄在 18 岁以下，70 岁以上者；合并有肝、肾和造血系统等严重原发性疾病，或精神性疾病；各种肿瘤患者；妊娠、哺乳期妇女；不能按要求完成临床观察者。

入选标准：符合失眠诊断，无器质性疾病，无观察治疗禁忌证，年龄在 19—70 岁，能够顺利依据观察要求服药者。

◆ **实验方法**

对照用药：观察组用本发明药物颗粒剂，每袋 12g，每日 2 次，分早晚服用，早 1 袋，早饭后服用，晚 2 袋，睡前 1～1.5 小时服，开水冲服；对照组用柏子养心丸(北京同仁堂股份有限公司同仁堂制药厂生产，主要成分为柏子仁、党参、炙黄芪、川芎、当归、茯苓、制远志、酸枣仁、醋五味子、半夏曲、炙甘草、朱砂。每丸重 9g），每次 1 丸，每日 2 次。两组均停服其他药物，服药期间禁止喝酒、熬夜等影响治疗的行为，连续治疗 60 天后统计疗效。

观察方法：记录并评价患者常见的症状表现，失眠、多梦易醒、头晕健忘、四肢乏力、心烦不安、注意力不集中、精神萎靡不振等。症状积分标准：无症状表现为 0 分；上述症状较轻，偶尔出现失眠等典型症状，每周发作少于 2 次，不影响正常工作与生活者，记 1 分；上述症状时轻时重，间断出现，轻微影响正常工作与生活者，记 2 分；上述症状明显，经常出现失眠等典型症状，每周发作至少 3 次，严重影响正常工作与生活者，记 4 分。

◆ 评价标准

疗效标准：睡眠时间恢复正常或夜间睡眠时间在 6 小时以上，睡眠深沉，醒后精力充沛者为临床痊愈；睡眠明显好转，睡眠时间增加 3 小时以上，睡眠深度增加者为显效；症状缓解，睡眠时间较治疗前增加但不足 3 小时者为有效；治疗后失眠症状无明显改善或症状加重者为无效。

◆ 统计方法

采用 SPSS11.0 统计软件进行统计学分析，总体疗效比较采用 Ridit 分析检验，症状积分用（$\bar{x} \pm s$）表示，组间比较采用方差分析。

◆ 结果

观察组 93 例中临床治愈 41 例（44.09%），显效 33 例（35.48%），有效 16 例（17.20%），无效 3 例（3.23%），总显效率为 79.57%；对照组 93 例中临床治愈 18 例（19.35%），显效 29 例（31.18%），有效 36 例（38.71%），无效 10 例（10.75%），总显效率为 50.54%。观察组症状积分（分）治疗前（8.97 ± 5.67），治疗后（3.65 ± 3.59）；对照组症状积分（分）治疗前（8.69 ± 5.57），治疗后（6.95 ± 4.07）。

临床观察结果证明，一种快速改善睡眠的药物治疗失眠及其所引发的诸症，效果明显优于对照组，差异有统计学意义（$P < 0.05$），具有一定的临床推广价值。

参考文献

[1] 王忠民 . 一种快速改善睡眠的药物：CN201910857342.8[P].2021-03-05.

[2] 王忠民 . 柴胡桂枝汤加味治疗癔症性瘫痪 [J]. 黑龙江中医药，1989（2）：19-20.

[3] 王忠民 . 柴胡桂枝汤加味治疗神经衰弱 60 例 [J]. 福建中医药，1986（4）：28.

四、一种快速缓解醉酒的药物

（一）研究开发思路

醉酒在现实生活中尤为常见。喝酒过多会给身心带来诸多伤害，这种伤害不仅是对胃肠带来不适，而且对肝脏、肾脏，乃至整体，都会带来负面影响。如何用药物防治酒精给人体带来的伤害，是非常重要的一环。

过量喝酒对人体引发的伤害是不可低估的，轻则影响醉酒者的正常生活，重则导致死亡。因此，除需要主动限制、限量喝酒，也需要药物的有效干预，减轻醉酒者的痛苦与对身体的伤害。

减少酒精对身体的伤害，主要是加速酒精的分解与阻止酒精的吸收，同时对醉酒者出现的一系列症状进行治疗。在以往，民间有用葛花解酒的做法，但人们发现对于喝酒稍多的患者，单一用葛花治疗并没有显著的缓解作用。

笔者查阅古今研究资料，并根据中药的药理研究结果进行组方，发现一些生津止呕、清热解毒、健脾利湿的药物，具有一定的解酒、除烦效果，特别是缓解酒后恶心呕吐、精神恍惚、头晕目眩、昏昏欲睡、步履蹒跚、小便短赤等疗效显著。

在这一临床结论的基础上，笔者进行了系统的、规范的临床研究。通过临床对比观察发现，本发明药物对缓解醉酒症状的作用快捷，使发生酒精中毒的概率显著下降，而且对酒后机体恢复具有良好的作用。不仅如此，有些长期喝酒发生酒精中毒者，服用本发明药物，也有良好的缓解口苦口干、脾胃不适、四肢乏力、精神不振、头晕目眩、小便短赤等症状的作用，使其肝损伤的程度得到缓解，免疫功能得到提高。该药对照目前市场上的相关药物，显示出非常明显的优势，而且所用品种均为药食两用药，安全性得到保证。

（二）专利药物名称

一种快速缓解醉酒的药物

（三）审批专利号码

CN201910857243.X

（四）专利药物摘要

本发明公开了一种快速缓解醉酒的药物，是以生姜、石榴汁、桑椹子、青果、葛根、松花粉、芦根、白茅根、甘草、山药、西洋参为原料，按一定重量配比煎煮提取制备而成。它可以制成任何一种常用口服剂型，药物具有生津止呕、清热解毒、健脾利湿、解酒除烦等功能，对饮酒过度引发的恶心呕吐、精神恍惚、头晕目眩、昏昏欲睡、步履蹒跚、小便短赤等疗效显著，且对酒精性肝损伤、免疫力低下、平素口干咽燥、肝火旺盛等均有治疗作用，见效尤其迅速，无毒副作用。

（五）专利药物配方

一种快速缓解醉酒的药物，配方特征在于它是药食两用中药配方组成并由下述质量份比的原料药制成。

生姜 10～90 份　　　石榴汁 10～90 份　　　桑椹子 10～90 份

青果 10～60 份　　　葛　根 10～60 份　　　松花粉 10～90 份

芦根 10～90 份　　　白茅根 10～60 份　　　甘　草 10～60 份

山药 10～90 份　　　西洋参 10～30 份

（六）药物技术领域

本发明涉及一种快速缓解醉酒的药物，特别是涉及一种以植物中药且全部为药食两用的中药为原料制成的，治疗乙醇中毒及所引发不适症状的药物。

（七）研发背景技术

在世界发展的历程中，酒在人们的生活中一直占有非常重要的位置。酒给人们的生活带来欢乐与幸福，也带来诸多的烦恼与痛苦。近些年来，我国酒类消费群体日益庞大，过度饮酒给饮酒者带来的醉酒不适，甚至醉酒死亡，在现实生活中司空见惯。饮酒过度虽然对身体有一定的伤害，但在饮酒爱好者中不可能被禁止，不可能达到完全自控的程度。

过度饮酒给人们带来很多伤害。大量饮酒可导致人体肠黏膜损伤、肝功能损害，影响营养物质的消化吸收与转化，进而导致酒精性营养不良。在临床上，发生慢性酒精中毒、酒精性脂肪肝、酒后直接或间接引发的并发疾病、酒后免疫力低下、酒后胃肠功能紊乱的患者数量之多令人担忧，已经给诸多的饮酒爱好者带来身心方面的苦恼，同时也给家庭幸福、社会安定带来诸多的不利因素。

酒精给饮酒者带来的伤害尽管极为广泛而普遍，但目前尚无理想的药物治疗。如何降低酒精对人体的伤害，特别是饮酒后及时消除、减轻对身体的伤害，是预防产生不良后果的重要一环。饮酒过度对身体伤害的预防重点是在刚刚饮酒之后，及时消除酒精对胃肠、肝脏等方面的毒性，就可有效地减轻酒精对胃肠与肝脏的损伤，对防止酒精伤害具有重要意义。

目前，临床尚缺乏高效、安全、快捷、无毒副作用的中药解酒产品。研究开发有效防止醉酒、快速醒酒的药物或保健食品，对广大遭受酒精伤害者来说尤其重要。过度饮酒导致的身心伤害是巨大的，中医学认为，嗜酒过度会损害脾胃和肾，导致人体早衰。过度饮酒首先导致脾胃虚弱，使气血化生不足，气血不足则人体抗病能力低下，进而引发多种疾病。酒能使人产生冲动，甚则失去理智，进而扰乱心智。肾为先天之本，人体精气所藏之处；脾为后天之本，气血化生之本源。人的体能、智能、四肢、思虑等均为脾肾所主，脾肾受伤则使整体功能受到严重伤害，继而产生相关疾病。现代医学认为，饮酒首先导致胃损伤，一次过量饮酒会发生急性胃炎，连续大量摄入酒精，会导致更严重的慢性胃炎，甚至引起胃溃疡出血而危及生命。饮酒给肝脏带来严重伤害，长期、大量饮酒者大多会发生肝硬化，导致肝脏的解毒能力下降或丧失。过度饮酒可能导致大脑伤害，对记忆力、注意力、判断力及情绪反应都有不同程度的伤害。过度饮酒会使男性阳痿，孕妇饮酒使未出生的婴儿发生身体缺陷概率增加，对发育中的胎儿造成严重伤害。大量饮酒的人会心跳加速，心脏负荷增大，使心脏肌肉组织变得衰弱并且受到损伤而发生心肌病。酒精会抑制呼吸中枢，造成呼吸停止。另外，还会导致血糖下降可能有致命的危险。

运用中药治疗酒精带来的伤害，具有美好的前景，但目前从市场上来看，治疗酒精中毒疗效显著、副作用小、服用方便的中成药极为少见。针对这一状况，研究开发一种安全有效的解酒药物，对众多的酒精中毒者无疑是一个福音。根据这一情况，笔者对酒精中毒及并发症的治疗，进行了广泛的、较长时间的临床研究，并获得了成功。

发明一种具有疗效可靠而没有毒副作用、综合治疗酒精中毒效果显著的药物，特别是运用药食两用中药研制出的药物，更具有安全有效的特征，更具有非常重要的现实意义，也是发明人的出发点与最终目的。一种快速缓解醉酒的药物中成药研制成功，填补了药食两用中成药快速有效治疗酒精中毒的空白。

（八）发明专利内容

一种快速缓解醉酒的药物，主要是针对酒精给饮酒者的身体带来的伤害，予以缓解、减轻毒性的严重反应，加速酒精的分解与排泄，进而有效地保护过度饮酒者的胃肠、肝脏功能等。

众所周知，中医药在预防酒精中毒方面具有悠久的历史与可靠的治疗效果。醉酒的症状，是因血液中的酒精浓度过高导致中枢神经系统传递发生障碍的一种现象，所研制的一种快速缓解醉酒的药物重点就是加快排泄乙醇及其代谢产物，降低血液中的乙醇浓度，进而有效地缓解、减轻乙醇的毒性反应。

中医认为，酒属于大热有毒之品，进入人体最易形成湿热病机。其治疗原则应以解酒毒、调脾胃、清湿热、利小便、发汗等为主，治疗的关键是早用药、早控制。《灵枢·论勇》曰："酒者，水谷之精，熟谷之液也。其气慓悍，其入于胃中，则胃胀，气上逆，满于胸中，肝浮胆横。"脾胃位于中焦，脾主升清、胃主降浊，二者是调节与控制机体气机升降的枢纽，过量饮酒特别过量饮用烈酒，首先伤及脾胃，升清降浊功能异常则导致气机壅塞，直接影响肝的疏泄功能，引发肝胆湿热。湿热急速聚集中焦为患，特别在刚刚过度饮酒之后发生的诸多症状，古代大多运用发汗、利小便等法，目前通过临床观察确有一定道理。正如李东垣在《脾胃论》中所说："夫酒者，大热有毒，气味俱阳，乃无形之物也。若伤之，首当发散，汗出则愈矣；其次莫如利小便，二者乃上下分消其湿。"这一认识在解酒方面具有指导意义。出汗可发散湿热之邪，利尿则湿邪有去除通道，乙醇中毒所引发的一系列症状与不良反应均会自然减轻。当然，对于酒精尚未吸收而停留于胃者，吐法也是行之有效的治疗措施。

在传统的治疗方法上，常常是在发生严重的酒精中毒时才到医院救治，此时已经造成严重的胃肠与肝脏等组织的损伤，造成一系列的身体伤害。其实在刚刚饮酒之后，服用具有缓解酒精毒性反应、加速排泄、分解酒精的药物，是非常重要的一环。笔者在40余年临床实践研究中发现，预防酒精中毒导致的伤害，其关键时间是酒精刚刚进入胃中之时，此时用药具有预防与治疗的双重作用。

本发明是以如下技术方案实现的。一种快速缓解醉酒的药物，特征在于它是以下述质量份的原料用常规制备方法制成：生姜 10～90 份，石榴汁 10～90 份，桑椹子 10～90 份，青果 10～60 份，葛根 10～60 份，松花粉 10～90 份，芦根 10～90 份，白茅根 10～60 份，甘草 10～60 份，山药 10～90 份，西洋参 10～30 份。

上述原料药及用量配方，是发明人经多年与多家医疗机构联合进行临床试验才得出的，在上述用量范围内均具有显著的疗效。

一种快速缓解醉酒的药物选择生姜、石榴汁、桑椹子、青果、葛根、松花粉、芦根、白茅根、甘草、山药进行配伍，各味药物功效之间产生协同作用，具有生津止呕、清热解毒、健脾利湿、解酒除烦、健脾益气等功效，对饮酒过度引发的呕心呕吐、步履蹒跚、胡言乱语、精神恍惚、头晕目眩、昏昏欲睡、小便短赤等疗效显著，见效尤其迅速，无毒副作用。同时，对酒精性肝损伤、免疫力低下、平素口干咽燥、肝火旺盛等均有良好的治疗效果。

一种快速缓解醉酒的药物中的生姜发散汗出、和中止呕、化痰止咳、益脾解毒，具有良好的抗氧化、消除各类自由基、改善脂质代谢、抗菌、降低血糖作用，动物实验证明生姜可提高血清胰岛素水平，显著缓解醉酒后引发的恶心呕吐，并可加速乙醇氧化，减少酮体生成和代谢性酸中毒的发生，同时对严重应激反应起到保护作用；石榴汁生津止渴、收敛止泻、解酒，石榴汁、皮均含有较高的抗氧化活性物质，可抗菌、抗病毒、抗氧化、抗衰老、增强免疫力、降血糖、降血压、降血脂，对酒精诱发的胃损伤具有明显的保护作用，减少胃溃疡的发生率；桑椹子益血除热、凉血补阴、滋补肝肾、润肠通便，含多种氨基酸及多糖，含硒量为百果之首，具有增强免疫力、降低血糖、降血脂、抗氧化、抗衰老、保护心脑血管，减轻小鼠干细胞脂肪变性及炎症反应，提高肝组织中的 RNA 与糖的作用，具有良好的保肝效果；青果清热利咽、生津解毒，青果通过清除自由基、抗脂质过氧化而发挥保肝作用，能明显减轻白酒所致的肝组织病理损伤，可促进肝细胞修复，发挥一定的解酒效果；葛根用于治疗伤酒发热、呕逆泛酸、乏力烦渴、不思饮食，葛根中的异黄酮提取物保护胃黏膜，有效抑制酒精在胃肠的吸收，加强胃肠首过效应，降低血液中的酒精浓度，对缓解酒精中毒具有显著作用，葛根中的葛根素能够抑制嗜酒大鼠的酒精自主摄入量，但不影响肝脏中乙醇脱氢酶与乙醛脱氢酶的活性，进而促进乙醛清除，减轻酒精中毒症状；松花粉润肺益气、清肝除风，保护人体器官、改善代谢功能、增强免疫力、抗氧化、抗衰老，松花粉能对抗酒精中毒引起的肝脏脂质过氧化损伤，具有一定的保肝功效；芦根清热泻火、生津止渴、止呕除烦、利尿排毒，具有多糖成分，能起到很好的抗肝纤维化、保肝的作用，小鼠实验证实芦根多糖能够显著增加肝细胞抗损伤效果，同时减少损伤肝脏的内毒物含量，可将过氧化物氧转化为无毒醇与水，故具有极强的抗氧化损伤的效果；白茅根清热除烦、凉血止血、调节免疫、利尿降压、抗菌、护肝、降血糖、降血脂、抗氧化、降低羟自由基，其利尿作用可促进乙醇的排泄，小鼠实验证明白茅根能显著抑制乙醇引起的自发活动，具有一定的解酒作用；甘草补脾益气、滋咳润肺、缓急解毒、调和百药，是古代用于解酒毒使用率最高的单味中药；山药具有良好的健脾益气、调节免疫功能、改善消化功能、降血脂、降血糖、延缓衰老、抗突变、抗肿瘤、促进肾脏再生修复等药理作用，对酒精性胃黏膜损伤，具有良好的保护作用；西洋参补气养阴、清热生津，保护心血管系统、降血糖、抗缺氧、降血脂、抗疲劳、抗肿瘤、增强免疫等，对乙醇急性中毒所导致的肝损伤具有明显的保护性作用，可显著降低乙醇中毒所致的血清谷氨酸转氨酶升高，能够提高乙醇所致血清及肝中谷胱甘肽过氧化物酶活性，抑制过氧化产物丙二醛的生成。

众所周知，当乙醇进入人体之后，主要有三种途径将乙醇转化为乙醛，最后在乙醛脱氧酶的作用下将乙醛转化成可被机体利用的物质。而上述中药的主要作用是可以降低酒精自主摄入量、加速分解酒精的毒性，进而达到缓解过度饮酒者所产生的诸多伤害。

一种快速缓解醉酒的药物所用之品，单味中药均有不同程度的分解酒精毒性、缓解酒精中毒症状、促进酒精排泄、缓解酒精中毒后所引发的诸多症状的作用。不仅如此，所用药物并非单味中药的作用叠加，而是在中医辨证施治的基础上科学组方，实现了 1+1 > 2 的组方效应。所用中药，主要体现在清除湿热，通过发汗与通利小便之法，促进酒精分解与排泄，进而达到保护肝脾与胃肠、维持正常的脏腑功能的功效。

一种快速缓解醉酒的药物作用的发挥，主要体现在加速酒精在体内的代谢，加速其分解与排泄，如葛根、芦根、白茅根、石榴汁等均有该类作用；本发明药物具有良好的保肝作用，动物实验证明，生姜、桑椹子、松花粉、甘草等，具有清除自由基、预防肝脏脂肪病变、预防肝组织形态学与肝功能异常、调节细胞因子网络的作用。本发明药物中清热利湿、化痰祛瘀、益气生津的生姜、石榴汁、青果、甘草等，对心脏具有可靠的保护作用；本发明药物中葛根、松花粉、甘草、山药、西洋参等，可拮抗乙醇对中枢神经系统的抑制作用，减轻乙醇对机体造成的伤害，有效保护胃黏膜，使醉酒程度缓解、持续时间缩短、加快醒酒时间。

不仅如此，上述药物的药理作用，均有相关药理研究或动物实验结论。

本发明药物可采用中药制剂的常规方法制成内服剂型。本发明药物可以将原料药研成粉混合均匀成散剂、冲剂、颗粒剂、口服液、饮料，还可以将各原料药水煎后浓缩成煎液得有效成分，再制备成各种口服剂。

本发明药物也可采用半仿生提取（SBE）、超临界流体萃取（SFE）、微波提取（MAE）、酶提取（ETE）、超声波提取（UAE）、压榨提取（PE）、连续逆流提取（CCE）、组织破碎提取（STE）、免加热提取（HFE）、常温超高压提取（UHPE）、空气爆破提取（AEE）等方法提取有效成分。

本发明优选的采用如下胶囊剂型。

所述药物的制备方法，按如下步骤进行。

(1) 按比例称取原料，备用。

(2) 将所述重量比的生姜、石榴汁、桑椹子、青果、葛根、松花粉、芦根、白茅根、甘草、山药、西洋参 11 味中药，验收合格后交付专业中药制药厂提取。

(3) 由药厂依照中药提取常规方法与程序进行提取。

(4) 将提取的药粉分装成瓶装胶囊剂，每瓶 60 粒，每粒含中药提取药粉 0.45g。

(5) 由药厂将成品交付临床试验。

本发明药物经临床使用结果表明，有下述优点。

(1) 本发明选用天然食用植物药为原料，各组份符合药品法规定和中医处方原则，突出中医辨证与西医辨病相结合、病因治疗与对症治疗相结合之特色。

(2) 本发明药物提取后无须煎煮，口感良好，服用方便，各味药物组方前后均无毒无害，正常剂量服用未发现副作用。

(3) 本发明药物对醉酒、酒精肝、肝火旺盛等症不仅有良好的疗效，而且具有良好的预防保健作用，适用范围广泛。

(4) 本发明药物均精选于卫健委规定可药食两用的品种，安全性更高，治疗中的乙醇中毒患者可长期服用。

(5) 本发明药物具有良好的兼顾性，对患者容易出现的酒精性肝损伤、免疫力低下、平素口干咽燥等症状，具有一定的兼顾治疗作用。

(6) 本发明药物标本兼治，见效迅速。

（九）具体实施方式

以下结合实施例及临床应用统计进一步说明本发明药物的效果。

实施例 1：胶囊剂制备

生姜 15kg，石榴汁 20kg，桑椹子 20kg，青果 20kg，葛根 15kg，松花粉 15kg，芦根 20kg，白茅根 20kg，甘草 15kg，山药 20kg，西洋参 10kg，由专业中药制药厂提取加工，制成胶囊剂，每粒 0.45g，每次 4 粒，每日 3 次。

实施例 2：颗粒剂制备

生姜 15kg，石榴汁 20kg，桑椹子 20kg，青果 20kg，葛根 15kg，松花粉 15kg，芦根 20kg，白茅根 20kg，甘草 15kg，山药 20kg，西洋参 10kg，由专业中药制药厂提取加工，制成颗粒，每袋 12g，每次 2 袋，每日 3 次，冲服。

本发明药物治疗男女醉酒临床观察

◆ 一般资料

临床资料：为证实本发明药物的临床疗效，于 2018 年 7 月—2019 年 5 月，选取中医门诊治疗醉酒患者 175 例，年龄 16—50 岁，其中男 139 例，女 36 例，按数字随机表法分为观察组与对照组。观察组 87 例，其中男 70 例，女 17 例；年龄为 16—50 岁，平均年龄（29.5±11.9）岁。对照组 88 例，其中男 69 例，女 19 例；年龄为 16—50 岁，平均年龄（30.2±12.2）岁。两组患者年龄、性别等一般资料，经统计学处理无显著性差异，具有可比性（$P > 0.05$）。

诊断标准：①有明确的过度饮酒或酒精饮料摄入史。②呼出气体或呕吐物有酒精气味，并具有下列特征者：表现易激惹、多语或沉默、语无伦次、情绪不稳、行为粗鲁，或具有攻击行为，伴恶心、呕吐等症；反应迟钝，肌肉运动不协调，躁动不安，步态不稳，明显共济失调，眼球震颤，复视；出现较深的意识障碍如昏睡、浅昏迷、深昏迷，神经反射减弱、颜面苍白、皮肤湿冷、体温降低、血压升高或降低、呼吸节律或频率异常、心跳加快或减慢、二便失禁等。

入选标准：符合过度饮酒诊断，无生命危险指征，年龄 16—50 岁，能够自己或在他人的帮助下顺利服药者。

排除标准：排除中风、癫痫、食物中毒导致等非酒精性中毒引发的昏迷、语言障碍、呕心呕吐、腹痛腹泻等病症，不符合临床诊断者，无法喂食药物者，具有生命危险指征者。

◆ 实验方法

对照用药：两组均用药 1 天。观察组用本发明药物颗粒剂，每袋 12g，每次 2 袋，每日 3 次，冲服；对照组静脉滴注 10% 葡萄糖 500ml+ 维生素 C 2.0g+ 肌酐 0.6g，奥美拉唑 40mg+ 生理盐水 100ml，口服维生素 B_6 20mg，每日 3 次。

◆ 评价标准

疗效标准：经治疗后过度饮酒所引发的症状完全消失，恢复正常工作，无醉酒引发的不适为治愈；治疗后症状大部分消失，无恶心欲吐，仅有轻度胃肠不适为好转；治疗后症状改善不明显，仍有恶心欲吐等醉酒主要症状为无效。

◆ 统计方法

采用 SPSS10.0 统计软件进行统计学分析，计数资料以率（%）表示，采用 χ^2 检验，$P < 0.05$ 为差异有统计学意义。

◆ 结果

观察组 87 例中临床治愈 81 例（93.10%），有效 4 例（4.60%），无效 2 例（2.30%），治愈率为 93.10%；对照组 88 例中临床治愈 42 例（47.73%），有效 31 例（35.23%），无效 15 例（17.04%），治愈率为 47.73%。

临床观察结果证明，一种快速缓解醉酒的药物治疗过度饮酒所引发诸症的效果，明显优于对照组，有统计学差异（$P < 0.05$），具有一定的市场推广价值。

参考文献

[1] 王忠民 . 一种快速缓解醉酒的药物：CN201910857243.X[P].2021-03-05.

[2] 徐惠祥，王明闯，王忠民 . 专利药降酶胶囊治疗脂肪肝肝功能异常临床研究 [J]. 现代中西医结合杂志，2016, 25（3）：291-293.

[3] 刘茜，王忠民 . 柴胡桂枝汤治疗肝炎后综合征 116 例 [J]. 湖南中医杂志，1991（4）：42.

五、一种快速降低尿酸的药物

（一）研究开发思路

尿酸升高已经成为现实生活中的常见现象。近些年来，由于人们的饮食结构改变，活动量减少，肥胖人群增加，高尿酸血症的发病率逐年升高。高尿酸血症与许多疾病有关，诸如代谢综合征、痛风、高血压、糖尿病、冠心病及其并发症关系密切，该病已经引起医学界的高度重视。

人体的尿酸，主要由细胞代谢分解的核酸与其他嘌呤类化合物、食物中的嘌呤经过酶的作用分解所致。尿酸在细胞外液浓度的高低，取决于生成速度与经过肾脏排出速度的平衡。尿酸排泄减少，或生成增多，或排泄正常而生成增多，均为导致尿酸增高的基本特征。

机体自身调节尿酸的排泄主要有三个方面，即肾小球滤出、肾小管重吸收与肾小管分泌。三个环节中任何一个环节出现异常都可导致尿酸浓度异常。尿酸的排泄，还需要酶的参与，如酶发生缺陷也会导致尿酸生成增多。糖尿病、肥胖、高血压、高尿酸血症、饮酒、过多进食高嘌呤食物等，均为促发因素。

对于大多数尿酸升高患者，由于代谢出现异常，仅仅靠避免一些高发因素是不够的，必须服用药物进行有效干预。笔者通过多年的临床研究认识到，中医药治疗高尿酸血症具有一定的优势。临床观察发现，该病的发生与发展，与中医脾肾两脏关系最为密切。肾为先天之本，主水，对水液代谢具有非常重要的作用；脾为后天之本，主运化，对水谷精微物质具有转化功能。二脏功能发生异常，水湿代谢就会发生障碍。

从高尿酸血症的特征来看，符合中医所说的湿浊瘀滞有关。脾胃具有升清降浊的作用，若饮食不节，膏粱厚味，或饮酒过多，均会损伤脾胃功能，导致脾不能升清，胃不能降浊，湿浊由此瘀滞机体而发病。脾胃的运化、水湿的代谢等功能，均需要肾发挥重要作用，先天不足或疾病损伤及肾，均会导致水液代谢异常而发生疾病。因此，中医药从脾肾调理本病可标本兼治，对机体康复具有非常重要的作用。

根据这一思路，笔者重视调理脾肾以治本，解毒利湿以治标，以该法组成治疗尿酸升高的专方，开始收到良好的效果。在取得初步成效的基础上，笔者将新的处方用于临床，并与其他相关药物做对照，发现对尿酸升高具有良好的治疗效果，优于一般的药物治疗，而且治疗后机体整体的改善明显，治愈后停药不容易复发。

（二）专利药物名称

一种快速降低尿酸的药物

（三）审批专利号码

CN201910857343.2

（四）专利药物摘要

本发明公开了一种快速降低尿酸的药物，是以金银花、栀子、肉桂、葛根、淡竹叶、白茅根、茯苓、桑叶、桑椹子、荷叶为原料，按一定重量配比煎煮提取制备而成。它可以制成任何一种常用口服剂型，药物具有清热利湿、升清降浊、解毒消肿等功能，治疗尿酸升高引发的痛风疗效显著，见效尤其迅速，无毒副作用。

（五）专利药物配方

一种快速降低尿酸的药物，配方特征在于它是药食两用中药并按照由下述质量份的原料药制成。

金银花 10～90 份　　栀　子 10～50 份　　肉　桂 10～90 份

葛　根 10～60 份　　淡竹叶 10～60 份　　白茅根 10～90 份

茯　苓 10～90 份　　桑　叶 10～60 份　　桑椹子 10～90 份

荷　叶 10～90 份

（六）药物技术领域

本发明涉及一种快速降低尿酸的药物，特别是涉及一种以植物中药且全部为药食两用的中药为原料按一定重量比制成的，治疗尿酸过高及所引发的一系列不适症状的药物。

（七）研发背景技术

高尿酸血症是由于嘌呤代谢紊乱和（或）尿酸排泄减少所致。在我国城市人口中发病率约占 10%，其中 1%～2% 并发痛风性关节炎。血尿酸升高也可以导致急性尿酸肾病、慢性尿酸盐肾病、尿酸结石，给患者身心健康带来严重的不良影响。有临床资料显示，中国血尿酸值高于正常值的约 1.2 亿人，已成为继高血压、高血糖、高血脂后的第四高病证。在日本，成人男性中高尿酸患者发病率近 20%，而欧美地区高尿酸血症患病率为 2%～18%。

我们知道，黄嘌呤氧化酶是人体内核酸代谢中一种重要的酶，在人体心、肺、肝等组织细胞浆内广泛分布。黄嘌呤氧化酶能催化黄嘌呤与次黄嘌呤的氧化，生成尿酸并产生过氧化物自由基。但尿酸升高到一定程度时，就会导致高尿酸症，引起痛风发作。如何控制这一病理机制的发生，是治疗高尿酸血症的关键，但目前尚乏特效治疗方法。

高尿酸血症已是一种常见病、多发病，并呈现高流行、年轻化、男性高于女性、沿海高于内地的趋势，已经引起医学界研究者的高度重视。在现实生活中，由于一些患者饮食结构不合理或不够科学，饮食结构中高脂肪、高蛋白成分增加，发生痛风的患者呈现不断上升的趋势，严重威胁着患者的身心健康。据报道，高尿酸血症是心肌梗死、冠心病、脑卒中及所有心血管事件、全因死亡、糖尿病、高脂血症、代谢综合征及慢性肾病的独立危险因素，也是预测心血管事件发生的独立危险因素，其防治方法的改进与研究，已经到了刻不容缓的地步。

目前认为，该病的治疗方案主要是生活指导加药物治疗。控制高尿酸血症的药物，目前主要是抑制尿酸生成（如别嘌醇）与促进尿酸排泄（如苯溴马隆）。上述药物尽管均可较好地控制尿酸，但临床发现副作用较大，特别是别嘌醇，长期服用往往导致多器官或多系统同时受累或损害，大约 0.4% 的患者在不当应用后发生严重的别嘌醇超敏综合征，严重者甚至发生死亡；而促进尿酸排泄的药物，也常因尿酸盐结晶在肾小管沉积，进而诱发或加重肾损害。但因该病的特殊性，常常需要较长时间的持续药物治疗，从现实情况来看，目前常用的一些降低尿酸的药物均有上述副作用，并非适宜患者长期服用，最为常见的副作用还有胃肠道反应、肝肾损害、骨髓抑制等，有相当多的患者因此难以长期服用，限制了该病的治疗。快速、高效、安全地治疗高尿酸血症，是目前医学界亟待解决的科研课题。

高尿酸血症，是因嘌呤代谢异常导致血液尿酸水平异常升高而引起的代谢性疾病。近些年来，随着生活习惯的改变与部分生活方式的不科学，高尿酸血症患者发病率在世界范围内有明显的上升趋势。事实上，高尿酸血症不仅仅引发痛风，还与心脑血管疾病、糖尿病、肥胖症、血脂紊乱等疾病密切相关。

目前，临床尚缺少高效、安全、快捷、无毒副作用的降低尿酸的专用中药药品。研究开发有效地防止尿酸升高、快速降低尿酸、安全可靠无毒副作用、可较长时间服用的药物，对广大高尿酸血症患者来说尤其重要。

中医药在防治高尿酸血症方面具有优势，相对西药副作用少、易被患者接受、整体疗效可靠。根据高尿酸血症的发病机制，从中药研究入手，主要选择含有黄酮类、皂苷类与香豆素类的中药品种，具有良好的开发前景。

发明一种具有疗效可靠而没有毒副作用、综合治疗高尿酸血症效果显著的药物，特别是运用药食两用中药研制出该类疗效显著的药物，更具有安全有效特征以及非常重要的现实意义，也是发明人的出发点与最终目的。一种快速降低尿酸的药物中成药研制成功，填补了药食两用中成药快速有效治疗高尿酸血症的空白。

（八）发明专利内容

一种快速降低尿酸的药物，主要是针对高尿酸血症对患者的身体带来的伤害，予以缓解、减轻尿酸含量与诸多症状反应，进而有效地保护患者的相关脏腑组织，使尿酸对身体的伤害降低到最低限度。

西药在治疗方面，主要是降低人体黄嘌呤氧化酶的活性，即可减少人体内尿酸、超氧自由基与过氧化氢的形成，这可通过对酶的抑制作用来实现。现代医学研究证实，黄酮类化合物是众多中草药中的有效成分，有较强的生物活性。临床观察发现，黄酮类化合物可通过抑制黄嘌呤氧化酶活性而阻断尿酸生成，是治疗高尿酸血症的重要途径。

中医学认为，高尿酸血症的发生，与脾胃、肺、肾关系较为密切。其发病的基本原因，与上述脏腑功能失调，水湿代谢异常，浊邪不得排泄有直接与间接的关系。脾主运化，其中包括运化水湿，肺主通调水道，而肾主水，三脏统管水液代谢与分布。当上述脏腑功能协调出现异常或某一脏出现疾病，都会对水液代谢产生不良影响。

高尿酸血症与中医的"湿毒"相关，归属于中医学"痛风""历节""热痹"

等疾病范畴。尿酸过度升高时，即形成浊毒之邪、流注为患。浊毒之邪的形成，既有内因又有外因作用，其内因是脏腑功能失调，外因是饮食所伤、膏粱厚味。脾失健运，升清降浊功能失职，则湿浊毒邪易于形成；肾者主水，司气化而主水液代谢，肾气不化则分清泌浊无权；肺主宣发肃降，通调水道，布津液、呼浊气、泄汗液、散水精、肃痰浊、通水道，肺的宣发肃降功能异常，则湿浊毒邪滞留全身。故中医之治以调理脾、肾、肺为主。

笔者经过多年临床研究探索认为，湿浊之邪起因在于脏腑功能异常，属于该病之本，一旦湿浊之邪形成，就会导致高尿酸血症的发生。湿浊之邪阻滞经络关节，属于病之标，日久就会导致关节红肿疼痛。其治疗，应以调理脏腑为主，同时兼顾其标，做到标本兼治，以冀尽快使尿酸降低至正常范围。

本发明专利药物是以如下技术方案实现的。一种快速降低尿酸的药物，特征在于它是以下述质量份的原料用中药制剂学常规工艺制成：金银花10～90份，栀子10～90份，肉桂10～90份，葛根10～60份，淡竹叶10～60份，白茅根10～90份，茯苓10～90份，桑叶10～60份，桑椹子10～60份，荷叶10～90份。

上述原料药及用量配方，是发明人经多年与多家医疗机构联合进行临床试验才得出的，在上述用量范围内均具有显著的疗效。

一种快速降低尿酸的药物组成选择金银花、栀子、肉桂、葛根、淡竹叶、白茅根、茯苓、桑叶、桑椹子、荷叶进行配伍，各味药物功效之间产生相互协同作用，具有清热解毒、健脾利湿、降低尿酸、缓解尿酸升高引发的诸多症状，通过临床观察证实，具有显著的效果。

一种快速降低尿酸的药物中的金银花，为清热解毒常用药物，具有抑制黄嘌呤氧化酶活性作用，可能与其含有双咖啡酰奎宁酸类化合物与黄酮类化合物有关；栀子清热解毒，其中的栀子苷可显著降低由氧嗪酸钾酸诱导的高尿酸血症小鼠血尿酸水平，升高24小时尿酸排泄量，降尿酸作用与给药剂量明显相关；肉桂温中散寒，制约寒凉药物伤及阳气，肉桂中提取的桂皮油有降低高尿酸血症大鼠血清肝脏尿酸水平、抑制黄嘌呤脱氢酶与黄嘌呤氧化酶的作用；葛根清热降火、生津止渴、疏经通络，葛根中的葛根素可显著降低大鼠血尿酸水平，降低血清黄嘌呤氧化酶活性，适当加大用药剂量则效果更加明显；淡竹叶清热泻火、除烦止渴、利尿通淋，其已知的成分主要以黄酮类为主，具有抗菌、抗病毒、抗氧化、保肝、保护心肌等作用，对高尿酸血症具有缓解作用；白茅根清热除烦、凉血止血、通利小便，含有黄酮及色原酮类成分，对高尿酸血症具有治疗作用；茯苓健脾益气、利湿消肿，具有抗肿瘤、保肝、抗衰老、抗菌、增强免疫力等；桑叶清肺止咳、补气益阴，具有降血糖、降血脂、抗癌、增强免疫力、减肥等作用，桑叶中所含的总黄酮对腺嘌呤诱导的黄嘌呤氧化酶具有良好的治疗作用，同时还能保护肾及改善脂质代谢，对治疗高尿酸血症具有可靠效果；桑椹子滋阴补肝、补血明目、生津止渴，动物实验证明桑葚黄酮对体外黄嘌呤氧化酶活性具有明显的抑制作用，呈浓度依赖性，进而表明桑椹黄酮可降低尿酸、抑制黄嘌呤氧化酶的活性，达到治疗高尿酸血症；荷叶清热解毒、升发清阳、凉血止血、调理脾胃，具有抗氧化、调节血脂、抗菌等作用，其含有黄酮类成分，促进脂类代谢、减肥、抗衰老，具有非常强的抗氧化能力，对高尿酸血症患者所表现的诸多症状，均具有较好的治疗效果。

一种快速降低尿酸的药物所用之品，单味中药均有不同程度的降低人体尿酸含量、缓解高尿酸血症带来的症状、促进患者身体健壮等作用。不仅如此，所用药物并非单味中药的作用叠加，而是在中医辨证施治的基础上科学组方，实现了 1+1 ＞ 2 的组方效应。所用中药，主要体现在调理脏腑，清热解毒，排泄尿酸等诸多功效。

不仅如此，上述药物的药理作用，均有相关药理研究或动物实验结论。

本发明药物可采用中药制剂的常规方法制成内服剂型。本发明药物可以将原料药研成粉混合均匀成散剂、冲剂、颗粒剂、口服液、饮料，还可以将各原料药水煎后浓缩成煎液得有效成分，再制备成各种口服剂。

本发明药物也可采用半仿生提取（SBE）、超临界流体萃取（SFE）、微波提取（MAE）、酶提取（ETE）、超声波提取（UAE）、压榨提取（PE）、连续逆流提取（CCE）、组织破碎提取（STE）、免加热提取（HFE）、常温超高压提取（UHPE）、空气爆破提取（AEE）等方法提取有效成分。

本发明优选的采用如下胶囊剂型。

所述药物的制备方法，按如下步骤进行。

(1) 按比例称取原料，备用。

(2) 将所述重量比的金银花、栀子、肉桂、葛根、淡竹叶、白茅根、茯苓、桑叶、桑椹子、荷叶 10 味中药，验收合格后交付专业中药制药厂提取。

(3) 由药厂依照中药提取常规方法与程序进行提取。

(4) 将提取的药粉分装成瓶装胶囊剂，每瓶 60 粒，每粒含中药提取药粉 0.45g。

(5) 由药厂将成品交付临床试验。

本发明药物经临床使用结果表明，有下述优点。

(1) 本发明选用天然食用植物药为原料，各组份符合药品法规定和中医处方原则，突出中医辨证与西医辨病相结合、病因治疗与对症治疗相结合的基本特色。

(2) 本发明药物提取后无须煎煮，口感良好，服用方便，各味药物组方前后均无毒无害，正常剂量服用没有发现任何副作用。

(3) 本发明药物对尿酸升高、尿酸升高出现的诸多症状不仅有良好的治疗效果，而且有良好的预防保健作用，适用范围广泛。

(4) 本发明药物均精选于卫健委规定可药食两用的品种，安全性更高，尿酸升高患者可长期服用。

(5) 本发明药物具有良好的兼顾性，对患者容易出现的并发症、免疫力低下、出现的亚健康等症状，具有一定的兼顾治疗作用。

(6) 本发明药物标本兼治，见效迅速。

（九）具体实施方式

以下结合实施例及临床应用统计进一步说明本发明药物的效果。

实施例 1：胶囊剂制备

金银花 15kg，栀子 20kg，肉桂 20kg，葛根 20kg，淡竹叶 15kg，白茅根 15kg，茯苓 20kg，桑叶 20kg，桑椹子 15kg，荷叶 20kg，由专业中药制药厂提取加工，制成胶囊剂，每粒 0.45g，每次 4 粒，每日 3 次。

实施例 2：颗粒剂制备

金银花 15kg，栀子 20kg，肉桂 20kg，葛根 20kg，淡竹叶 15kg，白茅根 15kg，茯苓 20kg，桑叶 20kg，桑椹子 15kg，荷叶 20kg，由专业中药制药厂提取加工，制成颗粒，每袋 12g，每次 2 袋，每日 3 次，冲服。

本发明药物治疗高尿酸血症临床观察

◆ 一般资料

临床资料：为证实本发明药物的临床疗效，于 2018 年 8 月—2019 年 6 月，选取中医门诊治疗高尿酸血症患者 182 例，年龄 21—62 岁；其中男 149 例，女

33 例；病程最短 6 个月，最长 7 年 6 个月；按数字随机表法分观察组与对照组。观察组 91 例，其中男 74 例，女 17 例；年龄为 21—62 岁，平均年龄（35.6±13.9）岁。对照组 91 例，其中男 75 例，女 16 例；年龄为 21—61 岁，平均年龄（35.4±14.2）岁。两组年龄、性别、病程等一般临床资料，经统计学处理无显著性差异，具有可比性（$P > 0.05$）。

诊断标准：患者血尿酸正常值为 89.5～416μmol/L，本组观察病例均高于 430μmol/L。中医诊断标准根据国家中医药管理局发布的《中医病证诊断疗效标准》确定。中医证候属于湿热蕴结者，下肢小关节卒然红肿疼痛、拒按，触之局部灼热，得凉则舒，伴有发热口渴、心烦不安、小便短赤，舌质红，苔黄腻，脉滑数。

入选标准：年龄 18—65 岁，符合原发性高尿酸血症诊断标准，即诊断为原发性痛风发作间歇期且近 1 年内有痛风发作史，或诊断为慢性痛风性关节炎者，经 5～7 天低嘌呤饮食后，血清尿酸值仍≥416μmol/L，无症状高尿酸血症者，经 5～7 天低嘌呤饮食后，血清尿酸值仍≥475μmol/L。所有患者积极配合用药并签署知情同意书。

排除标准：继发性高尿酸血症，如先天性代谢性疾病、高血压晚期、骨髓增生性疾病、糖尿病酮症酸中毒等引起的高尿酸血症患者，或服用双氢克尿噻、速尿、利尿酸等利尿剂及乙胺丁醇、阿司匹林、吡嗪酰胺等药物所致的高尿酸血症患者，患有严重的心、肝、肺、血液或影响生存的严重疾病者，妊娠期、哺乳期妇女，根据研究者判断不适宜入选患者。

◆ 实验方法

对照用药：两组均用药 1 天。观察组用本发明药物颗粒剂，每袋 12g，每次 1 袋，每日 3 次，冲服；对照组口服痛风定胶囊[四川升和药业股份有限公司（原成都中汇制药有限公司）生产，国药准字：Z10970025]，每日 3 次，每次 4 粒。两组均同时予以饮食控制，鼓励多喝水，戒烟酒，忌海鲜食品，停止服用相关药物。两组连续治疗时间为 4 周。

观察指标：主要观察治疗前后主要症状、体征情况（关节红肿热痛及活动情况）；实验室指标血尿酸；总蛋白（TP），白蛋白（ALB），谷草转氨酶（AST），谷丙转氨酶（ALT），尿素氮（BUN），肌酐（CRE），血糖（GLU），总胆固醇（TC），甘油三酯（TG），高密度脂蛋白胆固醇（HDL-C），血红蛋白（HB），红细胞（RBC），白细胞（WBC）。

◆ 评价标准

疗效标准：经治疗 4 周后临床主要症状、体征完全消失，血尿酸降低至正常，＜ 416μmol/L 为临床治愈；经治疗 4 周后临床症状、体征明显缓解，血清尿酸下降幅度超过 50μmol/L，或血尿酸＜ 500μmol/L 为有效；经治疗 4 周后主要症状、体征无明显改善，血尿酸下降幅度＜ 50μmol/L，或无下降或升高为无效。

◆ 统计方法

采用 SPSS10.0 统计软件进行统计学分析，计算资料以（$\bar{x} \pm s$）表示，行 t 检验，计数资料以率（％）表示，采用 χ^2 检验，$P ＜ 0.05$ 为有统计学差异。

◆ 治疗结果

有效率比较：治疗 4 周后，观察组 91 例中临床治愈 67 例（73.63%），有效 20 例（21.98%），无效 4 例（4.39%），总有效率为 95.60%；对照组 91 例中临床治愈 41 例（45.05%），有效 28 例（30.77%），无效 22 例（24.18%），总有效率为 75.82%。两组有效率比较有统计学差异，$P ＜ 0.05$。

血尿酸数值治疗前后比较：治疗 4 周后，观察组 91 例治疗前血尿酸（585.2 ± 341.3）μmol/L，治疗后（279.3 ± 151.3）μmol/L；对照组 91 例治疗前血尿酸（579.9 ± 379.5）μmol/L，治疗后（456.3 ± 293.3）μmol/L；两组血尿酸治疗前后比较有统计学差异，$P ＜ 0.05$。

两组治疗前后安全指标比较：TP、ALB、AST、ALT、BUN、CRE、GLU、TC、TG、HDL-C、HB、RBC、WBC 治疗前后均无统计学差异。

参考文献

[1] 王忠民. 一种快速降低尿酸的药物：CN201910857343.2[P].2021–03–05.

[2] 王忠民，刘茜. 麻黄连翘赤小豆汤加味临床辨证新用 [J]. 黑龙江中医药，1985（6）：25–26.

[3] 王忠民，刘茜. 五苓散加味临床运用举隅 [J]. 贵阳中医学院学报，1988（4）：42–43.

六、一种快速消除口臭的药物

（一）研究开发思路

口臭是一种令人十分尴尬的疾病，现实生活中尤其常见。如何去除口臭，尽管不像治疗重大疾病一样复杂、紧迫，但该症并非简单治疗就可以缓解，临床治疗后往往长期不愈，会不同程度地影响患者的身心健康。

口臭与其他疾病一样，有着多方面的发病因素，如何使患者快速消除口臭并防止病情复发，是治疗该病的关键。当发生口臭疾病之后，患者首先想找到快捷的治疗方法、有效的根除措施，但事实令不少人失望。一些药物治疗后，症状的确缓解，但停药后不久病情反复，口臭依旧，的确是非常遗憾的事情。

为了解决这一容易复发的难题，笔者进行了多方面的探索与研究，并试图用中药解决这一难题。中医学认为，形成口臭的原因并非单纯的口腔问题，常常与脏腑功能失调有一定的内在联系。其中，最为直接或间接的脏腑有脾胃、肝胆，其发病的基础是湿热浊气，因此有效地调理脾胃与肝胆，防止湿热浊气形成，是防治口臭的关键。

正是基于这一认识，笔者在临床上进行了反复的尝试与研究。根据口臭产生的主要因素，选用具有清热解毒、祛除湿热、健脾和胃、疏利肝胆等功能的中药，而且临床研究、药理实验证实存在具有祛除口臭的品种，不仅如此，为了用药的绝对安全，笔者从药食两用中药中进行筛选，研究有了令人满意的结果。

经过临床试验，上述研究思路与用药方法是正确的，经过对照研究，证明本发明药物符合这一要求，且疗效尤为显著，优于常规治疗方法，无任何毒副作用，具有非常重要的临床推广价值，该药是一种快速消除口臭的良药。

（二）专利药物名称

一种快速消除口臭的药物

（三）审批专利号码

CN201911004511.X

（四）专利药物摘要

本发明公开了一种快速消除口臭的药物，是以蒲公英、马齿苋、鱼腥草、荷叶、芦根、紫苏、藿香、丁香、白芷、砂仁为原料，按一定重量配比煎煮提取制备而成。它可以制成任何一种常用口服剂型，药物具有清热解毒、祛除湿热、健脾和胃、疏利肝胆等功能，对治疗多种疾病引发的口臭口苦、口腔异味、口腔溃疡、牙周感染、咽喉肿痛等疗效尤其显著，见效迅速，无毒副作用。

（五）专利药物配方

一种快速消除口臭的药物，配方特征在于它是由下述药食两用中药组方并按一定质量份的原料制成。

蒲公英 10～90 份	马齿苋 10～50 份	鱼腥草 10～90 份
荷　叶 10～90 份	芦　根 10～60 份	紫　苏 10～90 份
藿　香 10～90 份	丁　香 10～60 份	白　芷 10～45 份
砂　仁 10～60 份		

（六）药物技术领域

本发明涉及一种快速消除口臭的药物，特别是涉及一种以植物中药且全部为药食两用的中药为原料制成的综合治疗各种疾病引发的口臭的药物。

（七）研发背景技术

口臭在男女老少人群中均为常见。由于口臭仅仅是一个症状，其原因常是疾病所致，这一症状的发生，给患者的身心健康带来诸多负面影响，给患者的社会交际带来诸多尴尬。

近些年来，由于人们生活节奏加快、饮食结构不合理、运动量减少等诸多原因，发生消化系统疾病、口腔疾病等人群占总人口的比例日益增多，口臭已经成为威胁人们身心健康的疾病，现代医学研究证明，口臭系口腔内发出腐败难闻的异味，常见于口腔卫生差、牙周病与胃肠道消化功能不良者。口腔不洁，堆积于牙面龈缘处的软垢及嵌塞于牙周间隙和龈间隙内的食物发酵腐败；牙周袋脓液与坏死组织及细菌代谢产物，如硫氨基、吲哚、胺类等；胃肠道消化功能不良，食物产生的气体经食管由口腔排出，均可发生口臭。

据有关资料报道，北京地区口臭的患病率高达 26.4%，而 2006 我国针对普通人群的一项流行病学调查研究显示，口臭的患病率高达 35.4%。目前，国际上将口臭分为真性口臭、假性口臭与口臭恐惧症。真性口臭，系他人可感觉的来自口腔的明显异味，分别常见于生理性口臭与病理性口臭。临床最为常见的为病理性口臭，一个方面来源于口腔疾病，诸如未及时治疗的龋齿、牙周疾病、不洁义齿、舌苔异常、肿瘤疾病等，另一个方面则是由全身疾病所致，最为常见的为消化系统疾病、呼吸系统疾病、内分泌系统疾病等。

口臭对患者的身心健康有较大的不良影响。但目前临床上缺乏无毒副作用、安全有效、适于广泛人群的治疗口臭的中成药，给患者及时、有效、方便的治疗带来诸多的烦恼。

发明一种具有疗效可靠而没有毒副作用、综合治疗口臭的药物，是发明人的目标。纵观中西药市场，以药食两用中药组方治疗口臭的中成药尚属空白。

（八）发明专利内容

一种快速消除口臭的药物，主要是针对口臭对患者的身心带来的伤害，予以有效缓解、治愈引发口臭的原发性疾病，进而消除口臭的症状，消除口臭给患者带来的诸多烦恼，将口臭对身体的伤害降低到最低限度。

西药在治疗方面，主要针对原发性疾病进行治疗，这种治疗是行之有效的。但一些原发性疾病是由于自身免疫功能低下所致，患者通过抗生素等方法缓解后，常常出现症状反复、口臭依旧。因此，如何安全、有效、调节人体抗病能力而防止口臭反复，是治疗该病的关键。发明人为了从源头上避免或减少口臭的发生，对中医药治疗口臭进行的多年的临床研究与探索。

中医学认为，口臭的产生是由于脏腑功能异常所致。隋代巢元方的《诸病源候论·卷之三十·口臭候》云："口臭，五脏六腑不调，气上胸膈。然腑脏气臊腐不同，蕴积胸膈之间，而生于热，冲发于口，故令臭也。"

笔者经过多年临床研究探索认为，口臭与脏腑功能失调有关，其中与脾胃、肝胆等关系最为密切，其病机特点是湿热浊气的蕴积，导致腐败转臭。脾主运化，胃主受纳，脾主升清，胃主降浊；肝主疏泄，协助脾胃升降出入，共同完成消化、吸收、转换等职能，方可使湿热之邪不能产生与留滞，进而有效防止口臭的发生。从这一意义上来说，调节脾胃与肝胆功能，使湿热不得蕴积、浊气不能形成，是防治口臭的重要途径。

本发明药物是以如下技术方案实现的。一种快速消除口臭的药物，从调理脾胃与肝胆等方面入手，运用该类中药，达到有效防治的目的。特征在于它是以下述质量份的原料用中药制剂学常规工艺制成：蒲公英 10～90 份，马齿苋 10～50 份，鱼腥草 10～90 份，荷叶 10～90 份，芦根 10～60 份，紫苏 10～90 份，藿香

10～90 份，丁香 10～60 份，白芷 10～45 份，砂仁 10～60 份。

上述原料药及用量配方，是发明人经多年与多家医疗机构联合进行临床试验才得出的，在上述用量范围内均具有显著的疗效。

一种快速治疗口臭的药物组成选择蒲公英、马齿苋、鱼腥草、荷叶、芦根、紫苏、藿香、丁香、白芷、砂仁进行配伍，各味药物功效之间产生相互协同作用，具有清热解毒、健脾利湿、疏肝理气、解除口臭等作用，通过临床观察证实，具有显著的效果。

本发明药物组方中蒲公英清热解毒，具有抗细菌、抗真菌、抗病毒等广谱抗菌作用，还有利胆保肝、抗胃损伤、抗氧化、抗肿瘤、降血糖等作用，可增强免疫功能，对多种感染性疾病引发的口腔、牙齿疾病等，均有良好的治疗作用；马齿苋清热利湿、凉血解毒，具有抗细菌、抗病毒、抗真菌等广谱抗生素作用，对循环系统、代谢系统、免疫系统等均有一定的益处，对口腔、肠胃等感染性疾病具有良好的治疗效果；鱼腥草清热解毒、消痈排脓、利尿通淋，具有较好的抗炎活性，疗效确切，对多种疾病表现的炎症反应具有显著抗炎解热作用，包括口腔疾病、牙周感染、呼吸道感染等，其抗菌、抗病毒、抗肿瘤、抗过敏作用明显，且有增强免疫力的作用；荷叶清暑利湿、生发清阳、止血利水，具有良好的抗菌抑菌、抗病毒、抗氧化、降血脂等作用；芦根解热止痛、清热生津，具有抗氧化、抗肿瘤、改善脂类代谢等作用，临床用于治口臭具有良好效果，芦根性寒，而口臭与热病伤津、舌燥等因素有关，故可有效治疗该类口臭；紫苏解表散寒、行气和胃、降气化痰、润肠通便，具有抗微生物作用，抑菌作用显著，《神农本草经》称其"辟口臭，去邪毒"；藿香解暑除湿、醒脾开胃、和中止呕、理气止痛，具有显著的抗细菌、抗病毒、抗微生物等作用，对湿热型口臭具有较好的疗效；丁香温中降逆、补肾助阳、健脾和胃，具有抗氧化、抑菌、抗炎、抗病毒、保鲜等作用，临床常用于治疗牙痛、口臭、口腔溃疡等，效果显著，并可抑制寒凉药物的副作用；白芷具有抗炎、抑制病原微生物、保肝、抗肿瘤、镇痛等作用，其芳香化浊作用用于治疗湿热型口臭的效果显著；砂仁化湿开胃、温脾止泻、理气安胎，对胃肠具有良好的保护作用，可减少炎症细胞反应，修复溃疡面、抗炎、止泻、利胆、镇痛、抗氧化、增强免疫力等作用明显。

一种快速消除口臭的药物所用之品，单味中药均有不同程度的抗菌、抗微生物、调理脾胃、清肝利胆与消除口臭的作用，具有促进患者身体健壮、提高免疫力的显著作用。不仅如此，所用药物并非单味中药的作用叠加，而是在中医辨证施治的基础上科学组方，实现了 1+1 > 2 的组方效应。所用中药，主要体现在调理脏腑、清热解毒、消除口臭等诸多功效。

不仅如此，上述药物的药理作用，均有相关药理研究或动物实验结论。

本发明药物可采用中药制剂的常规方法制成内服剂型。本发明药物可以将原料药研成粉混合均匀成散剂、冲剂、颗粒剂、口服液、饮料，还可以将各原料药水煎后浓缩成煎液得有效成分，再制备成各种口服剂。

本发明药物也可采用半仿生提取（SBE）、超临界流体萃取（SFE）、微波提取（MAE）、酶提取（ETE）、超声波提取（UAE）、压榨提取（PE）、连续逆流提取（CCE）、组织破碎提取（STE）、免加热提取（HFE）、常温超高压提取（UHPE）、空气爆破提取（AEE）等方法提取有效成分。

本发明优选的采用如下胶囊剂型。

所述药物的制备方法，按如下步骤进行。

(1) 按比例称取原料，备用。

(2) 将所述重量比的蒲公英、马齿苋、鱼腥草、荷叶、芦根、紫苏、霍香、丁香、白芷、砂仁 10 味中药，验收合格后交付专业中药制药厂提取。

(3) 由药厂依照中药提取常规方法与程序进行提取。

(4) 将提取的药粉分装成瓶装胶囊剂，每瓶 60 粒，每粒含中药提取药粉 0.45g。

(5) 或将提取的药物制成颗粒剂，每袋含中药提取药粉 6g。

(6) 由药厂将成品交付临床试验。

本发明药物经临床使用结果表明，有下述优点。

(1) 本发明选用天然食用植物药为原料，各组份符合药品法规定和中医处方原则，突出中医辨证与西医辨病相结合、病因治疗与对症治疗相结合的基本特色。

(2) 本发明药物提取后无须煎煮，口感良好，服用方便，各味药物组方前后均无毒无害，正常剂量服用没有发现任何副作用。

(3) 本发明药物对口臭以及原发性疾病不仅有良好的治疗效果，而且有良好的预防保健作用，适用范围广泛。

(4) 本发明药物均精选于卫健委规定可药食两用的品种，其安全性更高，治疗口臭患者可长期服用。

(5) 本发明药物具有良好的兼顾性，对患者容易出现的并发症、免疫力低下、亚健康等，具有一定的兼顾治疗作用。

(6) 本发明药物标本兼治，见效迅速。

（九）具体实施方式

以下结合实施例及临床应用统计进一步说明本发明药物的效果。

实施例 1：胶囊剂制备

蒲公英 15kg，马齿苋 20kg，鱼腥草 20kg，荷叶 20kg，芦根 15kg，紫苏 15kg，藿香 20kg，丁香 20kg，白芷 15kg，砂仁 20kg，由专业中药制药厂提取加工，制成胶囊剂，每粒 0.45g，每次 4 粒，每日 3 次。

实施例 2：颗粒剂制备

蒲公英 15kg，马齿苋 20kg，鱼腥草 20kg，荷叶 20kg，芦根 15kg，紫苏 15kg，藿香 20kg，丁香 20kg，白芷 15kg，砂仁 20kg，由专业中药制药厂提取加工，制成颗粒，每袋 6g，每次 1 袋，每日 3 次，冲服。

本发明药物治疗口臭临床观察

◆ 一般资料

临床资料：为证实本发明药物的临床疗效，于 2018 年 7 月—2019 年 5 月，选取中医门诊治疗口臭患者 152 例，年龄 17—60 岁；其中男 97 例，女 55 例；病程最短 6 周，最长 6 年 6 个月；口腔气味记分情况：1 分 12 例，2 分 21 例，3 分 59 例，4 分 41 例，5 分 19 例；按数字随机表法分为观察组与对照组，观察组 76 例，对照组 76 例。两组患者的年龄、性别、病程、口腔气味记分情况等一般临床资料，经统计学处理无显著性差异，两组具有可比性（$P > 0.05$）。

诊断标准：根据国际口臭专题研讨会相关标准，采用 Rosenberg 的记分方案进行记分。采用传统闻诊检测方法，被检测者哈气，医者在一旁检测，判断口臭的轻重程度。被检者 24 小时内禁食各类刺激性食物，禁用气味化妆品及各种口腔漱口液，12 小时禁食、饮料与烟酒。具体定分 0 分为无口臭，肯定未闻到异常气味；1 分为可疑口臭，似可闻及异味；2 分为轻微口臭，可肯定闻及异味，程度较轻微；3 分为中度口臭，明显有口臭异味；4 分为重度口臭，但医者尚可勉强忍受；5 分为强烈恶臭，医者无法忍受。

入选标准：年龄 17—60 岁，符合口臭诊断标准，自愿签署治疗协议，服从临床治疗安排，不服用与治疗口臭有关的药物。

排除标准：糖尿病、尿毒症、肝病、肿瘤等患者的口腔存在异味；不能积极合作患者；不能坚持全程治疗的患者。

◆ 实验方法

对照用药：两组均用药治疗 10 天。观察组用本发明药物颗粒剂，每袋 6g，每次 1 袋，每日 3 次，冲服；对照组：口服甲硝唑片，每次 0.4g，每日 2 次。两组均在治疗期间注意口腔卫生，饮食清淡，保持大便通畅，戒烟酒。合并有基础性疾病者，均口服原有药物治疗基础疾病。

观察指标：观察两组治疗后口臭有效情况。

◆ 评价标准

疗效标准：经治疗后患者主观感觉与他人感觉均无口臭，随访 3 个月无复发者为临床痊愈；经治疗后患者主观感觉明显好转，口腔异味记分降低 2 分或 2 分以上为显效；经治疗后患者主观感觉有所好转，口腔异味记分降低 1 分为有效；治疗前后患者主观感觉无变化，口腔异味记分无改变为无效。

◆ 统计方法

采用 SPSS10.0 统计软件进行统计学分析，计数资料以率（％）表示，采用 χ^2 检验，$P < 0.05$ 为有差异统计学意义。

◆ 结果

疗效分析：观察组 76 例中临床痊愈 41 例（53.95%），显效 22 例（28.95%），有效 9 例（11.84%），无效 4 例（5.26%），总有效率 94.74%；对照组 76 例中临床痊愈 21 例（27.63%），显效 18 例（23.68%），有效 17 例（22.37%），无效 20 例（26.32%），总有效率为 73.68%。经统计学分析，观察组在临床痊愈率及总有效率方面，均高于对照组，$P < 0.05$，证实一种快速消除口臭的药物疗效显著，具有一定的市场推广价值。

参考文献

[1] 王忠民.一种快速消除口臭的药物：CN201911004511.X[P].2021–04–13.

[2] 王忠民.胃酸过多辨证论治十法 [J].辽宁中医杂志，1987（5）：35–37.

[3] 王忠民，刘茜.经来身痒痤疮烦躁口疮证治 [J].中医杂志，1987（10）：15–17.

七、一种快速治疗便秘的药物

（一）研究开发思路

便秘是一种发病率颇高的疾病，可见于任何年龄段，老年、儿童、孕妇都可以发病。看似便秘是简单的疾病，其实是脏腑功能失调的一种表现，并非孤立的疾病。

从临床实践来看，便秘所产生的并发症是极为常见的。有些便秘患者，正是因为加大力量排便，居然导致脑出血、急性心肌梗死、引发痔疮大出血性休克等，这在现实生活中已经司空见惯。正是由于便秘的危害如此之大，笔者才有趣研究治疗便秘的药物。

便秘常伴有其他临床表现，也可以说，便秘是一种整体性疾病，甚至是影响健康长寿的疾病。便秘的病位虽在大肠，但与多个脏腑有着密切的联系，肺、脾、肝、肾等出现问题，都有可能出现便秘。因此，便秘患者常存在上述脏腑的相关疾病。

一些便秘患者，尽管用开塞露等可以立即缓解症状，但却难以去除便秘的相关疾病。这些引发便秘的疾病，其实会对整体其他方面造成负面影响。因此，治疗便秘不仅是通大便，更重要的是调理机体健康状况。

中医治疗便秘，正是采用治本之法。对于慢性功能性便秘，治疗时根据病程长、体质弱、身体状况差的特点，需要从整体入手调理身体；而对于老年人、产后女性、体弱幼儿等人群，则需要顾及身体的诸多方面，并非仅治疗便秘。这些治疗思路，正是中医的长项。

笔者根据便秘的基本特点，特别是伴有脏腑功能失调、气血亏虚等脉证者，用药时不仅要考虑润肠通便，更重要的是祛除导致便秘的病因，从病因上彻底治疗便秘，以期恢复正常的脏腑、气血等功能。因此，中医药治疗便秘往往效果显著，整体功能得到改善。

（二）专利药物名称

一种快速治疗便秘的药物

（三）审批专利号码

CN201911004427.8

（四）专利药物摘要

本发明公开了一种快速治疗便秘的药物，是以郁李仁、火麻仁、莱菔子、杏仁、紫苏子、黑木耳、黄精、大枣、当归、肉苁蓉为原料，按一定重量配比制备而成。它可以制成任何一种常用口服剂型，本药物具有补气养血、健脾益肺、润肠通便、增强体质等功能，可治疗功能异常引发的大便秘结、消化不良、体质虚弱、四肢乏力等，见效尤其迅速，效果显著，无毒副作用，适用人群广泛，包括老年、孕妇、幼儿等所有人群。

（五）专利药物配方

一种快速治疗便秘的药物，配方特征在于它是由药食两用中药并按照下述质量份的原料药制成。

郁李仁 10～60 份　　火麻仁 10～55 份　　莱菔子 10～60 份

杏　仁 10～50 份　　紫苏子 10～45 份　　黑木耳 10～45 份

黄　精 10～55 份　　大　枣 10～50 份　　当　归 10～60 份

肉苁蓉 10～60 份

（六）药物技术领域

本发明涉及一种快速治疗便秘的药物，特别是涉及一种以植物中药且全部为药食两用的中药为原料按一定重量比制成的，治疗慢性功能性便秘及所引发的一系列不适症状的药物。

（七）研发背景技术

便秘是一种常见病、多发病。临床研究显示，我国老年人便秘患病率为18.1%，儿童患病率为18.8%，一般人群的患病率 8.2%。如果将中年人与老年人一并统计，国内约有 40% 的人患有不同程度的便秘；而在国外，则有 45%～50% 的人患有便秘。严重的便秘，影响患者的正常生活，由于便秘也是一种疾病的表现，故及时治疗尤为重要。

便秘的主要临床表现为排便次数减少，粪便干硬和（或）排便困难。通常情况下，患者排便次数减少，每周排便少于 3 次，且存在排便费力、排出困难、排便不尽感，排便费时有肛门直肠梗阻／堵塞感，严重时需手法辅助排便。

引发便秘的原因较多，全身状况不良，体育运动减少，精神心理压力过大，生活节奏加快，纤维素或粗粮摄入过少，服用一些导致便秘的药物（如阿片类药物、精神类药物、抗痉挛剂、抗胆碱能药物、钙通道拮抗剂、多巴胺药物、非甾体抗炎药、胆汁酸结合类药物、钙剂和铁剂等），都是导致便秘发生的常见因素。而上述因素，常常是无法避免的。

便秘不仅是排便困难，更严重的是便秘可继发一系列疾病。长期便秘可导致痔疮，合并情绪异常、睡眠障碍，可激发帕金森病恶性综合征的发生，可加重或诱发心血管疾病，甚至引发猝死，严重地影响患者的身心健康。

目前，市场上有效治疗便秘的药物颇多，中药、西药均有较多的品种。但便秘并非单纯的大便困难，常常是脏腑、气血等功能失调所致，在通过调理脏腑、气血的同时通便，使脏腑功能恢复，气血运行正常，才是治本之法。在这一方面，中医药治疗便秘积累了丰富的临床经验，如《伤寒论》创立了蜜煎导法，所记载的麻子仁丸，至今临床仍在广泛应用，且取得了较好的疗效。

但是，由于便秘的原因较多，有些中成药适应范围不够广泛，且在安全等方面存在一定的局限性。目前，临床尚缺少高效、安全、快捷、无毒副作用的中药治疗便秘的专用药品。研究开发可有效防止大便秘结、调节脏腑气血功能、安全可靠无毒副作用、可较长时间服用的药物，对广大便秘患者来说尤其重要。

发明一种具有疗效可靠而没有毒副作用、综合治疗大便秘结效果显著、同时调理脏腑气血的药物，特别是运用药食两用中药研制出疗效显著的药物，更具有安全有效特征和非常重要的现实意义，也是发明人的出发点与研究目的。一种快速治疗便秘的药物中成药研制成功，填补了药食两用中成药快速有效治疗大便秘结的空白。

（八）发明专利内容

一种快速治疗便秘的药物，主要是针对大便秘结对患者的身体带来的伤害，予以缓解、减轻便秘及其带来的诸多并发症状，通过补气养血、健脾益肺、润肠通便、增强体质，进而有效地保护患者相关脏腑组织，使便秘对身体的伤害降低到最低限度。

便秘的病位在大肠，与多个脏腑有着联系，其中与肺、脾、肝、肾等关系密切。便秘属于传导失司，主要原因为气机不畅运行不力、肠腑壅阻滞留不通。若存在肺失宣肃、肝气郁结、脾失健运等，均可出现便秘病证，病机为胃肠气机不畅，郁久化热伤津，大肠热极则燥屎内结，腑气不通则秘结不下。这一病机的形成，实际上是多方面因素共同作用的结果。

中医之治，重点要遵循"治病必求于本"的原则。慢性功能性便秘，多病程较长，体质虚弱，患者大多为身体状况较差的中老年人、产后女性、体弱幼儿等，且伴有脏腑功能失调、气血亏虚等脉证，故在治疗此类便秘时，不仅要通便，更重要的是祛除导致便秘的病因，从根本上治疗便秘，恢复正常的脏腑、气血等功能。

笔者经过多年临床研究探索认为，便秘之病起因在于脏腑功能异常，属于便秘之本，一旦肠腑壅阻，就会导致便秘的发生。单纯就便秘而治疗便秘，具有"头痛治头足痛治足"之嫌。治疗的关键，应以调理脏腑为主，同时兼顾其标，做到标本兼治，以冀尽快使肠腑通畅、便秘化解。

本发明药物是通过如下技术方案实现的。一种快速治疗便秘的药物，特征在于它是以下述质量份的原料用中药制剂学常规工艺制成：郁李仁 10～60 份，火麻仁 10～55 份，莱菔子 10～60 份，杏仁 10～50 份，紫苏子 10～45 份，黑木耳 10～45 份，黄精 10～55 份，大枣 10～50 份，当归 10～60 份，肉苁蓉 10～60 份。

上述原料药及用量配方，是发明人经多年与多家医疗机构联合进行临床试验才得出的，在上述用量范围内均具有显著的疗效。

一种快速治疗便秘的药物组成选择郁李仁、火麻仁、莱菔子、杏仁、紫苏子、黑木耳、黄精、大枣、当归、肉苁蓉进行配伍，各味药物功效之间产生相互协同作用，具有补气养血、健脾益肺、润肠通便、增强体质等作用，通过临床观察证实，对于缓解、治疗便秘有显著的效果。

一种快速治疗便秘的药物甘润滑利，导行大肠之结气、润滑大肠之燥涩，药理证实其具有显著的促进肠蠕动的作用，对各种因素导致的便秘具有良好作用；郁李仁润肠通便，消食下气，利水消肿，含有黄酮类、脂肪酸类、氨基酸类等，黄酮类、脂肪酸类成分具有润滑作用，可发挥润肠通便的作用，同时还具有抗惊厥、扩张血管、降血压作用、抗炎与镇痛作用、止咳平喘作用等；火麻仁润肠通便功能，主治血虚津亏、肠燥便秘，属滋补性润燥中药，具有降血脂、抗衰老、抗氧化、降血压及改善学习记忆等作用，正如《神农本草经》中所言"主补中益气，肥健不老"；莱菔子降气除胀，消食通便，化痰止咳，可加强胃肠道动力，具有降血压、降血脂、抗癌、解毒等作用；杏仁止咳化痰、清热润肺、通便延年、美容减肥、补脑益智，具有抗氧化、抗血栓、抗肿瘤、降血脂、解毒等作用；紫苏子降气化痰、止咳平喘、润肠通便，具有抗氧化、抗衰老、抗肿瘤、抗动脉硬化、抗抑郁、降血糖等作用；黑木耳补中益气、健脾养肾、润燥通便、调和五脏，具有降血脂、降血糖、抗氧化、抗衰老、抗肿瘤、抗凝血、抗病毒、抗菌、增强免疫力等作用；黄精健脾补肾、润肺生津、润肠通便，具有抗衰老、抗肿瘤、抗炎、抗病毒、降血糖、降血脂、防动脉粥样硬化、提高和改善记忆、调节免疫等广泛的作用；大枣补中益气、养血安神，具有抗氧化、抗衰老、抗肿瘤、促进免疫功能、改善胃肠环境通便等作用；当归补血和血、润燥通便，具有抗氧化、抗衰老、抗凝血、抗炎、抗损伤、增强免疫力等多种作用；肉苁蓉补肾壮阳、填精补髓、养血延年、润燥通便，具有抗氧化、抗衰老、抗疲劳等作用，可改善肠蠕动，抑制大肠的水分吸收，缩短排便时间，对体虚便秘具有良好效果。

一种快速治疗便秘的药物所用之品，单味中药均有不同程度缓解便秘症状以及由便秘带来的症状、促进患者身体健壮等作用。方中所用药物，并非单味中药的作用叠加，而是在中医辨证施治的基础上科学组方，实现了1+1＞2的组方效应。所用中药，主要体现在补气养血、健脾益肺、润肠通便、增强体质等诸多功效。

不仅如此，上述药物的药理作用，均有相关药理研究或动物实验结论。

本发明药物可采用中药制剂的常规方法制成内服剂型。本发明药物可以将原料药研成粉混合均匀成散剂、冲剂、颗粒剂、口服液、饮料，还可以将各原料药水煎后浓缩成煎液获得有效成分，再制备成各种口服剂，但这些不限制本发明的保护范围。

本发明药物也可采用半仿生提取（SBE）、超临界流体萃取（SFE）、微波提取（MAE）、酶提取（ETE）、超声波提取（UAE）、压榨提取（PE）、连续逆流提取（CCE）、组织破碎提取（STE）、免加热提取（HFE）、常温超高压提取（UHPE）、空气爆破提取（AEE）等方法提取有效成分，上述提取方式均在本发明药物的保护范围。

本发明优选的采用如下胶囊剂型。

所述药物的制备方法，按如下步骤进行。

(1) 按比例称取原料，备用。

(2) 将所述重量比的郁李仁、火麻仁、莱菔子、杏仁、紫苏子、黑木耳、黄精、大枣、当归、肉苁蓉 10 味中药，验收合格后交付专业中药制药厂提取。

(3) 由药厂依照中药提取常规方法与程序进行提取。

(4) 将提取的药粉分装成瓶装胶囊剂，每瓶 60 粒，每粒含中药提取药粉 0.45g。

(5) 或将提取的药物制成颗粒剂，每袋含中药提取药粉 6g。

(6) 由药厂将成品交付临床试验。

本发明药物经临床使用结果表明，有下述优点。

(1) 本发明选用天然食用植物药为原料，各组份符合药品法规定和中医处方原则，突出中医辨证与西医辨病相结合、病因治疗与对症治疗相结合的基本特色。

(2) 本发明药物提取后无须煎煮，口感良好，服用方便，各味药物组方前后均无毒无害，正常剂量服用没有发现任何副作用。

(3) 本发明药物对大便秘结、消化不良等诸多症状不仅有良好的治疗效果，而且有良好的预防保健作用，适用范围广泛。

(4) 本发明药物均精选于卫健委规定可药食两用的品种，安全性更高，治疗中体质虚弱、四肢乏力患者可长期服用。

(5) 本发明药物具有良好的兼顾性，对患者容易出现的并发症、免疫力低下、亚健康等，具有一定的兼顾治疗作用。

(6) 适用人群广泛，包括老年、孕妇、幼儿等所有人群。

(7) 本发明药物标本兼治，见效迅速。

（九）具体实施方式

以下结合实施例及临床应用统计进一步说明本发明药物的效果。

实施例 1：胶囊剂制备

郁李仁 15kg，火麻仁 20kg，莱菔子 20kg，杏仁 20kg，紫苏子 15kg，黑木耳 15kg，黄精 20kg，大枣 20kg，当归 15kg，肉苁蓉 20kg，由专业中药制药厂提取加工，制成胶囊剂，每粒 0.45g，每次 4 粒，每日 3 次。

实施例2：颗粒剂制备

郁李仁15kg，火麻仁20kg，莱菔子20kg，杏仁20kg，紫苏子15kg，黑木耳15kg，黄精20kg，大枣20kg，当归15kg，肉苁蓉20kg，由专业中药制药厂提取加工，制成颗粒，每袋6g，每次1袋，每日3次，冲服。

本发明药物治疗便秘临床观察

◆ 一般资料

临床资料：为证实本发明药物的临床疗效，于2018年6月—2019年5月，选取中医门诊治疗便秘患者132例，年龄20—75岁，平均年龄（39±11.2）岁；其中男58例，女74例；病程最短6个月，最长3年6个月，平均病程（31±12.9）个月；按数字随机表法分为观察组与对照组，各66例。两组患者的年龄、性别、病程等一般临床资料，经统计学处理无显著性差异，具有可比性（$P > 0.05$）。

入选标准：参照2006年国际功能性胃肠疾病罗马Ⅲ（Rome Ⅲ）标准，具备如下条件：符合Rome Ⅲ诊断标准，便秘病程＞6个月，最近3个月有症状发作；年龄＞20岁且＜75岁的便秘患者；患者自愿参加临床治疗并签署同意书。

排除标准：治疗前2周内使用过与治疗本病有关的药物或疗法者；经电子结肠镜等检查合并有肠道器质性疾病者；过敏体质及对多种药物过敏者；合并心血管、脑血管、肝、肾、造血系统等原发性疾病，患有精神病、恶性肿瘤患者；妊娠期、哺乳期妇女；根据研究者判断不适宜入选的患者。

◆ 实验方法

对照用药：观察组用本发明药物颗粒剂，每袋6g，每次1袋，每日3次，冲服；对照组口服麻仁软胶囊（由天津市中央药业有限公司生产），每次2粒，每日2次。两组治疗期间均停服一切与本病相关的药物，两组均连续用药2周。

观察项目：参照中华医学会外科学分会肛肠外科学组2005年长春便秘学术会议制定的功能性便秘症状评分方法，对两组患者治疗2周后的排便肛门梗阻感、排便不尽感、排便费力程度、每次排便时间、大便频率及粪便形状进行评分。

◆ 评价标准

评分标准：从排便肛门梗阻感、排便不尽感、排便费力程度、大便频率、每次排便时间、粪便性状判断。0分：分别为无症状、无症状、自然排便、1～2天1次、每次1～10分钟、Bristol 4～7级；1分：感觉到耐受、轻微、需稍用力排便、

3 天 1 次、每次 10～15 分钟、Bristol 3 级；2 分：症状明显干扰正常生活、明显、需要明显用力排便、4～5 天 1 次、每次 15～25 分钟、Bristol 2 级；3 分：症状严重且影响生活与工作、难忍、排便费力需借助其他方法辅助、＞ 5 天 1 次、每次 ＞ 25 分钟、Bristol 1 级。

疗效标准：根据中华中医药学会内科分会脾胃病专业委员会主编《实用中医消化病学》及刘宝华主编的《便秘的诊断及治疗》拟定。疗效指数 =（治疗前积分 – 治疗后积分）/ 治疗前积分 ×100%。症状消失，大便正常，症状积分 ≥ 95%，保持 2 周以上为临床痊愈；症状明显改善，症状积分 ≥ 70% 且 ＜ 95% 为显效；症状好转，症状积分 ≥ 30% 且 ＜ 70% 为有效；症状无改善，症状积分 ＜ 30% 为无效。

◆ 统计方法

采用 SPSS10.0 统计软件进行统计学分析，计数资料以率（%）表示，采用 χ^2 检验，$P < 0.05$ 为有统计学差异。

◆ 结果

治疗前后症状积分比较：两组患者在用药 2 周后，症状积分较治疗前均有显著降低，差异有统计学意义，$P < 0.05$。观察组与对照组比较，治疗组在排便费力程度、每次排便时间、粪便性状等方面的积分改善优于对照组，$P < 0.05$。

随访情况：治疗结束 1 个月后通过门诊复诊或电话随访，观察组完成随访患者 62 例、对照组 60 例。观察组痊愈 16 例（25.81%），显效 25 例（40.32%）、有效 17 例（27.42%），无效 4 例（6.45%），总有效率为 93.55%；对照组痊愈 2 例（3.33%），显效 13 例（21.67%），有效 28 例（46.67%），无效 17 例（28.33%），总有效率 71.67%。两组治疗 1 个月后总有效率具有显著性差异，$P < 0.05$。

本发明药物治疗便秘具有显著效果，具有一定的临床推广价值。

参考文献

[1] 王忠民 . 一种快速治疗便秘的药物 : CN201911004427.8[P].2021–04–13.

[2] 雷智锋，王忠民，王志民 . 论治眼 – 口 – 生殖器综合征经验 [J]. 中医药临床杂志，2017, 29（6）：792–796.

[3] 胡倩，王明闯，王忠民 . 产后溶血性尿毒症综合征中西医结合论治 [J]. 中医药临床杂志，2015, 27（9）：1227–1230.

八、一种快速治疗寒湿型类风湿关节炎的药物

（一）研究开发思路

类风湿性关节炎是一种常见病、多发病，常影响患者的正常生活。由于该病发病时间相对长，体质常常较差，而且阳气虚弱者更为常见，临床表现多为体质虚弱、遇寒症重、四肢乏力、周身冷痛、腰膝酸软、关节肿胀等症状，这些症状，正是阳气虚弱、寒湿困扰的特征。

人体阳气具有抵御外邪的重要作用，阳气一旦不足，寒邪就会乘虚而入，而阳气不足又会导致湿邪久居，形成寒湿凝聚的病机。从慢性类风湿性关节炎的主要症状来看，以阳气虚弱、寒湿凝聚最为多见，正是这一原因，诸多患者常常日久不愈，甚至因病致残。

在类风湿性关节炎患者中，寒湿型也是较为难以治疗的类型。由于该类型病程相对长，疾病相对较重，寒湿较重而正气不足，治疗起来常常有一定的难度。从大量的治疗病例来看，应用扶正祛邪法在寒湿型类风湿性关节炎的治疗中尤其重要。正是在这一临床经验的启发下，笔者重视健脾益气、温补肾阳，以冀实现温经散寒、通络止痛、消除肿胀的目的，经过临床观察证实，这一思路是正确的，对治疗该类疾病更具有标本兼治的作用。

寒湿久居，其主要原因是阳气不足，故在治疗时应重用补肾阳、祛寒湿之品，诸如肉桂、小茴香、干姜、肉苁蓉等，系首选之品，遵"寒者温之"之训，阳气振奋则寒湿凝聚自除；慢性风湿性关节炎以正虚为多，"虚则补之"为用药之道，故重用人参、黄芪、黄精等品，正气充足，邪气可祛。

与此同时，该病的治疗还要顾及脾气亏虚、气血不足、血瘀气滞等因素，在用药时兼以治之。由于重点突出，顾及全面，标本兼治，在临床试验中很快获得理想的效果。在此基础上，使用本发明药物进行对照实验，同样获得很好的治疗效果，明显优于市场上同类药物，具有良好的推广价值。

（二）专利药物名称

一种快速治疗寒湿型类风湿关节炎的药物

（三）审批专利号码

CN201911172735.1

（四）专利药物摘要

本发明公开了一种快速治疗寒湿型类风湿关节炎的药物，是以小茴香、乌梢蛇、木瓜、白芷、甘草、肉桂、当归、天麻、桑叶、干姜、枸杞子、砂仁、桃仁、黄精、紫苏、人参、肉苁蓉、黄芪、杜仲叶为原料，按一定重量配比制备而成。它可以制成任何一种常用口服剂型，本药物具有健脾益气、活血养血、补阳温经、活血祛瘀、通络止痛等功能，对缓解体虚畏寒、四肢乏力、周身冷痛、腰膝酸软、关节肿胀、产后虚劳等症状具有良好作用，见效尤其迅速，无毒副作用。

（五）专利药物配方

一种快速治疗寒湿型类风湿关节炎的药物，配方特征在于它是由药食两用中药组方并按下述质量份的原料药制成。

小茴香 10～90 份	乌梢蛇 10～50 份	木　瓜 10～90 份
白　芷 10～60 份	甘　草 10～60 份	肉　桂 10～90 份
当　归 10～60 份	天　麻 10～90 份	桑　叶 10～45 份
干　姜 10～90 份	枸杞子 10～60 份	砂　仁 10～90 份
桃　仁 10～90 份	黄　精 10～90 份	紫　苏 10～90 份
人　参 10～90 份	肉苁蓉 10～90 份	黄　芪 10～90 份
杜仲叶 10～90 份		

（六）药物技术领域

本发明涉及一种快速治疗寒湿型类风湿关节炎的药物，特别是涉及一种以植物中药且全部为药食两用的中药为原料按一定重量比制成的，治疗体虚畏寒、四肢乏力、周身冷痛、腰膝酸软、关节肿胀等症状具有明显的疗效的中药。

（七）研发背景技术

类风湿关节炎（rheumatoid arthritis，RA）是临床常见疾病，是一种以慢性进行性关节滑膜病变为特征的全身性自身免疫性疾病，是造成人群丧失劳动力与致残的主要原因之一，严重影响患者的身心健康。

类风湿关节炎发病率较高，在我国成年人患病率为 0.2%～0.8%，由于人口基数大，患者群体尤其庞大。类风湿关节炎患病率随着年龄的增长而逐渐增加，65 岁以上或 70 岁以上的老年人患病率最高，文化程度较低者患病率较高，女性略高于男性。

类风湿关节炎的确切发病原因不明，从临床观察来看，可能与遗传因素、激素与生育因素、营养因素、类风湿因子阳性因素、吸烟因素等有关，往往增加罹患该病的风险。寒冷、潮湿、疲劳、营养不良、创伤、精神因素等，常为本病的诱发因素。

类风湿关节炎起病较急，受累关节主要以大关节为主，最开始侵及下肢关节者约 85%，膝与踝关节最为常见，其次为肩、肘、腕，手、足小关节较少见。类风湿关节炎发病后，其他关节病变呈多发性和游走性，关节局部炎症尤为明显，红、肿、热、痛突出，常常出现活动受限。疼痛持续时间短者，数日内可自行消退。在关节炎急性期，患者可伴发热、咽痛、心慌、血沉增快及 C- 反应蛋白增高。

类风湿关节炎治疗目前尚无特效药物。西药治疗仍停留于对炎症及后遗症的综合治疗，多数患者可得到一定的疗效，但存在诸多方面的毒副作用。治疗的目的，主要体现在控制关节及其他组织的炎症，缓解临床症状；保持关节功能与防止关节畸形；修复受损关节以减轻疼痛和恢复功能。

西药治疗有一定效果，但副作用较为明显。非甾体类抗炎药主要用于初发或轻症病例。该类药包括水杨酸制剂、吲哚美辛、丙酸衍生物（包括布洛芬，萘普生和芬布芬）、灭酸类药物，该类药物主要是控制疼痛等症状。金制剂对类风湿关节炎的疗效可靠，常用硫代苹果酸金钠、金诺芬，早期服用效果显著，但副作用较多。青霉胺系含巯基的氨基酸药物，治疗慢性类风湿关节炎有一定效果。氯喹具有抗风湿作用，但显效甚慢，且副作用明显。左旋咪唑可减轻疼痛、缩短关节僵硬时间，但可引发恶心、眩晕、过敏性皮疹、视力下降、嗜睡、血小板减少、粒细胞减少、肝功能损害、蛋白尿等。免疫抑制剂适用于其他药物治疗无效的严重类风湿性关节炎患者，但会发生骨髓抑制、白细胞及血小板下降、肝脏毒性损害、消化道反应、脱发、出血性膀胱炎、闭经等。肾上腺皮质激素对关节肿痛控制炎症、消炎止痛的作用迅速但不持久，停药后短期内即复发，副作用明显。

部分中成药治疗类风湿关节炎具有一定作用，但也存在诸多不足之处。雷公藤在临床应用和实验研究均有良好疗效，有非甾类抗炎作用与免疫抑制或细胞毒作用，可以改善症状，使血沉和类风湿因子（RF）效价降低，1～4 周可出现临床效果。但对女性月经影响很大，可导致卵巢功能伤害，男性精子数量减少，皮疹，白细胞和血小板减少，腹痛腹泻等。昆明山海棠作用与雷公藤相似，副作用为头昏、口干、咽痛、食欲减退、腹痛、闭经。

就目前来看，临床缺乏治疗类风湿关节炎安全、有效、毒副作用极小的药物。发明人根据 40 多年的临床研究与观察，发现一些患有此疾病的患者存在着体质虚弱、营养不良等正气不足的表现，目前多数药物治疗，仅限于缓解与消除类风湿关节炎的临床症状，但并不能对机体整体进行改善，难以从根本上控制病情与防止复发。

临床研究可知，中医药从整体辨证治疗类风湿关节炎具有一定的优势。由于该病病程长，大多患者存在不同程度的气血不足，仅仅基于止痛予以对症治疗，很难改善患者的基本体质，很难从根本上治愈类风湿关节炎。故此，力求治本而非单纯治标，对于慢性疾病来说，具有非常重要的现实意义。

发明人在组方上，重视补益后天之本，注重调理气血，以冀脾气功能复常，阳气振奋，血流充足，经络之气畅通则可实现邪气祛除、疼痛自可消失。事实上，这一目标的实现，是通过健脾益气、活血养血、补阳温经、活血祛瘀、通络止痛达到的。

发明一种具有疗效可靠而没有毒副作用、综合治疗类风湿关节炎的药物，特别是运用药食两用中药研制出疗效显著的药物，更具有安全有效特征以及非常重要的实用意义，这也是发明人的出发点与研究目的。一种快速治疗寒湿型类风湿关节炎的中成药研制成功，填补了药食两用中成药快速有效治疗寒湿型类风湿关节炎的空白。

（八）发明专利内容

一种快速治疗寒湿型类风湿关节炎的药物，主要通过健脾益气、活血养血、补阳温经、活血祛瘀、通络止痛等方法，达到标本兼治的目的，通过临床观察，对寒湿型类风湿关节炎所出现的诸多病症，具有良好的治疗作用。

类风湿关节炎属于中医学"痹证"范畴。中医对该病具有深刻的认识，早在

《内经》中即提出风寒湿邪与内在机体"外内相合"致痹的观点。《素问·痹论》云："风寒湿三气杂至合而为痹也。"并认为其发病起源于脏腑内伤、功能失调以及营卫不和，继而风寒湿之邪乘虚而入产生该病，以及一系列的相关症候。

类风湿关节炎属于慢性疾病，与中医所说的正气不足，关节无以充养、复感受风寒湿邪，如《济生方·诸痹门》所说"皆因体虚，腠理空疏，受风寒湿气而成痹也"。说明体质与该病发生、发展有一定的内在联系。明代龚信《古今医鉴·痹痛》亦曰："夫痹者，盖由元精内虚，而为风寒湿三气所袭，不能随时祛散，流注经络，入而为痹。"

发明人根据类风湿关节炎发病特征与机体亏虚的特点以及阳气不足、寒邪不去的病机，从温阳、健脾、益气以补后天入手，使患者虚弱的体质趋于强壮，气血之源得以复常；通过活血养血、祛瘀、温阳，使机体气血流畅、经络无阻、寒邪祛除，则诸症自可缓解。通过临床试验得到证实，这一治疗方法对改善晨僵、关节肿痛、疼痛，降低血沉（ESR）、C-反应蛋白（CRP）等，具有可靠疗效。

虚寒型类风湿关节炎在临床是最常见与最难以治愈的类型，属于疑难病中的疑难类型。笔者经过多年探索认为，对类风湿关节炎的治疗，不应仅仅针对症状，而是应当遵循"治病必求于本"之训，从脏腑、气血、经络等诸多方面加以治疗，用药坚持其整体观念，处方贯穿于辨证施治思路之中，使药物更精准地符合病机，更好地缓解该病引发的诸多症候。

一张有效的处方，需要具有标本兼治的作用，这就需要有针对病机的治疗思路。由于类风湿关节炎的治疗时间长，患者体质虚弱，这就需要治疗药物具有一定的安全性，同时必须具有有效性。发明人根据这一要求，在国家卫健委扩大药食两用中药品种后，立即着手进行临床研究，从中精选出既对证、又能针对疾病的中药，从辨证与辨病相结合的角度组方，经过临床试验证实，药物具有显著疗效，明显优于市场上的常用药物。

临床研究发现，类风湿关节炎与细胞及细胞因子受体间有着十分密切的关系，组方治疗应予以考虑，可作为评价治疗效果的客观指标之一。类风湿关节炎属于自身免疫性疾病，其发病原因、过程及转归，与机体免疫功能具有密切关系，其中 IgA、IgG 在类风湿关节炎患者与正常人之间存在明显差异，尤其是寒湿型类风湿关节炎最为显著。血沉（ESR）、C-反应蛋白（CRP）、类风湿因子（RF）与中医证型也有一定的关系，其中 CRP 对判断炎症程度与疗效具有较大意义，而 ESR 在湿热阻络型类风湿关节炎、寒湿错杂型类风湿关节炎中明显加快。此外，血液流变学、甲皱微循环在类风湿关节炎的临床研究中也具有一定参考意义。发明人在临床研究中也将上述临床检验指标作为重要的参考指标。

根据临床客观指标的临床参考意义，在开发本发明药物之前就予以高度重视，进而体现出本发明药物疗效的可靠性。本发明药物的产生，填补了药食两用中成药治疗类风湿关节炎的空白，为患者提供了便利，为有效、安全治疗类风湿关节炎带来了希望。临床研究显示，患者用药后虚弱体质恢复较快，症状同时缓解，在服用药物过程中无任何不良反应。

本发明药物是以如下技术方案实现的。一种快速治疗寒湿型类风湿关节炎的药食两用药物，基本特征在于它是以下述质量份的原料用中药制剂学常规工艺制成：小茴香 10～90 份，乌梢蛇 10～50 份，木瓜 10～90 份，白芷 10～60 份，甘草 10～60 份，当归 10～90 份，天麻 10～60 份，桑叶 10～90 份，干姜 10～45 份，枸杞子 10～90 份，砂仁 10～60 份，桃仁 10～90 份，黄精 10～60 份，紫苏 10～90 份，人参 10～90 份，肉苁蓉 10～90 份，黄芪 10～90 份，杜仲叶 10～90 份。

上述原料药及用量配方，是发明人在 40 多年临床经验的基础上通过反复实验才得出的，在上述用量范围内均具有显著的疗效。

一种快速治疗寒湿型类风湿关节炎的药物组成，选择小茴香、乌梢蛇、木瓜、白芷、甘草、肉桂、当归、天麻、桑叶、干姜、枸杞子、砂仁、桃仁、黄精、紫苏、人参、肉苁蓉、黄芪、杜仲叶进行配伍，各味药物功效之间产生相互协同作用，具有健脾益气、活血养血、补阳温经，活血祛瘀、通络止痛等功能，对缓解体虚畏寒、四肢乏力、周身冷痛、腰膝酸软、关节肿胀、产后虚劳等症状具有良好作用，见效尤其迅速，无毒副作用。

一种快速治疗寒湿型类风湿关节炎的药物中，小茴香暖肾散寒、理气和胃、温阳止痛，具有抗菌、抗炎、抗氧化、抗突变、抗肿瘤、调节胃肠功能、促进胆汁分泌、保肝护肝等功效，同时有性激素样作用，对女性来讲具有植物性雌激素样效应；乌梢蛇祛风除湿、通经活络、除痒疗疮、滋阴明目、止痉消瘰，具有抗炎、镇静、镇痛等作用，乌梢蛇水煎液和醇提取液给大鼠腹腔注射，可抑制琼脂性关节肿胀和二甲苯性炎症，并有镇静作用，其醇提取液可抑制戊四氮所致小鼠惊厥及电惊厥，不同剂型、不同剂量对不同程度的热刺激及化学性疼痛，均有一定的镇痛作用；木瓜舒筋活络、健脾开胃、舒肝止痛、祛风除湿，具有增强免疫力、抗肿瘤、抗菌、抗炎、保肝、镇痛、祛风湿等功效，对治疗类风湿性关节炎有良好效果，临床发现其具有抗炎与免疫调节功能，并通过滑膜细胞 G 蛋白 –AC-cAMP 跨膜信号转导途径对胶原性关节炎大鼠有治疗作用，有效缓解关节肿胀、疼痛与多发性关节炎，这一作用的发挥，可能与调节 T 淋巴细胞的功能、抑制腹腔巨噬细胞过度分泌炎性细胞因子有关；白芷散风祛湿、通窍止痛、消肿排脓、活血化瘀、解痉通络，白芷香豆素具有增强免疫力、抗高血压、抗凝血、抗微生物、抗病毒、抗过敏、抗癌、抗氧化等多种药理活性，其镇痛作用明显，有研究认为其镇痛部位可能为中枢，对急慢性炎症均有一定的抗炎作用，并且有止痛和调节免疫的功能；甘草清热解毒、补中益气、缓解止痛、润肺止咳、调和诸药，具有增强免疫力、抗心律失常、抗炎、抗菌、抗病毒、抗肿瘤、抗氧化、抗衰老、保护心血管等功效，炙甘草对 TPA 诱导的急性炎症和胶原诱导的关节炎小鼠的抗炎、止痛作用尤其明显；肉桂补肾助阳、引火归源、散寒止痛、活血通经、通利关节、去除痼冷，具有增强免疫力、扩张血管、降低血压、促进循环、增强消化、抗菌、抗炎、抗肿瘤、降血糖、止痛经、解热镇痛、抗高尿酸、抗血小板聚集、抗哮喘、抑制幽门螺杆菌等功效，其抗炎活性明显，其作用机制主要是通过抑制 NO 的生成而发挥抗炎作用；当归补血活血、通经止痛、润肠通便，具有增强免疫力、增强心脏血液供应、降低心肌耗氧量、抗动脉粥样性硬化、扩张血管减低血管阻力、抗心律失常、降低血小板聚集、抗血栓、促进造血功能、抗氧化、抗肿瘤、抗炎、抗损伤、抗辐射、对肾缺血保护、促进细胞增殖、抗肺纤维化、保肝、镇痛、抗惊厥、缓解记忆缺失等功效，对多种原因引发的急、慢性炎症，均有显著的抑制作用；天麻平肝潜阳、舒经活络、镇静安神，具有良好的镇痛镇静、促智、抗衰老、抗缺血缺氧等功效，还有增强抗炎、增强免疫、扶正固本的作用，天麻注射液能增强小鼠机体的非特异性免疫作用和 T 细胞的免疫应答功能，并能促进特异性体液抗体形成作用和小鼠特异性抗原结合细胞能力；桑叶味苦甘寒、益血凉血、止咳润肺，具有良好的增强免疫力、减肥、降血糖、降血脂、抗氧化、抗肿瘤、抗动脉粥样硬化、抗血红细胞氧化溶血、抗炎、解热镇痛等作用，动物实验证明桑叶水提取物显著降低白细胞介素 1β 和金属蛋白酶 –1 在人软骨细胞诱导释放，可降低轻度异常脂肪血症患者的氧化与 CRP 水平，对炎症治疗具有明显疗效；干姜温中散寒、回阳通脉、燥湿化痰，具有镇痛抗炎、抗菌、抗病原体、抗肿瘤、抗溃疡、抗缺氧、保肝利胆、保护胃肠系统、改善心血管系统、促进局部血液循环等功效，其镇痛抗炎成分主要是脂溶性姜酚类化合物等，具有显著的镇痛抗炎作用；枸杞子滋补肝肾、益精明目，含有 8 种人体必需的氨基酸及其他植物中罕见的氨基乙磺酸，具有增强免疫力、促进代谢、抗衰老、抗氧化、抗疲劳、抗肿瘤、抗辐射、降血糖、降血脂、保肝、保护生殖系统、保护细胞活性、保护视力、保护神经、增加记忆力、改善心脏功能等功效，在氧化应激、炎症与细胞凋亡方面具有良好效果，并有效调节大鼠中枢神经系统，增强神经系统的适应性，促进神经系统损伤的功能性康复；砂仁化湿开胃、温脾止泻、理气安胎、止痛除痹、温通脉络，具有调节免疫、抗溃疡、抗氧化、止泻、促进胃排空、利胆保肝、抗炎、镇痛、抗血小板聚集、抗血栓形成等功效，其镇痛作用明显，镇痛部位既在外周神经末梢，也可能作用于中枢神经系统；桃仁活血化瘀、润肠通便、止咳平喘，具有增强免疫力、抗动脉粥样硬化、抗血小板凝集、抗心肌缺血、抗血栓、抗炎、抗氧化、抗肿瘤、心血管保护、神经保护、免疫调节、扩张血管增加器官血流量、改善微循环等功效，对久病不愈、气滞血瘀引发的关节肿胀肿大、晨僵等具有良好的止痛作用；黄精益气养阴、润肺补脾、滋肾填精，具有增强免疫力、扩张毛细血管、保护血管、防动脉粥样硬化、活化大脑细胞、抗炎抗菌、抗疲劳、抗衰老、抗肿瘤、抗结核、降血糖、降血脂、改善学习和记忆能力等功效，《名医别录》称黄精"除风湿、安五脏、久服轻身、延年不饥"；紫苏理气宽中、行气止痛、安胎和胃，具有抗炎、抗菌、抗病毒、抗微生物、抗过敏、解热、镇静、镇痛、止血与抗凝、抗自由基、抗氧化、抗肿瘤、镇咳化痰、调脂保肝等功效，其抗炎镇痛作用对治疗类风湿关节炎具有辅助作用；人参大补元气、生津止渴、宁心安神，具有提高免疫力、增强记忆力、改善心血管、抗氧化、抗疲劳、抗衰老、抗突变、抗肿瘤等多种功效，人参皂苷含有植物性雌激素成分，对骨关节与骨质疏松具有保护作用，能抑制软骨细胞凋亡，抑制膝骨性关节炎的发生与发展；肉苁蓉温补肾阳、益精养血、润肠通便，具有增强免疫力、抗氧化、抗衰老、抗辐射、抗骨质疏松、保肝护肝、保护神经、保护缺血心肌、提高记忆力、养颜等功效，肉苁蓉多糖在创伤愈合中具有重要作用，能明显促进成纤维细胞的生长；黄芪升阳补气、生津养血、固表止汗、行滞通痹、利水消肿、托毒排脓、敛疮生肌，具有提高免疫力、抗氧化、抗自由基、抗疲劳、抗衰老、抗肿瘤、保护心脑血管、提高记忆力、降血糖、降血脂、保肝护肝、保护肾脏、抗血栓等多种功效，类风湿关节炎常常存在免疫功能异常、气虚等症状，运用黄芪有助于活血通络止痛，发挥其行滞通痹的作用；杜仲叶补益肝肾、强壮筋骨，具有增强免疫力、抗炎、抗病毒、抗氧化、抗疲劳、抗衰老、降血压、降血脂、心血管保护、改善糖代谢、治疗不孕、安胎、镇静、镇痛等诸多功效，其强筋健骨作用明显，还具有调节骨代谢的功能。

一种快速治疗寒湿型类风湿关节炎的药物所用之品，多味药物均具有健脾益气、活血养血、补阳温经、活血祛瘀、通络止痛等功能，充分发挥标本兼治的作用。不仅如此，所用药物并非单味中药的作用叠加，而是在中医辨证施治的基础上，辨证与辨病相结合进行科学组方，实现了 1+1 > 2 的组方效应。所用中药的功能主要体现在扶助正气、调理脏腑、祛除寒邪、疏通气血，对缓解阳虚肢体疼痛具有良好效果。

不仅如此，上述药物的药理作用，均有相关药理研究或动物实验结论。

本发明药物可采用中药制剂的常规方法制成内服剂型。本发明药物可以将原料药研成粉混合均匀成散剂、冲剂、颗粒剂、口服液、饮料，还可将各原料药水煎后浓缩成膏再烘干获得有效成分，根据需要制备成各种口服剂。

本发明药物也可采用半仿生提取（SBE）、超临界流体萃取（SFE）、微波提取（MAE）、酶提取（ETE）、超声波提取（UAE）、压榨提取（PE）、连续逆流提取（CCE）、组织破碎提取（STE）、免加热提取（HFE）、常温超高压提取（UHPE）、空气爆破提取（AEE）等方法提取有效成分。

本发明优选的采用如下胶囊剂型。

所述药物的制备方法，按如下步骤进行。

(1) 按比例称取原料，备用。

(2) 将所述重量比的小茴香、乌梢蛇、木瓜、白芷、甘草、肉桂、当归、阿胶、大枣、干姜、枸杞子、砂仁、桃仁、黄精、紫苏、人参、肉苁蓉、黄芪、杜仲叶 19 味中药，验收合格后交付专业中药制药厂提取。

(3) 由药厂依照中药提取常规方法与程序进行提取。

(4) 将提取的药粉分装成瓶装胶囊剂，每瓶 60 粒，每粒含中药提取药粉 0.45g。

(5) 或将提取的药物制成颗粒剂，每袋含中药提取药粉 6g。

(6) 由药厂将成品交付临床试验。

本发明药物经临床使用结果表明，有下述优点。

(1) 本发明选用天然食用植物药为原料，各组份符合药品法规定和中医处方原则，突出中医辨证与西医辨病相结合、病因治疗与对症治疗相结合的基本特色。

(2) 本发明药物提取后无须煎煮，口感良好，服用方便，各味药物组方前后均无毒无害，正常剂量服用没有发现任何副作用。

(3) 本发明药物对患者免疫功能低下及其导致的诸多症状不仅有良好的治疗效果，而且有良好的预防保健作用，适用范围广泛。

(4) 本发明药物均精选于卫健委规定可药食两用的品种，安全性更高，治疗免疫力低下的患者可长期服用。

(5) 本发明药物具有良好的兼顾性，对产后患者出现的体虚畏寒、四肢乏力、周身冷痛、腰膝酸软、关节肿胀等症状，具有一定的治疗作用。

(6) 本发明药物标本兼治，见效迅速。

（九）具体实施方式

以下结合实施例及临床应用统计进一步说明本发明药物的效果。

实施例 1：胶囊剂制备

小茴香 15kg，乌梢蛇 20kg，木瓜 20kg，白芷 20kg，甘草 15kg，肉桂 15kg，当归 20kg，阿胶 10kg，大枣 15kg，干姜 20kg，枸杞子 20kg，砂仁 15kg，桃仁 18kg，黄精 18kg，紫苏 20kg，人参 20kg，肉苁蓉 20kg，黄芪 20kg，杜仲叶 15kg，由专业中药制药厂提取加工，制成胶囊剂，每粒 0.45g，每次 4 粒，每日 3 次。

实施例 2：颗粒剂制备

小茴香 15kg，乌梢蛇 20kg，木瓜 20kg，白芷 20kg，甘草 15kg，肉桂 15kg，当归 20kg，阿胶 10kg，大枣 15kg，干姜 20kg，枸杞子 20kg，砂仁 15kg，桃仁 18kg，黄精 18kg，紫苏 20kg，人参 20kg，肉苁蓉 20kg，黄芪 20kg，杜仲叶 15kg，由专业中药制药厂提取加工，制成颗粒，每袋 6g，每次 1 袋，每日 3 次，冲服。

本发明药物治疗寒湿型类风湿关节炎临床观察

◆ **一般资料**

临床资料：为证实本发明药物的临床疗效，于 2018 年 7 月—2019 年 6 月，门诊共收治类风湿关节炎患者 86 例，按数字随机表法分观察组与对照组，两组各 43 例。观察组中男 10 例，女 33 例；平均年龄（49.71±10.32）岁；平均病程（4.71±3.97）年。关节等级 I 级 3 例，Ⅱ级 29 例，Ⅲ级 11 例；X 线 I 期 4 例，Ⅱ期 30 例，Ⅲ期 9 例。对照组中男 9 例，女 34 例；平均年龄（48.93±9.97）岁；病程（4.75±4.06）年。关节等级 I 级 3 例，Ⅱ级 28 例，Ⅲ级 12 例；X 线 I 期 4 例，Ⅱ期 29 例，Ⅲ期 10 例。两组一般临床资料，经统计学处理无显著性差异，具有可比性（$P > 0.05$）。

入选标准：年龄 18—65 岁；西医诊断标准参照 2009 年 ACR/EULARRA 分类标准；中医诊断、辨证标准参照《中医病证诊断疗效标准》及 2002 年《中药新药临床研究指导原则》类风湿关节炎有关标准，辨证属于寒湿型；接受口服糖皮质激素治疗者进入研究前剂量稳定至少 30 天，且在以后治疗中维持不变，对未服激素者，则至少已经 30 天未用；接受口服 NSAIDs（甲氨蝶呤及同类药物），则剂量至少稳定 30 天，且在以后治疗中维持不变，对未服 NSAIDs 者，则至少已经 7 天未用；若使用 DMARDs，则至少已经接受 3 个月的治疗，且剂量稳定至少 30 天，在以后治疗中维持不变，如未使用或停用，则至少已 30 天未用；若使用生物制剂则需停药 3 个月以上；无重大消耗性疾病，无其他重大躯体障碍疾病；排除脑外伤及其他精神障碍；依从性好，自愿签署知情同意书。

排除标准：不符合上述纳入标准者；类风湿关节炎晚期病情严重患者，关节严重畸形，关节功能Ⅳ级、X 线分期在Ⅳ期者；重叠其他风湿病，如系统性红斑狼疮、干燥综合征、严重的膝骨关节炎等患者；合并心、脑、肝、肾及造血系统等严重疾病者；妊娠或哺乳期妇女，精神疾患者；过敏体质者；参加其他临床试验的患者；依从性差或因故不能正常完成全程治疗者；经综合评估认定不宜参加本临床观察者。

◆ 实验方法

对照用药：两组均用药 2 个月。观察组用本发明药物颗粒剂，每袋 6g，每次 1 袋，每日 3 次，冲服；对照组口服正清风痛宁缓释片（湖北正清制药集团股份有限公司生产），每片 60mg，每次 1 片，每日 2 次。

疗效性指标：①中医主要证候评分，关节疼痛、关节肿胀分别按 0、2、4、6 分记分，关节压痛、关节屈伸不利、晨僵、关节喜暖恶寒按 0、2、4、6 分记分；②关节肿胀数（SJC）、关节压痛数（TJC），以双侧近端指间、掌指、腕、肘、肩、膝关节计算，共 28 个关节；③双手平均握力（mmHg），将血压表袖带折叠充气至 30mmHg，然后由患者用无支撑的左、右手各尽力握 3 次，记录所达到数值，平均后得双手握力数；④患者疼痛评价、患者自身病情总体评价（PGA）、医生对患者病情的总体评价（MDGA），均采用视觉模拟评分法（VAS）评价；⑤实验室检查：ESR、CRP；⑥疾病活动相关指标：DAS28 评分、临床的疾病活动指数（CDAI）、简化的疾病活动指数（SDAI），DAS28=0.56 × sqrt（TJC28）+0.28 × sqrt（SJC28）+0.70 × In（ESR）+0.014 × PGA（VAS 1–100mm），CDAI=SJC28+TJC28+MDGA+PGA（VAS 0–10cm），SDAI=SJC28+TJC28+MDGA+PGA+CRP（VAS-10cm），治疗前后各记录 1 次；⑦安全性指标，生命体征、血常规、尿常规、大便常规、肝肾功能与心电图，治疗前后各查 1 次；⑧不良反应，记录治疗过程中所有药物不良事件，包括临床表现、出现时间、持续时间与转归。

◆ 评价标准

疾病疗效标准：主要症状、体征（两者指关节压痛数、关节肿胀数、晨僵时间、双手平均握力、患者疼痛评价 5 项）整体改善率（是指以上 5 项指标的改善百分率）≥ 75%，ESR 及 CRP 正常，或明显改善，或接近正常为显效；主要症状、体征整体改善率≥ 50%，ESR 及 CRP 有改善为进步；主要症状、体征整体改善率≥ 30%，ESR 及 CRP 有改善或无改善为有效；主要症状、体征整体改善率＜ 30%，ESR 及 CRP 无改善为无效。

证候疗效标准：临床症状、体征消失或基本消失，证候积分减少≥ 95% 为临床治愈；临床症状、体征明显改善，证候积分减少 70%～94% 为显效；临床症状、体征均有好转，证候积分减少 30%～69% 为有效；临床症状、体征均无明显改善，甚至加重，证候积分减少＜ 30% 为无效。

◆ 统计方法

采用 SPSS17.0 软件作统计分析，计量资料以（$\bar{x} \pm s$）进行统计描述，两组间治疗前后的变化采用 t 检验；计数资料以率（%）表示，两组治疗前后的变化采用 Ridit 分析或 χ^2 检验，$P <$ 0.05 为有统计学差异。

◆ 结果

两组疾病疗效比较：观察组 43 例治疗后显效 19 例（44.19%），进步 18 例（41.86%），有效 4 例（9.30%），无效 2 例（4.65%），总有效率 95.35%；对照组

43 例治疗后显效 9 例（20.93%），进步 14 例（32.56%），有效 11 例（25.58%），无效 9 例（20.93%），总有效率 79.07%。疾病疗效观察组总有效率优于对照组，$P < 0.05$。

两组证候疗效比较：观察组 43 例中临床痊愈 9 例（20.93%），显效 21 例（48.84%），有效 11 例（25.58%），无效 2 例（4.65%），总有效率 95.35%；对照组 43 例中临床痊愈 2 例（4.65%），显效 16 例（37.21%），有效 15 例（34.88%），无效 10 例（23.26%），总有效率 76.74%。证候疗效观察组总有效率优于对照组，$P < 0.05$。

两组中医证候总积分变化比较：观察组 43 例治疗前总积分为（16.75±3.82），治疗后（5.07±2.15）；对照组 43 例治疗前总积分为（17.09±3.96），治疗后（8.51±4.55）。中医证候总积分降低情况观察组优于对照组，$P < 0.05$。

两组治疗前后相关指标比较：观察组 TJC28 治疗前（8.98±4.89）个，治疗后（2.01±1.15）个；SJC28 治疗前（6.91±5.23）个，治疗后（1.31±1.02）个；VAS 治疗前（6.97±1.46）分，治疗后（2.09±0.85）分；双手平均握力治疗前（38.31±10.06）mmHg，治疗后（67.33±11.37）mmHg；晨僵时间（分钟）治疗前（96.69±26.79），治疗后（38.21±14.32）；CRP（mg/L）治疗前（24.97±29.11），治疗后（2.67±2.25）；ESR（mm/h）治疗前（36.79±29.33），治疗后（13.10±8.69）；PCA（分）治疗前（6.32±1.67），治疗后（1.37±1.42）；MDGA（分）治疗前（5.69±1.81），治疗后（1.27±1.21）；DAS28 治疗前（5.44±1.39），治疗后（2.62±0.85）；CDAI 治疗前（27.97±12.62），治疗后（6.76±4.02）；SDAI 治疗前（52.73±42.76），治疗后（9.06±4.75）。对照组 TJC28（个）治疗前（8.89±4.95），治疗后（3.59±1.37）；SJC28（个）治疗前（6.51±3.73），治疗后（2.91±1.58）；VAS（分）治疗前（6.82±1.57），治疗后（3.11±1.15）；双手平均握力（mmHg）治疗前（37.52±9.76），治疗后（58.35±10.87）；晨僵时间（分钟）治疗前（95.11±27.12），治疗后（52.11±15.05）；CRP（mg/L）治疗前（25.16±27.67），治疗后（4.96±2.71）；ESR（mm/h）治疗前（35.52±30.55），治疗后（19.56±10.76）；PCA（分）治疗前（6.11±1.80），治疗后（2.57±1.31）；MDGA（分）治疗前（5.67±1.91），治疗后（2.47±1.17）；DAS28 治疗前（5.41±1.37），治疗后（3.79±0.57）；CDAI 治疗前（26.91±11.62），治疗后（11.43±3.40）；SDAI 治疗前（51.95±38.21），治疗后（16.33±4.51）。两组治

疗前后相关指标观察组优于对照组，$P < 0.05$。

安全性指标：治疗过程中，两组患者均未出现血尿常规、肝肾功能及心电图异常。

不良反应：观察组在临床试验过程中有 2 例患者出现口干、咽痛，但无明显红肿，无其他不适，因反应较轻，通过多喝水、禁食辛辣刺激食物等措施反应会消失，未进行特殊处理。对照组有 3 例患者出现皮疹，具有瘙痒症状，均出现在 1 周内，予以盐酸西替利嗪片，口服，每日 10mg，2 天后症状消失，未影响继续试验治疗与疗效判定。

通过上述临床研究结果表明，本发明药物在增强人体免疫力及其预防肿瘤方面具有明显的优势，具有非常重要的临床推广价值。

参考文献

[1]　王忠民 . 一种快速治疗寒湿型类风湿关节炎的药物：CN201911172735.1[P].2021–05–25.

[2]　王忠民，刘茜 . 辨证治疗痛性脂肪过多综合征的经验 [J]. 中医杂志，1991（5）：15–17.

[3]　王忠民，刘茜 . 补中益气汤的临床应用举例 [J]. 陕西中医，1985,6（4）：168–169.

九、一种快速治疗脾胃虚寒型慢性萎缩性胃炎的药物

（一）研究开发思路

慢性萎缩性胃炎中，属于虚寒型患者较多，该类型患者病程时间长，体质差，症状重，治疗起来难度自然大。

更为棘手的是，慢性萎缩性胃炎在 51—65 岁人群中发病居高，男性多于女性，而且多数患者感染幽门螺杆菌。若患者年龄大、体质差，且合并有增加胃癌发病概率的幽门螺杆菌，其治疗难度可想而知。该病由于症状较为明显，会严重影响患者的身心健康。

为了研发药食两用中药治疗脾胃虚寒型慢性萎缩性胃炎的中成药，笔者进行了大量的试验性探索，初步掌握了该病的发病规律以及治疗技巧。实际上，脾胃虚寒型慢性萎缩性胃炎尽管疾病发生在胃部，但与全身免疫力、身体整体状况等诸多因素有关，因此治疗依然需要遵循整体观念，遵循辨证施治的精神。

在治疗脾胃虚寒型慢性萎缩性胃炎过程中，笔者特别重视中西医结合、辨证与辨病相结合，用药既要考虑主要症状，又要考虑致病因素，特别是针对幽门螺杆菌进行治疗。中药对幽门螺杆菌具有一定的杀灭作用，有些中药的杀灭作用相当显著。

为了进一步提高治疗脾胃虚寒型慢性萎缩性胃炎的效果，笔者在选择用药时针对体质虚弱、脾胃虚寒等基本情况，选择既有补气健脾、疏肝解郁等治本作用，又有温中散寒、和胃止呕、消食除胀等治标效果的品种，大大提高了治疗效果。

根据这一思路组方，经临床初步试验就取得了良好的效果。在此基础上，对每一味进行药理作用查验，选择符合辨证施治组方的基本要求，同时符合针对缓解病情的品种，疗效得到显著提高，在用药后不仅对缓解胃脘隐痛，同时对胃脘按之痛缓、喜按喜暖、食后胀闷痞满、食欲不振、便清腹泻、四肢乏力、懒动嗜睡等症状也有具有良好效果，疗效明显优于市场上常用的同类药物，是一种治疗脾胃虚寒型慢性萎缩性胃炎的良药，具有很重要的推广价值。

（二）专利药物名称

一种快速治疗脾胃虚寒型慢性萎缩性胃炎的药物

（三）审批专利号码

CN201911188161.7

（四）专利药物摘要

本发明公开了一种快速治疗脾胃虚寒型慢性萎缩性胃炎的药物，是以丁香、山药、藿香、甘草、肉桂、佛手、鸡内金、山楂、桃仁、干姜、蜂蜜、香橼、高良姜、紫苏、蒲公英、葛根、人参、黄芪为原料，按一定重量配比制备而成。它可以制成任何一种常用口服剂型，药物具有补气健脾、疏肝解郁、温中散寒、和胃止呕、消食除胀等功能，对缓解胃脘隐痛、按之痛缓、喜按喜暖、食后胀闷痞满、食欲不振、便清腹泻、四肢乏力、懒动嗜睡等症状具有良好作用，见效尤其迅速，无毒副作用。

（五）专利药物配方

一种快速治疗脾胃虚寒型慢性萎缩性胃炎的药物，配方特征在于它是由药食两用中药组方并按下述质量份的原料药制成。

丁　香 10～90 份	山　药 10～50 份	藿　香 10～90 份
甘　草 10～60 份	肉　桂 10～60 份	佛　手 10～90 份
鸡内金 10～60 份	山　楂 10～90 份	桃　仁 10～45 份
干　姜 10～90 份	蜂　蜜 10～90 份	香　橼 10～60 份
高良姜 10～90 份	紫　苏 10～60 份	蒲公英 10～90 份
葛　根 10～90 份	人　参 10～90 份	黄　芪 10～90 份

（六）药物技术领域

本发明涉及一种快速治疗脾胃虚寒型慢性萎缩性胃炎的药物，特别是涉及一种以植物中药且全部为药食两用中药为原料按一定重量比制成的，治疗胃脘隐痛、按之痛缓、喜按喜暖、食后胀闷痞满、食欲不振、便清腹泻、四肢乏力、懒动嗜睡等症状具有明显的改善作用的药物。

（七）研发背景技术

随着人们生活节奏的不断加快，生活压力越来越大，饮食不规律、饮食不科学、饮食不卫生、作息时间不规律、免疫功能低下等诸多因素，慢性萎缩性胃炎的发病率有明显上升趋势。在成年人群中，该类慢性胃炎常伴有幽门螺杆菌感染。

世界卫生组织调查发现，20—50 岁人群患病率仅为 10% 左右，而 51—65 岁人群则高达 50% 以上，该病为老年人高发，男性发病略高于女性。在我国慢性萎缩性胃炎占胃镜受检人总数的 7.2%～13.8%，而在胃癌高发区高达 28.1%。

慢性萎缩性胃炎主要为胃黏膜变薄，腺体萎缩且伴有肠腺上皮化生的慢性消化系统疾病。其发病确切原因不明，一般认为该病的发生与幽门螺杆菌有关，但并非唯一因素。该病对患者的危害较大，一般认为就是癌前病变。经临床证实，年龄越大发病率越高，发生癌变的风险也会增大。该病常常影响患者的正常生活，给身心健康带来不良影响。

患者过食寒凉食品、吸烟、饮酒、饮食不规律、水果摄入量低、腌制食品摄入量高、新鲜蔬菜摄入量不足等不良生活习惯，或平时体质亏虚阳气不足，久病不愈或正气耗伤等，均可损伤阳气，使机体的抗病能力下降，进而滋生幽门螺杆菌等。有临床资料显示，60%～85%的慢性萎缩性胃炎患者的胃黏膜中培养出幽门螺杆菌。慢性萎缩性胃炎加重，常发生胃溃疡、胃出血、严重贫血等，甚则引发恶变，最终导致胃癌的发生。

脾胃虚寒型慢性萎缩性胃炎临床上较为常见，临床资料显示该病与免疫、遗传、不良饮食、不良生活方式等因素相关，由于患者抗病能力下降，病情往往迁延不愈，出现诸如食欲不振、胃部疼痛、嗳气呃逆、腹胀反酸等症状。

西医治疗慢性萎缩性胃炎，大多为对症处理。服用胃黏膜保护剂，常用药物有硫糖铝、胃膜素、叶绿素等；抗幽门螺杆菌治疗常用胶体铋剂（果胶铋、奥美拉唑、枸橼酸铋等）中任选1种，加克拉霉素、阿莫西林、甲硝唑3种抗生素中的2种同时服用；免疫治疗方面常用维酶素，该药具有提高人体免疫力，抑制癌细胞生长的作用；控制胆汁反流可服用吗丁啉（多潘立酮）、普瑞博思（西沙必利）及胃复安（甲氧氯普胺）等药物。上述药物治疗具有一定的效果，但也存在弊端，特别是一些抗生素，很容易发生耐药与菌群失调，给机体带来一定伤害。

中医药在治疗慢性萎缩性胃炎方面具有一定的优势。中医治疗该病体现在个体化治疗、具有针对病理改变的特效中药、同时进行整体调理、毒副作用小可长期治疗，不仅对缓解症状，还可针对病因进行调理，体现出"因机制法，以病守方，随证配伍"的灵活性，最大限度地发挥中医药治疗慢性萎缩性胃炎的优势。

发明人从病因、病机、证候等入手，通过临床观察与翻阅大量药理研究资料，从药食两用中药中筛选出治疗慢性萎缩性胃炎以及有效对抗幽门螺杆菌的中药，在辨证施治与整体观念的前提下，辅助正气提高体质，消除病症杀灭幽门螺杆菌，进而有效、快速治愈脾胃虚寒型慢性萎缩性胃炎，是有非常重要现实意义的临床研究，同时是非常具有科研价值的。

发明一种具有疗效可靠而没有毒副作用、综合治疗脾胃虚寒型慢性萎缩性胃炎效果显著的药物，特别是运用药食两用中药研制出疗效显著的药物，更具有安全有效特征以及非常重要的实用意义，这也是发明人的出发点与研究目的。一种治疗脾胃虚寒型慢性萎缩性胃炎效果显著的中成药研制成功，填补了药食两用中成药快速有效治疗该病的空白。

（八）发明专利内容

一种快速治疗脾胃虚寒型慢性萎缩性胃炎的药物，主要通过补气健脾、疏肝解郁、温中散寒、和胃止呕、消食除胀等方法，对慢性萎缩性胃炎所发生的诸多症状进行治疗，不仅可以快速消除患者因疾病带来的不适，同时增强患者的体质，促进自身抗病能力，改善整体状况，是该药研发的一个重要的特点。

不仅如此，由于脾胃虚寒型慢性萎缩性胃炎大多病程长久，治疗时间相对较长，这就涉及用药安全的问题。在临床研究方面，笔者在选择中药时就考虑了这一要点。药食两用中药，目前是公认的安全性强的药物。经过反复查阅有关资料，结合发明人 40 多年临床经验，初步拟定治疗脾胃虚寒型慢性萎缩性胃炎的药物处方。

由于脾胃虚寒型慢性胃炎较为常见，绝大部分患者病程长、体质差、症状重，是萎缩性胃炎中较为棘手的类型。现代医学认为，胃黏膜的再生、重建及恢复，往往需要 3～5 个月的时间，故在治疗上需要大约半年的时间。只有如此，才有可能彻底治愈，才能有效控制重度腺体萎缩及癌前病变的逆转率。该类患者阳气虚弱，伴有脾肾不足的病机，机体免疫功能往往低下，西药治疗效果较差，且有些患者本身为西药治疗未愈者。该类疾病的治疗并非仅仅消除胃中的幽门螺杆菌，更重要的是改善患者体质，增强自身抗病能力，为根除疾病打下基础。

在临床研究过程中，贯穿了"治病必求于本"的思想。中医学认为，"正气存内，邪不可干""邪之所凑，其气必虚"。脾胃虚寒型慢性萎缩性胃炎，同样存在着正气不足、阳气虚弱的基本病机。治愈该病的关键，是提高患者的正气、增强患者的阳气，正气足则邪气祛、阳气盛则寒气消。如斯，脾胃虚寒型慢性萎缩性胃炎就会药到病除，大大提高治愈率、缩短治疗时间。

基于这一研究思路，发明人在组方时运用大量温阳祛寒之品，重在振奋阳气；运用大量补气扶正之品，以冀增强自身抗病能力；同时，考虑患者大多存在幽门螺杆菌感染，在温阳、扶正的同时，选择既符合辨证施治的用药要求，又具有杀灭或抑制幽门螺杆菌的品种，从临床观察来看，这种方案大大地提高了治愈率。

中医药治疗脾胃虚寒型慢性萎缩性胃炎具有一定优势。发明人通过多年的临床研究认识到，经过辨证施治的合理治疗，中药可控制、截断萎缩性胃炎进展，甚至可以使一些严重的胃炎发生逆转。产生这一作用的前提，是需要具有整体观念，根据患者的特点进行组方，并非仅从清除幽门螺杆菌入手，而是发挥辨证施治的优势。同时，发明人根据药理研究结果，力求符合辨证与辨病相结合的基本原则，针对慢性萎缩性胃炎合并肠上皮化生及上皮内瘤变的特点，运用相关中药进行有效阻断，对急性淋巴细胞型、粒细胞型、单核细胞型及慢性粒细胞型的肿瘤细胞进行较强的抑制，是有效逆转的关键。在选择中药时，发明人充分考虑到这一因素。

在治疗中发现，一些患者用药后症状逐步减轻，心理压力得到有效缓解，配合用药的积极性大增，为临床研究奠定了坚实的基础。临床结果证实，依据整体观念进行用药，要比就病治病、单纯杀灭幽门螺杆菌见效快、治愈率高。

本发明药物是以如下技术方案实现的。一种快速治疗脾胃虚寒型慢性萎缩性胃炎的药食两用药物，特征在于它是以下述质量份的原料用中药制剂学常规工艺制成：丁香 10～90 份，山药 10～50 份，藿香 10～90 份，甘草 10～60 份，肉桂 10～60 份，佛手 10～90 份，鸡内金 10～60 份，山楂 10～90 份，桃仁 10～45 份，干姜 10～90 份，蜂蜜 10～60 份，香橼 10～90 份，高良姜 10～60 份，紫苏 10～90 份，蒲公英 10～90 份，葛根 10～90 份，人参 10～90 份，黄芪 10～90 份。

上述原料药及用量配方，是发明人经临床反复实验才得出的，在上述用量范围内均具有显著的治疗效果。

一种快速治疗脾胃虚寒型慢性萎缩性胃炎的药物组成，选择丁香、山药、藿香、甘草、肉桂、佛手、鸡内金、山楂、桃仁、干姜、蜂蜜、香橼、高良姜、紫苏、蒲公英、葛根、人参、黄芪进行配伍，各味药物功效之间产生相互协同作用，具有补气健脾、疏肝解郁、温中散寒、和胃止呕、消食除胀等功能，对缓解胃脘隐痛、按之痛缓、喜按喜暖、食后胀闷痞满、食欲不振、便清腹泻、四肢乏力、懒动嗜睡等症状具有良好作用，见效尤其迅速，无毒副作用。

一种快速治疗脾胃虚寒型慢性萎缩性胃炎的药物中，丁香温中散寒、降逆止呕，具有良好的抗炎、抗菌作用，能使胃黏膜充血，促进胃液分泌，可刺激胃肠蠕动，明显缓解症状；山药补气健脾、生津养胃、润肺益肾，具有增强免疫力、抗衰老、抗突变、抗肿瘤，是补益脾胃的常用药，其活性多糖对 3 种致突变物及黄曲霉素的致突变性均有显著的抑制作用；藿香芳香化浊、醒胃止呕，对胃肠功能具有良好的保护作用，对胃肠道平滑肌具有双向调节作用，其提取物、挥发油等具有不同程度地增加胃酸分泌、提高胃蛋白酶活性、增加胰腺分泌淀粉酶的功能，对慢性炎症具有明显的抑制作用；甘草补气益肾、调和解毒、润肺止咳、缓急止痛，具有增强免疫力、抗炎、抗病毒、抗衰老、抗肿瘤等作用，有报道称其具有杀灭幽门螺杆菌的作用；肉桂温中散寒、活血止痛、益气补中，具有增强免疫力、扩张血管、降低血压、促进循环、增强消化、抗菌、抗炎、抗肿瘤、降血糖、止痛经、解热镇痛、抗高尿酸、抗血小板聚积、抗哮喘、抑制幽门螺杆菌等功效，对胃肠有缓和的刺激作用，能增强消化功能，排除消化道积气，缓解胃肠痉挛性疼痛，并可增加胃黏膜血流量，改善微循环，有利于慢性萎缩性胃炎的康复，并具有抑制幽门螺杆菌的显著作用；佛手疏肝理气、止痛和胃、燥湿化痰，具有增强免疫力、抗氧化、抗衰老、抗突变、抗肿瘤等作用，其挥发油具有很好的抗抑郁功效，对胃肠疼痛具有解痉作用；鸡内金健脾和胃、消积消石，具有调节消化液分泌、促进胰液分泌、提高消化酶活性等作用，对肠道有保健作用，可增加胃液分泌量、酸度及消化力；山楂消除食积、活血化瘀，具有广谱抗菌作用，尤其对多种杆菌具有杀灭作用，具有抗氧化、抗自由基、抗疲劳、抗变异、抗肿瘤等作用，促进局部微循环，对慢性萎缩性胃炎具有治疗作用；桃仁破血化瘀、疏通血脉、润燥滑肠，具有提高免疫力、抗炎、抗氧化、抗过敏、抗肿瘤等作用，还可改善微循环，对大鼠慢性胃炎及慢性萎缩性胃炎具有较好的防治作用；干姜温中散寒、回阳通脉，具有抗氧化、抗衰老、抗炎、抗菌、增强免疫力等作用，对消化系统、胃黏膜等具有保护功效，对消化道有轻度刺激作用；蜂蜜润肺止咳、促进消化、护肝安神、润肠通便，具有抗氧化、抗菌、促进组织生成、治疗创面等功效，有拮抗幽门螺杆菌作用；香橼疏肝理气、健脾和中、化痰止咳，所含三萜类化合物具有抗炎、抗菌、抗病毒等多种生物活性，所含亚油酸具有抗血栓、降血脂、降胆固醇、抗动脉粥样硬化等作用，同时具有抗氧化、抗肿瘤作用；高良姜温胃散寒、消食止痛、降逆止呕，具有抗炎、抗溃疡、抗氧化、抗肿瘤、镇痛、抗凝血、抗血栓形成等作用；紫苏止咳化痰、行气和胃、解表散寒，具有抗微生物、抗炎、抗过敏、止血抗凝、抗自由基、抗氧化、抗肿瘤等作用；蒲公英清热解毒、消肿散结、利尿通淋，具有广谱抗菌、增强免疫力、抗疲劳、保肝利胆、抗胃损伤、抗肿瘤等功效，有研究报告称其有拮抗幽门螺杆菌作用；葛根生津止渴、退热透疹、升阳止泻，具有抗氧化、抗自由基、抗衰老、抗肿瘤、抗骨质疏松、植物性雌激素作用等功效，有报道证实其有拮抗幽门螺杆菌作用；人参大补元气、复脉固脱、生津养血、补脾益肺、安神益智，具有提高免疫力、抗疲劳、抗氧化、抗肿瘤、抗抑郁、抗休克、抗心律失常、抗应激、抗自由基、抗辐射等功效，对消化系统具有防治胃溃疡、保护胃黏膜、促进胃肠蠕动与止痛作用，对幽门螺杆菌引发的症状具有对抗效应；黄芪升阳补气、生津养血、行滞通痹、利水消肿、敛疮生肌、托毒排脓，具有增强免疫力、抗氧化、抗自由基、抗衰老、抗疲劳、抗肿瘤、降血糖、降血脂、增强记忆力等功效，对一些慢性疾病具有明显的增强免疫、缩短病程、提高治愈率的作用。

一种快速治疗脾胃虚寒型慢性萎缩性胃炎的药物所用之品，单味中药均有不同程度调理脾胃的功能，全方具有补气健脾、疏肝解郁、温中散寒、和胃止呕、消食除胀等功能，不仅如此，所用药物并非单味中药的作用叠加，而是在中医辨证施治的基础上科学组方，实现了 1+1 ＞ 2 的组方效应。所用中药的功能主要体现在综合调理方面，对缓解胃脘隐痛、按之痛缓、喜按喜暖、食后胀闷痞满、食欲不振、便清腹泻、四肢乏力、懒动嗜睡等症状，疗效尤其显著。

不仅如此，上述药物的药理作用，均有相关药理研究或动物实验结论。

本发明药物可采用中药制剂的常规方法制成内服剂型。本发明药物可以将原料药研成粉混合均匀成散剂、冲剂、颗粒剂、口服液、饮料，也可将各原料药水煎后浓缩成膏再烘干获得有效成分，根据需要制备成各种口服剂，但这些不限制本发明的保护范围。

本发明药物也可采用半仿生提取（SBE）、超临界流体萃取（SFE）、微波提取（MAE）、酶提取（ETE）、超声波提取（UAE）、压榨提取（PE）、连续逆流提取（CCE）、组织破碎提取（STE）、免加热提取（HFE）、常温超高压提取（UHPE）、空气爆破提取（AEE）等方法提取有效成分，上述提取方式均在本发明药物的保护范围。

本发明优选的采用如下胶囊剂型。

所述药物的制备方法，按如下步骤进行。

(1) 按比例称取原料，备用。

(2) 将所述重量比的丁香、山药、藿香、甘草、肉桂、佛手、鸡内金、山楂、桃仁、干姜、蜂蜜、香橼、高良姜、紫苏、蒲公英、葛根、人参、黄芪 18 味中药，验收合格后交付专业中药制药厂提取。

(3) 由药厂依照中药提取常规方法与程序进行提取。

(4) 将提取的药粉分装成瓶装胶囊剂，每瓶 60 粒，每粒含中药提取药粉 0.45g。

(5) 或将提取的药物制成颗粒剂，每袋含中药提取药粉 6g。

(6) 由药厂将成品交付临床试验。

本发明药物经临床使用结果表明，有下述优点：

(1) 本发明选用天然食用植物药为原料，各组份符合药品法规定和中医处方原则，突出中医辨证与西医辨病相结合、病因治疗与对症治疗相结合的基本特色。

(2) 本发明药物提取后无须煎煮，口感良好，服用方便，各味药物组方前后均无毒无害，正常剂量服用没有发现任何副作用。

(3) 本发明药物对免疫功能低下及其导致的诸多症状不仅有良好的治疗效果，而且有良好的预防保健作用，适用范围广泛。

(4) 本发明药物均精选于卫健委规定可药食两用的品种，安全性更高，治疗免疫力低下的患者可长期服用。

(5) 本发明药物具有良好的兼顾性，对患者容易出现的胃脘隐痛、按之痛缓、喜按喜暖、食后胀闷痞满、食欲不振、便清腹泻、四肢乏力、懒动嗜睡等症状，具有一定的治疗作用。

(6) 本发明药物标本兼治，见效迅速。

（九）具体实施方式

以下结合实施例及临床应用统计进一步说明本发明药物的效果。

实施例 1：胶囊剂制备

丁香 15kg，炒山药 20kg，藿香 20kg，炙甘草 20kg，肉桂 15kg，佛手 15kg，鸡内金 20kg，焦山楂 20kg，桃仁 15kg，干姜 20kg，蜂蜜 10kg，香橼 15kg，高良姜 20kg，紫苏 18kg，蒲公英 20kg，葛根 20kg，人参 10kg，炙黄芪 20kg，由专业中药制药厂提取加工，制成胶囊剂，每粒 0.45g，每次 4 粒，每日 3 次。

实施例 2：颗粒剂制备

丁香 15kg，炒山药 20kg，藿香 20kg，炙甘草 20kg，肉桂 15kg，佛手 15kg，鸡内金 20kg，焦山楂 20kg，桃仁 15kg，干姜 20kg，蜂蜜 10kg，香橼 15kg，高良姜 20kg，紫苏 18kg，蒲公英 20kg，葛根 20kg，人参 10kg，炙黄芪 20kg，由专业中药制药厂提取加工，制成颗粒，每袋 6g，每次 1 袋，每日 3 次，冲服。

本发明药物治疗虚寒型慢性萎缩性胃炎临床观察

◆ 一般资料

临床资料：为证实本发明药物的临床疗效，于 2018 年 7 月—2019 年 6 月，选取门诊治疗虚寒型慢性萎缩性胃炎患者 102 例。年龄 30—65 岁，平均年龄（45.3 ± 6.22）岁；其中男 61 例，女 41 例；按数字随机表法分观察组与对照组，各 51 例。两组患者的年龄、性别无显著性差异，具有可比性（$P > 0.05$）。

中医诊断标准：参考周仲英主编的《中医内科学》中脾胃虚寒型制定标准，其主症为胃脘隐痛，喜按喜暖，食后胀闷痞满，食欲不振，便清腹泻，四肢乏力，懒动嗜睡；次症为胃黏膜红白相间以白为主，黏液稀薄而多，胃酸偏低，舌质淡红，苔薄白或白，舌体胖有齿痕，脉沉细。

纳入标准：年龄 30—65 岁，符合脾胃虚寒型慢性萎缩性胃炎诊断标准。依据《慢性胃炎的分类及纤维胃镜、病理诊断标准》中慢性萎缩性胃炎的诊断标准，经胃镜和病理活检确诊；幽门螺杆菌检查阳性；符合周仲英主编的《中医内科学》中脾胃虚寒型；无重大消耗性疾病，依从性好，自愿签署知情同意书。

排除标准：胃黏膜有重度异型增生或恶性肿瘤者；合并胃、十二指肠溃疡者；合并心、脑、肝、肺、肾等脏器疾病；纳入前 2 周曾服用过铋剂、抗生素、质子泵抑制剂、H_2 受体阻滞剂。

◆ 实验方法

对照用药：两组均用药 3 个月。观察组用本发明药物颗粒剂，每袋 6g，每次 1 袋，每日 3 次，冲服；对照组口服兰索拉唑，每次 30mg，每日 2 次；铝碳酸镁片每次 1.0g，每日 3 次；克拉霉素每次 500mg，每日 2 次；阿莫西林每次 500mg，每日 2 次。

观察指标：①主要观察治疗前后主要症状缓解情况；②幽门螺杆菌根除率比较；③症状与病理学积分评估；④两组治疗前后胃泌素及炎症因子比较。

◆ 评价标准

疗效标准：治疗后症状、体征消失，胃镜复查炎性改变明显好转，活检显示胃黏膜病理变化消失，幽门螺杆菌转为阴性为临床治愈；治疗后症状、体征基本消失，胃镜复查炎性改变好转，活检显示胃黏膜病理变化消失 1/2 以上为显效；治疗后症状、体征基本减轻，胃镜复查炎性改变缓解，活检显示胃黏膜病理变化减轻为有效；治疗未达到上述标准者为无效。临床总有效率 =（临床治愈例数 +

显效例数 + 有效例数）/ 总例数 × 100%。

幽门螺杆菌：治疗结束后采用 C14 呼气试验检测幽门螺杆菌感染情况，统计其根治率。

症状及病理学积分评估：根据治疗前后胃脘隐痛、喜按喜暖、食后胀闷痞满、食欲不振、便清腹泻、四肢乏力、懒动嗜睡等症状严重程度记分，无症状，记 0 分；症状轻微，记 1 分；症状较轻，记 2 分；症状较重，记 3 分。胃黏膜病理学指标评估包括肠上皮化生、异型增生度、胃黏膜萎缩，轻度记 1 分，中度记 2 分，重度记 3 分。

胃泌素及炎症因子检测：治疗前后采用放射分析法检测胃泌素，采用酶联免疫吸附试验（ELLSA）测定 IL-6、IL-8、TNF-α，采用免疫透射、散射浊度法测定 CRP，严格按照试剂盒说明书操作。

◆ 统计方法

采用 SPSS10.0 统计软件进行统计学分析，两组疗效比较采用 χ^2 检验，$P < 0.05$ 为有统计学差异。

◆ 结果

有效率比较：治疗 3 个月后，观察组 51 例中临床痊愈 19 例（37.25%），显效 17 例（33.33%），有效 12 例（23.53%），无效 3 例（5.88%），总有效率为 94.12%；对照组 51 例中临床痊愈 8 例（15.69%），显效 11 例（21.57%），有效 17 例（33.33%），无效 15 例（29.41%），总有效率为 70.59%。两组总有效率比较差异有统计学意义，$P < 0.05$。

幽门螺杆菌根除率比较：观察组转阴 45 例（88.24%），对照组转阴 31 例（60.78%），两组比较有统计学差异，$P < 0.05$。

症状与病理学积分比较：观察组临床症状治疗前评分（4.85±0.81）分，治疗后（0.44±0.15）分；肠上皮化生治疗前积分（3.71±0.70）分，治疗后（1.13±0.22）分；异型增生治疗前积分（2.58±1.69）分，治疗后（0.37±0.11）分；萎缩积分治疗前（5.41±2.01）分，治疗后（0.87±0.29）分。对照组临床症状治疗前评分（4.82±0.79）分，治疗后（2.24±0.35）分；肠上皮化生治疗前积分（3.62±0.73）分，治疗后（2.30±0.32）分；异型增生治疗前积分（2.55±1.77）分，治疗后（1.47±0.61）分；萎缩积分治疗前（5.35±1.77）分，治疗后（2.47±0.55）分。两组变化比较差异有统计学意义，$P < 0.05$。

两组治疗前后胃泌素及炎症因子比较：观察组胃泌素治疗前（135.35±16.39）ng/L，治疗后（66.79±9.21）ng/L；IL-6（ng/ml）治疗前（215.59±12.93），治疗后（129.38±6.93）；IL-8（ng/ml）治疗前（11.39±3.52），治疗后（4.08±1.29）；TNF-α（ng/ml）治疗前（99.81±11.09），治疗后（39.10±4.75）；CRP（μg/L）治疗前（16.89±1.92），治疗后（6.31±3.30）。对照组胃泌素（ng/L）治疗前（134.77±16.42），治疗后（114.27±16.21）；IL-6（ng/ml）治疗前（214.37±13.37），治疗后（169.13±7.73）；IL-8（ng/ml）治疗前（11.35±3.62），治疗后（7.08±2.23）；TNF-α（ng/ml）治疗前（98.79±10.59），治疗后（59.46±6.45）；CRP（μg/L）治疗前（17.01±1.96），治疗后（9.33±2.81）。两组变化比较差异有统计学意义，$P < 0.05$。

研究结果表明，本发明药物治疗脾胃虚寒型慢性萎缩性胃炎，较西药具有明显优势，具有推广价值。

参考文献

[1] 王忠民.一种快速治疗脾胃虚寒型慢性萎缩性胃炎的药物：CN201911188161.7[P].2021-05-25.

[2] 王忠民.胃酸过多辨证论治十法[J].辽宁中医杂志，1987（5）：35-37.

[3] 王忠民，刘茜.奔豚汤加减于妇科临床新用[J].上海中医药杂志，1989（6）：27-28.

第8章 提高免疫力抗肿瘤类
发明专利中成药

近几十年来，恶性肿瘤的发病率明显升高。如何降低恶性肿瘤的发病率，是一个非常重要的话题，也是医学研究的重要课题。

已经有大量的研究资料证实，免疫功能的强弱，与恶性肿瘤发病、康复具有极其重要的内在联系。笔者在公立三甲医院工作多年，接诊妇科乃至其他恶性肿瘤较多，深深感受到免疫功能在恶性肿瘤预防与治疗中的重要性。

免疫系统对恶性肿瘤具有十分重要的免疫监督功能。已有动物实验和临床观察证实，恶性肿瘤的发生、发展以及复发率与存活期等，均与机体的免疫状态具有内在的联系。因此，研究这一课题，对恶性肿瘤的有效预防与有效治疗，具有非常重要的现实意义与长远意义。

一、一种快速增强人体免疫力预防肿瘤的药物

（一）研究开发思路

在临床治疗恶性肿瘤的过程中发现，患者的免疫功能是否正常，对恶性肿瘤的治疗效果具有十分重要的影响。一些免疫功能正常的患者，发生恶性肿瘤的概率低之又低；一些已经罹患恶性肿瘤的患者，当免疫功能由低下恢复至正常水平后，患者康复的概率高之又高。这些现象充分地说明，免疫功能在恶性肿瘤的预防、治疗、康复过程中，发挥着至关重要的作用。

笔者通过大量的临床研究资料发现，几乎所有的恶性肿瘤患者，在发病前均有不同程度的身心疲惫、四肢乏力、情绪低沉、性格改变等方面的变化，大部分患者的免疫指标出现低下的表现。其实，这些恶性肿瘤患者的前期临床症状，正是中医所说的正气不足的表现。"正气存内，邪不可干。邪之所凑，其气必虚。"

恶性肿瘤的发生发展，也是机体正气与邪气交争的过程与结局。当免疫功能正常时，恶性肿瘤细胞处于被监控状态，不至于发病；而当免疫功能低下时，肿瘤细胞就会蠢蠢欲动，失去控制后而会形成恶性肿瘤。可见，恶性肿瘤的发病，与机体的正气是不是足以控制邪气发作有关，与脏腑功能是不是正常有关。

恶性肿瘤多在易感人群中发病，易感人群之所以容易发病，是由于机体存在先天不足，或存在着某些易感因素，诸如恶性肿瘤家族史、不良生活习惯、免疫功能低下、机体严重透支或过度虚弱、过多接触致癌因素、长期食用转基因食物等，都会大大增加恶性肿瘤的发病率，因此该类人群应作为重点防范的对象。

笔者在进行临床研究中以缓解临床症状、提高免疫指标等作为观察项目，一些亚健康状态者服用本专利药物后，气虚症状得到明显缓解，免疫指标得到改善，为预防恶性肿瘤的发病打下了坚实的基础，充分发挥了以预防为主的作用，为预防肿瘤增加了治疗药物，具有非常重要的推广意义。

（二）专利药物名称

一种快速增强人体免疫力预防肿瘤的药物

（三）审批专利号码

CN201911004475.7

（四）专利药物摘要

本发明公开了一种快速增强人体免疫力预防肿瘤的药物，是以人参、黄芪、灵芝、山药、山楂、大枣、白扁豆、枸杞子、益智仁、肉苁蓉、桑椹子、龙眼肉、马齿苋、鱼腥草、蒲公英为原料，按一定重量配比制备而成。它可以制成任何一种常用口服剂型，药物具有健脾益气、滋肾填精、解毒祛邪、减少肿瘤发病等功能，对消除各种疾病引发的脾气虚弱、肾精亏虚、健忘烦躁、四肢乏力、免疫力低下引发的症状及肿瘤标志物升高等方面均有缓解作用，见效尤其迅速，无毒副作用。

（五）专利药物配方

一种快速增强人体免疫力预防肿瘤的药物，配方特征在于它是由药食两用中药组方并按下述质量份的原料药制成。

人　参 10～90 份	黄　芪 10～50 份	灵　芝 10～90 份
山　药 10～60 份	山　楂 10～60 份	大　枣 10～90 份
白扁豆 10～60 份	枸杞子 10～90 份	益智仁 10～45 份
肉苁蓉 10～90 份	桑椹子 10～60 份	龙眼肉 10～90 份
马齿苋 10～90 份	鱼腥草 10～60 份	蒲公英 10～90 份

（六）药物技术领域

本发明涉及一种快速增强人体免疫力预防肿瘤的药物，特别是涉及一种以植物中药且全部为药食两用的中药为原料按一定重量比制成的，治疗免疫功能不足及预防恶性肿瘤的药物。

（七）研发背景技术

随着生活节奏的加快，人们的生活压力日益加重，加之饮食等方面存在的安全问题，发生机体免疫功能低下的现象明显增多，肿瘤发病率在日益攀升，严重威胁着人们的身心健康，影响着患者的生活质量与寿命。

恶性肿瘤是威胁人们健康的严重性疾病之一。从临床研究资料来看，恶性肿瘤的发病率逐年上升，而且有继续大幅度提高的趋势。目前治疗肿瘤的方法虽多，但治疗后复发、转移极为常见，其中一个重要的因素，就是与免疫功能下降有关。大量的临床研究质量证实，恶性肿瘤的发生、发展、治疗后复发，无不与免疫功能降低有关。

在人体防病与健康方面，免疫功能具有极其重要的防御功能。临床研究证实，人体的一些重大疾病，诸如恶性肿瘤、慢性消耗性疾病等，均为与免疫相关的较常见疾病。如何减少重大疾病的发生，如何使重症患者切实减少，是医学界一个十分重要的研究课题。

有效预防疾病，从根源上降低恶性肿瘤、慢性消耗性疾病等重大疾病的发病率，有效控制发病原因固然是非常重要的，但环境污染、食物污染、转基因食品等不良刺激所造成的身心健康危害，作为医生对上述不良因素的管控是力不从心的，作用甚至可以忽略不计。但作为人类健康的保护者，只能从研发药物方面控制重大疾病的恶性循环，而这一目的的有效实现，只能是通过增强人体的免疫力进行。

我们知道，在人的一生中有两个年龄段肿瘤发生率会升高，其一是幼儿阶段，此时免疫系统发育尚未完善；其二是老年阶段，处于免疫机能衰退时期。在正常情况下，人体内存在可以发病的癌细胞，是否发病取决于机体免疫系统，这种免疫系统对肿瘤的抑制能力，是防止发生肿瘤的关键因素，这已经得到医学研究的证实。

肿瘤可在"健康"人体中发生，亦可在免疫功能处于强势情况下自然消退。医生在早期的肝癌组织切片中发现，肝癌结节被一层纤维膜包围，膜外有大量的淋巴细胞、膜内癌细胞有的退化，有的分裂后出膜又被新的纤维包围着，这种包围、突破、再包围的局面，正是机体与癌细胞进行斗争的过程，说明人体免疫状态与癌症发病具有内在联系。

大量的临床资料已经证明，原发性免疫缺陷患者与同龄的免疫功能强大者相比，恶性肿瘤发生率高出 10 000 倍。其中，淋巴结类恶性肿瘤的发病率更高，约占 80%，说明机体免疫与肿瘤的发生及肿瘤类型有密切关系。临床研究发现，接受器官移植者因受免疫抑制剂的作用，肿瘤的发生率较同年龄人群高出 100 倍。

近些年来，人们对恶性肿瘤有了新的认识，多数学者认为癌症是一种免疫学疾病。癌基因的存在和基因突变，常常是癌症发生的前提和基础，而免疫系统监视功能失职，可能是癌症发生的直接原因。在人体免疫系统中，细胞免疫是癌症免疫的主要成分。

细胞免疫由先天免疫和获得性免疫两部分组成。在传统概念上，先天性免疫是机体在长期种系发育与进化过程中，不断与入侵的微生物斗争而逐渐建立起来并传给后代的。这种免疫力作用广泛，能对抗多种微生物，但缺乏专一性或针对性，故称之为非特异性免疫。先天性免疫的另一特点，是受遗传基因所控制，故又称为种的免疫。其免疫力作用来得快且较稳定，对人体具有重要的保护作用。在正常情况下，癌细胞被正常的免疫系统监控，很难发展为癌症。但当免疫系统功能低下，则不足以监控肿瘤细胞，或者是肿瘤细胞过于强大，就会导致肿瘤疾病的发生、发展与扩散。

临床研究证实，恶性肿瘤患者普遍存在免疫功能低下，免疫细胞不能有效识别、排斥与杀灭肿瘤细胞是肿瘤发生的根本原因。抗肿瘤免疫主要以细胞免疫为主，T 细胞和 NK 细胞在免疫监视、杀伤靶细胞以及免疫调节方面具有极其重要的作用。T 细胞及亚群的数目在周围组织中相对稳定，则机体免疫处于正常状态；反之，T 细胞总数或 CD4$^+$/CD8$^+$T 细胞比值异常时，属于免疫调节功能紊乱，易发生肿瘤或自身免疫疾病。

临床研究资料还证实，即便已经罹患恶性肿瘤者，若进行免疫增强治疗，仍具有"亡羊补牢"的良好作用，且效果十分可靠。患者一旦发生恶性肿瘤，即使手术完全切除干净，或再经过放疗化疗，常常以为这样做可以万事大吉，其实这种想法是非常可笑的。罹患肿瘤，常常是免疫功能低下、不能有效监控癌细胞发病所形成的，若肿瘤真的完全切除，或在后续的放疗化疗中彻底消灭，但经过手术创伤、化疗、放疗等对机体的无情伤害，免疫系统则会发生进一步衰退，机体也会一天天衰退，最终导致肿瘤复发失控，进而生命终结。

无数临床教训告诉我们，人体免疫系统不仅是控制肿瘤发生、发展的极其重要因素，也是患者赖以生存的基本动力。因此，无论是在预防肿瘤方面，还是在治疗肿瘤方面，或者在肿瘤手术、放化疗之后的康复方面，免疫能力的保护与增强都是必须高度重视的。

在治疗恶性肿瘤的临床实践中，越来越多的资料证实机体免疫与肿瘤的发生、发展具有内在联系，免疫功能低下是恶性肿瘤发生与加重的重要因素。近些年在临床中发现，核糖核酸 II（BP 素）在治疗恶性肿瘤中得到推广。该药是一种免疫增强剂，可激活 T 淋巴细胞产生大量淋巴因子与杀伤细胞，进而增强人体免疫功能，并可激活 B 淋巴细胞，以增强人体体液免疫水平，可直接进入细胞核内，抑制癌细胞 DNA，杀死癌细胞。这一结果，进一步证实了免疫功能的重要性。

中医药在增强免疫方面具有一定的优势，临床已经证实一些补气药物对提高免疫力具有非常重要的作用。但由于免疫功能的提高需要一定的时间，这就需要在有效的前提下进行较长时间的治疗，需要具备一定的可靠性与安全性。实质上，中药的主要作用，就是通过调理脏腑、气血等来实现扶正祛邪效应。扶正就是提高人体免疫系统监控肿瘤细胞的能力，足以对抗致病之邪，使机体处于自身保护状态。

目前，临床尚缺少高效、安全、快捷、无毒副作用的提高免疫力、预防肿瘤发生的专用中药药品。研究开发有效提高人体免疫力、快速降低肿瘤发病率、安全可靠无毒副作用、可较长时间服用的药物，对广大免疫力低下患者来说尤其重要。

中医药在提高人体免疫力方面具有优势，相对西药副作用少、易被患者接受、整体疗效可靠。根据恶性肿瘤具有免疫功能低下的发病机制，从中药研究入手，主要选择含有增强免疫力、抗衰老、抗突变、抗肿瘤的中药品种，具有良好的开发前景。

发明一种具有疗效可靠而没有毒副作用、综合治疗免疫功能低下的药物，特别是运用药食两用中药研制出该类疗效显著的药物，更具有安全有效特征，以及非常重要的实用意义，这也是发明人的出发点与研究目的。一种快速增强人体免疫力预防肿瘤的中成药研制成功，填补了药食两用中成药快速有效提高免疫力降低恶性肿瘤发病率的空白。

（八）发明专利内容

一种快速增强人体免疫力预防肿瘤的药物，主要是针对免疫功能低下对患者身体带来的伤害，通过运用该发明药物予以有效提高免疫功能，进而有效地降低相关疾病以及恶性肿瘤的发病率，使患者身体恢复到健康水平。

中医学认为，任何疾病的产生均与正气不足有关，"正气存内，邪不可干，邪之所凑，其气必虚"。说明疾病的发生、发展与缓解、消除，均与正气有关。正气，包括现代医学所说的免疫功能。气又称为元气，是人体总体功能的体现，气具有维持生命活动、脏腑功能、抗病能力、维持健康等多方面的作用。正气是机体抵御外邪的基本屏障，屏障不牢则诸病生焉。《景岳全书·杂证·诸气》云："正以气之为用……一有不调，则无所不病。"

临床研究发现，气虚涉及多种疾病。一些慢性疾病，诸如慢性支气管炎、慢性肺功能不全、慢性心功能不全、慢性消耗性疾病、各种贫血、白细胞减少、低血压、疲劳综合征等，常常出现疲惫乏力、少气懒言、自汗、头晕目眩、精神不振、情绪低落、舌质淡、舌苔薄白、脉虚弱等症，存在易感冒、运动耐量下降或免疫指标低于正常值等表现，这些症状符合正气不足的脉证。

需要特别说明的是，许多重大疾病，包括恶性肿瘤，常在发病前出现明显的四肢乏力、精神不振、耐受力功能下降、抗病能力低下等表现，这些正是气虚之典型表现。在肿瘤的临床治疗中发现，患者免疫指标 $CD3^+$、$CD4^+$、$CD8^+$、

CD4$^+$/CD8$^+$、NK 均有不同程度的异常，用扶正祛邪的中药及时治疗，常常能有效防止恶性肿瘤的发病、加重或转移，为后续有效治疗打下良好的免疫调理基础，明显提高了治疗效果。

中医治疗该类疾病具有一定优势。发明人在临床治疗恶性肿瘤时遵照"虚则补之"的原则，运用培补正气的中药，通过辨证与辨病相结合的方法，不仅可有效缓解肿瘤患者的临床症状，同时还会改善检验指标，使具有免疫功能参考意义的 CD3$^+$、CD4$^+$、CD8$^+$、CD4$^+$/CD8$^+$、NK 的含量得到改善，对病情进一步加重起到很好的阻断作用，避免由免疫功能低下造成恶性肿瘤患者复发与加重。

在临床，发明人系统观察了恶性肿瘤患者 IgA、IgG、IgM、IL-2 含量指标治疗前后的变化，结果发现随着气虚症状的缓解，这些免疫指标则得到了改善，从而间接地说明免疫指标提高与气虚改善呈正相关。临床还证实，上述指标与 CD3$^+$、CD4$^+$、CD8$^+$、CD4$^+$/CD8$^+$、NK 指标相比，同样具有临床研究与疗效的现实意义。

笔者经过多年临床探索认为，免疫力低下起因在于脏腑功能低下，特别是先天之本肾与后天之本脾出现功能低下。作为正气的免疫功能，一旦低下则出现诸多症状，形成"邪之所凑，其气必虚"病机，要改变这一被动局面，就必须实现"正气存内，邪不可干"的局势。在治疗中，发明人根据辅助正气同时祛邪的思路，在辅助正气、补益脾肾的同时，佐以既有清热解毒功效又有增强免疫力、抗突变抗肿瘤的特殊药物，使已经存在体内的毒素得以及时排解，使蠢蠢欲动的肿瘤细胞得以平静，以冀尽快使免疫功能提高到一个确保健康的正常范围，临床研究证实这一思路是比较正确的。

本发明药物是以如下技术方案实现的。一种快速增强人体免疫力的药食两用药物，特征在于它是以下述质量份的原料用中药制剂学常规工艺制成：人参 10～90 份，黄芪 10～50 份，灵芝 10～90 份，山药 10～60 份，山楂 10～60 份，大枣 10～90 份，白扁豆 10～60 份，枸杞子 10～90 份，益智仁 10～45 份，肉苁蓉 10～90 份，桑椹子 10～60 份，龙眼肉 10～90 份，马齿苋 10～90 份，鱼腥草 10～60 份，蒲公英 10～90 份。

上述原料药及用量配方，是发明人经多年与多家医疗机构联合进行临床试验才得出的，在上述用量范围内均具有显著的疗效。

一种快速增强人体免疫力预防肿瘤的药物组成，选择人参、黄芪、灵芝、山药、山楂、大枣、白扁豆、枸杞子、益智仁、肉苁蓉、桑椹子、龙眼肉、马齿苋、鱼腥草、蒲公英进行配伍，各味药物功效之间产生相互协同作用，具有健脾益气、滋肾填精、解毒祛邪、减少肿瘤发病等功能，对消除各种疾病引发的脾气虚弱、肾精亏虚、健忘烦躁、四肢乏力、免疫力低下等症状疗效显著，通过临床观察证实，具有显著的效果，且无任何毒副作用。

一种快速增强人体免疫力预防肿瘤的药物中人参扶正祛邪、大补元气，具有显著提高免疫力的功效，调节内分泌功能、延长细胞寿命、消除自由基、延缓衰老，并有预防肿瘤及抗肿瘤作用，在临床研究资料中已经证明人参的抗肿瘤效果成为最具有吸引力的抗肿瘤药物之一；黄芪补气固表，是补虚最常用的药物之一，能显著增加血液中的白细胞总数，促进中性粒细胞及巨噬细胞的吞噬功能和杀菌能力。小鼠实验证实黄芪能明显增强脾脏 NK 细胞的活性，这一过程与诱生干扰素同时发生。黄芪能明显增强细胞免疫，并具有明显的抗疲劳、抗氧化、抗衰老等作用；灵芝可增强人体的免疫力，这是因为灵芝含有抗癌效能的多糖体。此外，还含有丰富的锗元素，能加速身体的新陈代谢，延缓细胞的衰老，能通过诱导人体产生干扰素而发挥其抗癌作用。灵芝是食品中含锗量最高的食品；山药补气健脾，具有提高免疫功能、抗衰老、肝脏保护、心脏保护、大脑保护等作用，动物实验证实，山药可延长免疫机能低下小鼠的缺氧耐受时间，提高脾指数、胸腺指数，改善胸腺与脾脏的组织结构。山药具有抗肿瘤、抗突变作用，这一观点已经得到动物实验的证实；山楂消食化积、活血化瘀，具有抗氧化、抗衰老等多种作用，山楂注射液对小鼠体液免疫及细胞免疫均有促进作用，具有良好的抗肿瘤、抑制畸变等作用，临床证实山楂通过抑制肿瘤细胞 DNA 的生物合成，从而阻止肿瘤细胞的分裂繁殖；大枣补中益气、养血安神、健脾利湿，具有免疫兴奋、抗氧化、抗衰老、抗突变、抗肿瘤等功效，动物实验证实对小白鼠乳腺癌等具有一定抑制作用；白扁豆调肝和胃、升清降浊，具有抗菌抗病毒、抗氧化等作用，对机体防御机能降低有促进恢复作用，促进活性玫瑰花结形成细胞，增强淋巴细胞的活性，提高细胞免疫功能。所含的植物血细胞凝集素通过体外实验证明，具有使恶性肿瘤细胞发生凝集，同时促进淋巴细胞的转化，增强对肿瘤的免疫能力；枸杞子滋补肝肾、养肝明目、润肺滋阴，具有抗衰老、抗氧化、抗疲劳、提高免疫力、降血脂、降血糖、抗脂肪肝、增强造血等功能，增强非特异性免疫作用，提高抗病能力，抑制肿瘤生长和细胞突变；益智仁暖肾固精、缩尿摄唾、温脾止泻，具有神经保护、增强记忆力、抗衰老、抗氧化、抗炎、抗过敏、抗应激、抗肿瘤等作用；肉苁蓉为补肾壮阳要药，当肾阳不足时人体免疫功能下降，具有兴奋垂体、肾上腺皮质，或有类似肾上腺皮质激素样作用，调节机体免疫功能，肉苁蓉多糖能单独协同 ConA、PHA 促进小鼠胸腺淋巴细胞增殖，促进其腹腔内吞噬细胞的吞噬能力；桑椹子滋补肝肾、养心益智，具有增强免疫功能，能增强动物巨噬细胞的吞噬功能，并对 3 月龄小鼠体外抗体形成细胞有明显促进作用，水煎剂对小鼠淋巴细胞 ANAE 阳性率有促进作用。ANAE 是成熟 T 淋巴细胞的标志，并参与 T 淋巴细胞对靶细胞的杀伤效应；龙眼肉具有良好的抗应激作用，对动物遭受低温、高温、缺氧刺激具有明显的保护作用，还具有抗焦虑作用，可稳定焦躁情绪，有明显的增强免疫力与抗衰老作用；马齿苋散血消肿、解毒通淋，具有抗氧化、抗衰老、抗菌、降低血糖等作用，增强细胞免疫功能，同时还具有良好的抗肿瘤效果；鱼腥草清热解毒、消肿排脓、止咳化痰，具有抗菌、抗病毒、抗辐射等作用，可提高机体的免疫力，增强白细胞的吞噬能力，对小鼠艾氏腹水癌等有明显抑制作用；蒲公英清热解毒、消肿散结、利尿通淋，具有抗菌、抗病毒、抗氧化等作用，能增强机体免疫功能，显著提高小鼠脾脏与胸腺指数，促进免疫器官发育，其提取物可抑制肿瘤细胞的增殖。

一种快速增强人体免疫力预防肿瘤的药物所用之品，单味中药均有不同程度促进免疫功能、抗衰老、抗肿瘤等多种作用。不仅如此，所用药物并非单味中药的作用叠加，而是在中医辨证施治的基础上科学组方，实现了 1+1 ＞ 2 的组方效应。所用中药，其功能主要体现在健脾益气、滋肾填精、解毒祛邪、减少肿瘤发病等方面，对消除各种疾病引发的脾气虚弱、肾精亏虚、健忘烦躁、四肢乏力、免疫力低下等症状疗效显著。

不仅如此，上述药物的药理作用，均有相关药理研究或动物实验结论。

本发明药物可采用中药制剂的常规方法制成内服剂型。本发明药物可以将原料药研成粉混合均匀成散剂、冲剂、颗粒剂、口服液、饮料，还可以将各原料药水煎后浓缩成煎液得到有效成分，再制备成各种口服剂。

本发明药物也可采用半仿生提取（SBE）、超临界流体萃取（SFE）、微波提取（MAE）、酶提取（ETE）、超声波提取（UAE）、压榨提取（PE）、连续逆流提取（CCE）、组织破碎提取（STE）、免加热提取（HFE）、常温超高压提取（UHPE）、空气爆破提取（AEE）等方法提取有效成分。

本发明优选的采用如下胶囊剂型。

所述药物的制备方法，按如下步骤进行。

(1) 按比例称取原料，备用。

(2) 将所述重量比的人参、黄芪、灵芝、山药、山楂、大枣、白扁豆、枸杞子、益智仁、肉苁蓉、桑椹子、龙眼肉、马齿苋、鱼腥草、蒲公英 15 味中药，验收合格后交付专业中药制药厂提取。

(3) 由药厂依照中药提取常规方法与程序进行提取。

(4) 将提取的药粉分装成瓶装胶囊剂，每瓶 60 粒，每粒含中药提取药粉 0.45g。

(5) 或将提取的药物制成颗粒剂，每袋含中药提取药粉 6g。

(6) 由药厂将成品交付临床试验。

本发明药物经临床使用结果表明，有下述优点。

(1) 本发明选用天然食用植物药为原料，各组份符合药品法规定和中医处方原则，突出中医辨证与西医辨病相结合、病因治疗与对症治疗相结合的基本特色。

(2) 本发明药物提取后无须煎煮，口感良好，服用方便，各味药物组方前后均无毒无害，正常剂量服用没有发现任何副作用。

(3) 本发明药物对免疫力低下以及免疫力低下导致的诸多症状不仅有良好的治疗效果，而且有良好的预防保健作用，适用范围广泛。

(4) 本发明药物均精选于卫健委规定可药食两用的品种，安全性更高，治疗免疫力低下的患者可长期服用。

(5) 本发明药物具有良好的兼顾性，对患者容易出现的健忘烦躁、四肢乏力等亚健康等症状，具有一定的兼顾治疗作用。

(6) 本发明药物标本兼治，见效迅速。

（九）具体实施方式

以下结合实施例及临床应用统计进一步说明本发明药物的效果。

实施例 1：胶囊剂制备

人参 15kg，黄芪 20kg，灵芝 20kg，山药 20kg，山楂 15kg，大枣 15kg，白扁豆 20kg，枸杞子 20kg，益智仁 15kg，肉苁蓉 20kg，桑椹子 20kg，龙眼肉

15kg，马齿苋 18kg，鱼腥草 20kg，蒲公英 18kg，由专业中药制药厂提取加工，制成胶囊剂，每粒 0.45g，每次 4 粒，每日 3 次。

实施例 2：颗粒剂制备

人参 15kg，黄芪 20kg，灵芝 20kg，山药 20kg，山楂 15kg，大枣 15kg，白扁豆 20kg，枸杞子 20kg，益智仁 15kg，肉苁蓉 20kg，桑椹子 20kg，龙眼肉 15kg，马齿苋 18kg，鱼腥草 20kg，蒲公英 18kg，由专业中药制药厂提取加工，制成颗粒，每袋 6g，每次 1 袋，每日 3 次，冲服。

本发明药物治疗气虚证临床观察

◆　**一般资料**

临床资料：为证实本发明药物的临床疗效，于 2018 年 8 月—2019 年 7 月，选取中医门诊治疗气虚证患者 122 例，年龄 30—65 岁；其中男 65 例，女 57 例；按数字随机表法分观察组与对照组，各 61 例。观察组中男 33 例，女 28 例；年龄为 30—65 岁，平均年龄（35.7±13.3）岁；对照组 61 例，其中男 34 例，女 27 例；年龄为 30—65 岁，平均年龄（35.9±13.1）岁。两组患者的年龄、性别等一般临床资料，经统计学处理无显著性差异，具有可比性（$P > 0.05$）。

诊断标准：气虚证诊断标准参考《中医虚证辨证参考标准》确定，具有神疲乏力或四肢乏力、自汗、少气或懒言、面色萎黄、舌胖或有齿痕、脉象虚弱无力。

症状记分：气虚证中医症候分级计分方法，无神疲乏力记 0 分，精神不振或四肢乏力，但对日常生活工作无影响记 1 分，精神疲惫影响日常生活工作记 2 分，精神疲乏难以坚持日常工作记 3 分；无自汗记 0 分，正常气温稍事活动即汗出记 1 分，正常气温静息状态下即可感到皮肤微潮记 2 分，正常气温静息状态下即可感到皮肤潮湿记 3 分，正常气温静息状态下即可大汗淋漓记 4 分；少气或懒言无记 0 分，活动后气短记 1 分，稍动后气短记 2 分，不动亦感气短 3 分；无舌胖或齿痕记 0 分，舌体胖记 2 分，有齿痕 2 分；无脉象虚弱无力记 0 分，脉象虚弱无力记 2 分。

纳入标准：年龄 30—65 岁，性别不限，辨证符合中医气虚证患者，相关免疫学检查生理指标符合免疫功能低下，存在易感等体虚临床表现，积极参与本临床试验，自愿签署知情同意书。

排除标准：患者处于各项慢性疾病急性发作期，或各项慢性疾病近期有明显加重迹象；高血压病患者不能良性控制者，收缩压≥160mmHg，舒张压≥100mmHg；6分钟步行试验相对与绝对禁忌证者（绝对禁忌证：近1个月内出现不稳定心绞痛或心肌梗死，相对禁忌证：静息心率＞120次/分或收缩压＞180mmHg、舒张压＞100mmHg）；存在重度心衰且/或肺部通气功能障碍、快速AF、心房扑动、阵发性室性心动过速等威胁患者生命安全性疾病者；合并肝肾功能不全、造血系统疾病、精神障碍者；妊娠期、哺乳期妇女；4周内进行较大手术者；同时进行相关临床试验、服用相关补气中药者；糖尿病患者血糖不能控制在接近正常者；经综合评估认定不宜参加本临床观察者。

◆ 实验方法

对照用药：两组均用药2个月。观察组用本发明药物颗粒剂，每袋6g，每次1袋，每日3次，冲服；对照组口服八珍丸（河南省济源市济世药业有限公司生产，国药准字Z41020011），每日3次，每次8丸。两组连续治疗时间为2个月。

观察指标：①主要观察治疗前后主要症状缓解情况；②气虚证治疗前后中医证候积分比较；③观察免疫指标IgA、IgG、IgM、IL-2含量；④观察血清总蛋白（TP），白蛋白（ALB），谷草转氨酶（AST），谷丙转氨酶（ALT），尿素氮（BUN），肌酐（CRE），血糖（GLU），总胆固醇（TC），甘油三酯（TG），高密度脂蛋白胆固醇（HDL-C），血红蛋白（HB），红细胞（RBC），白细胞（WBC）。

◆ 评价标准

临床积分疗效标准：气虚证中医证候依据积分高低判定。疗效指数（n）=（治疗前总积分 – 治疗后总积分）/治疗前总积分 ×100%。临床痊愈：n（积分值减少）≥90%；显著疗效：n（积分值减少）≥70%，＜90%；有效：n（积分值减少）≥30%，＜70%；无效：n（积分值减少）小于30%。

免疫指标有效标准：气虚证免疫指标按照三个等级评定。显著疗效为血清中IgA、IgG、IgM、IL-2含量指标提升超过30%；有效为血清中IgA、IgG、IgM、IL-2含量指标提升超过10%不足30%；无效为血清中IgA、IgG、IgM、IL-2含量指标提升不足10%。

◆ 统计方法

采用SPSS10.0统计软件进行统计学分析，两组疗效比较采用x^2检验，$P＜0.05$为有统计学差异。

◆ 结果

有效率比较：治疗 2 个月后，观察组 61 例中临床痊愈 52 例（85.25%），显著疗效 5 例（8.20%），有效 3 例（4.92%），无效 1 例（1.64%），总有效率为 98.36%；对照组 61 例中临床痊愈 11 例（18.03%），显著疗效 22 例（36.07%），有效 19 例（31.15%），无效 9 例（14.75%），总有效率为 85.25%。两组有效率比较有统计学差异，$P < 0.05$。

气虚证治疗前后中医证候积分比较：观察组治疗前（8.40 ± 1.677），治疗后（2.10 ± 1.225）；对照组治疗前（8.21 ± 1.702），治疗后（6.32 ± 1.132），两组症状积分变化比较有统计学差异，$P < 0.05$。

治疗前后免疫指标比较：治疗 2 个月后，观察组治疗前 IgA（3.31 ± 1.957），治疗后（8.91 ± 1.725）；对照组治疗前 IgA（3.34 ± 1.829），治疗后（4.912 ± 1.767）；观察组治疗前 IgM（2.29 ± 2.019），治疗后（7.72 ± 1.285）；对照组治疗前 IgM（2.32 ± 1.195），治疗后（5.793 ± 1.792）；观察组治疗前 IgG（3.35 ± 1.771），治疗后（8.97 ± 1.316）；对照组治疗前 IgG（3.35 ± 1.771），治疗后（5.977 ± 1.831）；观察组治疗前 IL-2（3.93 ± 1.127），治疗后（7.17 ± 1.782）；对照组治疗前 IL-2（3.51 ± 1.451），治疗后（5.12 ± 1.801）。两组 IgA、IgG、IgM、IL-2 含量变化比较有统计学差异，$P < 0.05$。

两组治疗前后安全指标比较：TP、ALB、AST、ALT、BUN、CRE、GLU、TC、TG、HDL-C、HB、RBC、WBC 治疗前后均无统计学差异。临床研究结果表明，本发明药物在增强人体免疫力及其预防肿瘤方面具有明显的优势，以及非常重要的临床推广价值。

参考文献

[1] 王忠民. 一种快速增强人体免疫力预防肿瘤的药物：CN201911004475.7[P].2021–04–13.

[2] 王忠民，刘茜. 补中益气汤治疗女性节育术后肝郁证的经验 [J]. 中医杂志，1989（8）：23–24.

[3] 王忠民. 获得性免疫缺陷综合征辨证施治思路与方法 [J]. 中医药临床杂志，2018, 30（2）：210–215.

二、一种快速提高恶性肿瘤手术放化疗后体质的药物

（一）研究开发思路

在现实生活中，我们可以经常见到，有些肿瘤患者在手术、放疗、化疗后机体迅速虚弱，甚至不堪副作用的刺激而病故；有些肿瘤患者在经上述方法治疗后积极运用中药进行调理，结果机体得到明显的康复，身体状况一步步好起来，多少年安然无恙，肿瘤并未复发。这种现象的发生，与后期的中医药治疗有很大的关系。

大量的研究资料已经证明，中医药对肿瘤手术、放疗、化疗后的调理相当重要。在治疗肿瘤的过程中，往往存在一个极大的误区。相当多的人包括一些医生，认为恶性肿瘤切除干净，而且之后又做了全程的放疗、化疗，就完全可以放心，不会再复发。其实，这种想法是错误的。

肿瘤之所以发病，是有一个发病的基础。事实上，肿瘤即便是完全切除，但机体发生肿瘤的环境或者说免疫系统并没有恢复到正常状态，这正是许多肿瘤患者肿瘤切除干净后不久就病故的主要因素。很容易理解，人体与肿瘤是一对矛盾，人体生机即便发生肿瘤也有生机，而肿瘤尽管完全消失，但机体失去生机则患者必然无法存活。

根据这一基本的思路，笔者治疗肿瘤的重点不仅仅是消除肿瘤，而是重点保存机体的生机，只有如此，才会给肿瘤患者保存一线生机，才会使肿瘤康复存在可能。笔者正是秉承这一理念，以扶正为主，杀灭肿瘤要在确保正气安全的情况下进行，使众多的肿瘤病患者生命延续下来。

笔者在研发本专利药物，就是遵循了这一基本的、有重要意义的理念，坚持扶正祛邪而非只顾杀灭肿瘤而不顾生机。在用药治疗手术、放疗、化疗后的肿瘤患者时，首先顾及患者的后天之本，恢复患者的食欲、恢复患者的体力、恢复患者战胜疾病的信心，以健脾和胃、扶正祛邪、补益气血等治疗方法作为常用之法。

在研发的本专利药物处方中，益气、健脾、补血药物占绝大多数，旨在恢复患者体质。如斯治疗，患者信心一天天强大，食欲一天天增加，体质一天天好转，康复的效果也会尤其显著。经过一段时间的治疗，患者生存质量得到提高，

贫血得到快速改善，头发迅速生长出来，检查相关指标都得到好转。

经过反复研究、探索、实验，确定处方后经临床对照观察，本发明药物具有显著的康复效果，明显优于同类药物，深受患者的欢迎。

（二）专利药物名称

一种快速提高恶性肿瘤手术放化疗后体质的药物

（三）审批专利号码

CN201911004355.7

（四）专利药物摘要

本发明公开了一种快速提高恶性肿瘤手术放化疗后体质的药物，是以山药、山楂、白扁豆、茯苓、薏苡仁、紫苏子、生姜、大枣、人参、灵芝、阿胶、黄精、酸枣仁、佛手、枸杞子、桑椹子为原料，按一定重量配比制备而成。它可以制成任何一种常用口服剂型，药物具有扶正祛邪、补益气血、增强免疫、强壮体质、防止复发等功能，对消除各种肿瘤手术、放疗、化疗后引发的四肢乏力、形体消瘦、精神萎靡、食欲不振、免疫力低下、贫血或白细胞降低等症状疗效显著，见效尤其迅速，无毒副作用。

（五）专利药物配方

一种快速提高恶性肿瘤手术放化疗后体质的药物，配方特征在于它是药食两用中药并由下述质量份的原料药制成。

山　药 10～90 份	山　楂 10～50 份	白扁豆 10～90 份
茯　苓 10～60 份	薏苡仁 10～60 份	紫苏子 10～90 份
生　姜 10～60 份	大　枣 10～90 份	人　参 10～45 份
灵　芝 10～70 份	阿　胶 10～50 份	黄　精 10～90 份
酸枣仁 10～60 份	佛　手 10～90 份	枸杞子 10～90 份
桑椹子 10～60 份		

（六）药物技术领域

本发明涉及一种快速提高恶性肿瘤手术放化疗后体质的药物，特别是涉及一种以植物中药且全部为药食两用的中药为原料按一定重量比制成的，治疗恶性肿瘤手术、放疗、化疗后所引发的一系列体质虚弱症状的药物。

（七）研发背景技术

近些年肿瘤发病率有明显增加的趋势。除了遗传、内分泌、免疫、化学、物理、生物等因素外，随着社会环境的恶化不断加重，人们的负性情绪、不良个性、生活事件、职业因素等，也会促使肿瘤发病。

对于肿瘤的治疗，最为常用的方法为手术、放疗、化疗等，这些方法是针对病灶采取的治疗措施，对病灶的确具有一定治疗作用。但在现实中，相当多的人存在肿瘤复发、转移，这一普遍现象引起了人们的反思，开始探索发生这种现象的真实原因。

大量的临床研究资料证实，恶性肿瘤的发生、发展、转移，均与免疫功能具有千丝万缕的联系。需要特别说明的是，上述治疗对免疫功能并没有带来任何益处，相反，经上述治疗后患者常常发生免疫功能损伤，导致原本免疫功能低下的机体更加不堪重负。在这种情况下，即便机体中的肿瘤细胞绝大部分被杀灭，但由于机体的免疫机制出现严重降低，就是很少的肿瘤病毒也会因失于监控而最终导致复发、扩散、转移。

从这一意义上来说，恶性肿瘤在手术、放疗、化疗后应采取增强免疫、调理脏腑、改善患者体质、增强食欲减轻痛苦，对患者增强抗病信心、防止病情复发，都是非常有益的。这一有益的干预措施，中医药具有明显的优势。为此，现在一些学者主张将免疫治疗、中医药治疗等方法，作为治疗恶性肿瘤的常规方法，特别是在恶性肿瘤手术、放疗、化疗后作为首选的治疗方法。经发明人多年临床观察研究证实，中医药在肿瘤预防复发方面，发挥着非常重要的作用。

目前，临床尚缺少高效、安全、快捷、无毒副作用的治疗恶性肿瘤手术、放疗、化疗后体质虚弱的专用中药药品。研究开发有效治疗体质虚弱发生的四肢乏力，形体消瘦，精神萎靡，食欲不振，免疫力低下，贫血或白细胞降低、安全可靠无毒副作用、可较长时间服用的药物，对广大肿瘤患者的康复来说尤其重要。

中医药在肿瘤康复治疗等方面具有一定优势，相对西药副作用少、易被患者接受、整体疗效可靠。根据患者的正气不足、邪气未尽等基本特点，主要选择具有扶正祛邪、补益气血、增强免疫、强壮体质、防止复发等功能的中药品种组方，具有良好的开发前景。

发明一种具有疗效可靠而没有毒副作用、综合治疗恶性肿瘤手术放化疗后体质虚弱的药物，特别是运用药食两用中药研制出疗效显著的药物，更具有安全有效特征，以及非常重要的现实意义，也是发明人的出发点与最终目的。一种快速提高恶性肿瘤手术放化疗后体质的药物中成药研制成功，填补了药食两用中成药快速有效提高肿瘤患者体质的空白。

（八）发明专利内容

一种快速提高恶性肿瘤手术放化疗后体质的药物，主要是针对患者经过手术、放疗、化疗后给身体带来的诸多伤害，引发的四肢乏力、形体消瘦、精神萎靡、食欲不振、免疫力低下、贫血或白细胞降低等症状予以缓解与减轻，进而有效地提高患者的体质，增强自身抗病能力，为防止肿瘤复发打下坚实的基础。

西药在治疗方面，主要针对手术、放疗、化疗给患者造成的伤害，进行相应的对症治疗。但从疾病的性质与临床特征来看，肿瘤患者的机体与肿瘤是一个整体，始终存在着相互作用、相互影响的关系。肿瘤的切除，并非疾病的终结，也并非身体健康的开始。即便手术切除后再经过放疗、化疗，肿瘤细胞依然有"死灰复燃"的可能。

机体与肿瘤是一对矛盾。在正常情况下，即便是健康人体，也存在致癌因素及其癌细胞，其发病与不发病的决定因素，取决于病邪与正气是哪一方占主导地位。当正气不足时，免疫等抗病因素就会下降，肿瘤细胞就会蠢蠢欲动，时机成熟就会发病；而正气充足时，免疫等抗病因素就会强盛，肿瘤细胞就难以变异、生长、发病。因此，正气在肿瘤疾病中始终扮演着极其重要的角色。

肿瘤切除仅是恶性肿瘤局部病灶的祛除，而非整体病因的消失。肿瘤疾病在发生之前，机体均存在致病环境与发病因素，这些因素，其中包括免疫功能异常。越来越多的资料证实机体免疫与肿瘤的发生、发展具有内在联系，免疫功能低下是恶性肿瘤发生、发展与加重的重要因素。肿瘤切除并未改善机体的免疫功能。相反，由于机体受到手术、放疗、化疗的创伤，往往使免疫功能进一步下降。如何强化免疫功能，使机体具有自身拮抗肿瘤细胞生长的能力，是治疗中最为重要、最为有效的手段。

中医在治疗肿瘤手术、放疗、化疗后诸症方面具有一定优势。发明人在临床治疗恶性肿瘤康复期患者时遵照"虚则补之、实则泻之"原则，运用培补正气的中药，通过辨证与辨病相结合的方法，不仅可有效缓解肿瘤患者的临床症状，同时还会改善检验指标，使具有免疫功能参考意义的 $CD3^+$、$CD4^+$、$CD8^+$、$CD4^+$/$CD8^+$、NK 的含量得到改善，对病情进一步加重起到很好的阻断作用，避免由免疫功能低下导致恶性肿瘤复发与加重。在临床中，发明人系统的观察气虚患者 IgA、IgG、IgM、IL-2 含量指标治疗前后的变化，结果发现随着气虚症状的缓解，这些免疫指标则得到了改善，从而间接地说明免疫指标提高与气虚改善呈正相关。临床还证实，上述指标与 $CD3^+$、$CD4^+$、$CD8^+$、$CD4^+$/$CD8^+$、NK 指标相比，同样具有临床研究与疗效的现实意义。

笔者经过多年研究探索认为，肿瘤在手术、放疗、化疗后，根据其机体情况，选择具有扶正祛邪、补益气血、增强免疫、强壮体质、防止复发等功能的中药，对消除各种肿瘤手术、放疗、化疗后引发的四肢乏力、形体消瘦、精神萎靡、食欲不振、免疫力低下、贫血或白细胞降低等症状，具有十分重要的防复发意义。经临床观察证实，凡是在此阶段治疗后症状消失或显著缓解者，免疫功能均有同步上升，生活质量大大提高，肿瘤出现复发、转移的概率大大降低。

本发明药物是以如下技术方案实现的。一种快速提高恶性肿瘤手术放化疗后体质的药物，特征在于它是以下述质量份的原料用中药制剂学常规工艺制成：山药 10～90 份，山楂 10～50 份，白扁豆 10～90 份，茯苓 10～60 份，薏苡仁 10～60 份，紫苏子 10～90 份，生姜 10～60 份，大枣 10～90 份，人参 10～45 份，灵芝 10～70 份，阿胶 10～50 份，黄精 10～90 份，酸枣仁 10～60 份，佛手 10～90 份，枸杞子 10～90 份，桑椹子 10～60 份。

上述原料药及用量配方，是发明人经多年与多家医疗机构联合进行临床试验才得出的，在上述用量范围内均具有显著的疗效。

一种快速提高恶性肿瘤手术放化疗后体质的药物组成，选择山药、山楂、白扁豆、茯苓、薏苡仁、紫苏子、生姜、大枣、人参、灵芝、阿胶、黄精、酸枣仁、佛手、枸杞子、桑椹子进行配伍，各味药物功效之间产生相互协同作用，具有扶正祛邪、补益气血、增强免疫、强壮体质、防止复发等功能，对消除各种肿瘤手术、放疗、化疗后引发的四肢乏力、形体消瘦、精神萎靡、食欲不振、免疫力低下、贫血或白细胞降低等症状疗效显著，见效尤其迅速，无毒副作用。不仅如此，根据整体观念原则，处方注重健脾益气以培补后天之本，添加补肾填精以充实先天之本，并佐以疏肝理气之品以燮理气血，全面改善体质，为防止肿瘤复发奠定生物学基础。

一种快速提高恶性肿瘤手术放化疗后体质的药物中的山药补中益气、培补后天、促进消化、增强小肠吸收，延缓衰老，具有良好的免疫增强作用，可延长免疫机能低下小鼠的缺氧耐受时间，提高脾指数、胸腺指数，具有抗肿瘤、抗突变、抗氧化等作用，有益于肿瘤疾病的康复，具有促进肾脏再生修复，调节机体酸碱平衡的作用；山楂消食化积、活血化瘀，具有抗氧化、抗衰老等作用，可提高免疫功能，动物实验证实可增加小鼠胸腺及脾的重量、血清溶菌酶含量、血清血凝抗体滴度、T淋巴细胞转化率及T淋巴细胞酸性α-ANAE细胞百分率均有明显增高作用，对防止免疫功能低下而引起肿瘤复发具有一定效果。山楂具有抗癌与抑制畸变作用，其果总黄酮通过抑制肿瘤细胞DNA的生物合成，从而阻止肿瘤细胞的分裂繁殖；白扁豆调肝和胃、健脾益气、祛湿止泻，具有抗菌、抗病毒、抗氧化、抗衰老等作用，可增强免疫功能，可使恶性肿瘤细胞发生凝聚，肿瘤细胞表面结构发生变化的作用，并可促进淋巴细胞的转化，从而增强对肿瘤的免疫能力。白扁豆中凝集素和糖肽类生物活性因子，可选择性抑制肿瘤病毒，缓解癌症疼痛等症状，提高机体对肿瘤的防御能力，对肿瘤疾病的辅助治疗十分有益；茯苓健脾宁心、渗湿利水，具有增强免疫力、抗衰老、抗肿瘤等作用。茯苓多糖具有显著增强机体免疫功能的作用，可使IgG含量明显上升，既有增加细胞免疫，又有增强体液免疫的作用，进而发挥良好的抗肿瘤效果。茯苓多糖能提高荷瘤小鼠体内的肿瘤坏死因子水平与明显提高自然杀伤细胞活性，其多糖中的PCM-Ⅱ对人乳腺癌细胞具有一定的抑制作用，另外茯苓多糖及羧甲基茯苓多糖具有抗白血病作用；薏苡仁健脾补肺、清热化湿、消肿止痛，具有降血糖、调节脂代谢、抗炎镇痛、增强免疫、抗肿瘤等作用，薏苡仁多糖可显著提高免疫低下小鼠腹腔巨噬细胞的吞噬百分率与吞噬指数，促进溶血素及溶血空斑形成，促进淋巴细胞转化，其免疫功能的提高主要表现为体液免疫、细胞免疫与非特异性免疫功能的改变。薏苡仁具有抗肿瘤作用，可诱导人肺癌A459细胞凋亡和细胞周期停滞，减少细胞有丝分裂，阻止细胞增殖，临床观察到其对乳腺癌、肝癌均具有一定效果；紫苏子降气化痰、止咳平喘、润肠通便，具有抗氧化、抗自由基、抗衰老、降血糖、降血脂、抗菌、抗病毒、抗炎、抗过敏、抗肿瘤等作用，动物实验证实，其具有增强小鼠细胞免疫功能、体液免疫功能与非特异免疫功能。苏子油对结肠癌具有抑制作用，并对乳腺癌有治疗作用，能明显降低乳腺癌的发病率，这可能与抑制 PhIP-DNA 形成、癌细胞增殖减少有关；生姜祛痰下气、和中止呕、发散风寒、解毒缓解，具有抗氧化、抗炎、抗微生物、防辐射等作用，生姜醇提物能明显提高荷瘤小鼠脏器指数与巨噬细胞吞噬率，明显提高 IgM 含量，增强 T 淋巴细胞的转化功能，具有一定的防治肿瘤作用。生姜对肿瘤放化疗引发的恶心呕吐具有明显的对抗作用，能有效减轻药物对患者胃肠、肝肾等带来的毒性；大枣补虚益气、健脾和胃、养血安神，具有抗氧化、抗疲劳、抗衰老等作用，对肿瘤手术及放化疗后引发的肝损害、造血系统伤害具有保护作用，其主要成分大枣多糖对气血双虚者有很好的改善作用，同时具有良好的促进骨髓造血与兴奋免疫的作用，同时具有抗肿瘤细胞活性、抑制肿瘤细胞增殖及诱导肿瘤细胞凋亡的功能；人参大补元气、强身健体、益寿延年，具有抗氧化、抗衰老、抗心肌肥厚、抗心肌缺血、抗心肌细胞凋亡等作用。人参皂苷调节免疫功能、提高机体适应性，可明显提高小鼠血清中 IgG 抗体滴度，并激活肿瘤坏死因子 –α、白细胞介素 –2、白细胞介素 –4、白细胞介素 –10、γ- 干扰素等 Th1 和 Th2 细胞因子的生成和释放，有效发挥细胞因子的免疫活性，调节机体免疫反应，对于肿瘤的发生和发展以及转归均具有一定影响。人参具有抗肿瘤的作用，诱导肿瘤细胞凋亡、抑制肿瘤细胞增殖、抑制肿瘤细胞转移；灵芝扶正固本、滋补强壮、延年益寿，具有增强免疫、抗肿瘤、抗氧化、抗衰老、保护肝脏、改善睡眠、降血糖等作用，灵芝可提高免疫功能，激活小鼠巨噬细胞与 T 淋巴细胞，在抗肿瘤方面能增加小鼠脾细胞的增殖，促进巨噬细胞及淋巴细胞分泌 TNF-α 细胞，发挥抗肿瘤作用的免疫分子机制；阿胶补血止血、滋阴润燥，具有丰富的微量元素，含有 8 种人体必需的氨基酸，对肿瘤治疗中发生的血虚症状具有显著的缓解作用，阿胶可提高小鼠的非特异性免疫功能、耐疲劳与耐缺氧功能，增强其抗病能力。阿胶对肿瘤患者具有明显的化疗增效减毒作用，对肿瘤治疗过程中引发的骨髓抑制、白细胞减少、免疫功能下降等，均具有一定的抵抗与修复作用，还可下调肿瘤细胞 P53 基因的表达，诱导肿瘤细胞终止分裂转入凋亡而获得治疗效果；黄精补中益气、强肾益精、养心润肺，具有抗氧化、抗菌、抗炎、抗病毒、抗衰老、抗动脉粥样硬化等作用，黄精可升高模型小鼠的胸腺、脾脏指数及血清白细胞介素 –2 含量，具有增强免疫力的作用，还具有抗肿瘤作用，可增强脾细胞产生白细胞介素 –2，增强天然杀伤细胞与细胞溶解性 T 淋巴细胞活性，进而发挥抗癌效果；酸枣仁宁心安神、养肝敛汗，具有抗焦虑、抗抑郁、抗心律失常、抗炎、抗惊厥、抗肿瘤等作用，在肿瘤患者中因病发生精神抑郁、焦虑者尤为常见，严重者往往影响正常治疗与康复。酸枣仁镇静、催眠作用稳定平和，对改善患者紧张情绪、积极配合治疗具有良好效果。酸枣仁多糖能增强小鼠细胞免疫功能，对放射性因素引起的白细胞降低有一定的保护作用。酸枣仁可抑制肝癌细胞生长，同时发现酸枣仁提取物与绿茶提取物具有协同作用，可对肿瘤细胞生长产生抑制作用；佛手疏肝理气、宽胸化痰、健脾和胃，具有抗炎、抗菌、抗氧化、抗衰老、抗抑郁、抗肿瘤等作用。研究发现，川佛手醇提液有一定抗抑郁作用，能显著缓解病人罹患肿瘤带来的烦恼，这一机制与增加海马区外的 γ- 氨基丁酸水平从而减少肾上腺酮、减弱肾上腺皮质轴活动有关。佛手挥发油对 MDA-MB-435 人乳腺癌细胞具有抑制作用，低中浓度挥发油会将 MDA-MB-435 人乳腺癌细胞阻滞在 S、G1/M 期，引起细胞凋亡，而高浓度的佛手挥发油会引起细胞坏死；枸杞子滋补肝肾、益精明目，具有增强免疫、抗疲劳、抗衰老、抗氧化、抗肿瘤、降血糖、降血脂等作用，枸杞多糖能对抗环磷酰胺对脾脏与胸腺造成的免疫伤害，能增强 NK 细胞杀伤活性及增加白细胞数量，可增加总 T 细胞及 TH 亚群百分比，提高淋巴细胞转化率。枸杞多糖可显著提高荷瘤小鼠胸腺指数、巨噬细胞吞噬功能、脾细胞抗体形成、淋巴细胞转化反应、细胞毒性 T 淋巴细胞杀伤功能及降低脂质过氧化值，具有明显的抗肿瘤活性。之外，枸杞能够减轻辐射对骨髓的抑制作用，可促进骨髓细胞增殖，促进造血系统功能，有抗 γ 射线辐射的作用；桑椹子补血益阴、滋养肝肾，具有抗衰老、抗氧化、抗诱变、降血糖、降血脂、增强免疫、抗肿瘤等作用，具有中度促进淋巴细胞转化作用，触及 T 淋巴细胞成熟，促使人类因衰老而减少的白细胞得以恢复，防止因白细胞减少而导致乏力、抗病能力下降等，发挥增强免疫力的作用，桑椹子混悬液能够提高阴虚小鼠的淋巴细胞增殖能力、白细胞介素 –2 诱生活性与 NK 细胞杀伤率，进而增强免疫功能。桑椹子能够刺激人体内某些基因发挥抗癌作用，抑制癌细胞生长，并能阻止癌物质引起的细胞突变，使细胞内的溶酶体破裂释放出水解酶，使癌细胞溶解死亡。

结合临床辨病用药，上述药物的药理作用，均有相关药理研究或动物实验结论。

本发明药物可采用中药制剂的常规方法制成内服剂型。本发明药物可以将原料药研成粉混合均匀成散剂、冲剂、颗粒剂、口服液、饮料，还可以将各原料药水煎后浓缩成煎液获得有效成分，再制备成各种口服剂。

本发明药物也可采用半仿生提取（SBE）、超临界流体萃取（SFE）、微波提取（MAE）、酶提取（ETE）、超声波提取（UAE）、压榨提取（PE）、连续逆流提取（CCE）、组织破碎提取（STE）、免加热提取（HFE）、常温超高压提取（UHPE）、空气爆破提取（AEE）等方法提取有效成分。

本发明优选的采用如下胶囊剂型。

所述药物的制备方法，按如下步骤进行。

(1) 按比例称取原料，备用。

(2) 将所述重量比的山药、山楂、白扁豆、茯苓、薏苡仁、紫苏子、生姜、大枣、人参、灵芝、阿胶、黄精、酸枣仁、佛手、枸杞子、桑椹子 16 味中药，验收合格后交付专业中药制药厂提取。

(3) 由药厂依照中药提取常规方法与程序进行提取。

(4) 将提取的药粉分装成瓶装胶囊剂，每瓶 60 粒，每粒含中药提取药粉 0.45g。

(5) 或将提取的药物制成颗粒剂，每袋含中药提取药粉 6g。

(6) 由药厂将成品交付临床试验。

本发明药物经临床使用结果表明，有下述优点。

(1) 本发明选用天然食用植物药为原料，各组份符合药品法规定和中医处方原则，突出中医辨证与西医辨病相结合、病因治疗与对症治疗相结合的基本特色。

(2) 本发明药物提取后无须煎煮，口感良好，服用方便，各味药物组方前后均无毒无害，正常剂量服用没有发现任何副作用。

(3) 本发明药物对肿瘤治疗、手术与放化疗后出现的诸多症状不仅有良好的治疗效果，而且有良好的预防复发的作用，适用范围广泛。

(4) 本发明药物均精选于卫健委规定可药食两用的品种，安全性更高，治疗

免疫功能低下、体质虚弱的患者可长期服用。

(5) 本发明药物具有良好的兼顾性，对患者容易出现的并发症、免疫力低下、手术与放化疗的副作用等，均具有一定的兼顾治疗作用。

(6) 本发明药物标本兼治，见效迅速。

（九）具体实施方式

以下结合实施例及临床应用统计进一步说明本发明药物的效果。

实施例 1：胶囊剂制备

山药 15kg，山楂 20kg，白扁豆 20kg，茯苓 20kg，薏苡仁 15kg，紫苏子 15kg，生姜 20kg，大枣 20kg，人参 15kg，灵芝 20kg，阿胶 15kg，黄精 15kg，酸枣仁 20kg，佛手 20kg，枸杞子 20kg，桑椹子 20kg，由专业中药制药厂提取加工，制成胶囊剂，每粒 0.45g，每次 4 粒，每日 3 次。

实施例 2：颗粒剂制备

山药 15kg，山楂 20kg，白扁豆 20kg，茯苓 20kg，薏苡仁 15kg，紫苏子 15kg，生姜 20kg，大枣 20kg，人参 15kg，灵芝 20kg，阿胶 15kg，黄精 15kg，酸枣仁 20kg，佛手 20kg，枸杞子 20kg，桑椹子 20kg，由专业中药制药厂提取加工，制成颗粒，每袋 6g，每次 1 袋，每日 3 次，冲服。

1. 本发明药物治疗肿瘤术后、放疗、化疗后贫血临床观察

◆ 一般资料

临床资料：为证实本发明药物的临床疗效，于 2018 年 8 月—2019 年 6 月，选取中医门诊治疗恶性肿瘤手术、放疗、化疗后贫血患者 82 例，年龄 36—79 岁，治疗前按数字表法随机分为观察组与对照组两组。观察组 41 例，其中男 26 例，女 15 例，平均年龄（51.6±9.6）岁；对照组 41 例，男 24 例，女 17 例，平均年龄（52.3±9.4）岁。两组患者的性别、年龄无显著性差异，具有可比性（$P > 0.05$）。

诊断标准：患者全部临床资料均经病理明确诊断，并排除肿瘤晚期恶病质，入选前 3 个月无输血史，血红蛋白 < 110g/L。

入选标准：患者年龄 36—79 岁，符合上述诊断标准，积极参与临床观察，所有患者积极配合用药并签署知情同意书。

排除标准：非肿瘤相关的失血性或溶血性贫血，合并有肝肾功能不全，心力衰竭及严重高血压病患者。

◆ 实验方法

对照用药：两组均用药2个月。两组均给予重组人促红素注射液（CHO细胞）（益比奥，沈阳三生制药有限公司生产），每次皮下注射4 000IU，每周2次，同时补充铁剂及叶酸、维生素 B_{12}，对相应兼症进行同时治疗。观察组在上述药物的基础上另外加用本发明药物颗粒剂，每袋12g，每次1袋，每日3次，冲服。

观察指标：①观察两组治疗2个月后的有效率情况；②两组患者分别于治疗前后2个月检测血红蛋白（HB）、红细胞数（RBC）、血细胞比容（HCT）。

◆ 评价标准

疗效标准：参照《中药新药临床研究指导原则》与《血液病诊断及疗效标准》拟定。红细胞计数或血红蛋白明显上升，达基本正常水平为治愈；贫血分级转为轻度，改善2级以上为显效；贫血分级改善1级为有效；贫血严重，分级无改善或下降为无效。

◆ 统计方法

采用SPSS10.0统计软件进行统计学分析，两组疗效比较采用 χ^2 检验，$P < 0.05$ 为有统计学差异。

◆ 结果

有效率比较：治疗2个月后观察组41例中治愈21例（51.22%），显效12例（29.27%），有效6例（14.63%），无效2例（4.88%），总有效率为95.12%；对照组治愈3例（7.32%），显效10例（24.39%），有效11例（26.83%），无效17例（41.46%），总有效率为58.54%。两组疗效具有显著性差异，$P < 0.05$。

两组治疗前后HB、RBC、HCT比较：观察组治疗前HB为（69.71±9.59）g/L，RBC为（1.82±0.72）×10^{12}，HCT为（20.39±4.29）%，治疗后分别为HB为（109±16.75）g/L，RBC为（4.77±1.92）×10^{12}，HCT为（41.75±1.96）%；对照组治疗前HB为（68.87±9.59）g/L，RBC为（1.79±0.73）×10^{12}，HCT为（20.45±4.42）%，治疗后分别为HB为（89.35±10.32）g/L，RBC为（3.16±1.12）×10^{12}，HCT为（26.25±1.99）%；两组疗效具有显著性差异，$P < 0.05$。

2. 本发明药物治疗肿瘤术后、放疗、化疗后免疫功能低下临床观察

◆ 一般资料

临床资料：为证实本发明药物对肿瘤术后、放疗、化疗后免疫功能低下的影响，于 2018 年 8 月—2019 年 6 月，选取中医门诊治疗恶性肿瘤术后、放疗、化疗后免疫功能低下患者 66 例，年龄 36—76 岁，治疗前按数字表法随机分为观察组与对照组两组。观察组 33 例，其中男 20 例，女 13 例，平均年龄（52.9 ± 8.9）岁；对照组 33 例，男 19 例，女 14 例，平均年龄（53.7 ± 8.7）岁。两组患者的性别、年龄无显著性差异，具有可比性（$P > 0.05$）。

诊断标准：患者全部临床资料均经病理明确诊断，并排除肿瘤晚期恶病质，入选前 3 个月未进行免疫治疗，存在免疫功能指标低下者，并符合中医诊断标准。气虚证诊断标准参考《全国中西医结合会议·中医虚证辨证参考标准》确定，具有神疲乏力或四肢乏力，自汗，少气或懒言，面色萎黄，舌胖或有齿痕，脉象虚弱无力。

症状记分：气虚证中医症候分级计分方法：无神疲乏力记 0 分，精神不振或四肢乏力，但对日常生活工作无影响记 1 分，精神疲惫影响日常生活工作记 2 分，精神疲乏难以坚持日常工作记 3 分；无自汗记 0 分，正常气温稍事活动即汗出记 1 分，正常气温静息状态下即可感受皮肤微潮记 2 分，正常气温静息状态下即可感受皮肤潮湿记 3 分，正常气温静息状态下即可大汗淋漓记 4 分；无少气或懒言记 0 分，活动后气短记 1 分，稍动后气短记 2 分，不动亦感气短记 3 分；无舌胖或齿痕记 0 分，舌体胖记 2 分，有齿痕记 2 分；无脉象虚弱无力记 0 分，脉象虚弱无力记 2 分。

纳入标准：患者年龄 36—76 岁，符合上述诊断标准，具有上述中医气虚特征，观察气虚证治疗有效情况，观察治疗前后 CD3$^+$、CD4$^+$、CD8$^+$、CD4$^+$/CD8$^+$、NK 指标的变化，依据科研要求参与临床治疗，所有患者积极配合用药并签署知情同意书。

排除标准：非肿瘤相关的免疫功能低下或免疫缺陷，合并有肝肾功能不全，心力衰竭及严重高血压病患者。患者处于各项慢性疾病急性发作期，或各项慢性疾病近期有明显加重迹象；高血压病患者不能良性控制者，收缩压 ≥ 160mmHg，舒张压 ≥ 100mmHg；6 分钟步行试验相对与绝对禁忌证者（绝对禁忌证：近 1 个月内出现不稳定心绞痛或心肌梗死，相对禁忌证：静息心率 > 120 次 / 分或收缩压 > 180mmHg、舒张压 > 100mmHg）；存在重度心衰且 / 或肺部通气功能障碍、快速 AF、心房扑动、阵发性室性心动过速等威胁患者生命安全性疾病者；合并肝肾功能不全、造血系统疾病、精神障碍者；妊娠期、哺乳期妇女；4 周之内进行较大手术、体质尚未康复者；同时进行相关临床试验、服用相关补气中药或进行增强免疫治疗者；糖尿病患者血糖不能控制接近正常者；经综合评估认定不宜参加本临床观察者。

◆ 实验方法

对照用药：观察组用本发明药物颗粒剂，每袋 6g，每次 1 袋，每日 3 次，冲服；对照组口服八珍丸（河南省济源市济世药业有限公司生产，国药准字 Z41020011），每日 3 次，每次 8 丸。两组连续治疗时间为 2 月。

观察指标：①主要观察治疗前后两组主要症状缓解情况；②气虚证治疗前后两组中医证候积分比较；③治疗前后两组 $CD3^+$、$CD4^+$、$CD8^+$、$CD4^+/CD8^+$、NK 含量指标比较。

◆ 评价标准

临床积分疗效标准：气虚证中医证候依据积分高低判定。疗效指数（n）=（治疗前总积分 – 治疗后总积分）/ 治疗前总积分 ×100%。临床痊愈为 n（积分值减少）≥ 90%；显著疗效为 n（积分值减少）≥ 70%，< 90%；有效为 n（积分值减少）≥ 30%，< 70%；无效为 n（积分值减少）< 30%。

免疫指标有效标准：气虚证免疫指标按照三个等级评定。显著有效：血清中 $CD3^+$、$CD4^+$、$CD8^+$、$CD4^+/CD8^+$、NK 含量指标提升超过 30%；有效：血清中 $CD3^+$、$CD4^+$、$CD8^+$、$CD4^+/CD8^+$、NK 含量指标提升超过 10% 不足 30%；无效：$CD3^+$、$CD4^+$、$CD8^+$、$CD4^+/CD8^+$、NK 含量指标提升不足 10%。

◆ 统计方法

采用 SPSS10.0 统计软件进行统计学分析，计量资料以（$\bar{x} \pm s$）表示，采用 t 检验，计数资料以率（%）表示，采用 χ^2 检验，$P < 0.05$ 为有统计学差异。

◆ 结果

有效率比较：治疗 2 个月后，观察组 33 例中临床痊愈 27 例（81.82%），显著疗效 3 例（9.09%），有效 2 例（6.06%），无效 1 例（3.03%），总有效率为 96.97%；对照组 31 例（脱落 2 例）中临床痊愈 6 例（19.35%），显著疗效 12 例（38.71%），有效 7 例（22.58%），无效 6 例（19.35%），总有效率为 80.65%。两组有效率比较有统计学差异，$P < 0.05$。

气虚证治疗前后中医证候积分比较：观察组治疗前（8.36 ± 1.603）分，治疗后（2.01 ± 1.157）分；对照组治疗前（8.27 ± 1.653）分，治疗后（6.09 ± 1.102）分，两组症状积分变化比较差异有统计学意义，$P < 0.05$。

治疗前后免疫指标比较：治疗 2 个月后，观察组 33 例治疗前 CD3$^+$（57.15 ± 8.63）%、CD4$^+$（27.2 ± 13.02）%、CD8$^+$（29.12 ± 7.87）%、CD4$^+$/CD8$^+$（1.03 ± 0.49）%、NK（15.71 ± 8.77）%，治疗后 CD3$^+$（69.32 ± 9.19）%、CD4$^+$（37.8 ± 8.11）%、CD8$^+$（28.91 ± 9.62）%、CD4$^+$/CD8$^+$（1.52 ± 0.79）%、NK（17.62 ± 6.25）%；对照组 33 例治疗前 CD3$^+$（57.23 ± 8.31）%、CD4$^+$（27.3 ± 12.92）%、CD8$^+$（29.12 ± 7.87）%、CD4$^+$/CD8$^+$（1.03 ± 0.49）%、NK（15.71 ± 8.69）%，治疗后 CD3$^+$（59.22 ± 8.27）%、CD4$^+$（29.9 ± 7.43）%、CD8$^+$（28.53 ± 9.57）%、CD4$^+$/CD8$^+$（1.09 ± 0.2）%、NK（16.81 ± 6.07）%。两组 CD3$^+$、CD4$^+$、CD4$^+$/CD8$^+$、NK 含量变化比较有统计学差异，$P < 0.05$。

临床研究结果表明，本发明药物在增强肿瘤手术、放疗、化疗后体质低下方面具有明显的优势，具有非常重要的临床推广价值。

参考文献

[1] 王忠民．一种快速提高恶性肿瘤手术放化疗后体质的药物：CN201911004355.7[P]．2021-04-30．

[2] 雷智锋，王忠民．中西医结合论治子宫体癌综合征经验 [J]．世界中西医结合杂志，2017, 12（8）：1172-1176．

[3] 王忠民．获得性免疫缺陷综合征辨证施治思路与方法 [J]．中医药临床杂志，2018, 30（2）：210-215．

第9章　美容养颜类发明专利中成药

随着人们生活条件的优化，对美容养颜、苗条体型、身体健美等方面的诉求越来越高。笔者利用中医药进行调理，总结出一套完整的治疗经验。

中医药在美容养颜方面具有一定的优势。在现实生活中，头发脱落、肢体肥胖、颜面痤疮、皮肤干燥、黄褐斑等疾病十分常见，这些疾病，不仅对身体健康构成负面影响，更会对患者的心理造成一定的压力。

近些年来，笔者就上述疾病进行了系统的研究，并从药食两用中药中筛选药物品种，进行了大量的临床观察，获得了很好的治疗效果。所开发的药物，包括治疗脱发、减肥瘦身、消除痤疮、治疗皮肤干燥与黄褐斑5个品种。

一、一种快速促进生发的药物

（一）研究开发思路

脱发在现实生活中尤为常见。脱发不单单是头发脱落，实质上是内在疾病的一种外在表现。因此，但见脱发就需要审证求因，进行整体调理，方有可靠的治疗效果。

为了研发出治疗脱发具有显著疗效的处方，笔者查阅了相关资料，筛选出对治疗脱发伴发症状具有良好效果，且具有生发作用的中药，在符合辨证施治的基础上，组成一张具有君臣佐使特征，又具有简便高效作用的处方。

根据脱发的病因病机，除了重在补肾填精、益气生发之外，还增加了活血化瘀、补血润燥之品，临床实践证实，这一治疗方案适应范围广，对多种疾病引起的脱发、头发稀疏、毛发早白等，具有显著的疗效。

本专利药物组方科学、合理，兼顾到多个方面，对于内分泌异常、精神压力过大、营养缺乏、不良生活习惯等诸多因素导致的脱发，均有良好的治疗作用。

由于该处方所用药物均为药食两用中药，其安全性更好，适用于各类人群，具有一定的推广意义。

（二）专利药物名称

一种快速促进生发的药物

（三）审批专利号码

CN201910857244.4

（四）专利药物摘要

本发明公开了一种快速促进生发的药物，是以枸杞子、黄精、桑椹子、肉苁蓉、黄芪、大枣、桃仁、红花、龙眼肉、黑芝麻、火麻仁、核桃仁、当归、生姜、山楂、花椒为原料，按一定重量配比煎煮提取制备而成。它可以制成任何一种常用口服剂型，药物具有补肾填精、活血化瘀、益气生发等功能，可治疗多种疾病引发的脱发、头发稀疏、毛发早白等，见效尤其迅速，效果显著，无毒副作用。

（五）专利药物配方

一种快速促进生发的药物，配方特征在于它是药食两用中药配方并由下述质量份的原料药制成。

枸杞子 10～60 份	黄　精 10～55 份	桑椹子 10～60 份
肉苁蓉 10～50 份	黄　芪 10～60 份	大　枣 10～45 份
桃　仁 10～45 份	红　花 10～50 份	龙眼肉 10～55 份
黑芝麻 10～50 份	火麻仁 10～50 份	核桃仁 10～60 份
当　归 10～55 份	生　姜 10～50 份	山　楂 10～50 份
花　椒 10～50 份		

（六）药物技术领域

本发明涉及一种快速促进生发的药物，特别是涉及一种以植物中药且全部为药食两用的中药为原料制成的，治疗多种疾病包括西医治疗肿瘤引起的脱发、头发稀疏、毛发早白等。

（七）研发背景技术

脱发是较为常见疾病，发病后给患者的形象与心理带来一定的不良影响。随着人们生活节奏的加快，精神过度紧张、睡眠不足、经常熬夜、劳累过度、饮食不当等不良影响司空见惯，使一些人处于亚健康状态，且脱发的发病率有逐年升高与年轻化的趋势。

脱发常常是一种或多种疾病所致。有效治疗脱发，特别是通过中药安全有效地治疗脱发，不仅是改善患者的外表形象，而且对改善患者身心健康、消除亚健康状态也是非常重要的一环。临床研究资料显示，脱发患者常常存在或轻或重的免疫力低下、内分泌功能失调、皮肤感染、微循环障碍、过敏反应、体质下降等临床表现，因此运用安全有效的药物治愈脱发，本身就是对患者身心健康的有效呵护。

但目前从市场上来看，治疗脱发、头发稀疏、毛发早白，疗效显著、副作用小、服用方便的药物少之又少。针对发病率较高的脱发，研究开发一种安全有效的治疗药物，对众多患者无疑是一个福音。根据这一情况，笔者对脱发患者进行了广泛而深入的临床研究。

发明一种具有疗效可靠而没有毒副作用、综合治疗脱发效果显著的药物，特别是运用药食两用中药研制出该类药物，更具有非常重要的现实意义，也是发明人的出发点与最终目的。但该类治疗脱发的中成药，纵观当今的药物市场，尚属空白。

（八）发明专利内容

本发明的目的是提供一种快速促进生发的药物。现代医学研究发现，雄激素性秃发发病机制是体内雄激素或二氢睾酮与额顶部毛囊上的受体结合，致使毛囊微小化，令毛囊生长期缩短，进而过早进入休止期引发的秃发。同时，秃发还与皮肤感染、炎症反应、过敏与微循环障碍等因素相关，本发明药物通过药理研究与临床观察证明，具有抗炎、抑菌、调节免疫、促进局部血液循环和雌激素样作用，对促进毛发生长具有积极作用。本发明药物内服具有调节自身脏腑功能，促进气血循环，促进脱发皮损区域气血流畅，对毛发生长十分有益。

中医学认为"发为血之余"，脱发与五脏中的肾、肝、脾以及气血有关。气血充足流畅，脏腑功能如常，头发则得以滋养，方可乌黑如常。肾藏精，精生血其荣在发；肝藏血主疏泄，疏泄正常气血方可畅达；脾主运化，水谷精微物质经脾运化而生气血。故此，毛发生长如常须肾、肝、脾等脏功能正常，方可避免脱发、头发稀疏、毛发早白等。

一种快速促进生发的药物，以传统的辨证施治为基本准则，主要从上述三脏入手。补肾兼以养血，疏肝佐以理气，健脾兼顾益气，化瘀辅以通经活络，达到滋养毛囊而生发的目的。用药君臣佐使分明，配方恰如其分，辨证与辨病结合，中医与西医合参，所用药物均经现代医学有关药理实验证明，其调理脏腑气血、增强局部血液循环、促进毛发再生的显效性与可靠性，证明其改善体质、增强免疫功能、促进身心健康的显效性与可靠性，而且每味药物均提示没有毒副作用，是一种综合治疗多种疾病引发脱发、头发稀疏、毛发早白等的优良药物。

本发明是以如下技术方案实现的。一种快速促进生发的药物，特征在于它是以下述质量份的原料用常规制备方法制成：枸杞子10～60份，黄精10～55份，桑椹子10～60份，肉苁蓉10～50份，黄芪10～60份，大枣10～45份，桃仁10～45份，红花10～50份，龙眼肉10～55份，黑芝麻10～50份，火麻仁10～50份，核桃仁10～60份，当归10～55份，生姜10～50份，山楂10～50份，花椒10～50份。

上述原料药及用量配方，是发明人经多年与多家医疗机构联合进行临床试验才得出的，在上述用量范围内均具有显著的疗效。

本发明药物选择枸杞子、黄精、桑椹子、肉苁蓉、黄芪、大枣、桃仁、红花、龙眼肉、黑芝麻、火麻仁、核桃仁、当归、生姜、山楂、花椒进行配伍，各味药物功效之间产生协同作用，从而达到补肾填精、活血化瘀、益气生发的疗效。

本发明药物中枸杞子滋补肾阴、益精生发，现代药理研究证实，其抗衰老、增强免疫力等作用尤为显著；黄精滋肾填精、益气养阴，对肾精亏虚、气阴不足导致的脱发有较好的疗效，具有抗菌、延缓衰老、增强免疫功能、抗疲劳等作用；桑椹子补血养阴、滋肾填精生发，其抗氧化、抗衰老、抗诱变等作用突出；肉苁蓉补肾壮阳、益精补血，对人体下丘脑垂体、性腺、胸腺等部位的老化均有明显的延缓作用，治疗肾虚引发的脱发具有一定效果；黄芪系补气健脾之要药，治疗气血亏虚引起的脱发效果明显，具有抗疲劳、抗衰老、抗菌、抗病毒、促进免疫功能等作用；大枣补中益气、养血安神，对气血不足引发的脱发治疗有效，具有抗氧化、增强免疫、抗疲劳等作用；桃仁活血化瘀，促进血液循环，有益于毛发再生，其抗氧化、抗衰老、免疫调节等作用明显；红花活血化瘀、解郁安神，可改善脏腑组织血液供应，其抗疲劳、抗衰老作用良好；龙眼肉补益心脾、养血安神，可稳定焦躁情绪，具有良好的抗疲劳、抗应激、抗氧化、抗菌、抗衰老、增强免疫等作用；黑芝麻补肾益肝、养血润燥、乌发美容、滋阴解毒、生肌生发，富含大量维生素 E，还含有叶酸、卵磷脂、蛋白质等，对脱发、头发早白的治疗具有一定效果，具有抗衰老、调节免疫等作用；火麻仁润肠通便，对血虚津亏引发的脱发有益，具有抗氧化、调节免疫、抗凝血与抗血栓形成等作用；核桃仁补气养血、补肾固精、乌发健脑、美容益智，具有抗氧化、抗衰老、增强免疫力等作用；当归补血养血、活血润燥，具有抗炎、消除自由基、调节免疫、抗凝血等作用；生姜温胃止呕、除湿化痰，其挥发油可有效刺激毛囊，促进毛发再生长；山楂消食健胃、行气散瘀，其强心脏、降血压、降血脂、防肿瘤，助消化等作用尤为显著，并有抗氧化、抗衰老等功效；花椒含有挥发油，《名医别录》《药性论》中记载花椒具有"坚齿发""主生发"等作用。

该方组合，具有补肾填精、活血化瘀、益气生发等功能，可有效治疗多种疾病引发的脱发、头发稀疏、毛发早白等，见效尤其迅速，效果显著，无毒副作用。诸药配合相得益彰，完全符合中医辨证施治的基本原则，也符合辨病与辨证相结合的基本特色。

不仅如此，上述药物的药理作用，均有相关药理研究与动物实验结论。

本发明药物可采用中药制剂的常规方法制成内服剂型。本发明药物可以将原料药研成粉混合均匀成散剂、冲剂、颗粒剂、口服液，还可以将各原料药水煎后浓缩成煎液获得有效成分，再制备成各种口服剂。

本发明药物也可采用半仿生提取（SBE）、超临界流体萃取（SFE）、微波提取（MAE）、酶提取（ETE）、超声波提取（UAE）、压榨提取（PE）、连续逆流提取（CCE）、组织破碎提取（STE）、免加热提取（HFE）、常温超高压提取（UHPE）、空气爆破提取（AEE）等方法提取有效成分。

本发明优选的采用如下胶囊剂型。

所述药物的制备方法，按如下步骤进行。

(1) 按比例称取原料，备用。

(2) 将所述重量比的枸杞子、黄精、桑椹子、肉苁蓉、黄芪、大枣、桃仁、红花、龙眼肉、黑芝麻、火麻仁、核桃仁、当归、生姜、山楂、花椒 16 味药，验收合格后交付专业中药制药厂提取。

(3) 由药厂依照中药提取常规方法与程序进行提取。

(4) 将提取的药粉分装成瓶装胶囊剂，每瓶 60 粒，每粒含中药提取药粉 0.45g。

(5) 由药厂将成品交付临床试验。

本发明药物经临床使用结果表明，有下述优点。

(1) 本发明选用天然食用植物药为原料，各组份符合药品法规定和中医处方原则，突出中医辨证与西医辨病相结合、病因治疗与对症治疗相结合的基本特色。

(2) 本发明药物无须煎煮，口感良好，服用方便，各味药物组方前后均无毒无害，正常剂量服用没有发现任何副作用。

(3) 本发明药物对脱发、头发稀疏、毛发早白不仅有良好的治疗效果，也有良好的预防保健作用，适用范围广泛。

(4) 本发明药物均精选于卫健委规定可药食两用的品种，安全性更高，治疗脱发、头发稀疏或毛发早白的患者可长期服用。

(5) 本发明药物具有良好的兼顾性，对中老年人容易出现的便秘、失眠、虚劳、乏力等症状，具有一定的兼顾治疗作用。

(6) 本发明药具有良好的补肾、健脾、疏肝等作用，对中老年人的亚健康状态，具有较好的调节作用，可明显缓解由此产生的诸多疾病症状。

(7) 本发明药物标本兼治，见效迅速。

（九）具体实施方式

以下结合实施例及临床应用统计进一步说明本发明药物的效果。

实施例 1：胶囊剂制备

将枸杞子 24kg，黄精 18kg，桑椹子 22kg，肉苁蓉 15kg，黄芪 18kg，大枣 10kg，桃仁 12kg，红花 10kg，龙眼肉 8kg，黑芝麻 12kg，火麻仁 12kg，核桃仁 10kg，当归 12kg，生姜 12kg，山楂 15kg，花椒 6kg 配料完毕，由中药制药厂代提取加工，制成中药胶囊剂，每粒 0.45g。

实施例 2：片剂制备

将枸杞子 24kg，黄精 18kg，桑椹子 22kg，肉苁蓉 15kg，黄芪 18kg，大枣 10kg，桃仁 12kg，红花 10kg，龙眼肉 8kg，黑芝麻 12kg，火麻仁 12kg，核桃仁 10kg，当归 12kg，生姜 12kg，山楂 15kg，花椒 6kg，配料完毕，由中药制药厂代提取加工，制成中药片剂，每片 0.5g。

本发明药物治疗脂溢性脱发临床观察

◆ 一般资料

临床资料：为证实本发明药物临床治疗效果，于 2013 年 3 月—5 月，在三甲医院中医门诊选取脂溢性脱发患者 152 例，年龄 19—50 岁，按数字随机表法分为观察组与对照组。观察组 76 例，其中男 65 例，女 11 例；年龄为 19—50 岁，平均年龄（30.3 ± 12.9）岁；病程 5 个月至 11 年，平均病程（1.2 ± 0.56）年。对照组 76 例，其中男 66 例，女 10 例；年龄为 19—50 岁，平均年龄（30.5 ± 12.7）岁；病程 6 个月至 11.5 年，平均病程（1.2 ± 0.55）年。两组患者的性别、年龄、病程等一般资料，经统计学处理无显著性差异，具有可比性（$P > 0.05$）。

诊断标准：油脂分泌旺盛，头发油腻，或头屑明显，伴有瘙痒，头发干燥；头发呈弥漫性缓慢脱落，或头发明显稀疏。

入选标准：符合本症诊断，年龄 19—50 岁，积极配合治疗并顺利完成规定疗程者，治疗前未曾用糖皮质激素或免疫抑制剂，1 周内未服用过中药或抑制雄性激素的药物。

排除标准：甲状腺功能减退或亢进、甲状旁腺或垂体功能低下、性腺功能减退症、糖尿病等内分泌性脱发，药物性脱发、症状性脱发及女性产后脱发，哺乳期或妊娠期妇女，不符合入选标准或资料不全影响疗效判断者。

◆ 实验方法

对照用药：观察组服用一种快速促进生发的药物，胶囊剂（江苏颐海药业有限责任公司代加工生产），每粒 0.45g，每日 3 次，每次 4 粒；对照组口服胱氨酸片（山西云鹏制药有限公司生产）每次 50mg，每日 3 次，维生素 B$_6$ 片（东北制药集团沈阳第一制药有限公司生产）每次 10mg，每日 3 次。两组均连续用药 3 个月，均在治疗期间停止口服及外用相关药物，均忌食辛辣刺激、过于油腻之品，注意清淡饮食。

◆ 评价标准

疗效标准：毛发停止脱落，基本无油腻感、无瘙痒、无脱屑、无干燥，> 80%

皮损处生长新发或毳毛为痊愈；60% 皮损处有新发生长，油腻感与脂性脱屑明显减少，瘙痒明显减轻为显效；30% 皮损处有新发生长，油腻感与脂性脱屑有部分减少，瘙痒程度部分缓解为有效；无新发生长，油腻感与脂性脱屑无减少，瘙痒无缓解为无效。

◆ 统计方法

采用 SPSS15.0 统计软件进行统计学分析，计数资料以率（%）表示，采用 χ^2 检验，$P < 0.05$ 为差异有统计学意义。

◆ 结果

观察组 76 例中获痊愈 54 例（71.05%），显效 17 例（22.37%），有效 3 例（3.95%），无效 2 例（2.63%），总有效率为 97.37%；对照组 76 例中获痊愈 26 例（34.21%），显效 19 例（25.00%），有效 13 例（17.11%），无效 18 例（23.68%），总有效率为 76.32%。

临床观察结果表明，一种快速促进生发的药物治疗脱发的效果，特别在痊愈率方面，明显优于对照组，观察组总有效率优于对照组，差异有统计学意义（$P < 0.05$），具有一定的市场推广价值。

参考文献

[1] 王忠民 . 一种快速促进生发的药物 : CN201910857244.4[P].2021-03-05.

[2] 王忠民，高法钧 . 活血化瘀为主治疗多囊卵巢综合征 [J]. 贵阳中医学院学报，1995（4）：21-22.

[3] 王明闯，张菲菲 . 王忠民辨治甲状腺功能减退症合并慢性盆腔炎经验 [J]. 中医学报，2015, 30（2）：206-209.

二、一种快速减肥瘦身的药物

（一）研究开发思路

近年来肥胖症呈现高发趋势。由于一些人的饮食结构不够科学，或因运动量不足，或由于遗传所致，或因为其他因素，最终导致肥胖。肥胖不仅仅影响形象，更会因为肥胖而引发诸多重大疾病，给患者的身心带来极大的伤害。

肥胖原因虽然众多，但笔者认为仅与肾、脾两脏关系最为密切。肾为先天之本，由遗传因素所致的肥胖，属于先天异常所致；脾为后天之本，由自身不良饮食等引发的肥胖，属于后天因素所致。但肥胖不论是先天因素还是后天因素，都是需要认真治疗。

中医学认为，脾具有运化之职，不仅运化水谷精微物质以转化为气血，同时还运化水湿分布各处组织以及四肢百骸。如果运化功能失职，水谷精微物质转化出现异常，或水湿运化不足就会停聚生痰，形成痰湿肥胖体质。中医学认为，肥胖的病理基础是痰湿凝聚，只有促进脾的运化功能，才能使痰湿消除，肥胖自然缓解。

正是基于这一思路，笔者在组方时重视使用健脾理气之品，以冀促进脾的运化能力，使痰湿化解、肥胖消除。这一思路与传统的减肥方法有所不同，力图通过解决主要矛盾的方法，从根本上减轻肥胖。应用这一方法，患者的相应症状会逐步缓解，同时体重明显减轻，而且在停用药物后无明显反弹，是一种较为理想的减肥药物，具有重要的推广价值。

（二）专利药物名称

一种快速减肥瘦身的药物

（三）审批专利号码

CN201911004426.3

（四）专利药物摘要

本发明公开了一种快速减肥瘦身的药物，是以山楂、决明子、莱菔子、荷叶、陈皮、茯苓、蒲公英、薏苡仁、紫苏子、藿香、砂仁、香橼、桑叶、布渣叶、杏仁为原料，按一定重量配比制备而成。它可以制成任何一种常用口服剂型，药物具有健脾益气、消积化痰、祛湿消肿、促进代谢等功能，对单纯性肥胖引发的体重增加、肥胖臃肿、脂类代谢异常、免疫力低下、四肢乏力等症状疗效显著，见效尤其迅速，无毒副作用。

（五）专利药物配方

一种快速减肥瘦身的药物，配方特征在于它是药食两用中药并按照由下述质量份的原料药制成。

山　楂 10～90 份	决明子 10～50 份	莱菔子 10～90 份
荷　叶 10～60 份	陈　皮 10～60 份	茯　苓 10～90 份
蒲公英 10～90 份	薏苡仁 10～60 份	紫苏子 10～90 份
藿　香 10～90 份	砂　仁 10～60 份	香　橼 10～90 份
桑　叶 10～90 份	布渣叶 10～60 份	杏　仁 10～60 份

（六）药物技术领域

本发明涉及一种快速减肥瘦身的药物，特别是涉及一种以植物中药且全部为药食两用的中药为原料按一定重量比制成的，治疗体重升高及其所引发的一系列不适症状的药物。

（七）研发背景技术

近些年来，由于饮食结构上的不合理、饮食安全缺乏保障、体育运动普遍不足，肥胖的发病率越来越高，对肥胖症导致的身心危害，是不可低估的。

肥胖症是一种慢性疾病，是一种以身体脂肪含量过多为重要体征，多病因、可并发多种疾病的慢性病。其形成的主要因素有三种，单纯性肥胖最为常见的一种，占 95% 左右，该类型的肥胖分体质性肥胖与过食性肥胖。

总的来说，肥胖的发生分为内在因素与外在因素。内在因素最为常见的是遗传因素，人类肥胖 70% 与遗传因素有关，还有神经精神因素、内分泌因素等。而肥胖形成的外因，则以饮食过多与活动过少最为常见。肥胖者均有饮食增多史，喜食甜食或每餐中间加食，引起能量过剩。有些患者工作时间过紧，导致运动量不足，使肥胖的发病率升高。此外，诸如吸烟、饮酒、熬夜等不良习惯，也会导致肥胖的发生。

肥胖对人体健康具有非常严重的不良影响。有报道显示，体重指数（BMI）对人体健康具有重要影响。当 BMI > 30 时，肥胖程度与病死率的增高几乎呈线性相关；BMI > 35 时，病死率增高约 30%～40%；BMI > 40 时，男性预期寿命减少 20 年，女性减少 5 年。

肥胖会增加一些重大疾病的发病率。肥胖会增加高血压、高脂血症的发病率，年龄 40—50 岁的肥胖者，发生高血压的概率比正常体重者高 50%；肥胖会增加脑血管疾病的风险，容易发生大脑动脉粥样硬化；肥胖会增加2型糖尿病风险，长期肥胖者比普通人群发病率高4倍；肥胖者会增加脂肪肝、胆囊炎与胆石症的发病概率；肥胖者会增加冠心病、心梗的发病概率；肥胖者会增加骨性关节炎、糖尿病性骨关节炎与痛风性骨关节炎的发病率；不仅如此，肥胖与一些癌症具有内在联系，男性肥胖者主要会增加直肠癌、前列腺癌的发病率，而女性肥胖者会增加子宫内膜癌、宫颈癌、卵巢癌、乳腺癌及胆囊癌的发病率。由此可见，肥胖已成为颇为常见、严重危害患者健康的疾病。

临床常用的减肥药物主要有抑制肠道消化吸收的药物（脂肪酶抑制剂、双胍类药物、葡萄糖甘酶抑制剂等）、中枢食欲抑制剂（盐酸西布曲明及其他中枢食欲抑制剂）等，这些药物或多或少存在一定的毒副作用，而且对改善整体健康素质情况效果并非十分理想，因此在临床应用方面具有一定的局限性。

目前，临床尚缺少高效、安全、快捷、无毒副作用的降低体重的专用中药药品。研究开发有效地防止体重升高、快速减轻肥胖、安全可靠无毒副作用、可较长时间服用的药物，对广大肥胖症患者来说尤其重要。

中医药在防治肥胖症方面具有优势，相对来说西药副作用少、易被患者接受、整体疗效可靠。根据肥胖症的发病机制，从中药研究入手，主要选择具有健脾益气、消积化痰、祛湿消肿、促进代谢等功能的中药品种，具有良好的开发前景。

发明一种具有疗效可靠而没有毒副作用、综合治疗肥胖症的药物，特别是运用药食两用中药研制出疗效显著的药物，更具有安全有效特征，以及非常重要的现实意义，也是发明人的出发点与研发目的。一种快速减肥瘦身的中成药研制成功，填补了药食两用中成药快速有效治疗肥胖症的空白。

（八）发明专利内容

一种快速减肥瘦身的药物，主要是针对肥胖症对患者的身体带来的伤害，予以缓解、减轻肥胖给患者带来的诸多疾病，进而有效地保护患者、防止并发症发生，从根本上提高患者健康水平与生活质量。

中医治疗肥胖具有一定的效果。在古代，就有治疗肥胖症的经验与论述，如《素问·异法方宜论》云："西方者，金玉之域……其民华食而脂肥"。其形态如《灵枢·阴阳二十五人》所述："土形之人……圆面，大头，美背肩，大腹……水形之人……大头，小肩，大腹。"这种肥胖体型者，喜食膏粱厚味，贪于摄食，脾气运化功能难以完成，导致能量郁积，其根源在于脾运失常。

中医药在认识肥胖症方面具有独到之处。为了今后更好地治疗肥胖症及其所带来的多种并发症，发明人在临床进行了多方面的研究与尝试，探索出一系列有效的减肥方法和一些重要的治疗措施。为提高减肥治疗效果，继承和运用中医药关于肥胖认识及治疗的传统理论，并借助现代科学理论、研究技术和探索方法，多学科地进行系统观察，充分发挥中医药的治疗优势，力求早日找到减轻肥胖及其相关问题更好的药物。

笔者经过多年探索认为，肥胖症的起因在脏腑功能异常，有先天因素也有后天因素，属于病之本，重点是脾胃运化功能失职。其治疗，应以调理脏腑为主，同时兼顾其标，做到标本兼治，使体重降低至正常范围。

本发明药物是以如下技术方案实现的。一种快速减肥瘦身的药物，特征在于它是以下述质量份的原料用中药制剂学常规工艺制成：山楂10～90份，决明子10～50份，莱菔子10～90份，荷叶10～60份，陈皮10～60份，茯苓10～90份，蒲公英10～90份，薏苡仁10～60份，紫苏子10～90份，藿香10～90份，砂仁10～60份，香橼10～90份，桑叶10～90份，布渣叶10～60份，杏仁10～60份。

上述原料药及用量配方，是发明人经多年与多家医疗机构联合进行临床试验才得出的，在上述用量范围内均具有显著的疗效。

一种快速减肥瘦身的药物组成，选择山楂、决明子、莱菔子、荷叶、陈皮、茯苓、蒲公英、薏苡仁、紫苏子、藿香、砂仁、香橼、桑叶、布渣叶、杏仁进行配伍，各味药物功效之间产生相互协同作用，具有健脾益气、消积化痰、祛湿消肿、促进代谢等功能，对单纯性肥胖引发的体重增加、肥胖臃肿、脂类代谢异常、免疫力低下、四肢乏力等症状疗效显著，见效尤其迅速，无毒副作用。

一种快速减肥瘦身的药物中的山楂化瘀行滞、气血并走，是减肥之要药，具有降压、抗氧化、抗心肌缺血、抗脑缺血、抗肿瘤、促进消化与代谢、降低血脂、改善血流变的作用；决明子清肝明目、润肠通便，与山楂配伍减肥作用显著，具有降血压、降血脂、抗氧化、抗衰老、抗自由基、抗肿瘤、增强免疫力等作用；莱菔子消食除胀、降气化痰，具有抗菌、抗高血压、促进肠蠕动等作用；荷叶升发清阳、去热清心、降脂减肥，具有抗菌、抗病毒、抗氧化等作用；陈皮理气健脾、燥湿化痰，具有抗氧化、抗衰老、抗过敏、抗菌、抗肿瘤、增强免疫力等作用，是治疗痰湿体质肥胖常用之品；茯苓健脾益气、利湿祛痰、宁心安神，具有抗衰老、抗肿瘤、增强免疫力等作用，对脾虚痰湿型肥胖具有良好的治疗作用；蒲公英清热解毒、消肿散结、利尿通淋、清泻肝火、滋肾养阴，具有抗氧化、抗衰老、抗疲劳、抗肿瘤、抗菌、抗炎、利胆保肝、利尿、降血糖、降血脂、增强机体免疫功能等作用；薏苡仁健脾补肺、清热除湿、消痈排脓，具有抗肿瘤、降血糖、抗炎镇痛、调节脂类代谢、抑制骨质疏松、增强免疫功能等作用，动物实验证明其对高脂饮食诱导的肥胖大鼠，能调控脑中神经内分泌的活性，且可能对肥胖具有靶向治疗效果；紫苏子解表散寒、行气和胃、润肠化痰，具有止咳平喘、抗菌、抗过敏、调脂、抗动脉粥样硬化、降低血糖、抗衰老、抗肿瘤、增强记忆力等作用，临床研究证实，其挥发油具有降低胆固醇、调节血脂、减肥的功效；藿香芳香化湿、清胃化浊、调理气机、健脾减肥，具有促进肠胃蠕动功能、促进消化代谢、抗细菌、抗真菌、抗病毒、抗疟原虫等作用；砂仁化湿开胃、温脾止泻、理气安胎、消痞除痰，具有抗溃疡、止泻、促进胃排空、增强胃肠推进运动、利胆保肝等，对确保脾胃的正常运化功能十分有益；香橼理气降逆、宽胸化痰、宽中快膈，具有消食除胀、增强脾胃运化功能等作用；桑叶疏散风热、清肺润燥、清肝明目，具有抗凝血、降血脂、降胆固醇、抗血栓、抗动脉粥样硬化、降血糖、抗菌、抗炎、抗病毒、抗肿瘤、抗衰老、抗疲劳等作用，并可改善肠功能、润肠通便以及减肥的作用；布渣叶清热解毒、消滞健胃、祛湿除满，具有调血脂、解热、退黄、镇痛、抗炎、抗衰老等作用，对消化系统、心血管系统有益；杏仁止咳化痰、润肺通便、补脑益智、美容减肥、益寿延年，具有抗氧化、抗肿瘤、降血压、镇痛、抗凝血、抗血栓、降血脂等作用。全方合之，发挥良好的健身、减肥等治疗效果，且无毒副作用。

　　一种快速减肥瘦身的药物所用之品，单味均有不同程度的促进机体代谢、缓解肥胖带来的症状、促进患者身体健壮等作用。不仅如此，所用药物并非单味中药的作用叠加，而是在中医辨证施治的基础上科学组方，实现了1+1＞2的组方效应。所用中药，主要体现在健脾和胃、消积化痰、祛湿消肿、促进代谢等诸多功效。

　　不仅如此，上述药物的药理作用，均有相关药理研究或动物实验结论。

　　本发明药物可采用中药制剂的常规方法制成内服剂型。本发明药物可以将原料药研成粉混合均匀成散剂、冲剂、颗粒剂、口服液、饮料，还可以将各原料药水煎后浓缩成煎液获得有效成分，再制备成各种口服剂。

本发明药物也可采用半仿生提取（SBE）、超临界流体萃取（SFE）、微波提取（MAE）、酶提取（ETE）、超声波提取（UAE）、压榨提取（PE）、连续逆流提取（CCE）、组织破碎提取（STE）、免加热提取（HFE）、常温超高压提取（UHPE）、空气爆破提取（AEE）等方法提取有效成分。

本发明优选的采用如下胶囊剂型。

所述药物的制备方法，按如下步骤进行。

(1) 按比例称取原料，备用。

(2) 将所述重量比的山楂、决明子、莱菔子、荷叶、陈皮、茯苓、蒲公英、薏苡仁、紫苏子、藿香、砂仁、香橼、桑叶、布渣叶、杏仁 15 味中药，验收合格后交付专业中药制药厂提取。

(3) 由药厂依照中药提取常规方法与程序进行提取。

(4) 将提取的药粉分装成瓶装胶囊剂，每瓶 60 粒，每粒含中药提取药粉 0.45g。

(5) 或将提取的药物制成颗粒剂，每袋含中药提取药粉 6g。

(6) 由药厂将成品交付临床试验。

本发明药物经临床使用结果表明，有下述优点。

(1) 本发明选用天然食用植物药为原料，各组份符合药品法规定和中医处方原则，突出中医辨证与西医辨病相结合、病因治疗与对症治疗相结合的基本特色。

(2) 本发明药物提取后无须煎煮，口感良好，服用方便，各味药物组方前后均无毒无害，正常剂量服用没有发现任何副作用。

(3) 本发明药物对肥胖以及肥胖引发的诸多症状不仅有良好的治疗效果，而且有良好的预防保健作用，适用范围广泛。

(4) 本发明药物均精选于卫健委规定可药食两用的品种，安全性更高，治疗肥胖的患者可长期服用。

(5) 本发明药物具有良好的兼顾性，对患者容易出现的并发症、免疫力低下、亚健康等，具有一定的兼顾治疗作用。

(6) 适用人群广泛，包括中老年、少年等人群。

(7) 本发明药物标本兼治，见效迅速。

（九）具体实施方式

以下结合实施例及临床应用统计进一步说明本发明药物的效果。

实施例 1：胶囊剂制备

山楂 15kg，决明子 20kg，莱菔子 20kg，荷叶 20kg，陈皮 15kg，茯苓 15kg，蒲公英 20kg，薏苡仁 20kg，紫苏子 15kg，藿香 20kg，砂仁 12kg，香橼 18kg，桑叶 20kg，布渣叶 15kg，杏仁 15kg，由专业中药制药厂提取加工，制成胶囊剂，每粒 0.45g，每次 4 粒，每日 3 次。

实施例 2：颗粒剂制备

山楂 15kg，决明子 20kg，莱菔子 20kg，荷叶 20kg，陈皮 15kg，茯苓 15kg，蒲公英 20kg，薏苡仁 20kg，紫苏子 15kg，藿香 20kg，砂仁 12kg，香橼 18kg，桑叶 20kg，布渣叶 15kg，杏仁 15kg，由专业中药制药厂提取加工，制成颗粒，每袋 6g，每次 1 袋，每日 3 次，冲服。

本发明药物治疗肥胖临床观察

◆ **一般资料**

临床资料：为证实本发明药物的临床疗效，于 2018 年 8 月—2019 年 6 月，选取中医门诊治疗肥胖患者 146 例，年龄 18—65 岁，平均年龄（35.2 ± 7.6）岁；其中男性 67 例，女性 79 例；按数字随机表法分观察组与对照组，各 73 例。两组患者的年龄、性别等一般临床资料，经统计学处理无显著性差异，具有可比性（ $P > 0.05$ ）。

诊断标准：根据 2003 年 4 月中国卫生部疾病控制司颁布的《中国成人超重和肥胖症预防与控制指南（试行）》规定，BMI ≥ 24 为超重，BMI ≥ 28 为肥胖，男性腰围 ≥ 85cm、女性腰围 ≥ 80cm 为腹部脂肪堆积。

排除标准：年龄在 18 岁以下或 65 岁以上；合并心血管疾病及肝肾功能障碍、内分泌及代谢障碍性疾病等继发性肥胖症患者；育龄期妇女服用避孕药物者、妊娠或哺乳期妇女；不积极参加本临床治疗、不签署同意书或参加其他临床试验的患者。

入选标准：年龄 18—65 岁，符合体重超重或肥胖纳入标准；积极配合治疗，遵守相关规定，签署知情同意书。

◆ **实验方法**

对照用药：两组均用药治疗 2 个月。观察组用本发明药物颗粒剂，每袋 6g，每次 1 袋，每日 3 次，冲服；对照组口服盐酸西布曲明胶囊（太极集团重庆涪陵制药厂生产，批号 X031106），每粒 5mg，每日 2 粒，每日 1 次，早晨饭前空腹服用。两组均同时予以饮食控制，忌食肥甘醇酒厚味，适量进食蔬菜、水果、粗粮等富含纤维、维生素的食物，适当增加运动量，以进行大步快走为主的活动。

观察指标：观察治疗后的有效情况；实验室指标，血清总胆固醇（TC），血清甘油三酯（TG），血清高密度脂蛋白胆固醇（HDL-C），血清低密度脂蛋白胆固醇（LDL-C）。

◆ 评价标准

疗效标准：参考 1998 年全国中西医结合肥胖病研究学术会议制定的单纯性肥胖病的疗效评定标准。临床痊愈：体重下降已达到标准体重；显效：体重下降 ≥ 5kg；有效：体重下降 ≥ 3kg；无效：体重下降 < 3kg。

◆ 统计方法

采用 SPSS10.0 统计软件进行统计学分析，两组疗效比较采用 χ^2 检验，$P < 0.05$ 为有统计学差异。

◆ 结果

有效率比较：治疗 2 个月后，观察组 73 例中临床治愈 21 例（28.77%），显效 31 例（42.46%），有效 17 例（23.29%），无效 4 例（5.48%），总有效率为 94.52%；对照组 73 例中临床痊愈 8 例（10.96%），显效 22 例（30.14%），有效 28 例（38.36%），无效 15 例（20.55%），总有效率为 79.45%。两组临床痊愈率、显效率与总有效率比较，观察组优于对照组，差异具有统计学意义，$P < 0.05$。

检验指标治疗前后比较：治疗 2 个月后进行检验分析。观察组 73 例治疗前 TC（6.16 ± 1.09）mmol/L、TG（2.73 ± 0.97）mmol/L、HDL-C（0.86 ± 0.34）mmol/L、LDL-C（4.39 ± 0.46）mmol/L，治疗后分别为（4.503 ± 1.01）mmol/L、（1.17 ± 1.19）mmol/L、（1.96 ± 0.57）mmol/L、（2.69 ± 0.65）mmol/L；对照组治疗前 TC（6.19 ± 1.12）mmol/L、TG（2.76 ± 0.96）mmol/L、HDL-C（0.85 ± 0.36）mmol/L、LDL-C（4.41 ± 0.45）mmol/L，治疗后分别为（5.53 ± 1.13）mmol/L、（2.22 ± 1.21）mmol/L、（1.03 ± 0.46）mmol/L、（3.76 ± 0.59）（mmol/L）。两组治疗前后检验指标比较具有显著性差异，$P < 0.05$。

临床研究证实，本发明药物在治疗肥胖及其相关检验指标方面具有明显优势，有一定的市场推广价值。

参考文献

[1]　王忠民.一种快速减肥瘦身的药物：CN201911004426.3[P].2021-04-13.

[2]　王忠民，高法钧.活血化瘀为主治疗多囊卵巢综合征[J].贵阳中医学院学报，1995（4）：21-22.

[3]　王志，王明闯，王忠民.王忠民补肾化瘀为主论治围绝经期综合征经验[J].中医药临床杂志，2016，28（6）：771-776.

[4]　王忠民，刘茜.卵巢早衰[M].北京：中国中医药出版社，2020：11.

[5]　王忠民，刘茜.雌激素奥秘[M].北京：人民卫生出版社，2014：8.

三、一种快速消除痤疮的药物

（一）研究开发思路

痤疮对于爱美的女性，往往是不可忍受的。尽管痤疮生长在皮肤表面，但其发病原因复杂，一些痤疮患者常常处于内分泌功能紊乱、脏腑功能失调、气血瘀滞不畅、抗病能力下降等亚健康状态，给身心健康带来诸多的不良影响。

痤疮虽生长在表面，但其根在内脏功能失调。这一累及毛囊皮脂腺的慢性炎症性皮肤病，属于内部出现异常并混合外部皮肤感染而共同发生的疾病。因此，单纯的外部用药，常常不够理想，即便当时有效，过后还会像"雨后春笋"一样复发。

为了研发出内外共同治疗、疗效显著快捷、减少再次复发的药物，笔者进行了大量的探索与研究。为发明治疗痤疮特殊疗效的处方，翻阅了大量的中医古典医学著作，查找了现代医学的中药药理研究，并结合临床试验进行验证，收到良好的治疗效果，总结出翔实的研究资料。

本发明药物的组方基本特征，主要根据发病特点确定。在用药上，重视清热解毒、利湿化痰、宣肺降火，以期达到消肿祛痘之目的。不仅如此，还根据痤疮的感染特征，筛选出既符合辨证施治原则，又具有消除感染病菌的药物，使祛痘效果大幅度提高。

在用药方面，主要从肝、肺、脾三脏入手，为根除痤疮奠定了坚实的基础。

痤疮与其他疾病的治疗方法一样，脏腑功能协调，就可以使痤疮不发生，或发生后的痤疮尽快消除。调理肝脏可使肝郁气滞及时疏解，调理肺脏可使肺气不宣得以宣通，调理脾脏可使运化不力迅即复健，脏腑无恙何病之有？内外协调，功能复常，痤疮自然可除。

（二）专利药物名称

一种快速消除痤疮的药物

（三）审批专利号码

CN201910857341.3

（四）专利药物摘要

本发明公开了一种快速消除痤疮的药物，是以豆豉、白扁豆、青果、玫瑰花、蒲公英、金银花、白茅根、马齿苋、杏仁、桃仁、当归、花椒、紫苏子、桑叶为原料，按一定重量配比煎煮提取制备而成。它可以制成任何一种常用口服剂型，药物具有清热解毒、利湿化痰、宣肺降火、消肿祛痘等功能，对治疗各种疾病引发的痤疮、颜面疔毒、口舌生疮等疗效显著，见效尤其迅速，无毒副作用。

（五）专利药物配方

一种快速消除痤疮的药物，配方特征在于它是由下述质量份的原料且为药食两用中药制成。

豆　豉 10～90 份	白扁豆 10～50 份	青　果 10～90 份
玫瑰花 10～60 份	蒲公英 10～60 份	金银花 10～90 份
白茅根 10～90 份	马齿苋 10～60 份	杏　仁 10～45 份
桃　仁 10～90 份	当　归 10～60 份	花　椒 10～60 份
紫苏子 10～60 份	桑　叶 10～60 份	

（六）药物技术领域

本发明涉及一种快速消除痤疮的药物，特别是涉及一种以植物中药且全部为药食两用中药为原料制成的，治疗多种疾病引发痤疮的药物。

（七）研发背景技术

痤疮是常见疾病，男女均可发病，尤其是青春期前后的男女最为多见。痤疮是一种累及毛囊皮脂腺的慢性炎症性皮肤病，发病部位多见于面部、胸背部等处。尽管治疗方法多样，但并未有特殊疗效的药物。由于痤疮发病时间持久，且无特效治疗药物，长期直接暴露在颜面部，发病后给患者的形象与心理带来一定的不良影响。

痤疮的形成原因较多，目前多数学者认为与皮脂腺的过多分泌、毛囊颈部异常角化及阻塞、异常菌群（如痤疮棒状杆菌）与炎症的产生有关。上述病情的出现，原因是多方面的，随着人们生活节奏的加快，精神过度紧张、情志不悦、睡眠不足、劳累过度、饮食不当等不良影响，让一些人处于内分泌功能紊乱、脏腑功能失调、气血瘀滞不畅、抗病能力下降等亚健康状态，致使痤疮的发病率有逐年升高的趋势。

痤疮的形成常常是一种或多种疾病所致。中医药治疗痤疮从整体辨证施治，具有一定的优势。痤疮的发病率之高，对爱美女性影响之大，突显了有效治疗痤疮的重要性与紧迫性。但目前从药物市场上来看，治疗痤疮疗效显著、副作用小、服用方便的药物少之又少，中成药亦不多见。针对发病率较高的痤疮，研究开发一种安全有效的治疗药物，对众多的患者来说无疑是一个福音。根据这一情况，笔者对痤疮患者进行了较长时间的临床研究，并获得了成功。

发明一种具有疗效可靠而没有毒副作用、综合治疗痤疮的药物，特别是运用药食两用中药研制出疗效显著的药物，更具有安全有效特征，以及非常重要的现实意义，也是发明人的出发点与最终目的。一种快速消除痤疮的药物中成药研制成功，填补了中成药快速有效治疗痤疮的空白。

（八）发明专利内容

痤疮是一种常见病、多发病。痤疮的发生，与皮脂分泌过多、毛囊皮脂腺导管堵塞、细菌感染和炎症反应等因素有一定关系。进入青春期后，部分人体内雄激素水平升高，内分泌系统失去平衡，促进皮脂腺发育并因此产生大量皮脂。同时，毛囊皮脂腺导管的角化异常，导致导管堵塞，皮脂排出障碍，最终形成角质栓即微粉刺。在毛囊中，由于多种微生物尤其是痤疮丙酸杆菌大量繁殖，所产生的脂酶分解皮脂生成游离脂肪酸，趋化炎症细胞和介质，会诱导并加重炎症反应。

痤疮是一种影响患者美观、反复感染的皮肤病。中医称之为肺风粉刺、酒刺、风刺等。其发病，属肺风粉刺范畴，因颜面系肺、胃、大肠经所过之处，故与肺、胃、大肠经郁热有关。巢元方《诸病源候论》云："面疮者，谓面上有风热气生疮，头如米大，亦如谷大，白色者是。"《医宗金鉴·外科心法要诀》曰："由肺经血热而成，每发于面鼻，起碎疙瘩，形如黍屑，色赤肿痛，破出白粉汁，日久皆成白屑，形如黍米白屑，宜内服清肺饮，外敷颠倒散。"痤疮的形成，中医认为与郁热、瘀滞等有关。《素问·生气通天论》认为，郁是导致痤疮的一个重要因素，"劳汗当风，寒薄为皶，郁乃痤"。《外科正宗》则认为痤疮"由血热郁滞不散"。

笔者在40余年临床实践中认识到，痤疮的形成与肝、肺、脾关系最为密切，在治疗上注重调理上述三脏。内分泌功能失调、皮脂腺分泌与感染，导致痤疮生成，实质上是脏腑功能异常的外在表现。情志不悦、精神抑郁、压力过大等不良精神因素，均可导致肝气郁结，久不缓解，则郁热化火，特别是油性皮肤、痰湿肥胖患者，会直接产生或加重该病；肺主气，主皮毛，具有宣发疏散之功，与大肠相表里，肺气宣发不利，则宿热于肺，复感风热邪毒，不得外泄则引起痤疮丛生；脾失健运，气血化生之源不足，膏粱厚味，饮食不节，肠胃乃伤，运化水湿不利，痰湿凝聚，阻滞脉络于上，引发气滞血瘀，郁于肌肤，则痤疮病生。根据其病因病机，痤疮在外为标，其引发气血失调之脏腑为本。以整体观念、辨证治疗为依据，实施标本兼治之法，调理肝木，宣发肺脏，健运脾气，使阴血流畅，气机调达，生化如常，则肌肤滋润无恙。

一种快速消除痤疮的药物，以传统的辨证施治为基本准则，根据痤疮发生的机制，从疏肝解郁、宣肺散热、健脾化痰、清热解毒、活血化瘀入手，以冀疏泄功能复常，肺之郁热得以消散，痰湿凝聚有效化解，毒邪皮脂一并清除，导管堵塞快速畅通，如斯综合治理则痤疮可除。用药君臣佐使分明，配方恰如其分，辨证与辨病结合，中医与西医合参，所用药物均经现代医学有关药理实验证明，其调理脏腑气血、增强局部血液循环、促进皮肤修复、消除痤疮病灶的显效性与可靠性，证明其改善脏腑功能、增强免疫能力、促进身心健康的显效性与可靠性，而且每味药物均提示没有毒副作用，是一种综合治疗痤疮的优良药物。

本发明是以如下技术方案实现的。一种快速消除痤疮的药物，特征在于它是以下述质量份的原料用常规制备方法制成：豆豉 10～90 份，白扁豆 10～50 份，青果 10～90 份，玫瑰花 10～60 份，蒲公英 10～60 份，金银花 10～90 份，白茅根 10～90 份，马齿苋 10～60 份，杏仁 10～45 份，桃仁 10～90 份，当归 10～60 份，花椒 10～60 份，紫苏子 10～60 份，桑叶 10～60 份。

上述原料药及用量配方，是发明人经多年与多家医疗机构联合进行临床试验才得出的，在上述用量范围内均具有显著的疗效。

本发明的药物配方选择豆豉、白扁豆、青果、玫瑰花、蒲公英、金银花、白茅根、马齿苋、杏仁、桃仁、当归、花椒、紫苏子、桑叶进行配伍，各味药物功效之间产生协同作用，从而达到疏肝解郁、宣发肺脏、健脾益气、清热解毒、活血祛痘、通便排毒的显著疗效。

本发明药物中豆豉宣郁除烦、解肌发表，具有促进消化、增强免疫力、延缓衰老、消除疲劳等作用，豆豉中含有很高的纳豆激酶，具有溶解血栓的作用；白扁豆健脾和胃、和中化湿、消毒解暑，具有抗菌、抗病毒、提高免疫功能、增强体质等功效；青果清热解毒、健脾化痰、生津利咽，具有良好的抗菌、抗病毒等作用；玫瑰花疏肝解郁、活血行气、芳香开窍，具有抗菌、抗病毒、抗氧化等作用，系消痘美容之佳品；蒲公英清热解毒、消肿散结，具有抗菌、抗病毒、增强免疫力等作用，具有增加雌二醇含量的效果，可有效对抗雄性激素，有益于治疗痤疮；金银花清热解毒、善治痈肿疔疮，具有抗菌、抗病毒，药理研究证实其对痤疮丙酸杆菌具有良好的杀灭作用；白茅根清热凉血、清肺利湿，具有抗菌、增强免疫力等作用；马齿苋清热解毒、凉血利湿、善治痈肿恶疮，具有抗菌、抗病毒、增强免疫力等作用；杏仁宣肺止咳、通便化痰，具有抗菌等作用；桃仁活血祛瘀、润肠通便、消肿止痛，具有抗菌、抗氧化、增强免疫力等作用；当归补血活血、润肠通便，抗氧化、抗损伤、增强免疫力等，对痤疮丙酸杆菌具有良好的杀灭作用；花椒性温，入脾肾经，防止清热解毒药物过于寒凉，同时对痤疮丙酸杆菌具有良好的杀灭作用；紫苏子善降肺气、化痰止咳、通便泻火，具有抗菌、抗过敏等作用；桑叶下气益阴、清肺化痰、凉血止咳，具有抗菌、抗氧化等作用。

该方诸药组合，具有调理肝肺脾三脏功能、解毒消肿祛痘等功能，可标本兼治，有效治疗多种疾病引发的痤疮，临床观察证实，见效尤其迅速，效果显著，无毒副作用。诸药配合相得益彰，完全符合中医辨证施治的基本原则，也符合辨病与辨证相结合的基本特色。

不仅如此，上述药物的药理作用，均有相关药理研究或动物实验结论。

本发明药物可采用中药制剂的常规方法制成内服剂型。本发明药物可以将原料药研成粉混合均匀成散剂、冲剂、颗粒剂、口服液，还可以将各原料药水煎后浓缩成煎液得有效成分，再制备成各种口服剂。

本发明药物也可采用半仿生提取（SBE）、超临界流体萃取（SFE）、微波提取（MAE）、酶提取（ETE）、超声波提取（UAE）、压榨提取（PE）、连续逆流提取（CCE）、组织破碎提取（STE）、免加热提取（HFE）、常温超高压提取（UHPE）、空气爆破提取（AEE）等方法提取有效成分。

本发明优选的采用如下胶囊剂型。

所述药物的制备方法，按如下步骤进行。

(1) 按比例称取原料，备用。

(2) 将所述重量比的豆豉、白扁豆、青果、玫瑰花、蒲公英、金银花、白茅根、马齿苋、杏仁、桃仁、当归、花椒、紫苏子、桑叶 14 味药，验收合格后交付专业中药制药厂提取。

(3) 由药厂依照中药提取常规方法与程序进行提取。

(4) 将提取的药粉分装成瓶装胶囊剂，每瓶 60 粒，每粒含中药提取药粉 0.45g。

(5) 由药厂将成品交付临床试验。

本发明药物经临床使用结果表明，有下述优点。

(1) 本发明选用天然食用植物药为原料，各组份符合药品法规定和中医处方原则，突出中医辨证与西医辨病相结合、病因治疗与对症治疗相结合的基本特色。

(2) 本发明药物提取后无须煎煮，口感良好，服用方便，各味药物组方前后均无毒无害，正常剂量服用没有发现任何副作用。

(3) 本发明药物对脏腑功能、气血瘀滞、痤疮等不仅有良好的治疗效果，而且有良好的预防保健作用，适用范围广泛。

(4) 本发明药物均精选于卫健委规定可药食两用的品种，安全性更高，治疗

痤疮的患者可长期服用。

(5) 本发明药物具有良好的兼顾性，对患者容易出现的胸闷不舒、食欲不振、气血亏虚、四肢乏力等症状，具有一定的兼顾治疗作用。

(6) 本发明药物标本兼治，见效迅速。

（九）具体实施方式

以下结合实施例及临床应用统计进一步说明本发明药物的效果。

实施例 1：胶囊剂制备

豆豉 15kg，白扁豆 12kg，青果 15kg，玫瑰花 18kg，蒲公英 20kg，金银花 20kg，白茅根 15kg，马齿苋 18kg，杏仁 10kg，桃仁 10kg，当归 15kg，花椒 10kg，紫苏子 10kg，桑叶 10kg，由中药制药厂提取加工，制成胶囊剂，每粒 0.45g。

实施例 2：片剂制备

豆豉 15kg，白扁豆 12kg，青果 15kg，玫瑰花 18kg，蒲公英 20kg，金银花 20kg，白茅根 15kg，马齿苋 18kg，杏仁 10kg，桃仁 10kg，当归 15kg，花椒 10kg，紫苏子 10kg，桑叶 10kg，由中药制药厂提取加工，制成片剂，每片 0.5g。

本发明药物治疗痤疮临床观察

◆ 一般资料

临床资料：为证实本发明药物的临床疗效，于 2015 年 7 月—2016 年 12 月，选取三级甲等医院中医门诊治疗痤疮患者 196 例，年龄 16—36 岁，其中女 155 例，男 41 例，按数字随机表法分观察组与对照组。观察组 97 例；年龄为 16—35 岁，平均年龄（22.5 ± 5.9）岁；病程 0.5～7.5 年，平均病程（2.7 ± 1.51）年。对照组 99 例；年龄为 16—36 岁，平均年龄（22.9 ± 5.2）岁；病程 0.5～8.0 年，平均病程（2.6 ± 1.65）年。两组患者的年龄、病程等一般资料，经统计学处理无显著性差异，具有可比性（$P > 0.05$）。

诊断分级：两组病例均符合痤疮诊断标准；临床分级依据 Phllisbury 分类法分为Ⅰ～Ⅳ度。Ⅰ度为黑头粉刺，散发至多发；炎症性皮损，散发。Ⅱ度为Ⅰ度＋潜在性脓疱，炎症性皮损数目增加，主要局限于颜面部。Ⅲ度为Ⅱ度＋神在性炎症性皮损，发生于颜面、颈部、胸背部。Ⅳ度为Ⅲ度＋囊肿，易形成疤痕，主要发生于上半身。观察组 97 例，Ⅰ度、Ⅱ度、Ⅲ度、Ⅳ度分别为 45 例、39 例、

13例、0例，对照组99例，Ⅰ度、Ⅱ度、Ⅲ度、Ⅳ度分别为47例、38例、14例、0例。两组分级数据经 Ridit 检验，差异无显著性，临床具有可比性。

入选标准：符合痤疮临床诊断，年龄16—36岁，积极配合治疗并完成规定疗程者，治疗前未曾服用相关药物治疗者。

排除标准：合并有肝肾功能不全、重症糖尿病、脂质代谢疾病、恶性肿瘤患者；哺乳期或妊娠期妇女；近2个月内使用过相关药物治疗者；治疗期间终止治疗或更换药物、治法者；不符合入选标准、资料不全或无法判断疗效者。

◆ 实验方法

对照用药：对照组予0.3%维胺酯乳膏外涂，口服维胺酯胶囊（均为重庆华邦制药有限公司生产），每粒50mg，每日2次；治疗组在上述用药的基础上，加服一种快速消除痤疮的药物，胶囊剂（江苏颐海药业有限责任公司代加工生产），每粒0.45g，每日3次，每次4粒；两组患者均清淡饮食，忌食辛辣刺激食物，忌酒；两组均在治疗2个月后评定疗效。

◆ 评价标准

疗效标准：依据国家有关中药新药治疗痤疮的临床研究指导原则确定。皮损全部消退，仅留色素沉着，无新疹出现为临床治愈；皮损减少70%以上，偶有新疹出现者为显效；皮损减少30%以上，仍有新疹出现为有效；经2个月治疗后皮损减少不足30%，或反而增加者为无效。总显效率＝（临床治愈＋显效）例数／总倒数 ×100%。

◆ 统计方法

采用 SPSS10.0 统计软件进行统计学分析，计数资料以率（%）表示，采用 χ^2 检验，$P < 0.05$ 为差异有统计学意义。

◆ 结果

疗效分析：观察组97例中临床治愈56例（57.73%），显效29例（29.90%），有效10例（10.31%），无效2例（2.06%），总显效率为87.63%；对照组99例中临床治愈21例（21.21%），显效30例（30.30%），有效33例（33.33%），无效15例（15.15%），总显效率为51.5%。

临床观察结果证明，一种快速消除痤疮的药物治疗痤疮的效果，观察组明显优于对照组，具有显著差异（$P < 0.05$），具有一定的临床推广价值。

参考文献

[1] 王忠民 . 一种快速消除痤疮的药物 : CN201910857341.3[P].2021-03-05.

[2] 王忠民，刘茜 . 经来身痒痤疮烦躁口疮证治 [J]. 中医杂志，1987（10）：15-17.

[3] 程士德，喻森山，章真如，等 . 活血化瘀法在疑难杂证中的运用 [J]. 中医杂志，1990
（9）：4-11.

四、一种快速美容养颜的药物

（一）研究开发思路

在爱美的女性中，无论年老年幼，总是希望自己的皮肤细腻滋润，永葆青春。但在现实生活中，一些相关疾病，会导致肌肤粗糙、颜面晦暗、皱纹增多、色斑频发，其实这种现象的出现，常常是脏腑功能发生异常所致。

人们在美容养颜方面，主要倾向于外用药物。笔者通过大量临床研究资料发现，内服药直接调理脏腑、气血，往往比单一外用药效果更加明显、作用更加快捷、美容更加持久。这是因为，出现肌肤过早衰老的原因与疾病有关，患者常常出现脏腑功能失调、内分泌功能紊乱、免疫功能低下等异常，故从内调理乃治病之根本。

皮肤润泽离不开充盈的气血，离不开脏腑功能的协调。笔者在研发本发明药物之初，试图通过外用之法进行调理，但临床发现仅仅用外用法美容养颜，往往维持时间短，病情容易反复。而后采用内外同时治疗，效果明显提高，并且对全身健康的改善具有重要作用。

皮肤衰老，其因较多。中医学认为，五脏六腑、四肢百骸，都需要气血的营养，因此气血充盈如常是皮肤维持润泽的基础。心主血脉，是全身气血流动之动力，心气足则气血畅达无阻；脾主运化，为后天之本，气血化生之源，脾胃健康气血源泉无忧；肝藏血，主疏泄，对全身的血液具有调节分配作用，肝气郁结则易引发气滞血瘀；肺主气、主皮毛，肺气亏虚则影响血的运行、影响皮肤的滋润。故皮肤之疾，根在内脏，通过调理脏腑方可达到治本效果。

正是根据这一思路，研发本发明药物组方时特别重视调理五脏、气血，临床试验证明具有非常可靠的治疗效果。

（二）专利药物名称

一种快速美容养颜的药物

（三）审批专利号码

CN201911004428.2

（四）专利药物摘要

本发明公开了一种快速美容养颜的药物，是以白果、白芷、人参、黄芪、山药、桃仁、当归、阿胶、杏仁、银耳、玫瑰花、肉苁蓉、蒲公英、马齿苋、蜂蜜、松花粉为原料，按一定重量配比制备而成。它可以制成任何一种常用口服剂型，药物具有调理脏腑、活血补血、养颜润肤、祛瘀排毒、抗皮肤衰老、提高免疫功能等功效，对消除各种疾病引发的肌肤粗糙、颜面晦暗、失去光泽、色斑频发、皱纹增多、四肢乏力、免疫力低下等症状疗效显著，见效尤其迅速，无毒副作用。

（五）专利药物配方

本发明公开了一种快速美容养颜的药物，配方特征在于它是药食两用中药并按照由下述质量份的原料药制成。

白　果 10～90 份	白　芷 10～50 份	人　参 10～90 份
黄　芪 10～60 份	山　药 10～60 份	桃　仁 10～90 份
当　归 10～90 份	阿　胶 10～60 份	杏　仁 10～90 份
银　耳 10～90 份	玫瑰花 10～90 份	肉苁蓉 10～90 份
蒲公英 10～90 份	马齿苋 10～90 份	蜂　蜜 10～60 份
松花粉 10～60 份		

（六）药物技术领域

本发明涉一种快速美容养颜的药物，特别是涉及一种以植物中药且全部为药食两用中药为原料按一定重量比制成的，治疗各种疾病引发的肌肤粗糙、颜面晦暗、失去光泽、色斑频发、皱纹增多、四肢乏力、免疫力低下等症状的药物。

（七）研发背景技术

男女皮肤干燥均较常见，特别是女性在中年之后，随着雌激素水平的降低，皮肤很容易出现干燥、皱褶增加、皮肤瘙痒等诸多症状。加上天气寒冷和频繁洗澡，皮肤表面油脂减少，皮肤出现明显的干燥。特别是颜面皮肤出现异常，对爱美女性的身心影响更为明显。

引发皮肤干燥的原因是多方面的，其中最为常见的因素是内分泌异常，雌激素过早降低，气血不足，皮肤缺乏营养。随着年龄增长或一些疾病的影响，内分泌系统功能过早发生退化，中年女性皮肤保存水分的能力就会明显下降，皮脂分泌亦会减少，遭受刺激后容易发生瘙痒，有时会蜕落小鳞片和鳞屑，严重影响患者的容貌与形象。

在现实生活中，发生肌肤粗糙、颜面晦暗、失去光泽、色斑频发、皱纹增多、四肢乏力、免疫力低下等现象极为常见，可发生于各个年龄段，特别多见于中老年人。这一现象的出现，给许多爱美的人特别是爱美的女性造成很大的精神打击。

从临床上来看，发生上述情况者是一个庞大的人群。但目前从市场上来看，治疗肌肤粗糙、颜面晦暗、失去光泽、色斑频发、皱纹增多、四肢乏力、免疫力低下等症状的药物极为少见，难以满足患者需求，无疑是临床治疗中的一大遗憾。

中医药在防治肌肤粗糙、颜面晦暗、失去光泽、色斑频发、皱纹增多、四肢乏力、免疫力低下方面具有一定优势，缓解临床症状快、易被患者接受、整体疗效可靠。根据肌肤粗糙等症状的发病机制，从中药研究入手，主要选择可以促进皮肤代谢、滋养肌肤、调节脏腑功能、提高免疫力等中药品种，具有良好的开发前景。

发明一种具有疗效可靠而且没有毒副作用、综合治疗肌肤粗糙等症状的药物，特别是运用药食两用中药研制出疗效显著的药物，更具有安全有效特征，以及非常重要的现实意义，也是发明人的出发点与研究目的。本发明公开了一种快速美容养颜的药物中成药研制成功，填补了药食两用中成药快速有效治疗肌肤粗糙等症状、美容养颜药物的空白。

（八）发明专利内容

本发明公开了一种快速美容养颜的药物，主要是针对肌肤粗糙、颜面晦暗、失去光泽、色斑频发、皱纹增多、四肢乏力、免疫力低下对患者的身心健康带来的不良伤害，予以缓解、减轻、消除上述诸多症状，进而有效地保护患者相关脏腑组织，使养颜美容从根本上得到落实，具有非常重要的现实意义。

中医学认为，导致肌肤粗糙、颜面晦暗、失去光泽、色斑频发、皱纹增多、四肢乏力、免疫力低下等症状的病因是多方面的。皮肤的营养与功能和机体的气血脏腑密切相关，特别是脏腑对皮肤的影响极为重要，实质上，治疗肌肤粗糙等症状，就是调理脏腑的过程。

皮肤的生理与功能，主要依赖于脏腑，"脏居于内，象见于外"，说明皮肤与脏腑的密切联系。《素问·六节藏象论》曰："心者，生之本……其华在面，其充在血脉。肺者，气之本……其华在皮毛，其充在皮。肾者，主蛰，封藏之本……其华在发，其充在骨。肝者，罢极之本……其华在爪，其充在筋，以生血气。脾、胃、大肠、小肠、三焦、膀胱者……其华在唇四白，其充在肌。"

皮肤依靠机体的气血营养维持其形态与功能，皮肤具有"卫外"作用，直接保护机体内部脏腑使机体内外相应形成一个整体，以维持机体正常生理。气血、脏腑功能失调，可影响皮肤的形态与功能；反之，皮肤的功能失调也会直接或间接影响气血与脏腑功能。皮肤的病理变化，实际上是机体脏腑、经络、气血津液功能失调的体现。

肌肤粗糙等症状的形成，常与气血、脏腑功能、经络等具有密切关系，从这一意义上来说，治疗该类疾病，就需要从调理气血津液、脏腑功能及经络等方面入手。脏腑功能的发挥需要正常的气血，而气血的来源依靠脾的运化功能，故调理脾胃、活血养血尤其重要。又因皮肤在外，易遭受毒邪侵扰，故养颜润肤同时需要祛瘀解毒，外邪祛除则皮肤得以洁净润泽。

笔者经过多年临床研究探索认为，肌肤之病起因在脏腑功能失职，与气血异常有关，一旦出现肌肤粗糙、颜面晦暗、失去光泽、色斑频发、皱纹增多、四肢乏力、免疫力低下等症状，治疗应遵循"治病必求于本"之训，从调理脏腑、活血养血、养颜润肤、祛瘀排毒、抗皮肤衰老、提高免疫功能等方面入手，有事半功倍之效。

本发明药物是以如下技术方案实现的。本发明公开了一种快速美容养颜的药物，特征在于它是以下述质量份的原料用中药制剂学常规工艺制成：白果 10～90 份，白芷 10～50 份，人参 10～90 份，黄芪 10～60 份，山药 10～60

份，桃仁 10～90 份，当归 10～90 份，阿胶 10～60 份，杏仁 10～90 份，银耳 10～90 份，玫瑰花 10～90 份，肉苁蓉 10～90 份，蒲公英 10～90 份，马齿苋 10～90 份，蜂蜜 10～60 份，松花粉 10～60 份。

上述原料药及用量配方，是发明人经多年与多家医疗机构联合进行临床试验才得出的，在上述用量范围内均具有显著的疗效。

本发明公开了一种快速美容养颜的药物组成，选择白果、白芷、人参、黄芪、山药、桃仁、当归、阿胶、杏仁、银耳、玫瑰花、肉苁蓉、蒲公英、马齿苋、蜂蜜、松花粉进行配伍，各味药物功效之间产生相互协同作用，具有调理脏腑、活血补血、养颜润肤、祛瘀排毒、抗皮肤衰老、提高免疫功能等功效。通过临床观察证实，本发明药物对消除各种疾病引发的肌肤粗糙、颜面无华、色斑频发、四肢乏力、免疫力低下等症状疗效显著，见效尤其迅速，无毒副作用。

本发明公开了一种快速美容养颜的药物中的白果止咳平喘、止带缩尿，白果酸在体外可抑制一些皮肤真菌，故外用可治疗头面手足多种损容性皮肤病，有效延缓皮肤衰老，防止皮肤粗糙，有利于肌肤柔嫩光滑，白皙娇美；白芷散风祛湿、通窍止痛、消肿排脓，对体外多种致病菌有良好的抑制作用，并可改善微循环，促进皮肤的新陈代谢，美白润肤，对延缓皮肤衰老十分有益；人参补肺益气、养身安神、生津止渴，可使皮肤毛细血管充血，加强皮肤血液循环，增强细胞活力，增进毛囊的营养供给及毛发的抗拉强度和延伸率，可美容生发，还具有抗氧化、抗衰老、抗疲劳、保肝、调节心血管功能、兴奋造血系统功能等作用；黄芪补气升阳、益卫固表、利水消肿、托疮生肌，具有增强免疫力、抗衰老、抗氧化、抗疲劳等作用，其营养和保健美容功效显著，具有滋润肌肤、养颜美容、调理气血、舒缓情绪等功效；山药补肾健脾、益气补虚、固肾益精、益心安神，元代脾胃专家李杲称"治皮肤干燥以此物润之"，李时珍在《本草纲目》云"山药能润皮毛"，《医学入门》曰"补肺津，润皮毛干燥，久服益颜色，长肌肉"，具有滋养皮肤、健美养颜之效；桃仁活血化瘀、疏通经脉、润燥通肠，抗炎、抗氧化、抗肿瘤、增强免疫力，用于治疗皮肤皱皮的效果明显，其甘平质润，含有的脂肪油丰富，可润肤除燥、泽面祛皱，使肌肤细腻光亮，《名医别录》称桃仁"悦泽人面"，《食疗本草》称桃仁"每夜嚼一颗，和蜜涂于面良"；当归养血补血、祛瘀生新、调经止痛、润肠通便，对因血虚所致面色无华有较好的疗效，具有扩张机体外周血管、对抗红细胞膜脂质过氧化的作用，保护红细胞不受破坏，有益于面部红润；阿胶滋阴润燥、养血止血，女人以血为本，一旦血虚则颜面无华、皮肤干燥、气血充足，颜面血液充足则面色红润，肌肤显得细腻又有光泽；杏仁止咳平喘、祛痰润肠，使皮肤肌肉润泽滑利之功能，具有抗菌、抗微生物等作用，能通过干扰结缔组织结构蛋白肽链的交联，从而发挥延缓皮肤衰老的效果；银耳滋阴润肺、益气强精，可促进体内蛋白质和核酸的合成代谢，增加皮肤细胞的活力，营养皮肤的作用较显著；玫瑰花疏泄肝郁、醒脾和胃、活血止痛，善治肝胃气痛、月经不调、经前乳房胀痛等症，对气滞血瘀所致的多种损容性疾病有治疗作用，对面部色斑、红斑等症均有一定疗效，玫瑰花中含有丰富的多酚类和黄酮类物质，其提取物有一定抗氧化、防衰老作用；肉苁蓉补肾助阳、益精助孕、润肠通便，具有抗疲劳、抗氧化、抗衰老等作用，《药性论》称："益精，悦颜色，延年……"其补肾阳、益精血、驻颜之功显著，经常服食可治肾虚精亏之容颜衰老，有助于延缓衰老、驻颜悦色；蒲公英清热解毒、消肿散结，具有抗菌、抗炎、抗氧化、抗疲劳、抗肿瘤、降血糖、降血脂，同时具有性激素激活、雌激素样作用，抗毛囊蠕形螨活性、保护和滋润肌肤的作用显著；马齿苋清热解毒、消肿止痒，具有抗菌、抗氧化、抗衰老抗自由基等作用，可增强免疫力，含有多种人体所需的营养成分，其中维生素 A 及维生素 E 的成分是一种较强的氧化剂，有利于消除色斑、延缓皮肤衰老，其有机酸成分可促进面部血液循环，提高细胞的供氧能力，使面部肌肤润泽柔亮；蜂蜜滋养补中、润燥解毒、美容健身、安神益智，具有滋补强壮、抗菌、抗溃疡、抗肿瘤、抗疲劳、增强免疫力、降血脂、降血糖、再生修复等作用，其有效成分可渗入皮肤内，发挥营养肌肤的作用，使皮肤变得细嫩、滋润、光泽，富有弹性，另有分解色素、平复皱纹、减缓皮肤衰老等作用；松花粉滋润心肺、益气除风、和胃通便、健脑益智，具有抗氧化、抗衰老、增强免疫力、降血脂的作用，含有皮肤细胞新陈代谢所需的全部营养物质，通过内服与外擦可促进皮肤细胞的新陈代谢，延缓皮肤衰老，增强弹性，使皮肤光洁红润，其效果超过任何单一营养成分。

本发明公开了一种快速美容养颜的药物所用之品，单味中药均有不同程度的调节脏腑功能、活血养血、滋养肌肤、祛瘀解毒、抗皮肤衰老、增强免疫功能等作用。不仅如此，所用药物并非单味中药的作用叠加，而是在中医辨证施治的基础上科学组方，实现了 1+1 ＞ 2 的组方效应。所用中药，主要体现在调理脏腑、活血补血、养颜润肤、祛瘀排毒等诸多功效。

不仅如此，上述药物的药理作用，均有相关药理研究或动物实验结论。

本发明药物可采用中药制剂的常规方法制成内服剂型。本发明药物可以将原料药研成粉混合均匀成散剂、冲剂、颗粒剂、口服液、饮料，还可以将各原料药水煎后浓缩成煎液获取有效成分，再制备成各种口服剂。

本发明药物也可采用半仿生提取（SBE）、超临界流体萃取（SFE）、微波提取（MAE）、酶提取（ETE）、超声波提取（UAE）、压榨提取（PE）、连续逆流提取（CCE）、组织破碎提取（STE）、免加热提取（HFE）、常温超高压提取（UHPE）、空气爆破提取（AEE）等方法提取有效成分。

本发明优选的采用如下胶囊剂型。

所述药物的制备方法，按如下步骤进行。

(1) 按比例称取原料，备用。

(2) 将所述重量比的白果、白芷、人参、黄芪、山药、桃仁、当归、阿胶、杏仁、银耳、玫瑰花、肉苁蓉、蒲公英、马齿苋、蜂蜜、松花粉 16 味中药，验收合格后交付专业中药制药厂提取。

(3) 由药厂依照中药提取常规方法与程序进行提取。

(4) 将提取的药粉分装成瓶装胶囊剂，每瓶 60 粒，每粒含中药提取药粉 0.45g。

(5) 或将提取的药物制成颗粒剂，每袋含中药提取药粉 6g。

(6) 由药厂将成品交付临床试验。

本发明药物经临床使用结果表明，有下述优点。

(1) 本发明选用天然食用植物药为原料，各组份符合药品法规定和中医处方原则，突出中医辨证与西医辨病相结合、病因治疗与对症治疗相结合的基本特色。

(2) 本发明药物提取后无须煎煮，口感良好，服用方便，各味药物组方前后均无毒无害，正常剂量服用未发现任何毒副作用。

(3) 本发明药物对调理脏腑以及脏腑功能失调出现的诸多症状不仅有良好的治疗效果，而且有良好的预防保健作用，适用范围广泛。

(4) 本发明药物均精选于卫健委规定可药食两用的品种，安全性更高，治疗肌肤粗糙、颜面晦暗、失去光泽、色斑频发、皱纹增多的患者可长期服用。

(5) 本发明药物具有良好的兼顾性，对患者易出现的并发症、四肢乏力、免疫力低下等症状，具有一定的兼顾治疗作用。

(6) 本发明药物标本兼治，见效迅速。

（九）具体实施方式

以下结合实施例及临床应用统计进一步说明本发明药物的效果。

实施例 1：胶囊剂制备

白果 15kg，白芷 18kg，人参 12kg，黄芪 20kg，山药 15kg，桃仁 12kg，当归 20kg，阿胶 20kg，杏仁 15kg，银耳 20kg，玫瑰花 15kg，肉苁蓉 15kg，蒲公英 15kg，马齿苋 15kg，蜂蜜 15kg，松花粉 15kg，由专业中药制药厂提取加工，制成胶囊剂，每粒 0.45g，每次 4 粒，每日 3 次。

实施例 2：颗粒剂制备

白果 15kg，白芷 18kg，人参 12kg，黄芪 20kg，山药 15kg，桃仁 12kg，当归 20kg，阿胶 20kg，杏仁 15kg，银耳 20kg，玫瑰花 15kg，肉苁蓉 15kg，蒲公英 15kg，马齿苋 15kg，蜂蜜 15kg，松花粉 15kg，由专业中药制药厂提取加工，制成颗粒，每袋 6g，每次 2 袋，每日 3 次，冲服。

本发明药物治疗皮肤瘙痒临床观察

◆ 一般资料

临床资料：为证实本发明药物的临床疗效，于 2018 年 6 月—2019 年 5 月，选取中医妇儿科门诊治疗皮肤瘙痒患者 172 例，年龄 31—62 岁；其中男 29 例，女 143 例；病程最短 6 个月，最长 3 年 3 个月；按数字随机表法分为观察组与对照组，两组均为 86 例。两组患者的年龄、性别、病程等一般临床资料，经统计学处理无显著性差异，具有可比性（$P > 0.05$）。

诊断标准：皮肤瘙痒参照杨国亮等《现代皮肤病学》诊断标准确定。皮肤出现明显瘙痒症状；无原发性皮疹；出现继发性皮疹，则根据病史，证明发病时仅有瘙痒而无皮疹。

入选标准：符合诊断标准，年龄 31—62 岁，无明显内分泌疾病，排除其他疾病引发的皮肤瘙痒，所有患者积极配合用药并签署知情同意书。

排除标准：年龄不符合入选标准者；罹患糖尿病、肿瘤、肝病、甲状腺疾病；某些其他疾病引起的皮肤瘙痒；治疗前 1 个月内无系统应用过治疗皮肤瘙痒病的药物或方法；妊娠期、哺乳期妇女，根据研究者判断不适宜入选的患者。

◆ 实验方法

对照用药：观察组用本发明药物颗粒剂，每袋 12g，每次 1 袋，每日 3 次，冲服；对照组口服氯雷他定片（由上海先灵葆雅制药有限公司生产，每片 10mg），每日 1 次，每次 10mg。两组均停服相关治疗的其他药物，均连续治疗 4 周。

观察指标：主要观察治疗前后治疗效果；观察治疗后的复发率；观察治疗前后总蛋白（TP），白蛋白（ALB），谷草转氨酶（AST），谷丙转氨酶（ALT），尿素氮（BUN），肌酐（CRE），血糖（GLU），总胆固醇（TC），甘油三酯（TG），高密度脂蛋白胆固醇（HDL-C），血红蛋白（HB），红细胞（RBC），白细胞（WBC）。

◆ 评价标准

疗效标准：经治疗瘙痒完全消失，继发性皮损完全消退为治愈；瘙痒明显减轻，继发性皮损基本消退为显效；瘙痒减轻，继发性皮损有所消退为有效；瘙痒及相关症状无明显改变为无效。总有效率 =（治愈 + 显效 + 有效）例数 / 总例数 ×100%；复发率 = 复发例数 / 总例数 ×100%。两组治疗结束后 1 个月随访，重新出现皮肤瘙痒和继发性皮疹视为复发。

◆ 统计方法

采用 SPSS10.0 统计软件进行统计学分析，计数资料以率（%）表示，采用 χ^2 检验，$P < 0.05$ 为有统计学差异。

◆ 结果

两组有效率比较情况分析：观察组 86 例中临床治愈 49 例（56.98%），显效 25 例（29.07%），有效 7 例（8.14%），无效 5 例（5.81%），总有效率为 94.19%；对照组 86 例中临床治愈 21 例（24.42%），显效 6 例（6.98%），有效 23 例（26.74%），无效 36 例（41.86%），总有效率为 58.14%。两组有效率比较有显著性差异，$P < 0.05$。

两组治疗前后安全指标比较：TP、ALB、AST、ALT、BUN、CRE、GLU、TC、TG、HDL-C、HB、RBC、WBC 治疗前后均无统计学差异。

参考文献

[1] 王忠民 . 一种快速美容养颜的药物 : CN201911004428.2[P].2021-04-13.

[2] 王忠民, 刘茜 . 辨治妊娠痒疹综合征拾零 [J]. 辽宁中医杂志, 1995（5）: 206.

[3] 王忠民, 刘茜 . 经来身痒痤疮烦躁口疮证治 [J]. 中医杂志, 1987（10）: 15–17.

[4] 王忠民, 刘茜 . 麻黄连翘赤小豆汤治皮肤病五则 [J]. 新中医, 1988（12）: 40–41.

[5] 王忠民, 刘茜 . 桂枝茯苓汤治疗周围血管疾病之体会 [J]. 仲景学说研究与临床, 1986, 2（2）: 39–41.

五、一种快速消除黄褐斑的药物

（一）研究开发思路

黄褐斑系临床常见疾病，女性患者较多，直接影响患者的容貌形象和身心健康。但目前在市场上缺乏治疗黄褐斑具有显著疗效的药物。为开发治疗黄褐斑的中成药，笔者进行了多年的临床研究与探索。

黄褐斑的确切发病原因不明，但临床研究发现与色素代谢障碍有关，而引发色素代谢障碍的原因是多方面的，控制或缓解这些发病因素，会减轻黄褐斑的发病率，当然也会缓解黄褐斑伴随的相关症状。

绝大多数女性患者伴有月经颜色、量、质、周期等方面异常，说明黄褐斑的发病与内分泌也有一定的联系。在整体治疗黄褐斑后常常月经异常会得到改善，其相伴的诸多症状也会得到缓解，说明整体治疗黄褐斑具有良好的治本作用。

从黄褐斑患者的一些伴发症状来看，精神过度紧张、情志不悦或烦躁不安、睡眠不足或失眠、劳累过度、精神不振、四肢乏力等症状司空见惯，这些症状的出现，与脏腑功能失调等因素有关。临床研究发现，一些人处于内分泌功能紊乱、脏腑功能失调、气血瘀滞不畅等亚健康状态时，黄褐斑的发病率就会明显升高，且具有年轻化的趋势。

在治疗中笔者发现，通过辨证施治进行整体调理后，黄褐斑的上述伴发症状也会得到显著缓解，这说明黄褐斑的治疗需要调理脏腑功能、调理气血、调理机体的整体功能，只有如此，才有可能从根本上缓解或消除黄褐斑。

正是基于这一认知，笔者在研发本发明药物时，重视整体观念、调理脏腑功能、调理气血，同时根据中药药理研究成果，筛选出既符合辨证施治原则，又符合辨病用药特色的治疗方法，研究证实临床效果得到明显提高。

正如开始预想的那样，临床对照实验结果得到证实，本专利药物进行内服后，治疗黄褐斑的效果明显，具有一定的临床推广意义，并填补了中成药专门用于治疗黄褐斑的空白。不仅如此，由于该病治疗周期相对较长，本发明药物由药食两用中药组成，其安全性得到有效的保证。

（二）专利药物名称

一种快速消除黄褐斑的药物

（三）审批专利号码

CN201910857245.9

（四）专利药物摘要

本发明公开了一种快速消除黄褐斑的药物，是以玫瑰花、杏仁、桃仁、当归、白芷、茯苓、菊花、枸杞子、松花粉、香橼、佛手、紫苏子、桑叶为原料，按一定重量配比，运用制药方法提取制备而成。它可以制成任何一种常用口服剂型，药物具有疏肝解郁、健脾益气、活血祛斑、养血美颜、通便排毒的功效，对治疗各种疾病引发的黄褐斑作用显著，见效尤其迅速，无毒副作用。

（五）专利药物配方

一种快速消除黄褐斑的药物，配方的基本特征在于它是由下述质量份的原料且为药食两用中药制成。

玫瑰花 10～90 份	杏　仁 10～90 份	桃　仁 10～60 份
当　归 10～60 份	白　芷 10～90 份	茯　苓 10～90 份
菊　花 10～60 份	枸杞子 10～45 份	松花粉 10～90 份
香　橼 10～50 份	佛　手 10～90 份	紫苏子 10～90 份
桑　叶 10～90 份		

（六）药物技术领域

本发明涉及一种快速消除黄褐斑的药物，特别是涉及一种以植物中药且全部为药食两用的中药为原料制成的，治疗多种疾病引发黄褐斑的药物。

（七）研发背景技术

黄褐斑是常见疾病，尤其是女性最为多见，发病后给患者的形象与心理带来一定的不良影响。随着人们生活节奏的加快，精神过度紧张、情志不悦、睡眠不足、劳累过度、饮食不当等不良影响司空见惯，一些人处于内分泌功能紊乱、脏腑功能失调、气血瘀滞不畅等亚健康状态，致使黄褐斑的发病率有逐年升高且有年轻化的趋势。

黄褐斑的形成常常是一种或多种疾病所致。中医学认为黄褐斑为"肝斑""蝴蝶斑""妊娠斑"，系颜面皮肤出现大小不等的局限性浅黄色或褐色的色素改变性斑块，属于色素代谢障碍性皮肤病，男女均可发病，但女性尤为常见。尽管该病对机体健康影响较小，但对心理和形象的影响是巨大的，甚至是很多爱美患者无法忍受的。

黄褐斑的发病率之高，对爱美女性影响之大，彰显了有效治疗的重要性与紧迫性。但目前从市场上来看，治疗黄褐斑疗效显著、副作用小、服用方便的药物少之又少。针对发病率较高的黄褐斑，研究开发一种安全有效的治疗药物，对众多的患者无疑是一个福音。根据这一情况，笔者对黄褐斑患者进行广泛、较长时间的临床研究，并获得了成功。

发明一种具有疗效可靠而没有毒副作用、综合治疗黄褐斑效果显著的药物，特别是运用药食两用中药研制出该类药物，具有非常重要的现实意义，也是发明人的出发点与最终目的。但该类治疗黄褐斑的中成药，纵观当今的药物市场，尚属空白。

（八）发明专利内容

黄褐斑是一种常见病、多发病，女性尤其常见。现代医学研究证实，黄褐斑是一个多病因的复杂疾病，其确切病因不明。多数学者认为该病与内分泌功能失调、情绪异常、对紫外线过度敏感、氧自由基的产生、微生态失衡、不良药物或不良化妆品刺激等诸多因素，均可发生与加重黄褐斑。

　　黄褐斑尽管是一种影响患者美观的皮肤病，但中医认为该病是机体功能发生病变所致，是脏腑气血出现异常所致。"有诸形于内，必形于外"，皮肤疾病是内脏疾病与气血异常的外在表现。《外科正宗·女人面生黧黑斑》曰："黧黑斑者，水亏不能制火，血弱不能华肉，以致火燥结成斑黑，色枯不泽。"说明黄褐斑与气血失调有关。《医宗金鉴》云："黧黑斑，由忧抑郁，血弱不华，火燥结滞而生于面上，妇女多有之。"认为黄褐斑与肝郁气滞血瘀等因素有关。

　　情志不悦、精神抑郁、压力过大等不良精神因素，均可导致肝气郁结，致使肝藏血、主疏泄功能失职，出现疏泄异常，导致脏腑功能失谐、气血流通异常，或气滞日久郁结化火，上侵头面，进而引发该病；或膏粱厚味、饮食不节、脾失健运，气血化生之源不足，或脾运化水湿不利，痰湿凝聚阻滞脉络，引发血瘀，影响面部，斑起病生。据其病因病机，黄褐斑在外为标，引发气血失调之脏腑为本。以整体观念为辨证治疗的依据，实施标本兼治之法，调理肝木、健运脾气，使气血充足、运行自如、肌肤滋润，其斑自除。

　　一种快速消除黄褐斑的药物，以传统的辨证施治为基本准则，主要从疏肝解郁、健脾益气、调理气血入手，疏肝佐以理气，解郁兼以活血，健脾佐以益气，祛湿辅以通络，达到燮理脏腑、畅通气血而去除黄褐斑的目的。用药君臣佐使分明，配方恰如其分，辨证与辨病结合，中医与西医合参，所用药物均经现代医学有关药理实验证明，其调理脏腑气血、增强局部血液循环、促进皮肤代谢的显效性与可靠性，证明其改善脏腑功能、增强免疫能力、促进身心健康的显效性与可靠性，而且每味药物均提示没有毒副作用，是一种综合治疗黄褐斑的优良药物。

　　本发明是以如下技术方案实现的。一种快速消除黄褐斑的药物，特征在于它是以下述质量份的原料用常规制备方法制成：玫瑰花 10～90 份，杏仁 10～90 份，桃仁 10～60 份，当归 10～60 份，白芷 10～90 份，茯苓 10～90 份，菊花 10～60 份，枸杞子 10～45 份，松花粉 10～90 份，香橼 10～50 份，佛手 10～90 份，紫苏子 10～90 份，桑叶 10～90 份。

　　上述原料药及用量配方，是发明人经多年与多家医疗机构联合进行临床试验才得出的，在上述用量范围内均具有显著的疗效。

　　本发明的药物选择玫瑰花、杏仁、桃仁、当归、白芷、茯苓、菊花、枸杞子、松花粉、香橼、佛手、紫苏子、桑叶进行配伍，各味药物功效之间产生协同作用，从而达到疏肝解郁、健脾益气、活血祛斑、养血美颜、通便排毒的疗效。

本发明药物中玫瑰花疏肝解郁、活血行气、芳香开窍，素有美容养颜之功效，为治疗肝郁气滞血瘀之要药，另有抗氧化等作用；杏仁润肺通便、清积散滞，并含有大量维生素 E，可促进皮肤微循环，使皮肤红润光泽，具有良好的美容祛斑效果，还可抗氧化、抗自由基，含有脂肪油可使皮肤角质层软化，润燥护肤，具有抑制体内活性酪氨酸酶的作用，能消除色素沉着、雀斑、黑斑等；桃仁活血化瘀、疏通脉络、润肠通便，具有抗过敏等作用，《名医别录》称桃仁"悦泽人面"，可治血瘀面斑，滋润肌肤；当归为补血养血之要药，且可化瘀通络、延缓衰老、消除自由基、调节内分泌功能、扩张皮肤血管，具有美容祛斑等作用；白芷祛风除湿、通窍消肿、活血化瘀，善治头面诸疾，对黑素细胞和黑素合成有抑制作用，对活性酪氨酸酶具有低浓度抑制、高浓度激活作用，系治疗色素性疾病常用之品；茯苓健脾益气、除湿利水，具有良好的抗衰老、增强免疫力等作用，对脾气虚弱、痰浊湿盛之黄褐斑具有除湿祛斑、驻颜悦色等作用；菊花疏散风热、清热解毒、悦色驻颜，具有抗衰老、抗氧化活性等作用，能有效抑制皮肤黑色素的产生；枸杞子补益肝肾、养血补精、驻颜润肤，善治肝肾亏虚之面色萎黄与肌肤不泽，其提取物有造血与生长刺激作用，滋润肌肤效果显著；松花粉祛风益气、养血除湿，具有抗疲劳、增强免疫力、延缓衰老等作用，可调节生理功能，促进皮肤细胞新陈代谢，延缓皮肤细胞衰老，增加皮肤弹性，使皮肤洁白红润；香橼疏肝理气、健脾和胃、消积化痰，是调理肝脾不和、缓解紧张情绪之要药；佛手疏肝理气、燥湿化痰、和胃止痛、缓解心理压力，具有良好的抗氧化、免疫调节等作用；紫苏子润肺止咳、降气消痰、行气和胃、润肠通便，主调中、益五脏，具有抗过敏、抗氧化等作用；桑叶疏散风热、清肺润燥、平抑肝火，具有抗疲劳、抗衰老、减肥、改善肠功能等作用，临床研究资料证实，桑叶具有良好的皮肤美容作用，尤其对女性黄褐斑、痤疮等皮肤疾病具有良好的治疗效果。

该方组合，具有疏肝健脾、燮理气血、强壮体质、滋养肌肤等功能，有效治疗多种疾病引发的黄褐斑，见效尤其迅速，效果显著，无毒副作用。诸药配合相得益彰，完全符合中医辨证施治的基本原则，也符合辨病与辨证相结合的基本特色。

不仅如此，上述药物的药理作用，均有相关药理研究或动物实验结论。

本发明药物可采用中药制剂的常规方法制成内服剂型。本发明药物可以将原料药研成粉混合均匀成散剂、冲剂、颗粒剂、口服液，还可以将各原料药水煎后浓缩成煎液获得有效成分，再制备成各种口服剂。

本发明药物也可采用半仿生提取（SBE）、超临界流体萃取（SFE）、微波提取（MAE）、酶提取（ETE）、超声波提取（UAE）、压榨提取（PE）、连续逆流提取（CCE）、组织破碎提取（STE）、免加热提取（HFE）、常温超高压提取（UHPE）、空气爆破提取（AEE）等方法提取有效成分。

本发明优选的采用如下胶囊剂型和片剂。

所述药物的制备方法，按如下步骤进行。

(1) 按比例称取原料，备用。

(2) 将所述重量比的玫瑰花、杏仁、桃仁、当归、白芷、茯苓、菊花、枸杞子、松花粉、香橼、佛手、紫苏子、桑叶 13 味药，验收合格后交付专业中药制药厂提取。

(3) 由药厂依照中药提取常规方法与程序进行提取。

(4) 将提取的药粉分装成瓶装胶囊剂，每瓶 60 粒，每粒含中药提取药粉 0.45g。

(5) 由药厂将成品交付临床试验。

本发明药物经临床使用结果表明，有下述优点。

(1) 本发明选用天然食用植物药为原料，各组份符合药品法规定和中医处方原则，突出中医辨证与西医辨病相结合、病因治疗与对症治疗相结合的基本特色。

(2) 本发明药物提取后无须煎煮，口感良好，服用方便，各味药物组方前后均无毒无害，正常剂量服用没有发现任何副作用。

(3) 本发明药物对脏腑调节、气血瘀滞、黄褐斑等不仅有良好的治疗效果，而且有良好的预防保健作用，适用范围广泛。

(4) 本发明药物均精选于卫健委规定可药食两用的品种，安全性更高，治疗黄褐斑的患者可长期服用。

(5) 本发明药物具有良好的兼顾性，对患者容易出现的胸闷不舒、食欲不振、气血亏虚、四肢乏力等症状，具有一定的兼顾治疗作用。

(6) 本发明药物标本兼治，对缓解症状及祛除黄褐斑见效迅速。

(7) 本发明药物经临床验证无毒副作用，适应人群广泛。

（九）具体实施方式

以下结合实施例及临床应用统计进一步说明本发明药物的效果。

实施例1：胶囊剂制备

玫瑰花20kg，杏仁18kg，桃仁15kg，当归15kg，白芷12kg，茯苓18kg，菊花12kg，枸杞子24kg，松花粉10kg，香橼12kg，佛手12kg，紫苏子15kg，桑叶12kg，由专业中药制药厂提取加工，制成胶囊剂，每粒0.45g。

实施例2：片剂制备

玫瑰花20kg，杏仁18kg，桃仁15kg，当归15kg，白芷12kg，茯苓18kg，菊花12kg，枸杞子24kg，松花粉10kg，香橼12kg，佛手12kg，紫苏子15kg，桑叶12kg，由专业中药制药厂提取加工，制成片剂，每片0.5g。

本发明药物治疗黄褐斑临床观察

◆ 一般资料

临床资料：为观察本发明药物的临床疗效，于2014年5月—2015年9月，在三甲医院中医妇科门诊系统选取治疗黄褐斑的女性患者182例，年龄22—47岁，按数字随机表法分观察组与对照组。观察组90例；年龄22—47岁，平均年龄（31.7±11.6）岁；病程6个月至9年，平均病程（1.5±0.71）年。对照组92例；年龄22—47岁，平均年龄（31.9±11.2）岁；病程6个月至9.5年，平均病程（1.5±0.65）年。两组患者的年龄、病程等一般资料，经统计学处理无显著性差异，具有可比性（$P > 0.05$）。

诊断标准：参照中国中西医结合学会皮肤性病专业委员会色素病学组制定的《黄褐斑的临床诊断及疗效标准》。其表现为面部淡褐色至深褐色、界限清楚的斑片，通常对称性分布，无炎症表现与鳞屑；无明显自觉症状；主要发生在青春期后；具有季节性，病情常夏重冬轻；排除其他疾病引起的色素沉着，如颧部褐青色痣、Riehl黑变病及色素性光化性扁平苔藓等。

病情程度：病情程度按评分方法与标准计算。皮损面积评分，无皮损为0分，皮损面积<2cm为1分，皮损面积2~4cm为2分，皮损面积>4cm为3分；皮损颜色评分，正常肤色为0分，淡褐色为1分，褐色为2分，深褐色为3分；总积分=皮损面积评分+皮损颜色评分；病情标准，总积分<3分为轻度，3~5分为中度，≥6分为重度。

入选标准：符合黄褐斑临床诊断，年龄 22—47 岁，积极配合治疗并完成规定疗程者，治疗前未曾使用相关药物治疗者。

排除标准：合并有肝脏、心血管疾病，恶性肿瘤患者；哺乳期或妊娠期妇女；6 个月内曾使用过维 A 酸类药物，近 2 个月内使用过色素减退或增加的药物，4 周内曾进行系统治疗者；治疗期间自行终止治疗或更换其他治疗药物以及治法者；不符合入选标准、资料不全或无法正确判断治疗效果者。

◆ 实验方法

对照用药：观察组服用一种快速消除黄褐斑的药物，使用胶囊剂（江苏颐海药业有限责任公司代加工生产），每粒 0.45g，每日 3 次，每次 4 粒；外用丝白祛斑软膏（金陵药业股份有限公司浙江天峰制药厂生产），每日 2 次。对照组口服维生素 C 200mg，维生素 E 100mg，均每日 3 次；外用氢醌乳膏（广州人人康药业有限公司生产），每日 2 次。两组均连续用药 2 个月，均在治疗期间停服相关治疗药物及外用相关药物，注意防晒，不滥用化妆品，不服用避孕药，避免生气、精神抑郁，注意适当休息。

◆ 评价标准

疗效标准：采用皮损面积及颜色评分法，结合临床实际评定疗效。色斑面积消退＞90%，颜色基本消失，治疗后下降指数≥0.8［下降指数 =（治疗前总积分 – 治疗后总积分）/ 治疗前总积分］为基本痊愈；色斑面积消退 60%～90%，颜色明显变浅，治疗后下降指数 0.5～0.7 为显效；色斑面积消退 30%～50%，颜色变浅，治疗后下降指数 0.3～0.4 为好转；色斑面积消退＜30%，颜色无变化，治疗后下降指数＜0.3 为无效。

◆ 统计方法

采用 SPSS10.0 统计软件进行统计学分析，计数资料以率（%）表示，采用 χ^2 检验，$P < 0.05$ 为差异有统计学意义。

◆ 结果

观察组 90 例中基本治愈 43 例（47.78%），显效 26 例（28.89%），好转 13 例（14.44%），无效 8 例（8.89%），总有效率为 91.11%；对照组 92 例中基本治愈 17 例（18.48%），显效 14 例（15.22%），好转 19 例（20.65%），无效 42 例（45.65%），总有效率为 54.35%。

经临床观察结果证明，一种快速消除黄褐斑的药物治疗黄褐斑的效果，观察组明显优于对照组，具有显著性差异（$P < 0.05$），具有一定的市场推广价值。

参考文献

[1] 王忠民．一种快速消除黄褐斑的药物：CN201910857245.9[P].2021–03–05.

[2] 王忠民，刘茜．麻黄连翘赤小豆汤治皮肤病五则 [J]. 新中医，1988（12）：40–41.

[3] 王忠民，刘茜．雌激素奥秘 [M]. 北京：人民卫生出版社，2014: 134–138.

[4] 程士德，喻森山，章真如，等．活血化瘀法在疑难杂证中的运用 [J]. 中医杂志，1990（9）：4–11.

[5] 刘茜．王忠民辨治雌激素增多综合征的经验 [J]. 辽宁中医杂志，1994（12）：538–540.

[6] 王忠民．补骨脂在妇科临床中应用 [J]. 中医杂志，2002,43（5）：332.

第 10 章　辅助装置发明专利

一、一种内镜治疗下的辅助通道薄膜套

（一）研究开发思路

内镜下治疗技术飞速发展。现阶段内镜不只用来诊断疾病，很多时候，在内镜下通过手术治疗疾病。对于不同的疾病或者说同一疾病的不同部位，内镜下治疗就需要不同的手术器械或者需要多种手术器械同时插入完成，而现有的内镜通常只有 1～2 个腔道用来通过器械，不能满足复杂手术的需求，因此亟需一种内镜治疗的辅助设备解决问题。从临床需求出发，结合实践经验，发明了此辅助通道薄膜套。

（二）专利名称

一种内镜治疗下的辅助通道薄膜套

（三）审批专利号码

CN201620361674.9

（四）专利摘要

本实用新型涉及一种内镜治疗下的辅助通道薄膜套，包括外套管、内套管和薄膜套。所述外套管内设置有供内镜穿过的内镜通道，所述内镜通道进入体内的端部连接有薄膜套，所述薄膜套为环状中空结构，所述外套管的管壁上设置有若干个贯穿其两端的内套管通道，所述内套管通道内活动设置有贯穿其两端的内套管，所述内套管位于体外的端部外侧设置有旋转柄；将本实用新型固定在内镜上一起插入体内，手术器械穿过内套管和内镜一起到达手术部位，通过旋转柄旋转

内套管使手术器械处于最佳相对位置，方便手术的进行。

（五）专利组成

1.一种内镜治疗下的辅助通道薄膜套，其特征在于：包括外套管、内套管和薄膜套。所述外套管内设置有供内镜穿过的内镜通道，所述内镜通道进入体内的端部连接有薄膜套，所述薄膜套为环状中空结构，所述外套管的管壁上设置有若干个贯穿其两端的内套管通道，所述内套管通道内活动设置有贯穿其两端的内套管，所述内套管位于体外的端部外侧设置有旋转柄。

2.根据权利要求1所述的一种内镜治疗下的辅助通道薄膜套，其特征在于：所述内套管的数量为1～4个。

3.根据权利要求1所述的一种内镜治疗下的辅助通道薄膜套，其特征在于：所述外套管的材质为乳胶材质、硅胶材质或 PE 材质。

4.根据权利要求1所述的一种内镜治疗下的辅助通道薄膜套，其特征在于：所述薄膜套的材质为 PVC 材质、PS 材质或 PET 材质。

（六）技术领域

本实用新型涉及医疗器具技术领域，具体是一种内镜治疗下的辅助通道薄膜套。

（七）研究背景技术

内镜下完成治疗时，常常需要多个手术器械插入，但现有的内镜通常只有1～2个腔道，所以治疗时需要反复更换手术器械，增加手术难度和病人的痛苦。

（八）发明专利内容

本实用新型所要提供的是一种内镜治疗下的辅助通道薄膜套。

为解决上述技术问题，本实用新型提供以下技术方案：一种内镜治疗下的辅助通道薄膜套，包括外套管、内套管和薄膜套。所述外套管内设置有供内镜穿过的内镜通道，所述内镜通道进入体内的端部连接有薄膜套，所述薄膜套为环状中空结构，所述外套管的管壁上设置有若干个贯穿其两端的内套管通道，所述内套管通道内活动设置有贯穿其两端的内套管，所述内套管位于体外的端部外侧设置有旋转柄。

　　所述内套管的数量为 1～4 个。

　　所述外套管的材质为乳胶材质、硅胶材质或 PE 材质。

　　所述薄膜套的材质为 PVC 材质、PS 材质或 PET 材质。

　　本实用新型与现有技术相比具有的有益效果是：将本实用新型固定在内镜上一起插入体内，手术器械通过内套管和内镜一起到达手术部位，通过旋转柄旋转内套管使手术器械处于最佳相对位置，方便手术的进行。

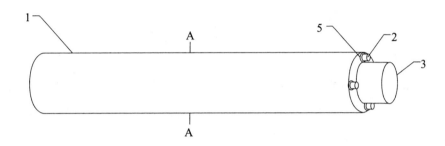

图 10-1

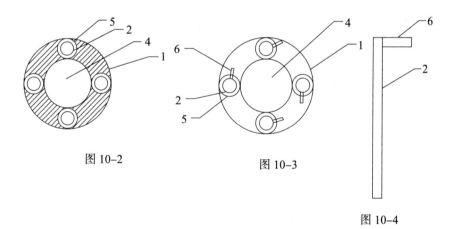

图 10-2　　　　　　图 10-3

图 10-4

附图说明

图 10-1 为本实用新型的结构示意图；

图 10-2 为图 10-1 中 A-A 的剖视图；

图 10-3 为本实用新型位于体外的端部结构示意图；

图 10-4 为内套管的结构示意图。

图中标号为：1- 外套管、2- 内套管、3- 薄膜套、4- 内镜通道、5- 内套管通道、6- 旋转柄。

（九）具体实施方式

为了使本实用新型的目的、技术方案及优点更加清楚明白，以下结合实施例，对本实用新型进行进一步详细说明。应当理解，此处所描述的具体实施例仅仅用以解释本实用新型，并不用于限定本实用新型。

在本实用新型的描述中，需要理解的是，术语"纵向""横向""上""下""前""后""左""右""竖直""水平""顶""底""内""外"等指示的方位或位置关系为基于附图所示的方位或位置关系，仅是为了便于描述本实用新型，而不是指示或暗示所指的装置或元件必须具有特定的方位、以特定的方位构造和操作，因此不能理解为对本实用新型的限制。

一种内镜治疗下的辅助通道薄膜套，包括外套管、内套管和薄膜套。所述外套管内设置有供内镜穿过的内镜通道，所述内镜通道进入体内的端部连接有薄膜套，所述薄膜套为环状中空结构，所述外套管的管壁上设置有若干个贯穿其两端的内套管通道，所述内套管通道内活动设置有贯穿其两端的内套管，所述内套管位于体外的端部外侧设置有旋转柄。

本实用新型使用时，内镜从外套管的内镜通道内穿入，薄膜套箍于内镜插入体内的端部，内套管内插入手术器械，由此，内镜带动手术器械一起进入体内，通过旋转柄转动内套管，使手术器械处于最佳位置。

所述内套管的数量为1～4个。

所述外套管的材质为乳胶材质、硅胶材质或 PE 材质。

所述薄膜套的材质为 PVC 材质、PS 材质或 PET 材质。

以上所述仅为本实用新型的较佳实施例而已，并不用以限制本实用新型。凡在本实用新型的精神和原则之内所作的任何修改、等同替换和改进等，均应包含在本实用新型的保护范围之内。

二、一种层叠式肿瘤标记装置

（一）研究开发思路

癌肿的治疗方法包括手术、化疗、放疗、免疫治疗等。在肿瘤进行放疗前，往往需要进行标记，在反复放射治疗后需要了解肿瘤治疗的效果、肿瘤组织学的变化等，这就需要获取组织进一步行病理检查。而一般的肿瘤标记装置仅仅只能做到肿瘤大小的标记，而不能同时获取组织进一步检查，因此亟需一种装置能够同时完成肿瘤的标记和组织取样检查。

（二）专利名称

一种层叠式肿瘤标记装置

（三）审批专利号码

CN201920815190.0

（四）专利摘要

本实用新型公开了一种层叠式肿瘤标记装置，包括柱状体、圆球体和取样活塞。所述柱状体的底部呈子弹头状且表面开设有环形分布的导向槽，所述柱状体的表面开设有取样槽，所述柱状体的内部设有储药腔，所述柱状体的表面固定连接有多个圆球体，所述圆球体层叠均匀分布，所述圆球体的表面开设有条形细孔，所述条形细孔呈纵向等距分布且与储药腔相连通，所述储药腔的内部设有取样活塞，所述取样活塞包括推拉杆、活塞头和取样管，所述活塞头固定在推拉杆下端的侧壁表面，所述推拉杆的底端固定连接有取样管。本实用新型通过对柱状体治疗仪器发出的信号进行遮挡，便于对肿瘤的位置进行标记，配合内部的取样活塞，方便在取出标记装置时完成肿瘤取样操作。

（五）专利组成

1. 一种层叠式肿瘤标记装置，包括柱状体、圆球体和取样活塞。其特征在于：所述柱状体的底部呈子弹头状且表面开设有环形分布的导向槽，所述柱状体的表面开设有取样槽，所述柱状体的内部设有储药腔，所述柱状体的表面固定连接有多个圆球体，所述圆球体层叠均匀分布，所述圆球体的表面开设有条形细孔，所述条形细孔呈纵向等距分布且与储药腔相连通，所述储药腔的内部设有取样活塞，所述取样活塞包括推拉杆、活塞头和取样管，所述活塞头固定在推拉杆下端的侧壁表面，所述推拉杆的底端固定连接有取样管。

2. 根据权利要求 1 所述的一种层叠式肿瘤标记装置，其特征在于：所述柱状体整体采用钛合金一体成型工艺制成，所述活塞头为橡胶材质一体成型。

3. 根据权利要求 1 所述的一种层叠式肿瘤标记装置，其特征在于：所述推拉杆位于储药腔内且与储药腔滑动连接，所述活塞头与储药腔的内壁相贴合且与储药腔滑动连接。

4. 根据权利要求 1 所述的一种层叠式肿瘤标记装置，其特征在于：所述取样管的表面设有载样槽和刀口，所述刀口位于载样槽底部的边缘处，所述载样槽位于取样槽的下方且与取样槽重合。

5. 根据权利要求 1 所述的一种层叠式肿瘤标记装置，其特征在于：所述推拉杆的上端固定连接有推拉环和挡板，所述挡板下表面与推拉杆固定连接且上表面与推拉环固定连接。

（六）技术领域

本实用新型涉及医疗器械技术领域，具体为一种层叠式肿瘤标记装置。

（七）研究背景技术

在治疗癌症肿瘤时，医生通过大剂量的药物或放射治疗进行治疗；例如通过使用计算机断层扫描图像作为用于放射治疗规划的基础，如今这些图像越来越频繁地与其它媒介的图像相结合，诸如磁性相机图像和 PET 相机的图像，以便更有把握地确定肿瘤或多个肿瘤在所有方向上的扩展。

目前，市场所使用的肿瘤标记装置只能够对肿瘤的位置进行标记，方便医务人员对肿瘤进行治疗，但是在治疗前需要对肿瘤进行取样检测，对患者的健康组织造成二次创伤，加大了患者的痛苦。为此，需要设计一种新的技术方案给予解决。

（八）发明专利内容

本实用新型的目的在于提供一种层叠式肿瘤标记装置，通过对柱状体治疗仪器发出的信号进行遮挡，便于对肿瘤的位置进行标记，配合内部的取样活塞，方便在取出标记装置时完成肿瘤取样操作。

为实现上述目的，本实用新型提供如下技术方案：一种层叠式肿瘤标记装置，包括柱状体、圆球体和取样活塞。所述柱状体的底部呈子弹头状且表面开设有环形分布的导向槽，所述柱状体的表面开设有取样槽，所述柱状体的内部设有储药腔，所述柱状体的表面固定连接有多个圆球体，所述圆球体层叠均匀分布，所述圆球体的表面开设有条形细孔，所述条形细孔呈纵向等距分布且与储药腔相连通，所述储药腔的内部设有取样活塞，所述取样活塞包括推拉杆、活塞头和取样管，所述活塞头固定在推拉杆下端的侧壁表面，所述推拉杆的底端固定连接有取样管。

作为上述技术方案的改进，所述柱状体整体采用钛合金一体成型工艺制成，所述活塞头为橡胶材质一体成型。

作为上述技术方案的改进，所述推拉杆位于储药腔内且与储药腔滑动连接，所述橡胶头与储药腔的内壁相贴合且与储药腔滑动连接。

作为上述技术方案的改进，所述取样管的表面设有载样槽和刀口，所述刀口位于载样槽底部的边缘处，所述载样槽位于取样槽下方且与取样槽重合。

作为上述技术方案的改进，所述推拉杆的上端固定连接有推拉环和挡板，所述挡板下表面与推拉杆固定连接且上表面与推拉环固定连接。

与现有技术相比，本实用新型的有益效果如下：

1. 本实用新型通过在柱状体的表面设有层叠分布的圆球体，方便对治疗仪器发出的信号进行遮挡，便于对肿瘤的位置进行标记，同时方便实时对肿瘤进行跟踪。

2. 本实用新型通过在柱状体的表面设有取样孔，配合内部的取样管，方便在对肿瘤标记后采集肿瘤的样本，方便医务人员的检测，同时避免二次取样操作对患者的健康组织造成损伤，减小患者的痛苦。

（九）具体实施方式

下面将结合本实用新型实施例中的附图，对本实用新型实施例中的技术方案进行清楚、完整地描述。

本实用新型提供一种技术方案：一种层叠式肿瘤标记装置，包括柱状体、圆球体和取样活塞。所述柱状体的底部呈子弹头状且表面开设有环形分布的导向槽，所述柱状体的表面开设有取样槽，所述柱状体的内部设有储药腔，所述柱状体的表面固定连接有多个圆球体，所述圆球体层叠均匀分布，所述圆球体的表面

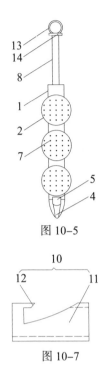

图 10-5

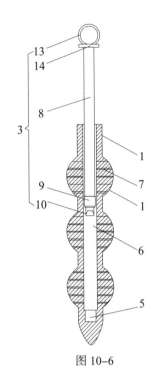

图 10-6

图 10-7

附图说明

图 10-5 为本实用新型所述层叠式肿瘤标记装置外观结构示意图；

图 10-6 为本实用新型所述层叠式肿瘤标记装置内部结构示意图；

图 10-7 为本实用新型所述取样管侧视结构示意图。

图中标号为：1- 柱状体，2- 圆球体，3- 取样活塞，4- 导向槽，5- 取样槽，6- 储药腔，7- 条形细孔，8- 推拉杆，9- 活塞头，10- 取样管，11- 载样槽，12- 刀口，13- 推拉环，14- 挡板。

开设有条形细孔，所述条形细孔呈纵向等距分布且与储药腔相连通，所述储药腔的内部设有取样活塞，所述取样活塞包括推拉杆、活塞头和取样管，所述活塞头固定在推拉杆下端的侧壁表面，所述推拉杆的底端固定连接有取样管。

进一步改进地，所述柱状体整体采用钛合金一体成型工艺制成，所述活塞头为橡胶材质一体成型，通过采用钛合金材料制作柱状体，降低人体对柱状体的排异反应，同时能够对治疗仪器发出的信号进行遮挡，方便实时对肿瘤进行跟踪。

进一步改进地，所述推拉杆位于储药腔内且与储药腔滑动连接，所述橡胶头与储药腔的内壁相贴合且与储药腔滑动连接，通过使橡胶头与储药腔的内壁相贴合且与储药腔滑动连接，方便将储药腔内的药液通过圆球体表面的条形细孔挤出，方便对肿瘤进行简单的治疗。

进一步改进地，所述取样管的表面设有载样槽和刀口，所述刀口位于载样槽底部的边缘处，所述载样槽位于取样槽的下方且与取样槽重合，通过在载样槽底部的边缘处设有刀口，方便在拉动推拉杆时，利用刀口对嵌入在取样孔内的肿瘤组织进行切割，并利用载样槽对肿瘤试样进行承载，方便取出试样。

具体改进地，所述推拉杆的上端固定连接有推拉环和挡板，所述挡板下表面与推拉杆固定连接且上表面与推拉环固定连接，通过在推拉杆的上端固定连接有推拉环，方便医务人员操作推拉杆，使用更加方便。

本实用新型的柱状体、圆球体、取样活塞、导向槽、取样槽、储药腔、条形细孔、推拉杆、活塞头、取样管、载样槽、刀口、推拉环、挡板，部件均为通用标准件或本领域技术人员知晓的部件、其结构和原理都为本技术人员均可通过技术手册得知或通过常规实验方法获知。本实用新型通过在柱状体的表面设有层叠分布的圆球体，方便对治疗仪器发出的信号进行遮挡，便于对肿瘤的位置进行标记，同时方便实时对肿瘤进行跟踪，通过在柱状体的表面设有取样孔，配合内部的取样管，方便在对肿瘤标记后采集肿瘤的样本，方便医务人员的检测，同时避免二次取样操作对患者的健康组织造成损伤，减小患者的痛苦。

本实用新型在使用时，先向柱状体内部的储药腔注入治疗药液，然后将取样活装入储药腔内，将标记装置插入肿瘤组织内。由于柱状体的底部设有导向槽，便于使柱状体进入肿瘤组织内。柱状体表面设有层叠分布的圆球状，增大标记装置与肿瘤的摩擦力，在将柱状体插入肿瘤内部时，向下按压取样活塞，将储药腔内的药液通过条形细孔注入肿瘤内，对肿瘤进行简单的治疗。在取样活塞按压到底部时，取样槽与载样槽重合，肿瘤组织则挤进载样槽内，拉动推拉环，在取样活塞取出的同时，载样槽边缘处的刀口对肿瘤组织进行切割，完成肿瘤取样操作。

本方案所保护的产品目前已经投入实际生产和应用，尤其是在医疗器械上的应用取得了一定的成功，很显然印证了该产品的技术方案是有益的，是符合社会需要的，也适宜批量生产及推广使用。

以上显示和描述了本实用新型的基本原理和主要特征和本实用新型的优点，对于本领域技术人员而言，显然本实用新型不限于上述示范性实施例的细节，而且在不背离本实用新型的精神或基本特征的情况下，能够以其他的具体形式实现本实用新型。因此，无论从哪一点来看，均应将实施例看作是示范性的，而且是非限制性的。本实用新型的范围由所附权利要求而不是上述说明限定，因此旨在将落在权利要求的等同要件的含义和范围内的所有变化囊括在本实用新型内。不应将权利要求中的任何附图标记视为限制所涉及的权利要求。

此外，应当理解，虽然本说明书按照实施方式加以描述，但并非每个实施方式仅包含一个独立的技术方案，说明书的这种叙述方式仅仅是为清楚起见。本领域技术人员应当将说明书作为一个整体，各实施例中的技术方案也可以经适当组合，形成本领域技术人员可以理解的其他实施方式。

三、一种胃镜取异物装置

（一）研究开发思路

上消化道异物是临床常见的一种急症，通常通过胃镜可以将上消化道异物取出，但对于一些特殊异物，比如坚硬锐利的刀片、不规则型的金属片、圆滑的硬币等，上述异物用一般的异物钳钳取容易滑落或在钳出过程中造成消化道的二次伤害，需要有一种取异物装置能够避免以上情况得发生。

（二）专利名称

一种胃镜取异物装置

（三）审批专利号码

CN201820921385.9

（四）专利摘要

本实用新型公开的属于医疗机械技术领域，具体为一种胃镜取异物装置，包括套管。所述套管内腔底部设置第一连接管，所述第一连接管的右侧套接有第一支撑杆，所述第一支撑杆的顶部轴接有转轴，所述转轴的顶部安装有抓取块，所述抓取块的右端套接有磁块，所述套管的内腔顶部设置有第二连接管，所述第二连接管的右侧套接有第二支撑杆。该新型方案安装有橡胶抓取块，抓取块右端套接磁铁使磁铁表面为橡胶材料，可防止在取物过程中因物体过于坚硬划伤食管及咽喉部位，安装网篮可以防止物体再取出的过程中掉落。

（五）专利组成

1. 一种胃镜取异物装置，包括套管。其特征在于：所述套管内腔底部部设置第一连接管，所述第一连接管的右侧套接有第一支撑杆，所述第一支撑杆的顶部轴接有转轴，所述转轴的顶部安装有抓取块，所述抓取块的右端套接有磁块，所述套管的内腔顶部设置有第二连接管，所述第二连接管的右侧套接有第二支撑杆，所述第二支撑杆的底部轴接有转轴，所述转轴的底部轴接有第三支撑杆，所述第三支撑杆的底部套接有网篮，所述第一连接管和第二连接管右侧顶部之间连接有软管。

2. 根据权利要求1所述的一种胃镜取异物装置，其特征在于：所述软管的内腔安装有弹簧。

3. 根据权利要求1所述的一种胃镜取异物装置，其特征在于：所述抓取块为橡胶抓取块。

4. 根据权利要求1所述的一种胃镜取异物装置，其特征在于：所述网篮的内腔安装有倒斗网篮。

（六）技术领域

本实用新型涉及医疗机械技术领域，具体为一种胃镜取异物装置。

（七）研究背景技术

在胃镜室，经常利用胃镜直视下钳取食管及胃内异物，如假牙、鱼刺、儿童误食的硬币等。目前，对于硬币等异物，大多数利用胃镜直视下钳取，并在胃镜引导下用异物钳或圈套器将其直接拖出体外。该方法难度大、风险大，其原因在于很容易划伤食管及咽喉部位，特别是普通异物钳无法钳住异物，容易滑落，如果滑落到会咽部容易气道被阻塞，严重者可导致窒息而死亡。

（八）发明专利内容

本实用新型的目的在于提供一种胃镜取异物装置，以解决上述背景技术中提出的现有技术不足的问题。

为实现上述目的，本实用新型提供如下技术方案：一种胃镜取异物装置，包括套管。所述套管内腔底部设置第一连接管，所述第一连接管的右侧套接有第一支撑杆，所述第一支撑杆的顶部轴接有转轴，所述转轴的顶部安装有抓取快，所述抓取块的右端套接有磁块，所述套管的内腔顶部设置有第二连接管，所述第二连接管的右侧套接有第二支撑杆，所述第二支撑杆的底部轴接有转轴，所述转轴的底部轴接有第三支撑杆，所述第三支撑杆的底部套接有网篮，所述第一连接管和第二连接管右侧顶部之间连接有软管。

优选的，所述软管的内腔安装有弹簧。

优选的，所述抓取块为橡胶抓取块。

优选的，所述网篮的内腔安装有倒斗网篮。

与现有技术相比，本实用新型的有益效果是：该新型方案安装有橡胶抓取块，抓取块右端套接磁铁使磁铁表面为橡胶材料，可防止在取物过程中因物体过于坚硬划伤食管及咽喉部位，安装网篮可以防止物体再取出的过程中掉落。

（九）具体实施方式

下面将结合本实用新型实施例中的附图，对本实用新型实施例中的技术方案进行清楚、完整地描述。显然，所描述的实施例仅仅是本实用新型一部分实施例，而不是全部的实施例。基于本实用新型中的实施例，本领域普通技术人员在没有做出创造性劳动前提下所获得的所有其他实施例，都属于本实用新型保护的范围。

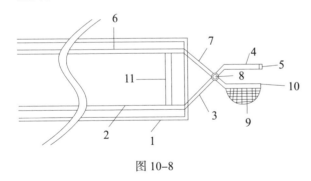

图 10-8

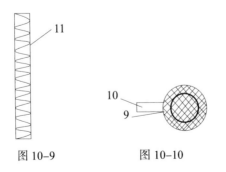

图 10-9   图 10-10

附图说明

图 10-8 为本实用新型结构示意图；

图 10-9 为本实用新型软管剖面图；

图 10-10 为本实用新型网篮俯视图。

图中标号为：1- 套管、2- 第一连接管、3- 第一支撑杆、4- 抓取块、5- 磁铁、6- 第二连接管、7- 第二支撑杆、8- 转轴、9- 网篮、10- 第三支撑杆、11- 软管。

本实用新型提供一种技术方案：一种胃镜取异物装置，包括套管。套管内腔底部设置第一连接管，第一连接管的右侧套接有第一支撑杆，第一支撑杆的顶部轴接有转轴，转轴的顶部安装有抓取块，抓取块的右端套接有磁块，套管的内腔顶部设置有第二连接管，第二连接管的右侧套接有第二支撑杆，第二支撑杆的底部轴接有转轴，转轴的底部轴接有第三支撑杆，第三支撑杆的底部套接有网篮，第一连接管和第二连接管右侧顶部之间连接有软管。

其中，软管的内腔安装有弹簧，抓取块为橡胶抓取块，述网篮的内腔安装有倒斗网篮。

工作原理：通过拉取第一连接管和第二连接管，使弹簧软管受力压缩，带动第一支撑杆和第二支撑杆，转轴通过第一支撑杆和第二支撑杆受力带动抓取块和网篮伸缩，通过伸缩大小的改变来抓取不同大小的物体，抓取块的右端安装磁铁可以吸附一些金属物体取出，物体抓送到网篮时，使取物体取出来的过程中不容过滑落。

尽管已经示出和描述了本实用新型的实施例，对于本领域的普通技术人员而言，可以理解在不脱离本实用新型的原理和精神的情况下可以对这些实施例进行多种变化、修改、替换和变型，本实用新型的范围由所附权利要求及其等同物限定。

四、喹唑啉类化合物及其在抗肿瘤药物中的应用

（一）研究开发思路

恶性肿瘤仍然是严重影响人类健康的非常棘手的疾病。针对恶性肿瘤临床上主要有手术治疗、化学药物治疗、放射治疗、免疫治疗、中医中药治疗等方式，化学药物治疗是恶性肿瘤治疗的可靠方式。但是，临床仍然亟需开发疗效确切、副作用小、耐药率低的化学药物用于恶性肿瘤的治疗。

（二）专利名称

喹唑啉类化合物及其在抗肿瘤药物中的应用

（三）审批专利号码

CN201710482802.4

（四）专利摘要

本发明公开了喹唑啉类化合物及其在抗肿瘤药物中的应用，其化学结构为式（Ⅰ）。恶性肿瘤可以为肺癌、肝癌、神经胶质细胞瘤、卵巢腺癌、乳腺癌或慢性髓系白血病。本发明丰富了恶性肿瘤治疗化合物库，对癌症的治疗起到积极地作用。

（五）技术领域

本发明涉及喹唑啉类化合物及其在抗肿瘤药物中的应用。

（六）研究背景技术

癌症是一种死亡率极高的恶性疾病，治疗难度高，死亡率，给患者和家庭带来沉重的负担。近年来，我国癌症发生率明显增加，使癌症防治面临着严峻的形势。近些年来，我国癌症发生率呈逐渐上升趋势，受到社会各界人士的广泛关注。据相关研究报道显示，在 20 世纪 70 年代，我国中国癌症由 10.13% 增加至 22.32%，死亡增加率为 82.11%。癌症是排在城市死亡的第一位，在农村排列为第二位。尤其是现今老龄化日益加重，吸烟、饮食结构变化、微生物感染、肥胖、活动减少、作息不良等因素是导致癌症的发生主要原因。尤其是我国超重率及肥胖率明显超过 50%。目前排在我国癌症前十位的是肺癌、胃癌、结直肠癌、肝癌、食管癌、女性乳腺癌、胰腺癌、淋巴癌、膀胱癌与甲状腺癌。肺癌是城市男性常见病症，乳腺癌是城市女性常见癌症；胃癌是农村男女发病首位，肺癌死亡率占据最高位。癌症药物的开发长期以来一直是研发的热点，化学类药物和生物类药物争相角逐，但是新的有效的恶性肿瘤治疗药物依然需求迫切。

（七）发明专利内容

本发明的目的在于提供一种喹唑啉类化合物，其化学结构为式（Ⅰ）

式（Ⅰ）

其中，R 为 、、、 或 中的一种。

注：* 相邻 C 原子为成键原子。

编　号	结　构	谱图数据
Ⅰa		^{1}H–NMR (400MHz, CDCl$_3$)δ:4.39(s, 2H), 6.22(d, 1H).6.58(t, 1H), 6.86(d, 1H), 7.04(d, 1H). 7.28～7.32(m, 2H).7.49(m, 1H), 7.65(m, 2H), 7.79(m, 2H), 8.36(d, 1H), 8.50(s, 1H), 9.33(s, 1H).^{13}C–NMR(75MHz, CDCl$_3$)δ:45.66, 96.96, 106.89, 107.95, 109.44, 111.43, 113.1, 115.34, 124.54, 128.06, 128.34, 128.99, 130.56, 133.03, 136.58, 149.34, 149.79, 152.51, 155.81, 162.97. LC–MS(ESI, pos, ion) m/z: 370[M+1].
Ⅰb		^{1}H–NIMR (400MHz, CDCl$_3$)δ:4.39(s.2H), 6.23(d, 1H).6.58(t, 1H), 6.82(d, 1H), 7.05(d, 1H). 7.28～7.32(m, 2H).7.91～7.95(m, 4H), 8.36(d, 1H), 8.56(s, 1H), 9.28(s, 1H). ^{13}C–NMR (75MHz, CDCl$_3$)δ:45.66, 96.96, 106.89, 10795, 109 44, 111.43, 113.1, 115.34, 117.15, 118.94, 124.54, 128.06, 131.1, 133.02, 133.03, 141.53, 149.34, 149.79, 152.51, 155.81, 162.97, LC–MS(ESI, pos, ion)m/z: 395[M+1].
Ⅰc		^{1}H–NMR (400MHz, CDCl$_3$)δ: 1.20(m, 6H), 2.87(m, 1H), 4.39(s, 2H), 6.23(d, 1H), 6.58(t, 1H), 6.84(d, 1H), 704(d, 1H), 7.28～7.32(m, 2H), 7.57～7.64(m, 4H), 8.36(d.1H), 8.56(s, 1H), 9.29(s, 1H).^{13}C–NMR (75 MHz, CDCl$_3$) δ:23.38, 33.96, 45.66, 96.96, 106.89, 10795, 109.44, 111.43, 113.1, 115.34, 124.4, 124.54, 128.06, 131.31, 131.65, 133.03, 149.34, 149.79, 151.02, 152.51, 155.81, 162.97. LC–MS(ESI. pos, ion)m/z: 412[M+1].
Ⅰd		^{1}H–NMR (400MHz, CDCl$_3$)δ:4.39(s, 1H), 625(d, 1H), 6.58(t, 1H, 6.92～7.03(m.3H), 7.28～7.32m.4H), 8.24(s, 1H), 8.36(d, 1H), 9.33(s, 1H). C–NMR (75 MHz, CDCl$_3$)δ:45.66, 96.96, 105.25, 106.89, 107.95, 109.44, 111.43, 111.47, 113.1, 115.34, 124.49, 128.06, 133.03, 133.12, 149.43, 149.96, 152.51, 155.81, 162.29, 166.36. LC–MS(ESI, pos, ion) m/z:406[M+1].
Ⅰe		^{1}H–NMR (400MHz, CDCl$_3$)δ:4.39 (s, 2H). 6.23(d, 1H). 6.58(t, 1H). 6.98～7.04(m, 2H), 7.28～7.31(m, 2H), 7.57～7.61(m, 2H), 7.98～8.06(m, 4H), 8.27～8.31(m, 3H), 9.31(s, 1H). ^{13}C–NMR(75 MHz, CDCl$_3$)δ:45.66, 96.96, 106.89, 107.95, 109.44, 111.43, 113.1, 115.34, 124.54, 128.06, 128.34, 128.99, 130.56, 133.03, 136.58, 149.34, 149.79, 152.51, 155.81, 162.97. LC–MS(ESI, pos, ion)m/z: 420[M+1].

进一步地，式（Ⅰ）表示的化合物、其盐或其溶剂化合物。

进一步地，式（Ⅰ）表示的化合物的盐酸盐。

本发明的另一目的在于提供化学结构为式（Ⅰ）的合成路线：

其中，R 为 、 、 、 或 中的一种。

本发明的另一目的在于提供一种化合物式（Ⅰ）在抗肿瘤药物中的应用。

本发明的另一目的在于提供一种药物组合物，所述药物组合物包含有效量的式（Ⅰ）和药学上可接受的载体，

式（Ⅰ）

其中，R 为 、 、 、 或 中的一种。

进一步地，所述药物组合物用于治疗恶性肿瘤。

进一步地，所述药物组合物为胶囊剂、片剂、丸剂、散剂、颗粒剂或注射剂。优选：片剂、胶囊剂或注射剂。进一步地，所述药学上可接受的载体为填料或增容剂、粘合剂、保湿剂、崩解剂、缓溶剂、吸收加速剂、润湿剂、吸附剂、润滑剂、PH 调节剂中的一种或几种。

本发明没有对式（Ⅰ）或包含式（Ⅰ）的组合物的施用方式进行特别限制，代表性的施用方式包括（但并不限于）：口服、肠胃外（静脉内、肌肉内或皮下）、和局部给药。用于口服给药的固体剂型包括胶囊剂、片剂、丸剂、散剂和颗粒剂。

在这些固体剂型中，式（Ⅰ）与至少一种常规惰性赋形剂（或载体）混合，如柠檬酸钠或磷酸二钙，或与下述成分混合：①填料或增容剂，例如淀粉、乳糖、蔗糖、葡萄糖、甘露醇和硅酸；②粘合剂，例如羟甲基纤维素、藻酸盐、明胶、聚乙烯基吡咯烷酮、蔗糖和阿拉伯胶；③保湿剂，例如甘油；④崩解剂，例如琼脂、碳酸钙、马铃薯淀粉或木薯淀粉、藻酸、某些复合硅酸盐、碳酸钠；⑤缓溶剂，例如石蜡；⑥吸收加速剂，例如季胺化合物；⑦润湿剂，例如鲸蜡醇和单硬脂酸甘油酯；⑧吸附剂，例如高岭土；⑨润滑剂，例如滑石、硬脂酸钙、硬脂酸镁、固体聚乙二醇、十二烷基硫酸钠。胶囊剂、片剂和丸剂中，剂型也可包含缓冲剂。

其中，胃肠道给药制剂是目前最为常见的用药形式，且实验操作方便，因此，本发明具体实施方式中采用灌胃给药进行式（Ⅰ）的药效试验，但这并不表示，式（Ⅰ）的用药形式仅限于胃肠道给药，本领域技术人员可以根据式（Ⅰ）的物理化学性质，结合现代制剂技术和病患的实际需要，将其制备成注射剂、头皮吸收制剂、植入制剂等多种制剂，从而扩大其给药途径，并提高药物靶向性或有效避免不必要的毒副作用。

用于口服给药的液体剂型包括药学上可接受的乳液、溶液、悬浮液、糖浆或酊剂。

除了活性化合物外，液体剂型可包含本领域中常规采用的惰性稀释剂，如水或其它溶剂，增溶剂和乳化剂，例知乙醇、异丙醇、碳酸乙酯、乙酸乙酯、丙二醇、1, 3-丁二醇、二甲基甲酰胺以及油，特别是棉籽油、花生油、玉米胚油、橄榄油、蓖麻油和芝麻油或这些物质的混合物等。

除了这些惰性稀释剂外，组合物也可包含助剂，如润湿剂、乳化剂和悬浮剂、甜味剂、矫味剂和香料。除了活性化合物外，悬浮液可包含悬浮剂，例如乙氧基化异十八烷醇、聚氧乙烯山梨醇和脱水山梨醇酯、微晶纤维素、甲醇铝和琼脂或这些物质的混合物等。

用于肠胃外注射的组合物可包含生理上可接受的无菌含水或无水溶液、分散液、悬浮液或乳液，和用于重新溶解成无菌的可注射溶液或分散液的无菌粉末。适宜的含水和非水载体、稀释剂、溶剂或赋形剂包括水、乙醇、多元醇及其适宜的混合物。

用于局部给药的本发明化合物的剂型包括软膏剂、散剂、贴剂、喷射剂和吸入剂。活性成分在无菌条件下与生理上可接受的载体及任何防腐剂、缓冲剂，或必要时可能需要的推进剂一起混合。

本发明化合物可以单独给药，或者与其他药学上可接受的其他药物联合给药。

本发明提供了喹唑啉类化合物及其在抗肿瘤药物中的应用，丰富了恶性肿瘤治疗化合物库，对癌症的治疗起到积极地作用。

（八）具体实施方式

实施例 1：[1，2-a] 吡咯并吡嗪 -1- 甲基 -4- 苯基 -7- 氟喹唑啉 -6- 仲胺的合成

合成路线：

合成步骤：

1-1[1，2-a] 吡咯并吡嗪 -1- 亚甲基 -4- 氯 -7- 氟喹唑啉 -6- 亚胺的合成

将 4- 氯 -7- 氟 - 喹唑啉基 -6- 胺（10mmol）和 [1, 2-a] 吡咯并吡嗪 -1- 甲醛（11mmol）溶于 30ml 甲醇 / 四氢呋喃（2：1）混合溶剂中，回流 2 小时，然后降至室温，向体系中加入水（50ml），用 50ml 二氯甲烷萃取，无水硫酸钠干燥有机相，减压蒸除溶剂，残余物用水打浆，过滤，50℃真空干燥。得到 3.1g 深黄色 [1, 2-a] 吡咯并吡嗪 -1- 亚甲基 -4- 氯 -7- 氟喹唑啉 -6- 亚胺固体，产率 95%。^{1}H-NMR（400MHz，CDCl$_3$）δ：6.32（d, 1H），6.58（t, 1H），7.33（d, 1H），7.75（d, 1H），8.24（d, 1H），8.40（s, 1H），8.61（m, 1H），8.76（d, 1H），9.56（s, 1H）。

1-2 [1, 2-a] 吡咯并吡嗪 -1- 甲基 -4- 氯 -7- 氟喹唑啉 -6- 仲胺的合成

将 [1, 2-a] 吡咯并吡嗪 -1- 亚甲基 -4- 氯 -7- 氟喹唑啉 -6- 胺（10mmol）溶于 40ml 甲醇中，再加入 5ml 冰乙酸，降温至 0～5℃，然后加入 1.2g 硼氢化钠，低温下搅拌 2 小时，升至室温继续搅拌半小时，然后向体系中加入 100 ml 水，搅拌 1 小时，过滤，50℃真空干燥，得到 3.2g 棕黄色 [1, 2-a] 吡咯并吡嗪 -1- 甲基 -4- 氯 -7- 氟喹唑啉 -6- 仲胺固体粉末，产率 98%。^{1}H-NMR（400MHz，CDCl$_3$）δ：4.39（s, 2H），6.22（d, 1H），6.58（t, 1H），7.01～7.05（m, 2H），7.28-7.33（m, 2H），8.36（d, 1H），8.52（s, 1H），9.54（s, 1H）。

1-3 [1, 2-a] 吡咯并吡嗪 -1- 甲基 -4- 苯基 -7- 氟喹唑啉 -6- 仲胺的合成

将 [1, 2-a] 吡咯并吡嗪 -1- 甲基 -4- 氯 -7- 氟喹唑啉 -6- 仲胺（10mmol）溶于 30ml 氮氮二甲基甲酰胺中，体系鼓氩气 20 分钟，排空体系中的空气，然后加入四三苯基膦钯（3mmol），升温至 60℃，继续搅拌半小时，向其中加入苯硼酸（12mmol），再加入 10ml 碳酸钠（1g）水溶液，升温至 90℃，搅拌 5 小时，整个过程保持通入氩气，然后降温，减压蒸除溶剂，固体快速通过色谱柱，得到 3.2g 类白色固体，即为 [1, 2-a] 吡咯并吡嗪 -1- 甲基 -4- 苯基 -7- 氟喹唑啉 -6- 仲胺，产率 87%。^{1}H-NMR（400MHz，CDCl$_3$）δ：4.39（s，2H），6.22（d，1H），6.58（t，1H），6.86（d，1H），7.04（d，1H），7.28～7.32（m，2H），7.49（m，1H），7.65（m，2H），7.79（m，2H），8.36（d，1H），8.50（s，1H），9.33（s，1H）。^{13}C-NMR（75MHz，CDCl$_3$）δ：45.66，96.96，106.89，107.95，109.44，111.43，113.1，115.34，124.54，128.06，128.34，128.99，130.56，133.03，136.58，149.34，149.79，152.51，155.81，162.97。LC-MS（ESI，pos，ion）m/z：370[M+1]。

1-4 [1, 2-a] 吡咯并吡嗪 -1- 甲基 -4- 苯基 -7- 氟喹唑啉 -6- 仲胺盐酸盐的合成

将 [1, 2-a] 吡咯并吡嗪 -1- 甲基 -4- 苯基 -7- 氟喹唑啉 -6- 仲胺（10 mmol）溶于 30ml 二氧六环中形成澄清溶液，体系降温至 10℃左右，向此溶液中滴入 5ml 氯化氢的二氧六环（4mol/L）溶液，温度保持不高于 15℃，滴加完毕后保持温度继续搅拌 4 小时，有大量白色粉末析出，过滤，用二氧六环洗涤，40℃真空干燥 5 小时，可得 4g[1, 2-a] 吡咯并吡嗪 -1- 甲基 -4- 苯基 -7- 氟喹唑啉 -6- 仲胺盐酸盐，产率 98%。LC-MS（ESI，pos，ion）m/z：407[M+1]。

实施例 2：[1, 2-a] 吡咯并吡嗪 -1- 甲基 -4-（萘基 -2）-7- 氟喹唑啉 -6- 仲胺的合成

合成路线：

合成步骤：

2-1 的合成产物与 1-1 的合成产物一致。

2-2 的合成产物与 1-2 的合成产物一致。

2-3 [1, 2-a] 吡咯并吡嗪 -1- 甲基 -4-（萘基 -2）-7- 氟喹唑啉 -6- 仲胺的合成

　　合成方法如 1-3 中的合成方法，将 [1, 2-a] 吡咯并吡嗪 -1- 甲基 -4- 氯 -7- 氟喹唑啉 -6- 仲胺（10mmol）溶于 30ml 氮氮二甲基甲酰胺中，体系鼓氩气 20 分钟，排空体系中的空气，然后加入四三苯基膦钯（3mmol），升温至 60℃，继续搅拌半小时，向其中加入 2- 萘硼酸（12mmol），再加入 10ml 碳酸钠（1g）水溶液，升温至 90℃，搅拌 5 小时，整个过程保持通入氩气，然后降温，减压蒸除溶剂，固体快速通过色谱柱，得到 3.4g 类白色固体，即为 [1, 2-a] 吡咯并吡嗪 -1- 甲基 -4-（萘基 -2）-7- 氟喹唑啉 -6- 仲胺，产率 81%。^{1}H-NMR

（400MHz，CDCl₃）δ：4.39（s，2H），6.23（d，1H），6.58（t，1H），6.98～7.04（m，2H），7.28～7.31（m，2H），7.57～7.61（m，2H），7.98～8.06（m，4H），8.27～8.31（m，3H），9.31（s，1H）。^{13}C–NMR（75MHz，CDCl₃）δ：45.66，96.96，106.89，107.95，109.44，111.43，113.1，115.34，124.54，128.06，128.34，128.99，130.56，133.03，136.58，149.34，149.79，152.51，155.81，162.97。LC–MS（ESI，pos，ion）m/z：420[M+1]。

实施例 3：[1，2-a] 吡咯并吡嗪 -1- 甲基 -4- 对氰基苯基 -7- 氟喹唑啉 -6- 仲胺的合成

合成路线：

合成步骤：

3-1 的合成产物与 1-1 的合成产物一致。

3-2 的合成产物与 1-2 的合成产物一致。

3-3 [1，2-a] 吡咯并吡嗪 -1- 甲基 -4- 对氰基苯基 -7- 氟喹唑啉 -6- 仲胺的合成

合成方法如 1-3 中的合成方法，将 [1, 2-a] 吡咯并吡嗪 -1- 甲基 -4- 氯 -7-氟喹唑啉 -6- 仲胺（10mmol）溶于 30ml 氮氮二甲基甲酰胺中，体系鼓氩气 20分钟，排空体系中的空气，然后加入四三苯基膦钯（3mmol），升温至 60℃，继续搅拌半小时，向其中加入对氰基苯硼酸（12mmol），再加入 10ml 碳酸钠（1g）水溶液，升温至 90℃，搅拌 5 小时，整个过程保持通入氩气，然后降温，减压蒸除溶剂，固体快速通过色谱柱，得到 3.5g 淡黄色固体，即为 [[1, 2-a] 吡咯并吡嗪 -1- 甲基 -4- 对氰基苯基 -7- 氟喹唑啉 -6- 仲胺，产率 89%。^{1}H-NMR（400MHz，CDCl$_3$）δ：4.39（s，2H），6.23（d，1H），6.58（t，1H），6.82（d，1H），7.05（d，1H），7.28～7.32（m，2H），7.91～7.95（m，4H），8.36（d，1H），8.56（s，1H），9.28（s，1H）。^{13}C-NMR（75MHz，CDCl$_3$）δ：45.66，96.96，106.89，107.95，109.44，111.43，113.1，115.34，117.15，118.94，124.54，128.06，131.1，133.02，133.03，141.53，149.34，149.79，152.51，155.81，162.97。LC-MS（ESI，pos，ion）m/z：395[M+1]。

实施例 4：[1, 2-a] 吡咯并吡嗪 -1- 甲基 -4- 对异丙基苯基 -7- 氟喹唑啉 -6-仲胺的合成

合成路线：

合成步骤：

4-1 的合成产物与 1-1 的合成产物一致。

4-2 的合成产物与 1-2 的合成产物一致。

4-3 [1, 2-a] 吡咯并吡嗪 -1- 甲基 -4- 对异丙基苯基 -7- 氟喹唑啉 -6- 仲胺的合成

合成方法如 1-3 中的合成方法，将 [1, 2-a] 吡咯并吡嗪 -1- 甲基 -4- 氯 -7- 氟喹唑啉 -6- 仲胺 (10mmol) 溶于 30ml 氮氮二甲基甲酰胺中，体系鼓氩气 20 分钟，排空体系中的空气，然后加入四三苯基膦钯（3mmol），升温至 60℃，继续搅拌半小时，向其中加入对异丙基苯硼酸（12mmol），再加入 10ml 碳酸钠（1g）水溶液，升温至 90℃，搅拌 5 小时，整个过程保持通入氩气，然后降温，减压蒸除溶剂，固体快速通过色谱柱，得到 3.6g 淡黄色固体，即为 [1, 2-a] 吡咯并吡嗪 -1- 甲基 -4- 对异丙基苯基 -7- 氟喹唑啉 -6- 仲胺，产率 87%。^{1}H-NMR（400MHz，CDCl$_3$）δ: 1.20（m, 6H），2.87（m, 1H），4.39（s, 2H），6.23（d, 1H），6.58（t, 1H），6.84（d, 1H），7.04（d, 1H），7.28～7.32（m, 2H），7.57～7.64（m, 4H），8.36（d, 1H），8.56（s, 1H），9.29（s, 1H）。^{13}C-NMR（75MHz，CDCl$_3$）δ: 23.38，33.96，45.66，96.96，106.89，107.95，109.44，111.43，113.1，115.34，124.4，124.54，128.06，131.31，131.65，133.03，149.34，149.79，151.02，152.51，155.81，162.97。LC-MS（ESI, pos，ion）m/z: 412[M+1]。

实施例 5：[1, 2-a] 吡咯并吡嗪 -1- 甲基 -4-（3, 5- 二氟苯基)-7- 氟喹唑啉 -6- 仲胺的合成

合成路线：

合成步骤：

5-1 的合成产物与 1-1 的合成产物一致。

5-2 的合成产物与 1-2 的合成产物一致。

5-3 [1, 2-a] 吡咯并吡嗪 -1- 甲基 -4-（3, 5- 二氟苯基）-7- 氟喹唑啉 -6-仲胺的合成

合成方法如 1-3 中的合成方法，将 [1, 2-a] 吡咯并吡嗪 -1- 甲基 -4- 氯 -7-氟喹唑啉 -6- 仲胺（10mmol）溶于 30ml 氮氮二甲基甲酰胺中，体系鼓氩气 20分钟，排空体系中的空气，然后加入四三苯基膦钯（3mmol），升温至 60℃，继续搅拌半小时，向其中加入对 3, 5- 二氟苯硼酸（12mmol），再加入 10ml 碳酸钠（1g）水溶液，升温至 90℃，搅拌 5 小时，整个过程保持通入氩气，然后降温，减压蒸除溶剂，固体快速通过色谱柱，得到 3.7g 淡黄色固体，即为 [1, 2-a] 吡咯并吡嗪 -1- 甲基 -4-（3, 5- 二氟苯基）-7- 氟喹唑啉 -6- 仲胺，产率 91%。^{1}H-NMR（40MHz，CDCl$_3$）δ：4.39（s, 1H），6.25（d, 1H），6.58（t, 1H），6.92～7.03（m,

3H），7.28～7.32（m, 4H），8.24（s, 1H），8.36（d, 1H），9.33（s, 1H）。^{13}C-NMR（75MHz，CDCl$_3$）δ：45.66，96.96，105.25，106.89，107.95，109.44，111.43，111.47，113.1，115.34，124.49，128.06，133.03，133.12，149.43，149.96，152.51，155.81，162.29，166.36。LC-MS（ESI, pos, ion）m/z：406[M+1]。

试验例：人肿瘤细胞的体外抑制作用

一、细胞株

人肺癌细胞 A549，人肝癌细胞 Bel-7402，人神经胶质细胞瘤细胞 U251，人卵巢腺癌细胞 SK-OV-3，人乳腺癌细胞 MCF-7，人慢性髓系白血病细胞 K562。

二、主要溶液配制

1. PBS 缓冲液

NaCl 8g、KCl 0.2g、Na$_2$HPO$_4$ 1.44g、KH$_2$PO$_4$ 0.24g，调 ph7.4，定容 1L。

2. 胰蛋白酶溶液

0.25% 的胰蛋白酶 +0.02% EDTA，用 PBS 缓冲液配制，0.22μm 滤膜过滤除菌，4℃备用。

3. RPMI 1640 细胞培养液

(1) 10.4g/ 包 RPMI 1640 培养粉溶至三蒸水中，磁力搅拌 20 分钟；

(2) 加 2g NaHCO$_3$，继续搅拌 10 分钟；

(3) 加青霉素溶液（2×10^{5}U/ml）0.5ml，链霉素溶液（2×10^{5}U/ml）0.5ml；

(4) 加 100ml 灭活胎牛血清；

(5) 加 1mol/L HCl，调 PH 至 7.2，定容 1L；

(6) 过滤除菌。

4. 受试药物梯度溶液：

(1) 式（Ⅰ）梯度溶液：式（Ⅰ）用少量 DMSO 溶解后（最终 DMSO 含量在 0.1% 以内），用 RPMI 1640 细胞培养液配置成 128μg/ml，对半稀释配置成 8 个浓度梯度，即 64、32、16、8、4、2、1、0.5μg/ml，用前配制。

(2) 顺铂梯度溶液：顺铂注射液用 RPMI 1640 细胞培养液配置成 128μg/ml，对半稀释配置成 8 个浓度梯度，即 128、64、32、16、8、4、2、1μg/ml，用前配制。

三、实验分组

待测药物组（参见实验步骤部分）

阳性对照药物组（与待测药物组相比，加入浓度梯度的待测药物改为加入浓度梯度的顺铂）

对照组（与待测药物组相比，加入浓度梯度的待测药物改为加入不含药物的RPMI 1640 细胞培养液）

空白组（与对照组相比，不加细胞）

四、实验步骤

1. 取对数生长期的细胞，胰蛋白酶消化，RPMI 1640 细胞培养液调细胞悬液浓度为 6×10^4 个 /ml。在 96 孔培养板中每孔加细胞悬液 100μl，置 37℃，5% CO_2 培养箱中培养 24 小时，细胞贴壁。

2. 移走 RPMI 1640 细胞培养液，加入浓度梯度的待测药物的 RPMI 1640 细胞培养液 100μl，每个浓度设 6 个平行孔。将加药后的 96 孔板置于 37℃，5% CO_2 培养箱中培养 48 小时，倒置显微镜下观察药物的作用效果。

3. 96 孔板离心后弃去培养液，小心用 PBS 冲 2～3 遍后，再加入含 0.5% MTT 的 RPMI1640 细胞培养液 100μl，继续培养 4 小时。

4. 移走上清，每孔加入 150μl 二甲基亚砜，置摇床上低速振荡 10 分钟，使 formazan 结晶充分溶解。

5. 在酶联免疫检测仪 490nm 处测量各孔的光密度（OD 值）。

6. 平行孔 OD 值以 mean ± SD 表示，计算抑制率公式：$[(OD_{对照组} - OD_{空白组}) - (OD_{药物实验组} - OD_{空白组})] / (OD_{对照组} - OD_{空白组}) \times 100\%$。

7. 采用 GraphPad Prism 5 数据处理软件，通过绘制量效曲线计算半数抑制浓度（IC_{50}）。

五、实验结果

式（Ⅰ）和对 6 种人肿瘤细胞株均有不同程度的体外抑制作用，IC_{50} 见表 1。结果显示，式（Ⅰ）所表示的 5 个药物对 6 种人肿瘤细胞株均具有抑制活性。与阳性药顺铂相比较，不同 R 基之间抑制活性区别较大，R 为此外，相同浓度（以相同的摩尔量计）下 MTT 法测得 Ⅰa 盐酸盐与 Ⅰa 活性相当，Ⅰa 盐酸盐在水或氯化钠水溶液中的溶解性大于 Ⅰa，说明 Ⅰa 盐酸盐具有更好的成药性，更有益于剂型开发。

表1　式（I）对6种人肿瘤细胞抑制作用

	IC50（μg/ml）					
	A549	Bel–7402	U251	SK–OV–3	MCF–7	K562
顺铂	9.20	3.11	9.97	11.42	9.59	5.88
Ⅰa	5.54	4.68	9.21	3.69	2.67	5.00
Ⅰb	4.10	1.09	7.91	3.51	1.08	3.12
Ⅰc	8.60	6.55	7.62	7.19	6.17	5.52
Ⅰd	5.22	4.31	0.98	2.46	2.64	1.82
Ⅰe	22.34	17.30	8.97	16.98	21.09	10.11

实验结果说明，式（Ⅰ）可以作为治疗恶性肿瘤的药物。恶性肿瘤可以为肺癌、肝癌、神经胶质细胞瘤、卵巢腺癌、乳腺癌或慢性髓系白血病。

显然，根据本发明的上述内容，按照本领域的普通技术知识和手段，在不脱离本发明上述基本技术思想前提下，还可以做出其他多种形式的修改、替换或变更。

五、一种胃镜检查用口腔支撑装置

（一）研究开发思路

胃镜检查时需要一种口腔支撑物可以将口腔打开固定，利于胃镜通过，称之为咬口器。咬口器过大，长时间张口容易造成下颌关节脱臼，咬口器过小不利于胃镜插入口腔时操作，且每个人口腔大小不一。因此，临床需要可根据口腔调节大小的口腔支撑装置，既利于操作者操作，又利于提高患者的舒适度。

（二）专利名称

一种胃镜检查用口腔支撑装置

（三）审批专利号码

CN201620286366.4

（四）专利摘要

本实用新型涉及一种胃镜检查用口腔支撑装置，包括平行设置的上托板和下压板。所述上托板和所述下压板之间通过伸缩杆连接，所述伸缩杆上套设有压缩弹簧，所述下压板后端设置有压舌板，所述下压板前端上部设置有竖直的固定板，所述固定板中部设置有供胃镜穿过的通孔，所述固定板底部贯穿有引流管，所述固定板前部两侧均设置有向外延伸的固定柱，两个所述固定柱之间连接有弹性的绑带。本实用新型结构简单，使用方便，能够很好的支撑口腔，通过设置伸缩杆和压缩弹簧，使得嘴张开度较小的患者也能舒适的使用，通过设置引流管，使得患者口中的唾液能流出，通过设置绑带，能将本装置很好的固定在头部上。

（五）专利组成

1. 一种胃镜检查用口腔支撑装置，包括平行设置的上托板和下压板，其特征在于：所述上托板和所述下压板之间通过伸缩杆连接，所述伸缩杆上套设有压缩弹簧，所述下压板后端设置有压舌板，所述下压板前端上部设置有竖直的固定板，所述固定板中部设置有供胃镜穿过的通孔，所述固定板底部贯穿有引流管，所述固定板前部两侧均设置有向外延伸的固定柱，两个所述固定柱之间连接有弹性的绑带。

2. 根据权利要求 1 所述的一种胃镜检查用口腔支撑装置，其特征在于：所述压舌板的长度为 3～5cm。

3. 根据权利要求 1 所述的一种胃镜检查用口腔支撑装置，其特征在于：所述上托板、下压板和压舌板为塑料材质。

4. 根据权利要求 1 所述的一种胃镜检查用口腔支撑装置，其特征在于：所述弹簧为镀锌弹簧。

5. 根据权利要求 1 所述的一种胃镜检查用口腔支撑装置，其特征在于：所述固定板两侧设置有供气管插管穿过的固定孔。

（六）技术领域

本实用新型涉及医疗器械技术领域，具体是一种胃镜检查用口腔支撑装置。

（七）研究背景技术

众所周知，胃镜检查时候需要将胃镜从口腔插进胃里，检查过程中口腔要保持张开，长时间的张开患者会很累，有时候不由自主的闭合，影响正常检查。目前，有一些用于口腔支持的装置，但是这些装置基本上是让口腔长期处于最大的张开状态，人体肌肉组织如果长期处于夸张状态，会对肌肉造成一定的伤害，并且使人感到很累。现有的口腔支持装置还存在一个难以解决的问题，人体口腔内放入扩张装置后，人体生理反应会产生口水，产生口水后，患者会很自然的往下咽，由于胃镜是通过食道插入胃中，患者咽口水时很难受，但是又无法吐出，很是不便。并且，现有的口腔支撑装置，其开口大小不能变，导致嘴张开度较小的患者使用时，十分痛苦。

（八）发明专利内容

本实用新型所要提供的是一种胃镜检查用口腔支撑装置。

为解决上述技术问题，本实用新型提供以下技术方案：一种胃镜检查用口腔支撑装置，包括平行设置的上托板和下压板，所述上托板和所述下压板之间通过伸缩杆连接，所述伸缩杆上套设有压缩弹簧，所述下压板后端设置有压舌板，所述下压板前端上部设置有竖直的固定板，所述固定板中部设置有供胃镜穿过的通孔，所述固定板底部贯穿有引流管，所述固定板前部两侧均设置有向外延伸的固定柱，两个所述固定柱之间连接有弹性的绑带。

所述压舌板的长度为3～5cm。

所述上托板、下压板和压舌板为塑料材质。

所述弹簧为镀锌弹簧。

所述固定板两侧设置有供气管插管穿过的固定孔。

本实用新型与现有技术相比具有的有益效果是：本实用新型结构简单，使用方便，能够很好的支撑口腔，通过设置伸缩杆和压缩弹簧，使得嘴张开度较小的患者也能舒适的使用；通过设置引流管，使得患者口中的唾液能流出；通过设置绑带，能将本装置很好的固定在头部上。

（九）具体实施方式

为了使本实用新型的目的、技术方案及优点更加清楚明白，以下结合实施例，对本实用新型进行进一步详细说明。应当理解，此处所描述的具体实施例仅仅用以解释本实用新型，并不用于限定本实用新型。

在本实用新型的描述中，需要理解的是，术语"纵向""横向""上""下""前""后""左""右""竖直""水平""顶""底""内""外"等指示的方位或位置关系为基于附图所示的方位或位置关系，仅是为了便于描述本

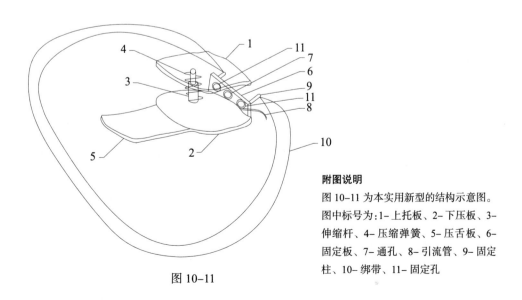

图 10-11

附图说明

图 10-11 为本实用新型的结构示意图。

图中标号为：1- 上托板、2- 下压板、3-伸缩杆、4- 压缩弹簧、5- 压舌板、6-固定板、7- 通孔、8- 引流管、9- 固定柱、10- 绑带、11- 固定孔

实用新型，而不是指示或暗示所指的装置或元件必须具有特定的方位、以特定的方位构造和操作，因此不能理解为对本实用新型的限制。

一种胃镜检查用口腔支撑装置，包括平行设置的上托板和下压板。所述上托板和所述下压板之间通过伸缩杆连接，所述伸缩杆上套设有压缩弹簧，所述下压板后端设置有压舌板，所述下压板前端上部设置有竖直的固定板，所述固定板中部设置有供胃镜穿过的通孔，所述固定板底部贯穿有引流管，所述固定板前部两侧均设置有向外延伸的固定柱，两个所述固定柱之间连接有弹性的绑带。

优化的，所述压舌板 5 的长度为 3～5cm。

进一步优化的，所述上托板、下压板和压舌板为塑料材质。

进一步优化的，所述弹簧为镀锌弹簧。

进一步优化的，所述固定板两侧设置有供气管插管穿过的固定孔。

本实用新型结构简单，使用方便，能够很好的支撑口腔，通过设置伸缩杆和压缩弹簧，使得嘴张开度较小的患者也能舒适的使用，通过设置引流管，使得患者口中的唾液能流出，通过设置绑带，能将本装置很好的固定在头部上。

以上所述仅为本实用新型的较佳实施例而已，并不用以限制本实用新型，凡在本实用新型的精神和原则之内所作的任何修改、等同替换和改进等，均应包含在本实用新型的保护范围之内。

六、胃幽门螺旋杆菌病人隔离检查装置

（一）研究开发思路

C13/C14 呼气试验是检测幽门螺杆菌的一种常用检测手段。检测需要首先收集检测者呼出的气体，然后再进行上机检测。检测者在呼出气体的过程中，有可能会污染所在区域的空气，造成潜在疾病的传播风险。为减少气体传播疾病的发生，临床需要能够避免气体传播的隔离装置。

（二）专利名称

胃幽门螺旋杆菌病人隔离检查装置

（三）审批专利号码

CN202021882513.7

（四）专利摘要

本实用新型涉及医学检测设备领域，具体公开了胃幽门螺旋杆菌病人隔离检查装置，包括检测室和若干个隔离室。检测室与若干隔离室通过隔板分隔，隔板位于检测室的一侧固定连接有若干采样台，采样台与隔离室一一对应设置，每个采样台上设置有采样组件，采样组件包括采样袋，采样袋一端设置有进气口，进气口内部设置有单向进气阀，采样袋另一端设置有排气口，排气口内部设置有单向排气阀，进气口通过贯穿隔板的导气管连通有吹气嘴。本实用新型通过设置多个隔离室和与之对应的采样组件实现了对疑似患者的单独取样，且省略了样品转移过程，不仅节省了时间人力，还相对的降低了传染风险。

（五）专利组成

1. 胃幽门螺旋杆菌病人隔离检查装置，其特征在于，包括：

检测室和若干个隔离室，所述检测室与若干所述隔离室通过隔板分隔；所述隔板位于所述检测室的一侧固定连接有若干采样台，所述采样台与所述隔离室一一对应设置，每个所述采样台上、穿过所述隔板设置有采样组件。

所述采样组件包括采样袋，所述采样袋一端设置有进气口，所述进气口内部设置有单向进气阀，所述采样袋另一端设置有排气口，所述排气口内部设置有单向排气阀，所述进气口通过贯穿所述隔板的导气管连通有吹气嘴。

2. 如权利要求1所述的胃幽门螺旋杆菌病人隔离检查装置，其特征在于，所述进气口端部可拆卸连接有导气管，所述导气管贯穿所述隔板延伸至所述隔离室内，且所述导气管管壁与所述隔板无缝隙固定连接，所述导气管远离所述检测室的一端可拆卸连接有吹气嘴。

3. 如权利要求2所述的胃幽门螺旋杆菌病人隔离检查装置，其特征在于，所述吹气嘴为一次性吹气嘴。

4. 如权利要求1所述的胃幽门螺旋杆菌病人隔离检查装置，其特征在于，所述检测室内顶部设置有第一换气扇和第一紫外灭菌灯。

5.如权利要求 4 所述的胃幽门螺旋杆菌病人隔离检查装置，其特征在于，所述检测室内设置有检测仪。

6.如权利要求 1 所述的胃幽门螺旋杆菌病人隔离检查装置，其特征在于，所述隔离室内顶部设置有第二换气扇和第二紫外灭菌灯。

（六）技术领域

本实用新型涉及医学检测设备领域，具体公开了胃幽门螺旋杆菌病人隔离检查装置。

（七）研究背景技术

幽门螺杆菌，一种螺旋形、微厌氧、对生长条件要求十分苛刻的细菌，生存于胃部及十二指肠的各区域内，会引起胃黏膜轻微慢性发炎，导致胃及十二指肠溃疡与胃癌。幽门螺杆菌是目前所知能够在人胃中生存的唯一微生物种类，被世界卫生组织国际癌症研究机构列为一类致癌物。更加可怕的是幽门螺杆菌能够通过消化道传播，具有一定传染性。

在医院进行幽门螺杆菌检测一般通过 C13 或 C14 呼气检测，在该过程中首先进行取样，取样过程一般是所有需要检测的疑似患者全部在一个室内将气体呼入样品袋中，然后再由医护人员将样品袋转移到检测室进行检测。在这个过程中工序繁琐，浪费时间，同时增加了由于患者与患者、患者与义务人员接触频率增加，传染风险也有所增加。因此，本实用新型提出胃幽门螺旋杆菌病人隔离检查装置。

（八）发明专利内容

针对上述存在的技术不足，本实用新型的目的是提供胃幽门螺旋杆菌病人隔离检查装置，降低了传染风险。

为解决上述技术问题，本实用新型采用如下技术方案：

本实用新型提供胃幽门螺旋杆菌病人隔离检查装置，包括：

检测室和若干个隔离室，所述检测室与若干所述隔离室通过隔板分隔；所述隔板位于所述检测室的一侧固定连接有若干采样台，所述采样台与所述隔离室一一对应设置，每个所述采样台上、穿过所述隔板设置有采样组件。

所述采样组件包括采样袋，所述采样袋一端设置有进气口，所述进气口内部设置有单向进气阀，所述采样袋另一端设置有排气口，所述排气口内部设置有单向排气阀，所述进气口通过贯穿所述隔板的导气管连通有吹气嘴。

优选的，所述进气口端部可拆卸连接有导气管，所述导气管贯穿所述隔板延伸至所述隔离室内，且所述导气管管壁与所述隔板无缝隙固定连接，所述导气管远离所述检测室的一端可拆卸连接有吹气嘴。

优选的，所述吹气嘴为一次性吹气嘴。

优选的，所述检测室内顶部设置有第一换气扇和第一紫外灭菌灯。

优选的，所述检测室内设置有检测仪器。

优选的，所述隔离室内顶部设置有第二换气扇和第二紫外灭菌灯。

本实用新型的有益效果在于：该隔离检查装置通过设置多个隔离室和与之对应的采样组件实现了对疑似患者的单独取样，且省略了样品转移过程，省时省力；通过在采样袋上的进气口设置单向进气阀使得疑似患者吹气时，防止气体倒流入口腔；通过在排气口设置单向排气阀使得进气和排气独立完成，互不影响；通过导气管与隔板无缝隙固定连接使得检测室和隔离室仅仅通过导气管连通，使得检测室和隔离室相对隔离；通过使用一次性吹气嘴使得整个采样过程更加安全和卫生，降低了传染风险；通过在检测室内设置第一换气扇实现与外界空气的流通，通过第一紫外灭菌灯定期对检测室进行灭菌；通过在隔离室设置第二换气扇实现隔离室与外界的的气体交换，通过第二紫外灭菌灯实现定期灭菌。

（九）具体实施方式

下面将结合本实用新型实施例中的附图，对本实用新型实施例中的技术方案进行清楚、完整地描述。显然，所描述的实施例仅仅是本实用新型一部分实施例，而不是全部的实施例。基于本实用新型中的实施例，本领域普通技术人员在没有做出创造性劳动前提下所获得的所有其他实施例，都属于本实用新型保护的范围。

胃幽门螺旋杆菌病人隔离检查装置，包括：检测室和若干个隔离室。所述检测室与若干所述隔离室通过隔板分隔；所述隔板位于所述检测室的一侧固定连接有若干采样台，所述采样台与所述隔离室一一对应设置，每个所述采样台上、穿过所述隔板设置有采样组件；所述采样组件包括采样袋，所述采样袋一端设置有

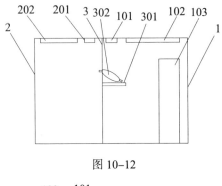

图 10-12

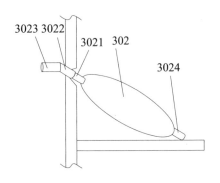

图 10-14

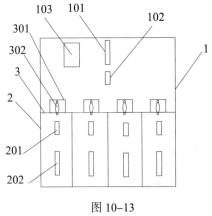

图 10-13

附图说明

图 10-12 为本实用新型实施例提供的胃幽门螺旋杆菌病人隔离检查装置的结构示意图；

图 10-13 为本实用新型实施例提供的胃幽门螺旋杆菌病人隔离检查装置的俯视结构示意图；

图 10-14 为图 10-13 中的采样组件与隔板连接的结构示意图。

附图标记为：1- 检测室、2- 隔离室、3- 隔板、101- 第一换气扇、102- 第一紫外灭菌灯、103- 检测仪、201- 第二换气扇、202- 第二紫外灭菌灯、301- 采样台、302- 采样袋、3021- 进气口、3022- 导气管、3023- 吹气嘴、3024- 排气口。

进气口，所述进气口内部设置有单向进气阀，所述采样袋另一端设置有排气口，所述排气口内部设置有单向排气阀，所述进气口通过贯穿所述隔板的导气管连通有吹气嘴。

使用时，一个疑似患者进入到单个隔离室内，然后通过采样组件进行采样，采样结束后，疑似患者离开隔离室，医务工作者在检测室中的采样台上获取样品，进而进行检测。

本实施例中，所述进气口端部螺纹连接有导气管，所述导气管贯穿所述隔板延伸至所述隔离室内，且所述导气管管壁与所述隔板无缝隙固定连接，所述导气管远离所述检测室的一端可拆卸连接有吹气嘴，通过设置采样袋用来承载检测样品，通过单独设置进气口和排气口实现了进气和排气过程独立完成，通过导气管与隔板无缝隙固定连接，使得检测和隔离室在保证隔离的情况下实现取样，使得采样后直接检测，节省了大量的时间。

所述吹气嘴为一次性吹气嘴，通过使用一次性吹气嘴使得整个采样过程更加安全和卫生。

本实施例中，所述检测室内顶部设置有第一换气扇和第一紫外灭菌灯，第一换气扇实现与外界空气的流通，通过第一紫外灭菌灯定期对检测室进行灭菌，保证了检测室的卫生安全。

所述检测室内设置有检测仪，所述检测仪为常规的幽门螺旋杆菌检测仪，本实施例中型号为YH04E，用于检测幽门螺旋杆菌。

所述隔离室内顶部设置有第二换气扇和第二紫外灭菌灯，第二换气扇实现隔离室与外界的的气体交换，通过第二紫外灭菌灯实现定期灭菌，保证了隔离室的安全卫生。

显然，本领域的技术人员可以对本实用新型进行各种改动和变型而不脱离本实用新型的精神和范围。这样，倘若本实用新型的这些修改和变型属于本实用新型权利要求及其等同技术的范围之内，则本实用新型也意图包含这些改动和变型在内。

七、一种用于消化系统的肠胃减压装置

（一）研究开发思路

胃肠梗阻是临床急症，患者表现为腹痛腹胀恶心呕吐，不仅非常痛苦，而且长时间如此容易引起感染及全身脏器功能衰竭，需要紧急解除梗阻来缓解患者症状。现有肠胃减压装置受到场地的限制，不利于携带及在院外使用。临床亟需一种便于携带且不受场地限制的肠胃减压装置。

（二）专利名称

一种用于消化系统的肠胃减压装置

（三）审批专利号码

CN202011135014.6

（四）专利摘要

本发明公开了一种用于消化系统的肠胃减压装置，属于医疗辅助器械技术领域，包括减压管，其为中空管腔结构；所述减压管一端设有第一连接口，另一端设有第二连接口，且其管壁上还设有第三连接口；胃管，其为中空软管结构；所述胃管一端设有进料口，另一端与所述第一连接口连通；气囊，其为中空弹性体结构；所述气囊与所述第二连接口连通，所述第二连接口上设有第一气体单向阀，所述第一气体单向阀仅允许气体从所述减压管流入所述气囊内；所述气囊上设有第二气体单向阀，所述第二气体单向阀仅允许气体从所述气囊内流出；集料桶，其与所述第三连接口连通。本发明结构简单，能够有效地降低肠胃内压力，且携带方便，适合急救情况下的肠胃减压使用。

（五）专利组成

1. 一种用于消化系统的肠胃减压装置，其特征在于，包括：

减压管，其为中空管腔结构；所述减压管一端设有第一连接口，另一端设有第二连接口，且其管壁上还设有第三连接口。

胃管，其为中空软管结构；所述胃管一端为自由端，且管壁上开设有进料口，另一端与所述第一连接口连通。

气囊，其为中空弹性体结构；所述气囊与所述第二连接口连通，所述第二连接口上设有第一气体单向阀，所述第一气体单向阀仅允许气体从所述减压管流入所述气囊内；所述气囊上设有第二气体单向阀，所述第二气体单向阀仅允许气体从所述气囊内流出。

集料桶，其与所述第三连接口连通。

2. 根据权利要求 1 所述的用于消化系统的肠胃减压装置，其特征在于，所述减压管上设有连接板，所述气囊一侧设有按压板，所述气囊位于所述连接板和按压板之间，所述气囊通过软绳与所述按压板固接；所述连接板上固接有多个导向杆，所述导向杆上套设有第一弹簧，所述导向杆另一端穿过所述按压板并固接有限位结构。

3. 根据权利要求 2 所述的用于消化系统的肠胃减压装置，其特征在于，多个所述导向杆分布在所述气囊周围。

4. 根据权利要求 1 所述的用于消化系统的肠胃减压装置，其特征在于，所述减压管内设有第一滤网，所述第三连接口位于所述第一连接口与所述第一滤网之间。

5. 根据权利要求 4 所述的用于消化系统的肠胃减压装置，其特征在于，所述减压管管壁上设有凹槽，所述凹槽位于所述第一滤网和第二连接口之间，且所述凹槽与所述第三连接口位于所述减压管的同一侧。

6. 根据权利要求 1 所述的用于消化系统的肠胃减压装置，其特征在于，所述第三连接口内设有连接杆，所述第三连接口端部设有浮漂球，所述浮漂球与所述连接杆之间通过第二弹簧连接。

7. 根据权利要求 6 所述的用于消化系统的肠胃减压装置，其特征在于，所述第三连接口向下放置时，所述浮漂球将所述第三连接口封闭，且所述浮漂球与所述第三连接口之间的作用力为零。

8. 根据权利要求 6 所述的用于消化系统的肠胃减压装置，其特征在于，所述集料桶通过连接管与所述第三连接口连通，所述浮漂球外径小于所述连接管内径。

9. 根据权利要求 1 所述的用于消化系统的肠胃减压装置，其特征在于，所述集料桶内设有第二滤网，所述集料桶侧壁在所述第二滤网下方设有出液口。

10. 根据权利要求 1 所述的用于消化系统的肠胃减压装置，其特征在于，所述胃管一端为弧形封闭结构，所述胃管靠近弧形封闭结构的管壁上均匀开设有若干进料口。

（六）技术领域

本发明属于医疗辅助器械技术领域，特别涉及一种用于消化系统的肠胃减压装置。

（七）研究背景技术

对于患有消化疾病的人来说，肠胃压力会给患者带来极大不适，因此医生经常需要给病人进行肠胃减压。现有的减压装置一般结构较为复杂，体积较大，比较适合在医院固定位置使用；对于病情紧急的患者，在来不及到达医院进行处理的情况下，如何对肠胃进行减压，以缓解患者不适是需要解决的问题。因此，本发明提供了一种适合急救情况下使用的肠胃减压装置。

（八）发明专利内容

为了解决现有技术的不足，本发明提供了一种用于消化系统的肠胃减压装置。

一种用于消化系统的肠胃减压装置，包括：

减压管，其为中空管腔结构；所述减压管一端设有第一连接口，另一端设有第二连接口，且其管壁上还设有第三连接口。

胃管，其为中空软管结构；所述胃管一端为自由端，且管壁上开设有进料口，另一端与所述第一连接口连通。

气囊，其为中空弹性体结构；所述气囊与所述第二连接口连通，所述第二连接口上设有第一气体单向阀，所述第一气体单向阀仅允许气体从所述减压管流入所述气囊内；所述气囊上设有第二气体单向阀，所述第二气体单向阀仅允许气体从所述气囊内流出。

集料桶，其与所述第三连接口连通。

优选地，所述减压管上设有连接板，所述气囊一侧设有按压板，所述气囊位于所述连接板和按压板之间，所述气囊通过软绳与所述按压板固接；所述连接板上固接有多个导向杆，所述导向杆上套设有第一弹簧，所述导向杆另一端穿过所述按压板并固接有限位结构。

优选地，多个所述导向杆分布在所述气囊周围。

优选地，所述减压管内设有第一滤网，所述第三连接口位于所述第一连接口与所述第一滤网之间。

优选地，所述减压管管壁上设有凹槽，所述凹槽位于所述第一滤网和第二连接口之间，且所述凹槽与所述第三连接口位于所述减压管的同一侧。

优选地，所述第三连接口内设有连接杆，所述第三连接口端部设有浮漂球，所述浮漂球与所述连接杆之间通过第二弹簧连接。

优选地，所述第三连接口向下放置时，所述浮漂球将所述第三连接口封闭，且所述浮漂球将所述第三连接口之间的作用力为零。

优选地，所述集料桶通过连接管与所述第三连接口连通，所述浮漂球外径小于所述连接管内径。

优选地，所述集料桶内设有第二滤网，所述集料桶侧壁在所述第二滤网下方设有出液口。

优选地，所述胃管一端为弧形封闭结构，所述胃管靠近弧形封闭结构的管壁上均匀开设有若干进料口。

与现有技术相比，本发明的有益效果在于：本发明设有减压管，减压管一端设有第一连接口，第一连接口上连接胃管，减压管另一端连通有气囊，气囊与减压管之间设有第一气体单向阀，第一气体单向阀只能允许气体从减压管进入气囊内，气囊上还设有第二气体单向阀，第二气体单向阀只能允许气体从气囊内排出至大气中，使用时，挤压气囊将气囊内气体通过第二气体单向阀排出，气囊内压力降低，使得减压管及胃管内的压力降低，肠胃内的压力将肠胃内的气体、液体或固体通过胃管挤压至减压管内，且液体或固体并通过第三连接口排至集料桶中，从肠胃吸入的气体可通过第一气体单向阀进入气囊内，并通过第二气体单向阀排出，第一气体单向阀可防止气体返回至肠胃内；本发明结构简单，能够有效地降低肠胃内压力，且携带方便，适合急救情况下的肠胃减压使用。

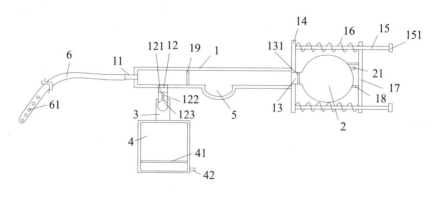

图 10-15

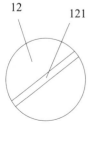

图 10-16

附图说明

图 10-15 为本发明提供的用于消化系统的肠胃减压装置；

图 10-16 是图 10-15 中第三连接口和连接杆连接关系示意图。

图中标记为：1- 减压管，11- 第一连接口，12- 第三连接口，121- 连接杆，122- 第二弹簧，123- 浮漂球，13- 第二连接口，131- 第一气体单向阀，14- 连接板，15- 导向杆，16- 第一弹簧，17- 按压板，18- 软绳，19- 第一滤网，2- 气囊，21- 第二气体单向阀，3- 连接管，4- 集料桶，41- 第二滤网，42- 出液口，5- 凹槽，6- 胃管，61- 进料口。

（九）具体实施方式

为了使本领域技术人员更好地理解本发明的技术方案能予以实施，下面结合具体实施例对本发明作进一步说明，但所举实施例不作为对本发明的限定。

一种用于消化系统的肠胃减压装置，如图1和图2所示，包括：

减压管，其为中空管腔结构；所述减压管一端设有第一连接口，另一端设有第二连接口，且其管壁上还设有第三连接口。

胃管，其为中空软管结构；所述胃管一端为自由端，且管壁上开设有进料口，另一端与所述第一连接口连通；将胃管插入患者胃部，胃部中的积液、气体或固体通过进料口进入胃管内，并被吸到减压管内。

气囊，其为中空弹性体结构；所述气囊与所述第二连接口连通，所述第二连接口上设有第一气体单向阀，所述第一气体单向阀仅允许气体从所述减压管流入所述气囊内，使得胃部气体可进入气囊中，而不会将气囊中的气体导入胃部，避免了气体反流至胃部现象的发生；所述气囊上设有第二气体单向阀，所述第二气体单向阀仅允许气体从所述气囊内流出，第一气体单向阀和第二气体单向阀可选市场上现有产品，例如中驰 ZCXY-04；挤压气囊时，气囊中的气体通过第二气体单向阀排至大气中，释放挤压力，气囊由于弹性发生膨胀，气囊中气压降低，使得减压管中的气体进入气囊，降低了减压管内的气压，进而降低了胃管内的气压，胃部高压环境便可将胃部中的液体、固体、气体挤压至胃管中，并进入减压管内。

集料桶，其与所述第三连接口连通，上述进入减压管中的气体，被吸至气囊中，通过二气体单向阀排出，而固体、液体通过第三连接口进入集料桶内。

使用时，将胃管插入患者胃部，将减压管水平放置，并使第三连接口向下，挤压气囊，气囊中的气体通过第二气体单向阀排至大气中，释放挤压力，气囊由于弹性发生膨胀，气囊中气压降低，使得减压管中的气体进入气囊，降低了减压管内的气压，进而降低了胃管内的气压，胃部高压环境便可将胃部中的液体、固体、气体挤压至胃管中，并进入减压管内；进入减压管中的气体，被吸至气囊中，通过二气体单向阀排出，而固体、液体通过第三连接口进入集料桶内。随着气体进入气囊量的增加，气囊内气压增大，减压管中负压降低，此时重复挤压气囊，将气囊中的气体排出，重复上述操作，便可持续降低患者胃部压力，减缓患者的痛苦。

为了加快气囊的压缩、膨胀速度，所述减压管上设有连接板，所述气囊一侧设有按压板，所述气囊位于所述连接板和按压板之间，所述气囊通过软绳与所述按压板固接；所述连接板上固接有多个导向杆，所述导向杆上套设有第一弹簧，所述导向杆另一端穿过所述按压板并固接有限位结构，限位结构防止导向杆从按压板上脱离，通过挤压按压板，可充分压缩气囊，压缩完成之后，第一弹簧的回弹力作用可带动气囊膨胀，提高了气囊膨胀速度，进而提高负压产生速率，即可提高胃部物质的吸取速率。

为了提高气囊受力均匀性，多个所述导向杆分布在所述气囊周围。

为了防止吸入减压管内的固体流至减压管的另一端，污染第一气体单向阀，所述减压管内设有第一滤网，所述第三连接口位于所述第一连接口与所述第一滤网之间，可防止固体通过，使得固体只能通过第三连接口进入集料桶内。

为了防止进入减压管内的液体流至减压管的另一端，污染第一气体单向阀，所述减压管管壁上设有凹槽，所述凹槽位于所述第一滤网和第二连接口之间，且所述凹槽与所述第三连接口位于所述减压管的同一侧，即使液体通过第一滤网，也将先进入凹槽内，不会直接流至第一气体单向阀处。

为了防止集料桶内中固体回流，同时也防止集料桶污物气味返回至减压管中，并返回至患者胃部，所述第三连接口内设有连接杆，所述第三连接口端部设有浮漂球，所述浮漂球与所述连接杆之间通过第二弹簧连接，在没有固体通过时，浮漂球在第二弹簧的作用下将第三连接口堵住，避免上述问题的发生。

为了使胃部吸出的固体和液体进入集料桶内，使用时，可将第三连接口向下放置，当第三连接口向下放置时，所述浮漂球将所述第三连接口封闭，且所述浮漂球与所述第三连接口之间的作用力为零，上述设置既能防止集料桶内的物质回流，当有液体、固体通过第三连接口与浮漂球接触时，使得浮漂球受力向下运动（为了提高第二弹簧的灵敏性，根据实际使用需要，可选择弹性系数相对较小的弹簧），此时第三连接口端部敞开，固体、液体即可进入集料桶中，当固体、液体全部进入集料桶中后，浮漂球重新将第三连接口封堵。

为了使固体、液体顺利进入集料桶，同时便于浮漂球上下运动，所述集料桶通过连接管与所述第三连接口连通，所述浮漂球外径小于所述连接管内径。

为了方便收集污物，所述集料桶内设有第二滤网，所述集料桶侧壁在所述第二滤网下方设有出液口，进入集料桶中的固体被隔离在第二滤网上，液体通过第二滤网进入集料桶底部，并可通过出液口流出。

为了防止插管过程中，胃管的端部损伤患者，所述胃管一端为弧形封闭结构，所述胃管靠近弧形封闭结构的管壁上均匀开设有若干进料口，胃部物质通过设置在管壁上的进料口进入胃管，多个进料口的设置也提高了胃部减压速率。

显然，本领域的技术人员可以对本发明进行各种改动和变型而不脱离本发明的精神和范围。这样，倘若本发明的这些修改和变型属于本发明权利要求及其等同技术的范围之内，则本发明也意图包含这些改动和变型在内。以上所述实施例仅是为充分说明本发明而所举的较佳的实施例，其保护范围不限于此。本技术领域的技术人员在本发明基础上所作的等同替代或变换，均在本发明的保护范围之内，本发明的保护范围以权利要求书为准。